全国高职高专药学类专业规划教材

U0345485

# 中医药学概论

## （供药学类、中药学类专业使用）

主　编　张　虹　李本俊

副主编　苏　鑫　喻松仁　孙　涛　姜　蕾

编　者（以姓氏笔画为序）

田　丹（长春医学高等专科学校）

成国春（江西中医药大学）

朱曼迪（辽宁医药职业学院）

乔继峰（山东医药技师学院）

孙　涛（山东医药技师学院）

苏　鑫（长春中医药大学）

李本俊（辽宁医药职业学院）

张　虹（长春医学高等专科学校）

季有波（吉林大学第二医院）

姜　蕾（山东中医药高等专科学校）

聂金娜（长春中医药大学）

喻松仁（江西中医药大学）

中国医药科技出版社

# 内 容 提 要

本书是全国高职高专药学类专业规划教材之一，为体现专业、行业特色、突出精品意识、打造精品教材，在教材内容上以学生毕业后从事药品生产、经营、流通、使用等工作应具备的中医药学基本知识和基本技能为依据，以"必需、够用"为度，强调基本技能的培养。本教材在体例上做了新的尝试，以药品营销岗位为模型，依据岗位需求设计了四个模块、十四个项目，并依据项目内容设计若干工作任务。既有利于教师教学，也便于学生自学。

本书适用于药学类如药品经营与管理、医药营销、中药制药技术、生物制药技术专业，医学技术类如康复治疗技术、医学营养专业，和临床医学、护理等非中医类专业使用，也可用于执业中药师资格考试复习和培训使用。

## 图书在版编目（CIP）数据

中医药学概论/张虹，李本俊主编．—北京：中国医药科技出版社，2015.8
全国高职高专药学类专业规划教材
ISBN 978-7-5067-7502-1

Ⅰ.①中⋯　Ⅱ.①张⋯②李⋯　Ⅲ.①中国医药学-高等职业教育-教材
Ⅳ.①R2

中国版本图书馆 CIP 数据核字（2015）第 171658 号

**美术编辑**　陈君杞
**版式设计**　郭小平

出版　中国医药科技出版社
地址　北京市海淀区文慧园北路甲 22 号
邮编　100082
电话　发行：010-62227427　邮购：010-62236938
网址　www.cmstp.com
规格　787×1092mm ¹⁄₁₆
印张　30 ½
字数　626 千字
版次　2015 年 8 月第 1 版
印次　2015 年 8 月第 1 次印刷
印刷　三河市双峰印刷装订有限公司
经销　全国各地新华书店
书号　ISBN 978-7-5067-7502-1
定价　**68.00 元**

本社图书如存在印装质量问题请与本社联系调换

# 全国高职高专药学类专业规划教材
# 建设指导委员会

张　虹（长春医学高等专科学校）

张琳琳（山东中医药高等专科学校）

张　瑜（山东医药技师学院）

李广元（山东中医药高等专科学校）

李本俊（辽宁卫生职业技术学院）

李　淼（漳州卫生职业学院）

杜金蕊（天津医学高等专科学校）

杨元娟（重庆医药高等专科学校）

杨文章（山东医药技师学院）

杨守娟（山东中医药高等专科学校）

杨丽珠（漳州卫生职业学院）

沈　力（重庆三峡医药高等专科学校）

沈小美（漳州卫生职业学院）

陈　文（惠州卫生职业学院）

陈兰云（廊坊卫生职业学院）

陈育青（漳州卫生职业学院）

陈美燕（漳州卫生职业学院）

庞　津（天津医学高等专科学校）

易东阳（重庆三峡医药高等专科学校）

林美珍（漳州卫生职业学院）

林莉莉（山东中医药高等专科学校）

郑开梅（天津医学高等专科学校）

金秀英（四川中医药高等专科学校）

金　艳（长春医学高等专科学校）

贺　伟（长春医学高等专科学校）

徐传庚（山东中医药高等专科学校）

高立霞（山东医药技师学院）

黄金敏（荆州职业技术学院）

靳丹虹（长春医学高等专科学校）

谭　宏（雅安职业技术学院）

魏启玉（四川中医药高等专科学校）

秘　书　长　匡罗均（中国医药科技出版社）

办　公　室　赵燕宜（中国医药科技出版社）

黄艳梅（中国医药科技出版社）

王宇润（中国医药科技出版社）

# 出版说明

全国高职高专药学类专业规划教材，是在深入贯彻《国务院关于加快发展现代职业教育的决定》及《现代职业教育体系建设规划（2014～2020年）》等文件精神的新形势下，在教育部、国家卫生和计划生育委员会、国家食品药品监督管理总局的领导和指导下，在全国食品药品职业教育教学指导委员会相关专家指导下，中国医药科技出版社在广泛调研和充分论证的基础上，于2014年底组织全国30余所高职高专院校300余名教学经验丰富的专家教师以及企业人员历时半年余不辞辛劳、精心编撰而成。

教材编写，坚持以药学类专业人才培养目标为依据，以岗位需求为导向，以技能培养为核心，以职业能力培养为根本，体现高职高专教育特色，力求满足专业岗位需要、教学需要和社会需要，着力提高药学类专业学生的实践操作能力。在坚持"三基、五性"原则基础上，强调教材的针对性、实用性、先进性和条理性。坚持理论知识"必需、够用"为度，强调基本技能的培养；体现教考结合，密切联系药学卫生专业技术资格考试（药士、药师、主管药师）和执业药师资格考试的要求；重视吸收行业发展的新知识、新技术、新方法，体现学科发展前沿，并适当拓展知识面，为学生后续发展奠定必要的基础。

本套教材的主要特色如下：

**1. 理论适度，强化技能**　教材体现高等教育的属性，使学生需要有一定的理论基础和可持续发展能力。教材内容做到理论知识"必需、够用"，强化技能培养。给学生学习和掌握技能奠定必要的、足够的理论基础，不过分强调理论知识的系统性和完整性。教材中融入足够的实训内容，将实验实训类内容与主干教材贯穿一起，体现"理实"一体。

**2. 对接岗位，教考融合**　本套教材体现专业培养目标，同时吸取高职教育改革成果，满足岗位需求，内容对接岗位，注重实践技能的培养。充分结合学生考取相关职业（药士、药师）资格证书和参加国家执业药师资格考试的需要，教材内容和实训项目的选取涵盖了相关的考试内容，满足考试的要求，做到教考、课证融合。

**3. 工学结合，突出案例**　每门教材尤其是专业技能课教材，在由教学一线经验丰富的老师组成编写团队的基础上，吸纳了部分具有丰富实践经验的企业人员参与编写，确保工作岗位上先进技术和实际案例操作内容写入教材，更加体现职业教育的职业性、实践性和开放性。本套教材通过从药品生产到药品流通、使用等各环节引入的实际案例，使其内容更加贴近岗位，让学生了解实际岗位的知识和技能需求，做到学以致用。

**4. 优化模块，易教易学**　教材编写模块生动、活泼，在保持教材主体框架的基础上，通过模块设计增加教材的信息量和可读性、趣味性。其中，既包含有利于教学的互动内容，也有便于学生了解相关知识背景和应用的知识链接。适当介绍新技术、新设备以及科技发展新趋势，为学生后续发展奠定必要的基础。将现代职业发展相关知识，作为知识拓展内容。

**5. 多媒融合，增值服务**　为适应当前教育信息化发展的需要，加快推进"互联网+医药教育"，提升教学效率，在出版纸质教材的同时，免费为师生搭建与纸质教材配套的"中国医药科技出版社在线学习平台"（含数字教材、教学课件、图片、视频、动画及练习题等），从而使教学资源更加丰富和多样化、立体化，更好地实现教学信息发布、师生答疑交流、学生在线测试、教学资源拓展等功能，促进学生自主学习。

本套规划教材（27 种）及公共课程规划教材（6 种），适合全国高职高专药学类、中药学类及其相关专业使用（公共课程教材适合高职高专医药类所有专业教学使用），也可供医药行业从业人员继续教育和培训使用。

编写出版本套高质量的全国高职高专药学类专业规划教材，得到了药学专家的精心指导，以及全国各有关院校领导和编者的大力支持，在此一并表示衷心感谢。希望本套教材的出版，将会受到全国高职高专院校药学类专业广大师生的欢迎，对促进我国高职高专药学类专业教育教学改革和药学类专业人才培养做出积极贡献。希望广大师生在教学中积极使用本套教材，并提出宝贵意见，以便修订完善，共同打造精品教材。

全国高职高专药学类专业规划教材建设指导委员会

中国医药科技出版社

**2015 年 7 月**

# 全国高职高专公共课程规划教材目录

## （供医药类各专业使用）

| 序号 | 名　称 | 主　编 | 书　号 |
|---|---|---|---|
| 1 | 大学生心理健康教育* | 郑开梅 | 978-7-5067-7531-1 |
| 2 | 应用文写作 | 金秀英 | 978-7-5067-7529-8 |
| 3 | 医药信息技术基础* | 金　艳　庞　津 | 978-7-5067-7534-2 |
| 4 | 体育与健康 | 杜金蕊　尹　航 | 978-7-5067-7533-5 |
| 5 | 大学生就业指导 | 陈兰云　王　凯 | 978-7-5067-7530-4 |
| 6 | 公共关系基础 | 沈小美　谭　宏 | 978-7-5067-7532-8 |

"*"表示该教材配套有"中国医药科技出版社在线学习平台"。

# 全国高职高专药学类专业规划教材目录

## （供药学类、中药学类专业使用）

| 序号 | 名　称 | 主　编 | 书　号 |
|---|---|---|---|
| 1 | 无机化学 | 刘洪波 | 978-7-5067-7511-3 |
| 2 | 有机化学* | 王志江　刘建升 | 978-7-5067-7520-5 |
| 3 | 分析化学 | 靳丹虹 | 978-7-5067-7505-2 |
| 4 | 生物化学 | 付达华　张淑芳 | 978-7-5067-7508-3 |
| 5 | 药理学 | 杨丽珠 | 978-7-5067-7512-0 |
| 6 | 药物制剂技术* | 张炳盛　王　峰 | 978-7-5067-7517-5 |
| 7 | 药物分析技术 | 金　虹　杨元娟 | 978-7-5067-7515-1 |
| 8 | 药物化学 | 黄金敏　方应权 | 978-7-5067-7516-8 |
| 9 | GMP 实务* | 马丽虹　许一平 | 978-7-5067-7503-8 |
| 10 | 人体解剖生理学 | 贺　伟　魏启玉 | 978-7-5067-7507-6 |
| 11 | 静脉用药集中调配实用技术 | 王秋香 | 978-7-5067-7509-0 |
| 12 | 中药储存与养护 | 陈　文　刘　岩 | 978-7-5067-7521-2 |
| 13 | 天然药物化学* | 冯彬彬 | 978-7-5067-7510-6 |
| 14 | 中药炮制技术* | 李松涛　陈美燕 | 978-7-5067-7525-0 |
| 15 | 中药制剂技术 | 张利华　易东阳 | 978-7-5067-7527-4 |
| 16 | 中医药学概论* | 张　虹　李本俊 | 978-7-5067-7502-1 |
| 17 | 中医学基础* | 白正勇 | 978-7-5067-7528-1 |
| 18 | 中药学* | 李　森 | 978-7-5067-7526-7 |
| 19 | 中药鉴定技术 | 陈育青　李建民 | 978-7-5067-7524-3 |
| 20 | 药用植物学* | 林美珍　张建海 | 978-7-5067-7518-2 |
| 21 | 中药调剂* | 杨守娟 | 978-7-5067-7522-9 |
| 22 | 中药化学实用技术 | 高立霞 | 978-7-5067-7523-6 |
| 23 | 药事管理与法规* | 张琳琳　沈　力 | 978-7-5067-7514-4 |
| 24 | 临床医学概要* | 李广元 | 978-7-5067-7506-9 |
| 25 | 药品营销心理学 | 徐传庚　刘　婕 | 978-7-5067-7519-9 |
| 26 | GSP 实务* | 张　瑜 | 978-7-5067-7504-5 |
| 27 | 药品市场营销学* | 杨文章　林莉莉 | 978-7-5067-7513-7 |

"*"表示该教材配套有"中国医药科技出版社在线学习平台"。

# 前言 preface

中医药学概论教材是全国高职高专药学类专业规划教材之一，内容包括基础理论、发病与诊断、中药及中成药应用和临床应用。适用于药学类如药品经营与管理、医药营销、中药制药技术、生物制药技术专业，医学技术类如康复治疗技术、医学营养专业，和临床医学、护理等非中医类专业使用，也可用于执业中药师资格考试复习和培训使用。本教材为体现专业、行业特色、突出精品意识、打造精品教材，在教材内容上以学生毕业后从事药品生产、经营、流通、使用等工作应具备的中医药学基本知识和基本技能为依据，以"必需、够用"为度，强调基本技能的培养。

本教材在体例上做了新的尝试，以药品营销岗位为模型，依据岗位需求设计了四个模块、十四个项目，并依据项目内容设计若干工作任务。目前已经出版的中医药学概论教材大多按照中医基础理论、中医诊断学、中药学、方剂学的顺序进行编写，本教材将这些内容依据岗位需求进行了调整和整合，如将中医基础理论中的病因病机部分与中医诊断学内容整合，列为模块二发病与诊断。根据实际工作需要，将传统方剂学内容改为方剂与中成药，侧重于临床常用中成药介绍。将中医基础理论中疾病防治部分与临床常见病选方指导内容相结合，列为模块四临床应用，旨在教会学生在工作中如何指导选方。教材体例既有利于教学，也便于学生自学。涵盖了2015年新版执业药师考试大纲中新增临床中药学、中成药学和方剂学等考点，可作为执业药师复习备考材料之一。

教材内容注重学生实践能力培养，加入了大量实际工作案例，将教材内容与工作岗位紧密相接，使学生能够更多的了解实际岗位知识和技能，做到学以致用。在每个项目之前设计了"学习目标"，以增强学习的目的性和主动性。适当设置了小栏目，以增强教材的可读性和实用性，"知识链接"增补相关知识，以便于学习理解和记忆；"知识拓展"引入与职业有关的前沿理论和技能，以满足学生终身学习的需求；"考点提示"结合执业药师考试要求和知识重点而设计，以便于引起学生注意。

教材编写分工：张虹负责项目一、项目二的任务二；田丹负责项目二的任务三至任务四、项目四的任务七至任务十、项目六的任务二十二；张虹和田丹共同负责项目九至项目十四；聂金娜负责项目二的任务一；季有波负责项目二的任务五；姜蕾负责项目三、项目四的任务一至任务六；乔继峰负责项目五、项目六的任务九至任务十四；成国春负责项目六的任务一至任务四；喻松仁负责项目六的任务五至任务八；孙涛负责项目六的任务十五至任务二十一、项目七的任务四；苏鑫负责项目七的任务一至任务三；李本俊、朱曼迪负责项目八。最后由张虹负责全书统稿。

由于编者水平有限，加之时间紧迫，书中难免有疏漏不足之处，尤其任务导入是教材编写的新尝试，所编写案例及病例难免有不够严谨之处，望专家、学者和各院校师生在使用教材的过程中提出宝贵的意见和建议，以便于进一步修订提高。

编者

**2015 年夏**

# 目录 contents

## 模块一 基础理论

项目一 中医药学概述 ……………………………………… 3

　任务一 中医药学的起源和发展 …………………………… 3

　　一、中医药学的起源 ……………………………………… 3

　　二、中医药学理论的形成 ………………………………… 4

　　三、中医药学理论的发展 ………………………………… 5

　任务二 中医药学的基本特点 ……………………………… 8

　　一、整体观念 ……………………………………………… 8

　　二、恒动观念 ……………………………………………… 10

　　三、辨证论治 ……………………………………………… 10

项目二 基础理论知识 ……………………………………… 13

　任务一 中医学的哲学基础 ………………………………… 13

　　一、阴阳学说 ……………………………………………… 14

　　二、五行学说 ……………………………………………… 20

　任务二 藏象 ………………………………………………… 28

　　一、五脏 …………………………………………………… 29

　　二、六腑 …………………………………………………… 41

　　三、奇恒之府 ……………………………………………… 44

　　四、脏腑之间的关系 ……………………………………… 45

　任务三 经络 ………………………………………………… 48

　　一、经络的概念及组成 …………………………………… 48

　　二、十二经脉 ……………………………………………… 50

　　三、奇经八脉 ……………………………………………… 51

　　四、经络的生理功能 ……………………………………… 52

　　五、经络的应用 …………………………………………… 52

　任务四 生命活动的基本物质 ……………………………… 53

　　一、气 ……………………………………………………… 53

　　二、血 ……………………………………………………… 55

　　三、津液 …………………………………………………… 56

　　四、气血津液之间的关系 ················································· 57

　任务五　体质 ······································································· 58

　　一、体质的概述 ································································· 59

　　二、体质的形成 ································································· 60

　　三、体质的分类 ································································· 62

　　四、体质的应用 ································································· 64

# 模块二　发病与诊断

项目三　病因病机 ······································································· 69

　任务一　病因 ······································································· 69

　　一、外感病因 ································································· 70

　　二、内伤病因 ································································· 73

　　三、病理性因素 ······························································· 74

　　四、其他病因 ································································· 76

　任务二　病机 ······································································· 77

　　一、发病机理 ································································· 77

　　二、发病类型 ································································· 78

　　三、基本病机 ································································· 78

　　四、内生"五邪"病机 ························································· 82

项目四　诊断方法 ······································································· 85

　任务一　诊断原理 ··································································· 85

　　一、司外揣内 ································································· 86

　　二、见微知著 ································································· 86

　　三、以常达变 ································································· 86

　任务二　望诊 ······································································· 86

　　一、全身望诊 ································································· 87

　　二、局部望诊 ································································· 89

　　三、望舌 ····································································· 91

　　四、望排出物 ································································· 95

　　五、望小儿指纹 ······························································· 96

　任务三　闻诊 ······································································· 97

　　一、听声音 ··································································· 97

　　二、嗅气味 ································································· 100

　任务四　问诊 ······································································ 101

　　一、问诊的意义 ······························································ 101

　　二、问诊的原则及注意事项 ···················································· 101

　　三、问诊的内容 ······························································ 102

任务五　切诊 ·············································································· 111
　　一、脉诊 ·············································································· 111
　　二、按诊 ·············································································· 118
任务六　诊法实训 ········································································ 121
　　一、实训目的 ········································································ 121
　　二、实训方法 ········································································ 121
　　三、实训内容 ········································································ 121
　　四、实训时间 ········································································ 122
　　五、实训小结 ········································································ 122
任务七　八纲辨证 ········································································ 122
　　一、表里 ·············································································· 123
　　二、寒热 ·············································································· 123
　　三、虚实 ·············································································· 124
　　四、阴阳 ·············································································· 124
任务八　脏腑辨证 ········································································ 125
　　一、心与小肠病辨证 ································································ 125
　　二、肺与大肠病辨证 ································································ 126
　　三、脾与胃病辨证 ··································································· 127
　　四、肝与胆病辨证 ··································································· 128
　　五、肾与膀胱病辨证 ································································ 129
　　六、脏腑兼病辨证 ··································································· 130
任务九　气血津液辨证 ··································································· 131
　　一、气病辨证 ········································································ 131
　　二、血病辨证 ········································································ 132
　　三、津液病辨证 ····································································· 132
　　四、气血津液兼病辨证 ····························································· 133
任务十　辨证实训 ········································································ 133
　　一、实训目的 ········································································ 133
　　二、实训方法 ········································································ 134
　　三、实训内容 ········································································ 135
　　四、实训时间 ········································································ 135
　　五、实训小结 ········································································ 135

# 模块三　中药及中成药应用

项目五　中药基础 ········································································ 141
任务一　中药的产地和采集 ····························································· 141
　　一、植物药的采集 ··································································· 142
　　二、动物药的采集 ··································································· 143

三、矿物药的采集 ············································· 143
任务二 中药的炮制 ············································· 143
一、目的 ··················································· 144
二、炮制方法 ············································· 145
四、水火共制法 ············································· 146
五、其他制法 ············································· 147
任务三 中药的性能 ············································· 147
一、四气 ··················································· 148
二、五味 ··················································· 148
三、升降浮沉 ············································· 150
四、归经 ··················································· 150
五、毒性 ··················································· 151
任务四 中药的配伍 ············································· 151
任务五 用药禁忌 ············································· 153
一、配伍禁忌 ············································· 153
二、妊娠禁忌 ············································· 153
三、服药饮食禁忌 ········································· 153

项目六 常用中药 ············································· 156
任务一 解表药 ············································· 156
任务二 清热药 ············································· 167
任务三 泻下药 ············································· 184
任务四 祛风湿药 ············································· 189
任务五 化湿药 ············································· 195
任务六 利水渗湿药 ············································· 198
任务七 温里药 ············································· 204
任务八 理气药 ············································· 208
任务九 消食药 ············································· 212
任务十 驱虫药 ············································· 215
任务十一 止血药 ············································· 217
任务十二 活血化瘀药 ········································· 223
任务十三 化痰止咳平喘药 ····································· 231
任务十四 安神药 ············································· 240
任务十五 平肝息风药 ········································· 244
任务十六 开窍药 ············································· 249
任务十七 补虚药 ············································· 252
任务十八 收涩药 ············································· 272
任务十九 涌吐药 ············································· 277
任务二十 解毒杀虫燥湿止痒药 ································· 278

任务二十一　拔毒化腐生肌药 ······················································· 280
任务二十二　中药功用实训 ·························································· 281
　　一、实训目的 ········································································· 281
　　二、实训方法 ········································································· 281
　　三、实训内容 ········································································· 282
　　四、实训时间 ········································································· 283
　　五、实训小结 ········································································· 283

项目七　方剂基础 ········································································· 285
　任务一　方剂的组成与变化 ······················································· 285
　　一、方剂的组成 ······································································ 286
　　二、方剂的变化 ······································································ 287
　任务二　方剂的剂型 ··································································· 288
　任务三　方剂的煎服法 ······························································ 292
　　一、煎药法 ··········································································· 292
　　二、服药法 ··········································································· 293
　任务四　方剂的煎煮方法实训 ····················································· 294
　　一、实训目的 ········································································· 294
　　二、实训方法 ········································································· 294
　　三、实训内容 ········································································· 295
　　四、实训时间 ········································································· 295
　　五、实训小结 ········································································· 295

项目八　常用方剂及中成药 ···························································· 297
　任务一　解表剂及中成药 ···························································· 297
　　一、辛温解表 ········································································· 298
　　二、辛凉解表 ········································································· 300
　　三、扶正解表 ········································································· 302
　　四、表里双解 ········································································· 303
　任务二　清热剂及中成药 ···························································· 305
　　一、清气分热 ········································································· 306
　　二、清营凉血 ········································································· 307
　　三、清热解毒 ········································································· 307
　　四、清脏腑热 ········································································· 311
　　五、清热祛暑 ········································································· 313
　　六、清虚热 ··········································································· 315
　任务三　温里剂及中成药 ···························································· 316
　　一、温中祛寒 ········································································· 316
　　二、回阳救逆 ········································································· 318

三、温经散寒 …… 318
任务四　理气剂及中成药 …… 319
　一、行气 …… 319
　二、降气 …… 321
任务五　理血剂及中成药 …… 323
　一、活血化瘀 …… 323
　二、止血 …… 325
任务六　补益剂及中成药 …… 327
　一、补气 …… 327
　二、补血 …… 330
　三、气血双补 …… 331
　四、补阴剂 …… 332
　五、补阳 …… 334
　六、阴阳双补 …… 336
任务七　安神剂及中成药 …… 337
　一、重镇安神 …… 337
　二、养心安神 …… 338
任务八　祛痰止咳平喘剂及中成药 …… 339
　一、燥湿化痰 …… 339
　二、清热化痰 …… 340
　三、温化寒痰 …… 342
　四、熄风化痰 …… 342
　五、止咳平喘 …… 343
任务九　祛湿剂及中成药 …… 345
　一、化湿和胃 …… 345
　二、清热祛湿 …… 346
　三、利水渗湿 …… 347
　四、祛风胜湿 …… 348
任务十　祛风止痉剂及中成药 …… 350
　一、疏散外风剂 …… 351
　二、平熄内风 …… 354
任务十一　开窍剂及中成药 …… 355
　一、凉开 …… 356
　二、温开 …… 358
任务十二　收涩剂及中成药 …… 358
　一、固表止汗 …… 359
　二、涩肠固脱 …… 359
　三、固精止遗 …… 360
　四、固崩止带 …… 360

任务十三　消导剂及中成药 …………………………………………………… 361
　一、消食导滞 …………………………………………………………………… 362
　二、消痞化积 …………………………………………………………………… 363
任务十四　泻下剂及中成药 …………………………………………………… 364
　一、寒下 ………………………………………………………………………… 365
　二、润下 ………………………………………………………………………… 366
　三、攻补兼施 …………………………………………………………………… 367
任务十五　外用剂及中成药 …………………………………………………… 368
　一、散剂 ………………………………………………………………………… 368
　二、膏剂 ………………………………………………………………………… 369
　三、油剂 ………………………………………………………………………… 370
　四、丸剂 ………………………………………………………………………… 372
　五、酊剂 ………………………………………………………………………… 372
任务十六　临床常用中成药调研实训 ………………………………………… 373
　一、实训目的 …………………………………………………………………… 373
　二、实训方法 …………………………………………………………………… 373
　三、实训内容 …………………………………………………………………… 373
　四、实训检测 …………………………………………………………………… 373
　五、实训心得 …………………………………………………………………… 374
　六、实训报告 …………………………………………………………………… 374

# 模块四　临床应用

项目九　疾病防治 ………………………………………………………………… 379
任务一　预防原则 ……………………………………………………………… 379
　一、未病先防 …………………………………………………………………… 379
　二、既病防变 …………………………………………………………………… 380
任务二　治疗原则 ……………………………………………………………… 381
　一、治病求本 …………………………………………………………………… 381
　二、扶正祛邪 …………………………………………………………………… 383
　三、调整阴阳 …………………………………………………………………… 383
　四、三因制宜 …………………………………………………………………… 384
任务三　治疗方法 ……………………………………………………………… 385
　一、汗法 ………………………………………………………………………… 385
　二、吐法 ………………………………………………………………………… 385
　三、下法 ………………………………………………………………………… 385
　四、和法 ………………………………………………………………………… 385
　五、温法 ………………………………………………………………………… 386
　六、清法 ………………………………………………………………………… 386

七、消法 ........................................................ 386

八、补法 ........................................................ 386

# 项目十　内科常见病选方指导 ........................................ 388

## 任务一　内科疾病诊治要点 ........................................ 388

一、诊断要点 .................................................... 388

二、治疗要点 .................................................... 389

## 任务二　感冒 .................................................... 389

一、定义 ........................................................ 390

二、范围 ........................................................ 390

三、病因病机 .................................................... 390

四、诊断要点 .................................................... 390

五、鉴别诊断 .................................................... 391

六、辨证论治 .................................................... 391

七、健康指导 .................................................... 393

## 任务三　咳嗽 .................................................... 393

一、定义 ........................................................ 393

二、范围 ........................................................ 393

三、病因病机 .................................................... 393

四、诊断要点 .................................................... 394

五、鉴别诊断 .................................................... 394

六、辨证论治 .................................................... 395

七、健康指导 .................................................... 396

## 任务四　心悸 .................................................... 396

一、定义 ........................................................ 397

二、范围 ........................................................ 397

三、病因病机 .................................................... 397

四、诊断要点 .................................................... 398

五、鉴别诊断 .................................................... 398

六、辨证论治 .................................................... 398

七、健康指导 .................................................... 399

## 任务五　胃痛 .................................................... 400

一、定义 ........................................................ 400

二、范围 ........................................................ 400

三、病因病机 .................................................... 400

四、诊断要点 .................................................... 401

五、鉴别诊断 .................................................... 401

六、辨证论治 .................................................... 402

七、健康指导 .................................................... 403

任务六　泄泻 ………………………………………………………………… 404
　　一、定义 ………………………………………………………………… 404
　　二、范围 ………………………………………………………………… 404
　　三、病因病机 …………………………………………………………… 404
　　四、诊断要点 …………………………………………………………… 405
　　五、鉴别诊断 …………………………………………………………… 405
　　六、辨证论治 …………………………………………………………… 405
　　七、健康指导 …………………………………………………………… 407
任务七　便秘 ………………………………………………………………… 407
　　一、定义 ………………………………………………………………… 407
　　二、范围 ………………………………………………………………… 407
　　三、病因病机 …………………………………………………………… 407
　　四、诊断要点 …………………………………………………………… 408
　　五、鉴别诊断 …………………………………………………………… 408
　　六、辨证论治 …………………………………………………………… 408
　　七、健康指导 …………………………………………………………… 409
任务八　淋证 ………………………………………………………………… 410
　　一、定义 ………………………………………………………………… 410
　　二、范围 ………………………………………………………………… 410
　　三、病因病机 …………………………………………………………… 410
　　四、诊断要点 …………………………………………………………… 411
　　五、鉴别诊断 …………………………………………………………… 411
　　六、辨证论治 …………………………………………………………… 411
　　七、健康指导 …………………………………………………………… 413
任务九　消渴 ………………………………………………………………… 413
　　一、定义 ………………………………………………………………… 413
　　二、范围 ………………………………………………………………… 413
　　三、病因病机 …………………………………………………………… 413
　　四、诊断要点 …………………………………………………………… 414
　　五、鉴别诊断 …………………………………………………………… 414
　　六、辨证论治 …………………………………………………………… 415
　　七、健康指导 …………………………………………………………… 416
任务十　头痛 ………………………………………………………………… 416
　　一、定义 ………………………………………………………………… 416
　　二、范围 ………………………………………………………………… 416
　　三、病因病机 …………………………………………………………… 416
　　四、诊断要点 …………………………………………………………… 417
　　五、鉴别诊断 …………………………………………………………… 417
　　六、辨证论治 …………………………………………………………… 417
　　七、健康指导 …………………………………………………………… 419

**项目十一　外科常见病选方指导** ································ 422
　任务一　外科疾病诊治要点 ································ 422
　　一、诊断要点 ································ 422
　　二、治疗要点 ································ 424
　任务二　湿疮 ································ 425
　　一、定义 ································ 425
　　二、病因病机 ································ 425
　　三、诊断要点 ································ 425
　　四、鉴别诊断 ································ 426
　　五、辨证论治 ································ 426
　　六、健康指导 ································ 427
　任务三　痤疮 ································ 429
　　一、定义 ································ 429
　　二、病因病机 ································ 429
　　三、诊断要点 ································ 429
　　四、鉴别诊断 ································ 429
　　五、辨证论治 ································ 430
　　六、健康指导 ································ 430

**项目十二　妇科常见病选方指导** ································ 432
　任务一　妇科疾病诊治要点 ································ 432
　　一、诊断要点 ································ 432
　　二、治疗要点 ································ 433
　任务二　月经不调 ································ 434
　　一、月经先期 ································ 434
　　二、月经后期 ································ 436
　　三、月经先后无定期 ································ 438
　　四、月经过多 ································ 439
　任务三　痛经 ································ 440
　　一、定义 ································ 440
　　二、病因病机 ································ 441
　　三、诊断要点 ································ 441
　　四、鉴别诊断 ································ 441
　　五、辨证论治 ································ 442
　　六、健康指导 ································ 443
　任务四　经断前后诸证 ································ 443
　　一、定义 ································ 443
　　二、病因病机 ································ 443
　　三、诊断要点 ································ 444

四、鉴别诊断 …………………………………………………………… 444

五、辨证论治 …………………………………………………………… 444

六、健康指导 …………………………………………………………… 445

任务五　带下病 ……………………………………………………………… 445

一、定义 ………………………………………………………………… 445

二、病因病机 …………………………………………………………… 445

三、诊断要点 …………………………………………………………… 446

四、鉴别诊断 …………………………………………………………… 446

五、辨证论治 …………………………………………………………… 446

六、健康指导 …………………………………………………………… 447


项目十三　儿科常见病选方指导 ………………………………………… 450

任务一　儿科疾病诊治要点 ……………………………………………… 450

一、诊断要点 …………………………………………………………… 450

二、治疗要点 …………………………………………………………… 452

任务二　厌食 ……………………………………………………………… 453

一、定义 ………………………………………………………………… 453

二、病因病机 …………………………………………………………… 453

三、诊断要点 …………………………………………………………… 453

四、鉴别诊断 …………………………………………………………… 454

五、辨证论治 …………………………………………………………… 454

六、健康指导 …………………………………………………………… 454

任务三　食积 ……………………………………………………………… 455

一、定义 ………………………………………………………………… 455

二、病因病机 …………………………………………………………… 455

三、诊断要点 …………………………………………………………… 455

四、鉴别诊断 …………………………………………………………… 456

五、辨证论治 …………………………………………………………… 456

六、健康指导 …………………………………………………………… 456


项目十四　常见病证选方实训 …………………………………………… 458

任务一　内科常见病证选方实训 ………………………………………… 458

一、实训目的 …………………………………………………………… 458

二、实训方法 …………………………………………………………… 458

三、实训内容 …………………………………………………………… 460

四、实训时间 …………………………………………………………… 461

五、实训小结 …………………………………………………………… 461

任务二　外科、妇科、儿科常见病证选方实训 ………………………… 461

一、实训目的 …………………………………………………………… 461

二、实训方法 ……………………………………………… 462

三、实训内容 ……………………………………………… 462

四、实训时间 ……………………………………………… 463

五、实训小结 ……………………………………………… 463

**方剂索引** ……………………………………………… 464

# 模块一 基础理论 >>>

# 项目一　中医药学概述

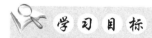
中医药学是中华民族优秀文化遗产中的一颗璀璨明珠，有着数千年的历史，是中国人民在长期生产和生活实践中同疾病作斗争的经验结晶。长期以来，中医药学为中国人民的保健事业和中华民族的繁衍昌盛做出了巨大贡献，如今，中医药学以其独特的风采和卓越的疗效，日益受到世界医学界的重视和青睐，必将为全人类健康保健事业做出新的贡献。

## 任务一　中医药学的起源和发展

**任务导入**

古者民茹草饮水，采树木之实，食蠃蚌之肉，时多疾病、毒伤之害。于是神农乃始教民播种五谷，相土地宜燥湿肥硗高下，尝百草之滋味，水泉之甘苦，令民知所辟就。当此之时，一日而遇七十毒。《四库备要·子部·淮南子·修务训》

请您完成以下任务：这段话给了我们什么启示？

### 一、中医药学的起源

中医药起源于人类生存的需要，是劳动人民在长期的生产、生活实践中逐步积累和创造的产物。中国民间流传的"药食同源"的说法，正是对植物药、动物药起源的真实写照。

在原始社会，我们的祖先在采食植物过程中，由于没有经验，无法辨别植物是否有毒，往往会误食一些有毒的植物而出现腹泻、呕吐、昏迷，甚至死亡。偶尔也会因为吃了某些植物，使原有的呕吐或腹泻症状消除。人们经过无数次这样的尝试和经验积累，逐渐区分出对人体有益和有害的植物，并有意识地加以利用，逐渐积累了某种植物对特定疾病治疗作用的经验。随着渔猎、采矿及冶炼业的发展，人们对某些动物、矿物的食用价值和治疗作用也逐步有所了解，从而积累了一些动物及矿物药的知识。

在与疾病斗争的过程中，人们也发现了一些应对疾病的经验，例如：用手抚摸、压迫受伤部位，可以散瘀消肿、减轻疼痛；用石头、荆棘等一些尖硬物体刺激身体的某些部位，可以减轻疼痛；用冷或热的物体对身体局部进行冷或热刺激，可以减轻某些疾病症状等等，人们对这些反复多次出现的情形进行总结，逐步形成了早期初步的治疗方法。

## 二、中医药学理论的形成

随着人类的不断进化，认识能力的不断提高，关于中医药学的经验积累日益丰富。到了春秋战国时期，中国社会急剧变化，政治、经济、文化飞速发展；诸子蜂起、百家争鸣，学术繁荣；元气论、阴阳五行学说等哲学思想日益成熟，为中医学理论体系的形成提供了理论方法和思想基础。同时医疗活动更为活跃，积累了丰富的医疗经验和临床用药经验，为中医药学理论体系的形成做好了准备。中医药学理论体系的初步形成的标志是《黄帝内经》《难经》《伤寒杂病论》《神农本草经》等医学经典著作的出现。

《黄帝内经》简称为《内经》，包括《素问》《灵枢》两部分，是我国现存最早的一部医学经典著作。约成书于春秋战国至秦汉时期，并非出自一人之手，是由众多医家搜集、整理、综合而成，内容十分丰富，包括阴阳、五行、藏象、经络、病机、诊法、辨证、治则治法、五运六气以及针灸、汤液、养生等。《黄帝内经》中所述的医学内容，处于当时世界的先进水平。如在人体形态学方面，关于人体的骨骼、血脉的长度、内脏器官的大小和容量等方面的记载，基本符合实际情况，例如《黄帝内经》中记载食管和肠管的长度比例为 1∶35，现代解剖学中描述为 1∶37，二者十分相近。在血液循环方面提出"心主身之血脉"的观点，并认为人体血液在血管内是"流行不止，环周不休"的。这比英国人哈维在公元 1628 年发现血液循环要早 1000 多年。《黄帝内经》不仅反映了当时医学发展的成就，而且为中医药学理论体系的确立奠定了基础，是中医药学发展的基础，至今仍有效的指导着中医的临床实践。

《难经》是一本在当时可与《内经》相媲美的古典医籍，成书于汉以前，相传秦越人所著。该书以问题解释疑难的形式编撰而成，共讨论了八十一个问题，故又称《八十一难》。其内容丰富，包括生理、病理、诊断和治疗等各个方面，尤其对脉学有详细且精当的论述，对经络学说和脏腑中命门、三焦的论述，则在《内经》的基础上，有所阐扬和发展，补充了《内经》中的不足，与《内经》同为后世指导临床实践的重要理论性著作。

《伤寒杂病论》作者为东汉末年著名医学家张仲景。该书是作者继承了《黄帝内经》《难经》等古典医籍的基本理论，总结了前人的医学成就，并结合自己的临床经验撰写而成。后世医家在搜集整理过程中将其分为《伤寒论》和《金匮要略》两书，前者以六经辨证方法论述外感疾病为主，后者以脏腑辨证方法论述内伤杂病为主。《伤寒杂病论》创造性的融理、法、方、药于一体，将中医基础理论与中医临床紧密结合，为中医临床医学发展奠定了基础。书中所载方剂组方严谨、用药精当、疗效显著，被后世誉为"方书之祖"。

《神农本草经》简称《本经》或《本草经》，是我国现存最早的药物学专著，由众多医家不断搜集整理之后成书。共收载药物 365 种，其中植物药 252 种，动物药 67 种，矿物药 46 种。并根据药物性能功效的不同，分为上、中、下三品，上品药多属补养类，毒性小或无毒；中品药多系补养而兼有攻治疾病作用的药物，有的有毒，有的无毒；下品药大多是除寒热、破积聚等攻治疾病的药物，其中有毒的居多，不可久服，这是中国药物学最早、最原始的药物分类法。该书对药物的性能、产地、采集时间、加工炮制方法以及药物质量优劣、真伪鉴别等均有记录。《神农本草经》系统地总结了汉以前的药学成就，对后世药物学的发展有着重要影响，为中药理论体系的形成与发展奠定了基础。

**考点提示：** 中医四大经典著作是什么？

## 三、中医药学理论的发展

随着时代的不断进步，历代医学家结合临床医疗实践，从不同角度丰富和发展了中医药学理论，大量具有实用价值的医学著作不断涌现，中医药学得到了发展和提高。

### （一）晋隋唐时期

晋隋唐时期政治、经济、文化的进步，促使医学理论与技术不断地发展与提高，出现了众多的名医名著。如晋代王叔和所著的《脉经》，详述了脉学的辨脉方法，提出 24 种脉象，确立了寸口诊脉法，首创"三部九候"及脏腑分配原则，是世界上第一部脉学专著。西晋皇甫谧总结了秦汉三国以来针灸成就，结合自己的临证经验，编著了《黄帝三部针灸甲乙经》（简称《甲乙经》），是我国现存最早的针灸学专著。隋代巢元方等人所著的《诸病源候论》，重视对病源的探讨和各科病证症状的描述，是我国第一部探讨病因病机和临床证候学的专著。唐代孙思邈的《备急千金要方》和《千金翼方》，详尽记载了唐以前的主要医学著作，对临证各科、食疗、药物学、养生学等方面均有很大成就。孙思邈特别强调医德，《备急千金要方》中"大医习业"篇、"大医精诚"篇对医德修养有明确论述，对今天习医、业医者，仍具有深刻、积极的教育意义。

在药物学方面，自《神农本草经》成书之后，陶弘景总结了新的药物品种和原有药物的新用途，以及临证实践中发现的部分药物性味、功效变化，编撰成《神农本草经集注》。为了使新、旧内容不相混淆，该书中原有内容用朱写，新加内容用墨写，加工整理工作细致、周密。同时将药物按照自然属性重新分类，开辟了按照药物功用进行分类的先河；提出了"诸病通用药"的名目，为临床医生处方用药提供方便，是后世本草著作分类方法的重要参考书籍。唐代为了收集整理更加丰富的药物知识，以及弥补《神农本草经集注》的不足，李勣、苏敬等二十余人集体编写了《新修本草》（又称《唐本草》），由唐政府颁行流通全国，这是我国历史上第一部由政府颁行的药典，比欧洲著名的纽伦堡药典要早 800 余年。该书不仅反映了唐代药学的高度成就，对后世药学的发展也有深远影响。炼丹术和制药化学在这一时期也居世界领先地位，著名炼丹家有晋代葛洪、梁朝陶弘景，至唐代，炼丹技术进一步发展，炼制的轻粉、红升丹、白降丹至今仍为外科所常用。

### （二）宋金元时期

宋金元时期，一些著名的医家在前人理论和实践的基础上，结合自己的实践和经验体会，提出许多独到见解，在各抒己见、百家争鸣的学术氛围中，中医药学有了突破性的进展。宋代陈无择所著的《三因极一病证方论》，提出了著名的"三因学说"，即将病因按照外所因六淫、内所因七情和不内外因等三类进行划分，对其后病因学发展有较大影响。宋代钱乙所撰《小儿药证直诀》，开创了脏腑辨证和脏腑用药之先河，并创制了一些儿科专业方剂，因疗效确切一直沿用至今。金元时期，社会剧烈变革，中医学出现了学术争鸣的新局面，出现了各具特色的医学流派，其中最突出的有以刘完素、张从正、李东垣和朱丹溪为代表的"金元四大家"，刘完素提倡"火热论"，认为病因多以火热为多，治法强调降火，故善用寒凉药物以清泄火热，后世称为"寒凉派"。张从正主张"邪去则正安"，认为治病应着重祛邪，故多用汗、下、吐三法，后世称为"攻下派"。李东垣提出"内伤脾胃，百病由生"，认为补益脾胃是治病之要，故治疗以补益脾胃为主，后世称为"补土派"。朱丹溪提倡"相火论"，认为病理变化基本是"阳常有余，阴常不足"，故提倡治疗上着重养阴，后世称为"滋阴派"。这些观点各有创见，都从不同的角度充实了中医学的内容，促进了中医学的发展。

**考点提示：** 金元四大家都有谁？各自的学术观点是什么？

在药物学方面，宋金元时期，诸多医家整理了前代的本草文献，总结了当时全国药物调查结果和临证方药的新经验，在药物学诸多方面取得了卓越的成就。宋代宋廷诏令翰林医官重修本草，经过几次修订、编撰，著成《嘉祐补注神农本草经》（简称《嘉祐本草》），该书采集较广，对保存医药资料具有一定的贡献。另有苏颂等人通过全国规模药物大普查编成《图经本草》，全书在653种药名下共绘制933幅药图，是中国现存的第一部刻版药物图谱，对后世本草图谱的绘制具有深远影响。宋代个人编撰的本草也相继出现，比较有代表性的是唐慎微的《经史证类备急本草》（简称《证类本草》），本书将《嘉祐本草》和《图经本草》合而为一，图文详备，是宋代药物学的最高成就，在中国药学史上占有重要地位。金元医家对药物的性味功用亦多有新见解，如张元素的《珍珠囊》、朱丹溪的《本草衍义补遗》、李东垣的《用药法象》等，使中药在实践方面进一步得到发展。

在方书编著和发展方面，宋金元时期也比较突出，贡献较大。由宋代翰林医官院组织编著的《太平圣惠方》载方16 834首，该书先述诊脉辨阴阳虚实法，次叙处方用药法则，继则按类分叙各科病证，是一部临床实用的方书。宋代官药局将收集医方加以校订，编成《太平惠民和剂局方》，这是我国历史上第一部由政府编制的成药药典，其中许多方剂至今仍在临床中广泛应用。北宋末年政府组织编撰的《圣济总录》，载方近20 000首，对后世医学发展具有一定影响。宋代个人编著的方书亦很多，如严用和的《济生方》、苏轼和沈括的《苏沈良方》、许叔微的《普济本事方》等，不胜枚举。总之宋金元时期，医方数量空前增多，方剂理论也日益丰富。

### （三）明清时期

明清时期是中医学理论综合汇通和深化发展的阶段，中医理论体系得到进一步完善，藏象理论进一步丰富，这一时期医家在原有中医理论的基础上，结合临床经验和哲学研究成果，经过反复探讨，提出许多新的创建和发明，尤其是温病学说得到快速发展。

温病学是研究急性发热性疾病的发生、发展及其辨证论治的一门临床学科，其理论渊源于《黄帝内经》、《难经》、《伤寒论》，宋元时开始脱离伤寒学说体系。明清时期，大瘟疫多次流行，医家们在临床诊治过程中，不断总结经验，在温病的病因、发生发展规律以及诊断、治疗方面提出很多新理论，促使温病学在理、法、方、药上自成体系，形成了较为系统而完整的温病学说。明代吴又可著《温疫论》，创立了戾气学说，认为"温疫"的病原是"非风非寒非暑非湿，乃天地间别有一种异气所成"。其传染途径是从口鼻而入，而不是从肌表侵袭。这在瘟疫和温病的病因、病邪入侵途径等方面做出了重大贡献。清代叶天士著《温热论》，在总结前人关于温热病的理论与经验的基础上，创立了卫气营血辨证方法，为以后温病学说理论体系的形成奠定了基础。吴瑭著成《温病条辨》，创立了三焦辨证方法，使温病学说得到更进一步发展。王孟英总结对温热病的认识与经验，著成《温热经纬》，明确提出"新感""伏邪"两大辨证纲领，重视审同察异、灵活施治，充实并发展了温病的发病机理和辨证施治理论。薛生白著《湿热病篇》对湿热病证进行了详尽而精辟的论述，使温病学说渐臻完善。后世将叶天士、薛生白、吴瑭、王孟英，称为"温病四大家"。正是由于明清时期诸医家的不断努力，使温病学说日趋发展成为独立于伤寒之外的一门学科。

**考点提示：** 温病四大家都有谁？各自的代表著作是什么？

此外，明代赵献可、张介宾等在《黄帝内经》、《难经》的基础上，提出了"命门学说"，强调命门之火的重要作用。李中梓在总结前人对脏腑认识的基础上，提出了"肾为先天之本，脾为后天之本"的见解，至今仍被广泛应用。清代王清任所著的《医林改错》，改正了一些古医书在人体解剖方面的错误，提出了"灵机记性不在心在脑"的观点，并发展了瘀血致病理论及治疗方法，创立了多首活血化瘀的方剂。

这一时期，集大成的著作亦颇多，如《医学纲目》、《证治准绳》、《医宗金鉴》、《四库全书·子部》、《古今图书集成·医部全录》等，为后世学习中医者提供很大方便。明代还出现了我国现存最大的一部方书，即由朱橚等编著的《普济方》，载方61 739首，是明以前方书的总集。

在药物学方面，明代李时珍以毕生精力，亲历实践，广收博采，实地考察，对本草学进行了全面的整理和总结，历时27年编成《本草纲目》。全书共52卷，约200万言，收药1892种，绘图1100多幅，附方11 000多首。该书对我国16世纪以前药物学进行了相当全面的总结，是我国药学史上的重要里程碑，被誉为"东方医药巨典"，英国著名生物学家达尔文也曾受益于《本草纲目》，称它为"中国古代百科全书"。在此之后赵学敏著《本草纲目拾遗》，总结了1802年以前我国药物学的成就，载药921中，其中716种是《本草纲目》所未收载或叙述不详者，对《本草纲目》进行了一定的纠正和补充。是一部具有重要价值的药物学专著。

### （四）近现代时期

鸦片战争以后，西方医学大量传入中国，对中医学产生了很大的冲击。在长期论争过程中，中西医双方在学术上逐渐沟通，出现了中西医汇通的学术思潮，如张锡纯所著《医学衷中参西录》，就是一部很有价值的中西医学汇通的专著。同时，西医界也不断吸收和研究中医，如西药麻黄素、延胡索乙素等，都是西医药学家研究中药取得的成果。

新中国成立后，党和政府大力提倡中西医结合和中医现代化，中医药学在基础与临床研究的各个领域都有显著成果，中医药学内容更加丰富，中医药学理论体系进一步发展。

# 任务二　中医药学的基本特点

## 任务导入

《腹满寒疝宿食病脉证治第十》中记载"寒疝腹中痛，及胁痛里急者，当归生姜羊肉汤主之。"《妇人产后病脉证治第二十一》中记载"产后腹中痛，当归生姜羊肉汤主之。"寒疝与产后腹痛属于不同的疾病，但皆用当归生姜羊肉汤治疗，以养血补虚，温中散寒止痛。

请您完成以下任务：

1. 本病例中，不同的疾病却采用了相同的治疗方法，其原理是什么？
2. 正确理解中医药学的基本特点。

中医学理论体系是经过长期的临床实践，在古代唯物论和辩证法的指导下逐步形成的。千百年来，中医学之所以能够一直、有效地服务于人类保健事业，主要因为其具有不同于现代医学的独特优势，即整体观念、恒动观念和辨证论治三个基本特点。

考点提示：中医药学的基本特点是什么？

## 一、整体观念

整体是与局部相对而言。所谓整体，实际上是各个局部的统一性、完整性和联系性。中医学认为人体本身是一个有机的整体，构成人体的各个组织器官在结构上不可分割，在生理功能活动中相互协调、相互为用，在病理变化中相互影响。同时又认为人与外界环境也有着密切的联系，人类在能动地适应自然和改造自然的斗争中，维持着自身稳定的功能活动，这即是人和自然环境之间的统一。这种机体自身的整体性、稳定性，内外环境的统一性、联系性思想，就是中医学的整体观念。这一观念，贯穿于中医学生理、病理、诊法、辨证、治疗等各个方面。

### （一）人体是一个有机的整体

中医学强调人体是一个有机的整体，具体体现在以下三大方面。

**1. 生理上的整体性**　中医学认为，机体整体统一性的形成，是以五脏为中心，配以六腑，通过经络系统"内属于脏腑，外络于肢节"的作用而实现的。五脏代表着人体的五个功能系统，人体以五脏为中心，通过经络系统，把六腑、五体、五官、九窍、四肢百骸等全身组织器官联系成有机的整体，又借精、气、血、津液的中介作用，来完成机体统一的机能活动。

就人体形态结构而言，人体是由若干脏腑器官组成，包括头面、四肢、经络、躯干及其内含的五脏、六腑、奇恒之腑、气血、津液等。这些组织器官之间，彼此衔接、沟通、不可分割，任何局部都是整体的组成部分。

就基本物质而言，人体组成各脏腑器官并维持其机能活动的物质是相同的，即精、气、血、津、液，这些物质既是构成机体各组成部分的基本物质，又是产生和维持各种机能活动的物质基础和能量源泉。

就功能活动而言，人体的功能活动，一方面要靠各脏腑组织正常的进行各自的功能活动，既不过亢，亦非不及；另一方面又要靠脏腑组织间相辅相成的协同作用和相反相成的制约作用，才能维持整体功能处于协调平衡状态。每个脏腑各自发挥不同的生理功能活动，而在整体活动中又分工合作，这正体现了局部与整体的统一。

**2. 病理上的整体性** 人体的脏腑器官和精气血津液之间，在生理上相互依存、协调统一，在病理上也必然相互影响。脏腑病变可以反映于体表、组织或官窍，如肝开窍于目，肝火上炎可以出现目赤肿痛，肾虚不足，可见腰酸、耳鸣等；体表、组织、官窍病变可通过经络影响到脏腑，例如肌表感受风寒之邪，由于肺合皮毛，可使肺气不利，肺失宣降，出现咳嗽；脏腑之间亦可相互影响，如肝火传入肺，导致肝火犯肺，出现胁痛、咯血。因此，在分析病证时，也要注重整体，既考虑局部病变与其相关内在脏腑之间的联系，又注意到其他脏腑的关系，从整体角度分析和研究病变的实质。

**3. 诊治上的整体性** 在疾病诊断方面，采用"有诸内必形诸外"的思维方法，通过观察分析五官、形体、舌脉等外在的病理表现，以揣测内在脏腑的病变情况，从而做出正确的诊断。《灵枢·本藏》说："视其外应，以知其内脏，则知所病矣。"常用望、闻、问、切等方法，都是整体观念在中医诊断学中的具体运用。

在疾病治疗方面，同样强调整体观念，对于局部病变不是头痛医头、脚痛医脚，而是从整体上进行调治。如临床治疗眼科疾患，从调治肝着手，每可获得满意疗效，原因在于肝开窍于目，肝和目的关系十分密切。再如治疗口舌糜烂，可采用清心泻小肠火的方法治疗，原因在于心开窍于舌，心与小肠相表里。其他如"从阴引阳，从阳引阴；以右治左，以左治右"（《素问·阴阳应象大论》），"病在上者下取之，病在下者高取之"（《灵枢·终始》）等等，都是整体观念的治疗原则。

**（二）人与外界环境的整体观**

中医学强调人与外界环境相统一，环境的变化可以直接或间接的、显著或不太显著的影响到人体的功能活动，迫使机体做出相应的反应。如果这类反应处于生理阈值之内，则表现为生理的适应；如果这类反应超过一定的范围，或者虽然做出了反应，但是仍然使机体无法适应外界的变化，就可能出现病理性情况，甚至可能发展为疾病。具体体现在以下两大方面。

**1. 人与自然环境的整体观** 人与自然环境的整体观，传统称为"天人相应"。即人的生理、病理过程与自然规律相适应。

（1）季节气候变化对人体的影响 自然界万物在四时气候变化中有春生、夏长、秋收、冬藏等相应的生长变化过程。人也不例外，对正常的气候变化在生理上可产生相应的反应。如天气暑热，阳气趋于体表，腠理开泄，机体汗出以泄热；天气寒冷，阳气趋于里，腠理闭以保温，多余水分变为尿液而排出，是适应自然的节奏。

（2）昼夜晨昏对人体的影响　人体的阳气白天趋于体表，早晨阳气初出，日中最盛，日西阳气渐入于里，至黄昏后则全入里，与自然界的昼夜晨昏阴阳变化相一致。

（3）地域对人体的影响　地域气候和人文地理、风俗习惯的不同，在一定程度上可以影响人体的生理功能。如南方气候偏于潮湿，人体腠理多疏松；北方气候偏于干燥，人体腠理多致密。人长期生活在某一环境中，受环境的长期影响，就会在功能方面表现出某些适应性变化。一旦易地而处，环境突然发生改变，很多人初期感到不太适应，有的甚至会因此患病，但经过一定的时间，大多数人就逐渐适应了。

**2. 社会环境对人体的影响**　人不仅具有自然属性，而且具有社会属性。人是社会的组成部分，人能影响社会，社会的变动对人体也发生影响。在竞争日益激烈的当今社会，社会因素的变化对人体的影响日益突出。其中社会的进步，社会的治与乱，以及社会地位的变更，对人体的影响尤为明显。如社会进步导致机动车辆增多，产生的噪音使人精神焦虑；社会大乱致使人们生活没有规律，抵抗力下降，发生各种疾病；个人社会地位改变，引起物质生活和精神生活的变化等，均是社会环境变化对人体产生影响的表现。

## 二、恒动观念

中医理论认为人体的生理功能是一个不断运动变化的平衡协调过程，而生理功能的主要物质基础精、气、血、津液也处于恒动变化之中。如：气具有很强的活力，无处不到，激发和推动着人体内各种生理活动。血须在脉管中"流行不止，环周不休"。

中医学同样强调以恒动观念来把握疾病过程和病理变化。从病因作用于机体到发病，机体一直在与致病因素做斗争，依据正邪相争的胜负关系，疾病也处于变化之中。如《伤寒论》中六经的传变，温病卫、气、营、血的发展变化规律等，都体现了中医学对疾病发展变化阶段的把握。因此，防治疾病必须以恒动观念为指导，根据患者出现的新情况，随时调整治法及用药，以适应病情。

## 三、辨证论治

辨证论治是中医学认识疾病和处理疾病的基本原则。中医学在认识和处理疾病的过程中，既强调辨证论治，又讲究辨证与辨病相结合。

**1. 辨证**

（1）辨证的概念　辨证就是将四诊收集的病史、症状和体征等资料，通过分析、综合、辨清疾病的病因、性质、部位、病机以及邪正盛衰等情况，从而概括、判断疾病的证候性质，以探求疾病的本质。辨证的关键是"辨"，即"审辨"、"甄别"，辨证的过程就是对病人作出正确、全面判断的过程，或者说分析并找出疾病主要矛盾的过程。

（2）病、证、症的基本概念　病即疾病的简称，是指有特定的病因、发病形式、病变机理、发病规律和转归的一种病理过程。如麻疹、感冒、肠痈、痢疾等，皆属疾病的概念。

症指症状，是疾病的外在的表现。如：腹泻、头痛、眩晕、恶寒发热、恶心呕吐、烦躁易怒等。

证不是疾病的全过程，也不是疾病某个症状，而是指在疾病发展过程中，某一阶段或某一类型的病理概括。由一组相对固定的，有内在联系的、能反映疾病本质的症状和体征构成。包括疾病的病因（如六淫、疠气、外伤、结石、瘀血）、病位（如肝、胆、小肠）、邪正之间的关系（如邪气盛、正气虚），例如风寒感冒、肝阳上亢、心血亏虚、心脉痹阻等，都属证候的概念。

**知识链接**

病、证、症三者的区别与联系。

联系：三者均统一在人体病理变化的基础上，症是构成疾病和证候的基本要素，疾病和证候都是由症状和体征所组成，内在联系的症状和体征组合在一起，即构成了证候，各阶段的证候贯穿并叠合起来，便是疾病的全过程。

区别：病与证都是对疾病本质的认识，但病的重点是全过程，而证的特点是现阶段。证是病理本质的反应，而症仅仅是疾病的个别表面现象，因而证比症更能深刻和准确的揭示疾病的本质。

**2. 论治**　论治又称施治。就是根据辨证的结果确定相应的治疗原则和方法，也是研究和实施治疗的过程。一般分为因证立法、随法选方和处方遣药三个步骤。

辨证与论治，是诊治疾病过程中相互联系、不可分割的两个方面，辨证是论治的前提和依据，论治是辨证的延续和目的。

**3. 辨证论治的运用**

（1）辨证与辨病相结合　中医认识并治疗疾病，既注重辨病又强调辨证，是辨证与辨病相结合，但重点在于辨证。辨证是对证候的辨析，以确定证候；辨病是对疾病的辨析，以确定疾病的类属。辨证重点在于认识现阶段疾病的本质，辨病的重点在于认识疾病全过程的本质，因此将辨证与辨病相结合，可以使疾病本质认识更全面，诊断更准确，治疗更有针对性和全局性。即在诊治疾病时，首先运用辨病思维来确诊疾病，对某一病的病因、病变规律和转归、预后有一个总体认识，再运用辨证思维，根据该病当时的临床表现和检查结果来辨析该病目前属于病变的哪一类型或哪一阶段，从而确立当时该病的"证候"，然后确定治则、治法和处方遣药。

（2）同病异治和异病同治　运用辨证论治的原则诊治临床疾病，要关注到两个方面，既要看到一种疾病常表现出的多种不同的"证"，又要注意到不同疾病在其发展过程中可以出现相同的"证"，因此要根据辨证结果，分别采取"同病异治"或"异病同治"的方法治疗。

同病异治指同一种病，由于发病的时间、地域不同，或所处的疾病的阶段或类型不同，或病人的体质有异，故反映出的证候不同，因而治疗也就有异。

异病同治指几种不同的疾病，在其发展变化过程中出现了大致相同的病机，大致相同的证，故可用大致相同的治法和方药来治疗。

# 目标检测

## 一、单项选择题

1. 中医药学理论体系形成于 （　　）
   A. 先秦、秦汉时期　B. 晋隋唐时期　　　C. 宋金元时期
   D. 明清时期　　　　E. 近现代时期

2. 我国现存最早的中医经典著作是 （　　）
   A.《伤寒杂病论》　B.《黄帝内经》　　C.《神农本草经》
   D.《难经》　　　　E.《本草纲目》

3. 我国第一部药物学专著是 （　　）
   A.《本草纲目》　　B.《新修本草》　　C.《黄帝内经》
   D.《千金要方》　　E.《神农本草经》

4. 明确提出"肾为先天之本，脾为后天之本"的医家是 （　　）
   A. 张介宾　　　　B. 赵献可　　　　C. 李中梓
   D. 李东垣　　　　E. 朱震亨

5. 创立六经辨证论治纲领的医家为 （　　）
   A. 张景岳　　　　B. 张仲景　　　　C. 孙思邈
   D. 叶天士　　　　E. 李时珍

6. "补土派"的代表医家是 （　　）
   A. 朱震亨　　　　B. 吴鞠通　　　　C. 张从正
   D. 刘完素　　　　E. 李东垣

7. 同病异治和异病同治的依据为 （　　）
   A. 病种相同　　　B. 病因相同　　　C. 病机相同
   D. 病证相同　　　E. 症状相同

8. 提倡中西汇通的医家是 （　　）
   A. 吴又可　　　　B. 王清任　　　　C. 张锡纯
   D. 李中梓　　　　E. 王孟英

## 二、简答题

1. 简述中医药学的基本特点。
2. 何谓整体观念、辨证论治、恒动观念。
3.《伤寒杂病论》的主要成就是什么？

（张　虹）

# 项目二　基础理论知识

## 任务一　中医学的哲学基础

### 任务导入

李某，男，70岁，退休干部。主诉：头痛、头晕、腰膝酸软10年。自60岁退休后出现头晕、健忘、腰膝酸软，医院检查血压高，经长期服用降压药，血压基本稳定，但头晕时作。近一年来，头晕头痛加剧，耳鸣耳聋，腰膝酸软，头重脚轻，急躁易怒，失眠多梦，目赤胀痛。检查：舌尖边红，苔少。脉弦细而数。

请您完成以下任务：

（1）用五行学说和阴阳学说解释患者的发病机理。

（2）用阴阳学说和五行学说制定本病的治疗原则。

哲学是世界观和方法论的统一，是自然知识、社会知识与思维知识的概括和总结。中医学是研究人类生命活动过程中健康与疾病的转化规律及其诊断、防治、康复及保健的一门综合性科学，属于中国古代自然科学范畴。科学离不开世界观和方法论的指导，中国古代哲学思想对中医学理论体系的形成和发展产生了深远影响。中医学以中国古代哲学中的阴阳学说和五行学说为哲学基础构建其理论体系，使其成为构建中医学理论体系的基石。

# 一、阴阳学说

阴阳学说认为世界是物质的整体，宇宙中的一切事物都包含着阴阳的对立统一。阴阳的对立统一运动是宇宙中一切事物发生、发展、变化及消亡的本源。阴阳学说属于中国古代朴素的唯物论和辩证法思想范畴，其推动和促进了中医学理论体系的形成和发展，成为中医学认识人体生命活动及熟悉人与自然关系的重要思维方法之一。

**（一）阴阳的基本概念**

**1. 阴阳的含义**　阴阳是自然界相互关联的事物或现象对立双方属性的概括。阴阳属中国古代哲学的一对范畴，具有对立统一性。阴阳的对立统一是宇宙间的基本规律。阴阳最初的含义是指日光的向背而言，即朝向日光为阳，背向日光为阴。此时阴阳的含义原始而朴素，不属于哲学范畴。随着古人不断的观察和总结，阴阳的含义逐渐扩展、引申，由最初指日光的向背，扩大成为对相关联的事物或现象对立属性的概括。阴阳是自然界必须遵循的基本规律，可以概括事物内在的本质属性和性态特征。如明与暗、动与静、内与外等等。

**2. 阴阳的特性**　阴阳具有相关性、普遍性及相对性。阴阳的相关性指阴阳所概括的事物或现象必须是相互关联的。如水与火、天与地、昼与夜、寒与热等，都可以构成相互关联的两个方面，可以分阴阳。阴阳的普遍性指阴阳的存在及其运动变化是宇宙的基本规律。从宇宙天地万物的回旋，到生命的产生和消亡等，都体现出阴阳的存在及其运动变化。如自然界日的升落运动，月的圆缺变化，均是阴阳运动变化及相互作用的结果。阴阳的相对性指具体事物的阴阳属性在一定条件下是可变的，即事物的阴阳属性是相对的，并不是绝对的，随着时间、地点的变化或比较层次、对象的不同等，事物的阴阳属性也随之发生变化。

阴阳的相对性具体表现为两个方面：①阴阳具有相互转化性，指在一定条件下，事物的阴阳属性可以向其相反的方向转化。即在一定条件下，阴可以转化为阳，阳可以转化为阴。如寒证和热证的相互转化。②阴阳具有无限可分性，指阴阳是相对的，其中的任何一方还可以再分阴阳，即阳中有阴，阴中有阳，阴阳之中还有阴阳，阴阳不断地一分为二，以至无穷无尽。如昼为阳，夜为阴。而白昼的上午与下午相对而言，上午为阳中之阳，下午为阳中之阴；黑夜的前半夜与后半夜相对而言，前半夜为阴中之阴，后半夜为阴中之阳

**3. 事物或现象阴阳属性的界定**　事物或现象阴阳属性的划分是有一定规律可以遵循的。自然界中最能代表阴阳属性的一对事物是水火。中医学中以水火作为阴阳的征象，反映了阴阳的基本特性。水性寒而润下，故属阴，火性热而炎上，故属阳。对于其运动状态，水比火相对要静，火比水相对要动，如此推演下去，就可以对自然界中事物或现象的阴阳属性进行界定。一般地说，划分事物或现象阴阳属性的依据是：凡属于温热的、明亮的、运动的、上升的、外向的、功能的……都属于阳的范畴；寒凉的、晦暗的、静止的、下降的、内在的、物质的……都属于阴的范畴。由此可知，阴阳的基本特性是划分事物或现象阴阳属性的标准。如以水火而言，则"水为阴，火为阳"；以天地而言，则"天为阳，地为阴"；以动静而言，则"静者为阴，动者为阳"；以物质的运动变化而言"阳化气，阴成形"。根据阴阳所代表功能和属性的不同，中医

学把人体中具有温煦推动作用的气称为"阳"，具有营养滋润作用的气称为"阴"；以脏腑而言，则脏为阴而腑为阳；以精气而言，则精为阴而气为阳；以营气卫气而言，则营气为阴而卫气为阳。总之，中医学中的阴阳是标示两种相互对立要素的概念，即代表两种对立的物质属性或标示两种对立的特定的运动趋向或状态。见表2-1。

表 2-1　阴阳属性归类表

| 属性 | 空间（方位） | | | 时间 | 季节 | 温度 | 湿度 | 重量 | 性状 | 亮度 | 事物的运动状态 | | | | |
|---|---|---|---|---|---|---|---|---|---|---|---|---|---|---|---|
| 阳 | 上 | 外 | 左 | 天 | 昼 | 春夏 | 温热 | 干燥 | 轻 | 清 | 明亮 | 化气 | 上升 | 动 | 兴奋 | 亢进 |
| 阴 | 下 | 内 | 右 | 地 | 夜 | 秋冬 | 寒凉 | 湿润 | 重 | 浊 | 晦暗 | 成形 | 下降 | 静 | 抑制 | 衰退 |

**考点提示**：代表阴阳属性的征象是什么？

**（二）阴阳学说的基本内容**

**1. 阴阳对立**　对立是指处于一个统一体中的矛盾双方的互相排斥、互相斗争。阴阳对立是指阴阳双方的互相排斥、互相斗争。自然界中的一切事物或现象都存在着互相对立的矛盾双方。阴阳双方的对立是绝对的，如天地、内外、上下、动静、昼夜、明暗、升降、出入、寒热等。阴阳双方的对立是一切事物或现象普遍存在的，在对立的同时又互相制约。即阴阳双方既是对立的，又是统一的，统一是对立的结果，没有对立就没有统一。阴阳双方通过对立统一，取得了动态平衡，推动了事物的发生、发展和变化。否则，事物的发展变化就会遭到破坏，人体就会产生疾病。阴阳的对立统一是阴阳一分为二的体现。如自然界中的春、夏、秋、冬四季有温、热、凉、寒的气候变化。春夏温热是因为春夏阳气上升制约了秋冬的寒凉之气，而秋冬寒凉是因为秋冬阴气渐长制约了春夏的温热之气。这是自然界阴阳相互制约、相互斗争的结果。自然界中阴阳的对立斗争无处不在，阴阳通过互相斗争以达到互相制约。阴阳斗争性和制约性的统一构成了阴阳的矛盾运动，推动了事物的发生、发展与变化。

**2. 阴阳互根**　互根是指相互对立的事物或现象之间的相互依存、相互依赖。阴阳互根是指事物或现象中相互对立的阴阳双方之间的相互依存，互为根本和条件。阴或阳任何一方都不能脱离另一方而独立存在，任何一方都以其相对的另一方的存在作为自己存在的前提和条件。阴阳双方不仅是互相对立、互相斗争的，而且又是互相依存、互相为用的。阳存于阴，阴存于阳，双方彼此都以对方的存在作为自己存在的条件和基础。阴阳的这种相互依存的关系，即为阴阳互根。阴阳互根揭示了阴阳双方具有不可分离性。如从自然界的现象看，昼为阳，夜为阴，没有白昼就无所谓黑夜，没有黑夜就无所谓白昼；在方位上则上为阳，下为阴，没有上就无所谓下，没有下就无所谓上等等。在人体生理活动过程中，物质与功能的转化过程揭示了阴阳互根的存在。物质属阴，功能属阳，物质是功能作用的基础，功能是物质运动的反映。只有物质和功能之间的协调平衡，才能使生命活动正常进行。如果阴阳双方失去了互为存在的条件，有阳无阴称之为"孤阳"，有阴无阳称之为"孤阴"，就会出现"孤阴不生，独阳不长"，甚至"阴阳离决，精气乃绝"，危及人体生命。

**3. 阴阳消长**　消长即增减、盛衰之意。阴阳消长是指阴阳对立双方增减、盛衰及进退的运动变化。自然界互相对立、互相依存的阴阳双方不是处于永恒不变的状态，而是处于彼此消长的动态平衡之中，即此增彼减、此盛彼衰、此进彼退的动态变化之中。在一定限度内，阴阳双方通过彼此消长的运动变化维持了其相对的动态平衡。阴阳消长运动是宇宙存在的基本规律，也是中医学整体恒动观思想的体现。自然界阴阳消长的动态变化不仅存在于自然界的现象之中，也存于人体内部，并且人体内部阴阳的消长变化与自然界阴阳的消长变化具有相应性，其周期变化具有同步性。阴阳双方"阳消阴长"或"阴消阳长"的消长运动规律保证了事物正常的发展变化。阴阳双方在一定范围内的消长变化，说明了人体生命活动具有动态平衡性，这种动态平衡维持生命活动的正常进行，使机体处于健康无病的状态。如一年四季天地阴阳二气以冬至和夏至两个节气为转折点，呈现出彼此增长、减少的规律性变化，且这种阴阳的消长变化具有周期性和节律性。从冬至开始经春及夏，阴气渐减，阳气渐增，气候由寒逐渐变温变热，属于"阴消阳长"的过程；从夏至开始至秋及冬，阳气渐消，阴气渐增，气候由热逐渐变凉变寒，属于"阳消阴长"的过程。这种自然界正常的阴阳消长变化，体现了一年四季气候变化的一般规律。

**4. 阴阳转化** 转化即转换、变化之意，指矛盾双方经过斗争，在一定条件下转化成自己的反面。阴阳转化是指阴阳对立的矛盾双方，在一定条件下可以发生互相转化，即阴转化为阳，阳转化为阴。阴阳不但是对立斗争、依存互根的，而且通过阴阳消长变化可以发生转化。所以说阴阳转化是阴阳消长运动发展到一定阶段的必然结果。如果说"阴阳消长"属于量变过程，那么"阴阳转化"则属于质变过程。阴阳转化是事物发展变化的基本规律，事物由小到大，发展到极点，超越了其正常消长的阈值，由盛而衰，必然向着其相反的方面转化。由此可知，事物在发展过程中都具有"物极必反"的规律。事物的阴阳总体属性发生转化必须具备一定的条件，即"重"或"极"。如"重阴必阳，重阳必阴"，"寒极生热，热极生寒"。

考点提示：发生阴阳转化的条件是什么？

如一年四季的寒暑更替，即夏热之极渐生秋凉，冬寒之极变生春温；一日之中的昼夜晨昏变化等。这些自然界现象都说明阴阳具有相互转化性。在人体生命活动过程中，处处也都存在阴阳的互相转化。如在生理上，物质（阴）与功能（阳）之间的转化；在疾病的发展过程中，阴证与阳证、表证与里证、虚证与实证、寒证与热证的转化等。例如邪热壅肺证，病人表现出高热、面赤、烦渴、脉数有力等，属于阳证、热证、实证。当疾病发展到邪热极盛而耗伤人体正气时，可突然出现面色苍白、四肢逆冷、精神萎靡不振、脉微欲绝等阴证的表现。阴阳消长是阴阳转化的前提，而阴阳转化是阴阳消长的必然结果。阴阳的消长和转化推动了事物的发生、发展，即变化。

上述阴阳的对立、互根、消长及转化从不同角度说明了阴阳之间的相互关系及其运动规律。阴阳学说的基本内容之间不是孤立的，而是彼此互相联系、互相影响及互为因果的。

**（三）阴阳学说在中医学中的应用**

阴阳学说渗透于中医理论体系的各个方面，广泛用以说明人体的组织结构、生理功能、病理变化，以及指导临床疾病的诊断与防治。

**1. 认识人体的组织结构** 人体是一个表里、内外互相联系的有机整体。构成人体的脏腑、经络、形体等，虽然具有不同的结构和功能，但是它们是相互联系的。根据脏腑经络等所在的部位及功能特点的不同，可以将其划分为相互对立的阴阳两个方面。

就人体部位而言，人体的上半身为阳而下半身为阴；体表为阳而体内为阴；体表的背部为阳而腹部为阴；四肢外侧为阳而内侧为阴。

就脏腑的功能特点而言，六腑为阳，五脏为阴。五脏之中，心肺为阳而肝脾肾为阴；心肺相对而言，心为阳（阳中之阳）而肺为阴（阳中之阴）；肝脾肾相对而言，肝为阳（阴中之阳）而脾肾为阴（脾为阴中之至阴，肾为阴中之阴）。并且每一脏之中又可以再分阴阳，如肾有肾阴、肾阳，心有心阴、心阳等。

就人体经络而言，经与络相对，络为阳经为阴。经之中有阴经与阳经，络之中有阴络与阳络。十二正经之中，又有手三阳经与手三阴经、足三阳经与足三阴经等。

就人体气血而言，气为阳而血为阴。气有营气与卫气之分，卫气在外为阳营气在内为阴。总之，人体的上下、内外、表里、前后，以及脏腑形体经络气血等之间，无不体现着阴阳的对立统一。见表2-2。

表2-2　人体部位组织结构的阴阳属性分类表

| | | 部　位 | | | | 组织结构 | |
|---|---|---|---|---|---|---|---|
| 阳 | 上 | 表 | 背 | 四肢外侧 | 六腑 | 手足三阳经 | 气 |
| 阴 | 下 | 里 | 腹 | 四肢内侧 | 五脏 | 手足三阴经 | 血 |

**2. 说明人体的生理功能**　中医学认为正常人体的生命活动是阴阳平衡协调运动的结果。只有人体内部，以及人体与环境之间的阴阳平衡协调，生命才会正常运转而处于健康无病的状态。

人体生理活动的基本规律可以概括为阴精（物质）与阳气（功能）双方的矛盾运动变化。阴精的滋养是产生功能活动的物质基础，而阳气的功能活动是阴精发挥作用的能量体现。阴精与阳气的相互资生、促进，保证了脏腑形体官窍功能活动的正常进行，使生命活动不断延续。

气化运动是生命活动的基本形式，也是生命存在的基本特征。升降出入是气化活动的基本表现形式。阳升阴降是阴阳固有的特性。人体生理活动的过程是气化运动的过程，也是阴阳升降出入的过程。气化正常，则升降出入正常，生命活动就正常。反之，气化失常，则升降出入失常，生命活动就异常。

无论是物质与功能双方的矛盾运动，还是生命活动的基本运动形式，都说明在生理情况下，阴阳是相互对立、相互依存的。如果阴阳相互依存与相互对立的关系被破坏，则阴精与阳气的矛盾运动消失、气的升降出入停止，那么，人的生命活动也将结束。

**3. 阐释人体的病理变化**　机体内在阴阳的平衡协调和人体与外在环境阴阳的协调统一，是正常生命活动的体现。疾病的发生，就是阴阳平衡失调的结果。

（1）阴阳偏盛　即阴偏盛、阳偏盛，属于阴阳任何一方高于正常水平的病理变化。

阳盛则热　阳盛，指阳邪致病。阳盛则热是指机体阳邪亢盛而出现热象的病变。如暑热之邪侵袭人体可导致人体阳气偏盛，出现高热、口渴、汗出、面赤、脉数等表现，其性质属热，故说"阳盛则热"。因为阳盛很容易导致阴气的损伤，故往往可出现体内阴液的不足。如在高热、汗出、面赤等症的同时，多会出现阴液不足而口渴的现象，故曰"阳盛则阴病"。

17

阴盛则寒  阴盛，指阴邪致病。阴胜则寒是指机体阴邪亢盛而出现寒象的病变。如纳凉饮冷可导致机体阴气偏盛，出现形寒肢冷、腹痛、泄泻、舌淡苔白、脉沉等表现，其性质属寒，故说"阴盛则寒"。因为阴盛很容易导致阳气的损伤，故往往可出现体内阳气的耗损。如在腹痛、泄泻、舌淡苔白等症的同时，一定出现阳气耗损而形寒肢冷的现象，故曰"阴盛则阳病"。

阳胜则热与阴胜则寒，均为外邪侵袭机体所致。这两种病理变化属于中医学的"邪气盛"，其属于临床实证范畴。

（2）阴阳偏衰  即阴偏虚、阳偏虚，属于阴阳任何一方低于正常水平的病理变化。

阳虚则寒  阳虚，指机体阳气虚损。阳虚则寒是指机体阳气虚损而出现寒象的病变。根据阴阳动态平衡的基本规律，阴阳任何一方的不足，必然会导致另一方相对的偏盛。即阳虚不能制约阴，而阴相对偏盛则出现寒象。如机体阳气虚损，可表现出面色苍白、畏寒肢冷、自汗、神疲倦卧、脉微等，其性质属寒，故称"阳虚则寒"。

阴虚则热  阴虚，指机体阴气不足。阴虚则热是指机体阴液不足而出现热象的病变。如久病伤阴或素体阴液亏虚，可表现出潮热、盗汗、五心烦热、口干舌燥、脉细数等，其性质属热，故称"阴虚则热"。

阳虚则寒与阴虚则热，是由于外邪侵袭导致机体正气虚弱，或由机体自身的阴阳气血不足所致。这两种病理变化属于中医学的"正气虚"或"精气夺"，其属于临床虚证范畴。

（3）阴阳互损  根据阴阳依存互根的关系，当机体阴阳任何一方虚损到一定程度时，必然会导致另一方的不足，继而出现阳损及阴、阴损及阳的阴阳互损的情况。当阳虚至一定程度时而不能化生阴液，继而出现阴虚的现象，称为"阳损及阴"。同样，当阴虚至一定程度时而不能化生阳气，继而出现阳虚的现象，称为"阴损及阳"。阳损及阴或阴损及阳，最终都会导致"阴阳两虚"。这种阴阳两虚不是阴阳双方处在低于正常水平的平衡状态，其属于病理状态而非生理状态。

（4）阴阳转化  在疾病发展的过程中，阴阳盛衰的病理变化可以在一定的条件下向其相反的方向转化。即阳证可以转化为阴证，而阴证也可以转化为阳证。如"重阴必阳，重阳必阴"。在病理情况下，对立的邪正双方共同处在疾病的统一体中而进行激烈的斗争，而彼此力量的对比是不断运动变化的。

**4. 指导疾病的诊断**  中医学通过望闻问切对疾病进行诊断。疾病产生的本源是阴阳失调，无论是通过望闻问切哪一诊察方法，首先需要辨别其阴阳属性。临床通过对四诊收集的资料进行分析，进一步判断疾病证候的阴阳属性。阴阳学说用于指导疾病的诊断，主要包括分析四诊和概括证候的阴阳属性。

（1）分析四诊  如色泽分阴阳：色鲜明者属阳，色晦暗者属阴；气息分阴阳：语声高亢洪亮而多言躁动者属阳，语声低微无力而少言沉静者属阴，呼吸有力而声高气粗者多属阳，呼吸微弱而声低气怯者多属阴；脉象分阴阳：以部位分则寸属于阳而尺属阴，以动态分则至者为阳而去者为阴，以至数分则数者为阳而迟者为阴；口渴而喜冷者属阳，口渴而喜热者属阴等等。总之，望闻问切四诊首先都要区分其阴阳。只有掌握了阴阳在分析四诊中的运用规律，才能正确概括疾病证候的阴阳属性。

（2）概括证候　阴阳学说可以分析概括临床各种错综复杂的证候。阴阳是八纲辨证的总纲，在八纲辨证中，表、热、实证属阳；里、寒、虚证属阴。在临床辨证的过程中，只有首先分清阴阳，才能抓住疾病的本质，做到执简驭繁。所以辨别疾病证候的阴阳是诊断疾病的基本原则。在脏腑辨证中，虽然脏腑气血阴阳失调可表现出许多错综复杂的证候，但是也不外阴阳两大类。如在虚证分类中，心有气虚、阳虚及血虚、阴虚之分，心气虚、阳虚属阳虚证范畴，心血虚、阴虚属阴虚证范畴。

**5. 指导疾病的防治**　疾病发生的本质是阴阳失调，所以调整阴阳，使其保持或恢复"阴平阳秘"的动态平衡状态，是防治疾病的基本原则。

（1）指导养生防病　养生，又称"摄生"、"道生"等。养生是中医学的重要内容，是中医学治未病思想的体现。中医学用阴阳学说阐述了养生的重要理论，指出了养生的基本原则和方法等。根据中医学天人相应的观点，人体的阴阳变化与自然界的阴阳变化是相应的，提出了"法于阴阳"、"春夏养阳，秋冬养阴"，即取法于自然界阴阳变化规律的养生的基本原则。根据自然界四时阴阳盛衰的变化规律，《黄帝内经》中提出了春三月、夏三月、秋三月、冬三月的具体的养生方法，以保持机体内部及机体内外环境之间的阴阳平衡，达到养生防病的目的。

（2）指导疾病的治疗　阴阳失调是疾病发生发展的根本原因，所以用药物、针灸等各种治法调整阴阳是治疗疾病的基本原则。阴阳学说通过确定治疗原则及分析归纳药物的性能两方面指导疾病的治疗。

确定治疗原则　①阴阳偏盛的治疗原则为"损其有余"，即"实者泻之"。阳盛则热，所以阳偏盛导致的实热证，宜用寒凉性质的药物以制其亢阳，即治热以寒，属"热者寒之"。具有清热作用的药物如治疗表热证的菊花、薄荷等和治疗里热证的石膏、栀子等。阴盛则寒，所以阴偏盛导致的实寒证，宜用温热性质的药物以制其盛阴，即治寒以热，属"寒者热之"。具有温热性质的药物如治疗表寒证的麻黄、桂枝等和治疗里寒证的附子、肉桂等。对于阳热盛而损伤阴液出现的"阳胜则阴病"或阴寒盛而损伤阳气出现的"阴胜则阳病"，在治疗的同时，又当兼顾阴或阳的不足，于是在"实者泻之"治则的基础上，配以滋阴或助阳之法。②阴阳偏衰的治疗原则为"补其不足"，即"虚者补之"。阴虚损不足为阴虚，阳虚损不足为阳虚。阴虚不能制约阳而致阳亢者，属于虚热证，一般不用寒凉药物直折其热，而是应当采用"壮水之主，以制阳光"的治法，即滋阴制阳以降火清热。《黄帝内经》称之为"阳病治阴"。具有滋阴清热的药物如麦冬、沙参等。阳虚不能制约阴盛而致阴盛者，属于虚寒证，一般不用辛温发散药物以散阴寒，而是应当采用"益火之源，以消阴翳"的治法，即扶阳抑阴以驱寒。《黄帝内经》称之为"阴病治阳"。具有助阳作用的药物如巴戟天、肉苁蓉等。阳损及阴、阴损及阳、阴阳互损属于虚证范畴，所以治疗的时候要采用"虚者补之"的治疗原则。阳损及阴，要在补阳的基础上补阴；阴损及阳，要在补阴的基础上补阳；阴阳俱损则应阴阳并补，以纠正低于正常水平的阴阳平衡状态。

分析归纳药物的性能　阴阳学说也用来分析归纳药物的性能，并以此作为指导临床用药的根据。治疗疾病，不仅要有正确的诊断和确切的治则治法，还要熟练地掌握药物的性能。根据正确的治疗方法，选用适宜的药物配伍组方，才能收到确切的治疗效果。一般来说，药物的性能指药物具有四气、五味和升降浮沉的特性。四气（又称四性）指寒、热、温、凉。其中温热属阳，寒凉属阴。五味指酸、苦、甘、辛、咸。其中辛味有发散之性，甘味能益气，故辛甘属阳，如桂枝、甘草等；酸味能收能敛，苦味能泻下，故酸苦属阴，如大黄、五味子等；咸味能润下，故属阴，如芒硝、牡蛎等。还有淡味归属于甘味之中，故属阳，如茯苓、泽泻等具有淡渗利湿的作用。四气与五味比较来说，四气属阳，五味属阴。药物在体内发挥作用的趋向主要有升降沉浮。其中药物质轻且具有升浮作用的属阳，如桑叶、菊花等具有轻清上浮之性；药物质重且具有沉降作用的属阴，如龟板、赭石等具有质重沉降之性（表2-3）。

**表2-3　药物性能阴阳属性归类表**

| | 四　气 | 五　味 | 药物作用的趋向 |
|---|---|---|---|
| 阳 | 温、热 | 辛、甘（淡） | 升、浮 |
| 阴 | 寒、凉 | 酸、苦、咸 | 降、沉 |

## 二、五行学说

五行学说和阴阳学说都属于中国古代朴素的唯物论和辩证法思想范畴。五行学说认为宇宙中的一切事物都是由木、火、土、金、水五种基本物质构成的。自然界中一切事物和现象的发展变化，都是这五种物质不断运动变化和互相作用的结果。五行学说同阴阳学说一样渗透到中医学领域，构成了中医学理论体系的重要组成部分。五行学说作为中医学的主要思维方法，被广泛地应用于各个领域。其对中医学理论体系的确立起到了重要的指导作用。

**（一）五行的基本概念**

**1. 五行的含义**　五行属于中国古代哲学的范畴。"五"，指构成宇宙一切事物的木、火、土、金、水五种基本物质；"行"，指五种物质的运动变化。五行，即指木、火、土、金、水五种基本物质及其运动变化。五行最初的含义和"五材"相关，指自然界中的木、火、土、金、水五种基本物质。这五种物质是人类生产生活中最为常见且不可缺少的基本物质。随着人类对这五种物质认识的不断提高，发现其相互作用还可以产生出新的事物。在《尚书·洪范》中最早出现了五行一词，并从哲学的层面对五行的特性作了抽象概括。其指出"五行，一曰水、二曰火、三曰木、四曰金、五曰土。水曰润下，火曰炎上，木曰曲直，金曰从革，土爰稼穑。"此时的五行具有了哲学的含义。五行学说是中医学认识世界及生命活动的世界观和方法论。

**2. 五行的特性**　五行本身固有性质即为五行的特性。是古人经过长期的生活和生产实践，在最初对木、火、土、金、水五种物质朴素认识的基础上，不断进行抽象而逐渐形成的理性概念。五行的特性是辨别各种事物五行属性的根本依据。现概述如下：

"木曰曲直"　曲，屈也；直，伸也。曲直，能曲能伸之义。指木具有生长、条达、能曲又能伸的特性。引申为自然界中凡是具有生长、升发、条达等性质或作用的事物或现象，都可归属于"木"。

"火曰炎上"　炎，热也；上，向上。指火具有温热、向上、光明的特性。引申为自然界中凡是具有温热、上升、光明等性质或作用的事物或现象，都可归属于"火"。

"土爰稼穑" 爰，通曰；稼，种植谷物；穑，收获谷物。稼穑，指农作物的种植和收获。指土具有受纳、载物、生化的特性，引申为自然界中凡是具有受纳、承载、生化等性质或作用的事物或现象，都可归属于"土"。

"金曰从革" 从，顺也；革，变革。指金具有刚柔相济、变革、肃杀的特性。引申为自然界中凡是具有肃杀、收敛、沉降等性质或作用的事物或现象，都可归属于"金"。

"水曰润下" 润，滋润；下，向下。指水具有寒凉、滋润、下行、闭藏的特性。引申为自然界中凡是具有寒凉、滋润、下行、闭藏等性质或作用的事物或现象，都可归属于"水"。

由上述五行的特性可知，五行学说中的五行，并非指木、火、土、金、水五种具体物质本身，而是指五种不同属性的物质或现象的抽象概括。

**3. 事物属性的五行归类** 五行学说根据五行各自的特性，主要运用"取象比类"及"推演络绎"的方法，将自然界中的各种事物和现象，以及人体的脏腑组织结构、生理功能、病理现象等，都进行了木、火、土、金、水的"五行"归类，从而构建了五行系统。如方位配五行及五脏配五行等。如以方位配五行而言，日出东方，与木之升发特性相类似，故东方归属于木；南方炎热，与火之炎上特性相类似，故南方归属于火。日落西方，与金之沉降特性相类似，故西方归属于金；北方寒冷，与水之寒凉特性相类似，故北方归属于水；中原土地肥沃，物产丰富，与土之承载、生化特性相类似，故中央归属于土。如已知肝归属于木，而肝与胆相表里、在体合筋、其华在爪、开窍于目，所以推演络绎胆、筋、爪、目都归属于木；心归属于火，而心与小肠相表里、在体合脉、其华在面、开窍于舌，所以推演络绎小肠、脉、面、舌都归属于火；脾归属于土，而脾与胃相表里、在体合肉、其华在唇、开窍于口，所以推演络绎胃、肉、唇、口都归属于土；肺归属于金，而肺与大肠相表里、在体合皮、其华在毛、开窍于鼻，所以推演络绎大肠、皮、毛、鼻都归属于金；肾归属于水，而肾与膀胱相表里、在体合骨、其华在发、开窍于耳，所以推演络绎膀胱、骨、发、耳都归属于水。见表2-4。

表2-4 事物属性的五行归类表

| 自然界 | | | | | | | 五行 | 人体 | | | | | | |
|---|---|---|---|---|---|---|---|---|---|---|---|---|---|---|
| 五音 | 五味 | 五色 | 五化 | 五气 | 五方 | 五季 | | 五脏 | 五腑 | 五官 | 五体 | 五志 | 五声 | 变动 |
| 角 | 酸 | 青 | 生 | 风 | 东 | 春 | 木 | 肝 | 胆 | 目 | 筋 | 怒 | 呼 | 握 |
| 徵 | 苦 | 赤 | 长 | 暑 | 南 | 夏 | 火 | 心 | 小肠 | 舌 | 脉 | 喜 | 笑 | 忧 |
| 宫 | 甘 | 黄 | 化 | 湿 | 中 | 长夏 | 土 | 脾 | 胃 | 口 | 肉 | 思 | 歌 | 哕 |
| 商 | 辛 | 白 | 收 | 燥 | 西 | 秋 | 金 | 肺 | 大肠 | 鼻 | 皮 | 悲 | 哭 | 咳 |
| 羽 | 咸 | 黑 | 藏 | 寒 | 北 | 冬 | 水 | 肾 | 膀胱 | 耳 | 骨 | 恐 | 呻 | 栗 |

**（二）五行学说的基本内容**

**1. 五行生克制化的正常调节机制**

（1）相生规律 相生，指相互资生、助长、促进之意。五行之间有序的递相资

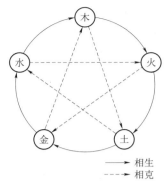

—— 相生
----→ 相克

图 2-1　五行相生相克示意图

生、助长和促进的关系称为五行相生。五行相生的次序是：木生火，火生土，土生金，金生水，水生木。（图 2-1）

在五行相生关系中，任何一行都具有"生我"和"我生"两方面的关系。《难经》将这种关系比喻为"母子"关系。即"生我"者为"母"，"我生"者为"子"。所以五行相生关系又称"母子关系"。以木为例，"生我"者水，则水为木之"母"；"我生"者火，则火为木之"子"。余可类推。见图 2-1。

**知识拓展**

　　西医学研究认为人体确实是一个整体，每一脏腑的物质基础和功能活动均有赖于其他脏腑的资生与促进。如一个脏器有病，则与之相关的脏器就要受到影响而损害。从五行相生的关系来看，如脾土有病，其对肺金的资生作用就会受到影响，所以临床有些患脾胃病的人，也容易发生肺病或呼吸道类的疾病等。

　　（2）相克规律　相克，指相互制约、克制、抑制之意。五行之间有序的递相制约、克制及抑制的关系称为五行相克。五行相克的次序是：木克土，土克水，水克火，火克金，金克木。五行学说认为自然界一切事物之间都具有这种相互制约的规律。五行相克的规律在中医学理论中也得到广泛应用（图 2-1）。

　　在五行相克关系中，任何一行都具有"克我"和"我克"两方面的关系。《黄帝内经》将之称为"所胜"和"所不胜"的关系。即"克我"者为我"所不胜"，"我克"者为我"所胜"。以火为例，"克我"者水，则水为火之"所不胜"；"我克"者金，则金为火之"所胜"。余可类推（图 2-1）。

　　（3）制化规律　五行相生、相克关系结合，即五行之间生中有制、制中有生的相互生化、相互制约的生克关系称为制化。五行的相生与相克是不可分割的两个方面。没有生，就不存在事物的发生和成长；没有克，就不能推动事物正常的变化与发展。五行之中一行过亢时，必然有另一行对其进行制约，以防止过亢为害。即在相生中有制约，在制约中求发展。因此，事物之间必须是生中有克、克中有生，相反相成，才能维持事物间的相对平衡协调，促进事物正常的发展变化。

　　五行生克制化的规律属于自然界正常的调节机制，是一切事物发展变化的正常现象，体现在人体则属于正常的生理活动状态。

　　**2. 五行相及乘侮的异常调节机制**　五行生克制化规律属于五行的正常调节机制，而当这些正常的调节机制遭到破坏时，就会出现母子相及、相乘相侮及胜复等异常的规律变化。

　　（1）母子相及　及，连累、影响之意。其包括母病及子和子病及母两种情况。属于五行之间相生关系异常时的变化规律。

　　母病及子　指五行之中某一行异常，影响到其子行，导致母子两行皆异常。母病及子有两种情况：一是母行虚弱，影响其子行亦不足，导致母子两行皆不足。如水虚不能生木，累及于木也不足，导致水竭木枯，母子俱衰。二是母行过亢，导致其子行亦盛，出现母子两行皆过亢。如木行过亢，导致火行过旺，出现木火均过盛。

子病及母 指五行之中的某一行异常，影响到其母行，导致子母两行皆异常。子病及母有三种情况：一是子行亢盛，引起母行亦亢盛，出现子母两行皆亢盛，一般可称为"子病犯母"。二是子行亢盛，损伤母行，导致母行虚衰，出现子盛母衰，一般可称为"子盗母气"。三是子行虚弱，上累及于母行，引起母行亦不足，导致子母俱不足。

（2）相乘相侮 五行相乘 乘，乘虚侵袭之意。五行相乘指五行中某一行对其所胜一行的过度克制或制约。五行之间相乘的次序与五行相克的次序相同。即木乘土，土乘水、水乘火、火乘金、金乘木。五行相乘与相克虽然在次序相同，但其本质是有区别的。相克属于正常情况下五行之间的制约关系，而相乘则是异常情况下五行之间的制约关系。推究于人体，相克表示生理现象，而相乘则属于病理变化（图2-2）。

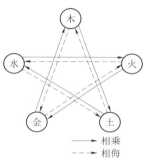

图 2-2 五行乘侮示意图

五行相乘现象分为两个方面：一是五行中某一行不足（虚弱），不能抵御其所不胜行正常限度的克制，致使其本身更加不足。如以木克土为例，正常情况下，木能克土。若土气不足，而木虽然处于正常水平，但由于土虚而不能承受木的克制，所以造成木乘虚侵袭，导致土更加虚弱。二是五行中某一行过度亢盛，打破了五行之间的正常克制关系，而对其所胜行进行超过正常限度的克制，导致其所胜行的虚弱。如还以木克土为例，正常情况下，木克土，土为木之所胜。若木过度亢盛，而土本身仍然处于正常水平，从而使两者之间失去了原来的平衡状态，出现了木盛乘土的现象。

五行相侮 侮，指欺侮，有恃强凌弱之意。五行相侮指五行中某一行对其所不胜一行的反相克制，即反克，又称反侮。五行相侮的次序是木侮金，金侮火，火侮水，水侮土，土侮木。其与五行相克的次序相反（图2-2）。

五行相侮现象也分为两个方面：一是五行中某一行太过，使原本克制它的一行不仅不能克制它，反而被它所克。如当木亢盛时，其所不胜金要受到木的反相克制，出现木反侮金的现象。二是五行中某一行过于不足，不仅不能克制其所胜一行，反而受到其所胜一行的克制。如当木过于虚弱时，则土会因为木的衰弱而反克之，即木虚土侮。

五行的相乘和相侮都属于五行之间异常的相克现象，两者之间有联系又有区别。五行相乘是按照五行相克的次序发生的过度克制，而五行相侮是与五行相克次序相反的异常克制。五行相乘与相侮往往可以同时发生。如木过盛时，既可以乘土，又可以侮金。如"气有余，则制己所胜而侮所不胜；其不及，则己所不胜，侮而乘之，己所胜，轻而侮之"。

**考点提示：** 五行相乘与相侮的主要区别是什么？

### （三）五行学说在中医学中的应用

**1. 说明脏腑的生理功能及相互关系**

（1）认识人体的组织结构　根据脏腑组织结构的性能、特点等，中医学采用类比的方法将五脏（肝、心、脾、肺、肾）归属于五行，又用推演的方法将人体与五脏相关的六腑（胆、小肠、胃、大肠、膀胱）、五体（筋、脉、肉、皮、骨）、五窍（目、舌、口、鼻、耳）、五华（爪、面、肌、毛、发）等都归属于五行，形成了以五脏为中心的人体五行结构系统，为藏象学说奠定了理论基础。

（2）说明脏腑的生理功能　五行学说将人体的五脏分别归属于五行，并用五行的特性来概括说明五脏的主要生理功能。如木性能曲能直，条达顺畅，有生长、升发的特性，而肝喜条达而恶抑郁，有主疏泄的功能，归属于木；火性炎热、向上，有温暖、光明的特性，而心为阳脏主阳气，类于火的光明、温热之性，归属于火；土性敦厚，有承载、生化万物的特性，而脾主运化水谷，化生精微营养五脏六腑、四肢百骸，为气血生化之源，类于土之化物的特性，归属于土；金性清肃，收敛，而肺有清肃之性，主肃降，归属于金；水性润下，有滋润、下行、闭藏的特性，肾主闭藏而具有藏精的功能，归属于水。

（3）说明脏腑之间的生理联系　用五行相生理论说明脏腑之间具有相互资生的关系。如木生火，肝属木，心属火。肝藏血，心主血。肝有所藏，肝血充足，则心亦有所主，有助于心主血脉功能的正常进行，即肝木济心火。火生土，心属火，脾属土。心主血脉而生血，脾主运化、主统血。心主血脉而生血功能正常，则脾得濡养才能发挥主运化、统血的功能，即心火温脾土。土生金，脾属土，肺属金。脾主化生气血精微，转输生清以充养肺气，发挥肺主气的功能，使其宣肃正常，即脾土助肺金。金生水，肺属金，肾属水。肺主清肃而肾主藏精，肺气的肃降有助于肾藏精、主纳气之功，即肺金养肾水。水生木，肾藏精，肝藏血，肾精可化生肝血，使肝有所藏而发挥正常疏泄的生理功能，即肾水滋肝木。因此，五脏之间相互滋生的关系都可以用五行相生的理论来说明。

用五行相克理论说明脏腑之间具有相互制约的关系。如水克火，即肾水能制约心火，肾水上济于心，可以制约心火之亢烈。火克金，即心火能制约肺金，心火之阳热，可抑制肺气清肃太过。金克木，即肺金能制约肝木，肺气清肃，可抑制肝阳上亢。木克土，即肝木能制约脾土，肝气条达之性，可疏泄脾气之壅滞。土克水，即脾土能制约肾水，脾土运化之功，可防止肾水泛滥。因此，五脏之间的相互制约关系都可以用五行相克的理论来说明。

五脏中每一脏都有生我、我生及克我、我克的生理关系。五脏之间的生克制化说明任何一脏的功能有他脏的资助，不至于虚损，又能得到他脏的克制，而使其不至于过亢。如脾土之气，其虚则有心火生之；其亢则有肝木克之。肺金不足，脾土可生之；肾水过亢，脾土可克之。五行的生克关系把五脏紧密联系成一个整体，保证了人体内部的对立统一。

（4）说明人体与外在环境的统一　五行学说根据五行的特性，不仅构建了人体以五脏为中心的生理病理系统，同时又将自然界的五方、五气、五味等进行了五行归属，这样就将人体与外在环境联系成一个整体，建立了天人一体的五脏系统。如"东方生风，风生木，木生酸，酸生肝，肝生筋，筋生心，肝主目"。这样就把自然界的东方、风气、酸味通过五行的木与人体的肝、筋、目有机相连，构成了联系人体内外的肝木系统，体现了天人相应的整体观思想。

**2. 说明五脏病的发病及传变规律**　五行学说不仅可以用来说明生理情况下，脏腑之间的相互联系，而且也可以用来说明病理情况下，五脏病的发病规律及其传变规律。五行学说的生克乘侮规律可以说明五脏病的发病及传变规律。

（1）发病　五脏外应五时，所以六气伤人一般是主时之脏先受邪而发病。由于五脏各以其时受病，所以春季，肝先受邪而发病；夏季，心先受邪而发病；长夏，脾先受邪而发病；秋季，肺先受邪而发病；冬季，肾先受邪而发病。

（2）传变　人体五脏是在生理上相互联系，在病理上相互影响的有机整体。一脏受病可以传至他脏，他脏之病也可传至本脏，这种病理上的相互影响即为传变。

相生关系的传变包括"母病及子"和"子病及母"两个方面。如肾病及肝，属于母病及子。即临床因肾精不足导致肝化血无源出现的肝肾精血亏虚证，肾阴不足而不能涵养肝木的肝阳上亢证，肾阳不足不能助补肝阳的少腹冷痛证，都属于母病及子的传变；临床因心血不足导致肝血亏虚而出现的心肝血虚证，因心火亢盛引动肝火炽盛形成的心肝火旺证，均属于子病及母。而肝火亢盛导致肾阴亏虚的病证则属于"子盗母气"。如疾病按相生规律的传变有轻重之分，即"母病及子"为顺，病情轻浅；"子病及母"为逆，病情较重。

相克关系的传变包括"相乘"和"反侮"两个方面。"相乘"，如就肝木和脾土之间的相克关系来说，其相乘传变有两种情况：一是"木旺乘土"，即肝气横逆乘脾，由于肝气郁结或上逆，导致脾胃的运化功能失常而出现胸胁苦满、吞酸、脘腹胀痛、大便不调等表现；二是"木虚土乘"，即脾虚肝乘，由于脾胃虚弱，不能抵抗肝气的制约而出现纳呆嗳气、胸胁胀满、腹痛泄泻等表现。"反侮"，如暴怒使肝火亢盛，肺金无力制约肝木而反被肝木所克，出现急躁易怒、面红目赤及咳逆上气、咯血等肝木反侮肺金的表现，称为"木火刑金"。而脾土虚弱不能制约肾水，出现周身水肿，称为"土虚水侮"。疾病按相克规律的传变也有轻重之分，即相乘传变则病情较深重，而相侮传变则病情较轻浅。

**3. 指导疾病的诊断**　人体是一个以五脏为中心，以经络为通道，内络于脏腑，外络于肢节的有机整体。当内脏有病时，在体表就会有相应的反应，出现形态、色泽、脉象等各个方面的病理变化。所以运用五行学说观察分析望闻问切四诊所收集的资料，根据事物属性的五行归类和五行的生克乘侮规律，就可以确定病变的脏腑，推断病情的进展及判断疾病的预后等。

（1）确定病变的脏腑　五行学说依据事物五行属性的归类和五行之间生克乘侮的规律来确定病变的脏腑。由本脏所主之色、味、脉诊断本脏之病。如面露青色，嗜食酸味，脉呈弦象，即可诊断为肝病；面见赤色，口味苦，脉现洪象，可诊断为心火亢盛。由他脏所主之色判断五脏病的传变。如脾虚病人而面见青色，为木来乘土，即肝气犯脾。心脏病人而面见黑色，为水来乘火，即肾水上凌于心。

（2）判断疾病的轻重顺逆及预后　五行学说依据五色之间的生克关系判断疾病的轻重顺逆。脏腑病变可以从颜面色泽的变化中表现出来，因此，有"主色"和"客色"之分。"主色",即是指五脏的本色,而"客色"则为应时之色。"主色"胜"客色",病变为逆;"客色"胜"主色",病情为顺。如肝病色青而见弦脉,属色脉相符;如果反见浮脉,则为相胜之脉,即克色之脉,为逆,预后不良;若得沉脉,则为相生之脉,即生色之脉,为顺,预后较好。

**4. 防止疾病的传变** 根据五行的生克乘侮理论,一脏受病可传及他脏,他脏受病亦可传及本脏。因此在治疗时,除了对本脏进行治疗外,还要考虑其传变,治疗其他脏腑。如肝受病,根据五行的生克乘侮理论,亦可影响到心、肺、脾、肾而发病。若肝气太过则必克脾土,治疗时首先要健脾胃以防止其传变,脾胃不伤,则病不传而易于治疗。

**5. 确定治则治法** 五行学说不仅可以说明脏腑的生理功能和病理变化,以及指导疾病的诊断,而且依据五行生克的规律也可以确定疾病的治则和治法。

(1)根据五行相生规律确定治疗原则 临床上运用五行相生规律治疗疾病的基本原则是补母和泻子,所谓"虚则补其母,实则泻其子"。补母,即"虚则补其母",指一脏之虚证,可以通过补其母脏以促使其恢复,主要用于母子关系虚证的治疗。如由于肾阴亏虚而致的肝阴不足者,其治疗可以滋肾阴以养肝阴,即用滋肾养肝法治疗。临床利用五行母子关系对虚证的治则,即所谓"虚则补其母"。五行相生不及,补母可以使子实。泻子,即"实则泻其子",指一脏之实证,可以通过泻其子脏以泻除其亢盛之气,主要用于母子关系实证的治疗。如肝火炽盛而出现肝实证时,肝木是母,心火是子,可采用泻心火以治肝之实火的方法治疗。临床利用五行母子关系对实证的治则,即所谓"实则泻其子"。

(2)根据五行相生规律确定治疗方法 临床运用五行相生规律确定的常用的治疗方法主要有四种。

滋水涵木法 是滋肾阴以养肝阴的治疗方法,亦称滋肾养肝法、滋补肝肾法。适用于肾阴亏损而肝阴不足之证,甚或肝阳偏亢之证。表现为头晕眩目,两目干涩,颧红耳鸣,五心烦热,腰膝酸软,男子遗精,女子月经不调,舌红少苔,脉细弦数等。

益火补土法 是温肾阳(命门之火)以补脾阳的治疗方法,亦称温肾健脾法、温补脾肾法。适用于肾阳衰微而使脾阳不振之证。表现为畏寒肢冷,纳呆腹胀,泄泻,浮肿等。

培土生金法 是健脾气以补益肺气的治疗方法,亦称补养脾肺法。适用于脾气虚衰,化气无源而致肺气虚弱之证。表现为久咳不已,痰多清稀或少而黏,食欲不振,大便稀溏,四肢乏力,舌淡脉弱等。

金水相生法 是滋养肺肾之阴的治疗方法,亦称滋养肺肾法、补肺滋肾法。适用于肺阴虚,不能滋养肾阴,或肾阴不足,不能滋养肺阴,而致肺肾阴虚者。表现为咳嗽气逆,音哑,干咳或咳血,骨蒸潮热,盗汗,遗精,腰腿酸软,身体消瘦,舌红少苔,脉细数等。

(3)根据五行相克规律确定治疗原则 "太过"和"不及"是五脏相克关系异常出现乘侮病理变化的主要原因。"太过"者属强,表现为功能亢进;"不及"者属弱,表现为功能衰退。因此,运用五行相克规律治疗疾病的基本原则是抑强扶弱。即在治疗上要同时采取抑强扶弱的治疗原则,并侧重于制其强盛,使弱者容易恢复。如一方虽强盛而尚未发生相克太过时，也可利用这一治则，加强被克者的力量，从而防止病情的发展。

**抑强**　用于相克太过。如肝气横逆，乘脾犯胃，而出现肝脾不调，肝胃不和之证，称为木旺乘土，治疗以疏肝、平肝为主。木本克土，而其反为土克，称为反克，或叫反侮。如脾胃壅滞，影响肝气条达之性，治疗应以运脾和胃为主。即抑其强者，以恢复五行间正常的克制关系。

**扶弱**　用于相克不及。如脾气虚弱，不仅不能制约肾水，反遭肾水反克而导致水湿泛滥之证，称为"土虚水侮"。治疗当以运脾除湿为主。即扶助弱者，加强其力量，帮助恢复脏腑正常的生理功能。

（4）据五行相克规律确定治疗方法　临床运用五行相克规律确定的常用的治疗方法主要有四种：

**抑木扶土法**　是平肝和胃或疏肝健脾以治疗肝气犯胃或肝脾不和证的治疗方法。适用于土虚木乘或木旺乘土之证，以疏肝健脾药治疗肝旺脾虚的方法。表现为胸胁胀闷，不思饮食，肠鸣腹胀，大便或秘或溏，脘痞腹痛，嗳气，矢气等。

**培土制水法**　是健脾利水以治疗水湿停聚病证的治疗方法，亦称敦土利水法，温肾健脾法。适用于脾虚不运，水湿泛滥或肾阳虚衰而不能温煦脾阳导致的水肿胀满之证。如脾虚为主，则重在温运脾阳；肾虚为主，则重在温阳利水，培土制水法实际上是脾肾同治法。表现为肢体浮肿，面色萎黄，小便清利，大便溏泄等。

**佐金平木法**　是清肃肺气以抑制肝木的治疗方法，亦称滋肺清肝法。适用于肝火偏盛，耗伤肺阴的肝火犯肺证（木火刑金证）。表现为胁痛，口苦，干咳或痰中带血，烦闷急躁，脉弦数等。

**泻南补北法**　是泻心火补肾水以治疗心肾不交之证的治疗方法，亦称泻火补水法、滋阴降火法。因心主火而火属南方，肾主水而水属北方，故称泻南补北法。适用于肾阴不足，心火偏亢，水火不济，心肾不交之证。表现为腰膝酸痛，心烦失眠，遗精等。

**6. 指导脏腑用药**　中药的色、味与五脏的关系是以药物本身具有的颜色与气味为基础，以其不同的性能和归经为依据，按照五行归属来确定的。即：青色、酸味入肝，如青皮、乌梅等中药；赤色、苦味入心，如赤小豆、红花等中药；黄色、甘味入脾，如黄芪等中药；白色、辛味入肺，如白芷、白芥子等中药；黑色、咸味入肾，如黑芝麻、生地等中药。这种归类是指导脏腑用药的参考依据。但是在临床脏腑用药时，除了考虑药物的色味外，还必须要结合药物的四气和升降沉浮等理论进行综合分析，辨证应用。

**7. 指导针灸选穴**　人体十二正经近手足末端有"五输穴"的分布，即井、荥、输、经、合穴。其分别配属于木、火、土、金、水五行。在针灸疗法中，根据"虚则补其母"的治则，凡是虚证，均可采用补其所属的母经或母穴的方法进行治疗。如肝虚证可选用肾经合穴（五行属水）阴谷，或本经合穴（五行亦属水）曲泉进行治疗。在针灸疗法，根据"实则泻其子"的治则，凡是实证，均可采用泻其所属的子经或子穴的方法进行治疗。如肝实证可选用心经荥穴（五行属火）少府，或本经荥穴（五行亦属火）行间治疗。

**8. 指导情志疾病的治疗**　情志活动属于五脏的功能之一。因为五脏之间存在五行的相生相克关系，所以情志之间也存在这种关系。故在临床上可以根据情志之间的相互制约关系治疗情志类的疾病。中医称之为"以情胜情"法。如"怒伤肝，悲胜怒……喜伤心，恐胜喜……思伤脾，怒胜思……忧伤肺，喜胜忧……恐伤肾，思胜恐"。

# 任务二 藏 象

## 任务导入

张某，男性，41岁。一年前因"胃溃疡病"行"胃大部分切除术"。术后身体日渐虚弱。现症：胃纳不佳，口淡无味，食后胃脘胀满。大便溏薄，1天2~4次。体重减轻，四肢疲乏无力。头晕眼花，清晨牙龈出血。查体：周身轻度浮肿，下肢为甚。面色萎黄，口唇色淡，舌质淡胖，有齿痕，脉缓而无力。

请您完成以下任务：

1. 通过本案例分析，请问患者以哪一个脏腑病变为主？
2. 案例中每个症状发生的机制是什么？

藏是指隐藏于人体内的脏腑器官，即内脏。包括五脏、六腑、奇恒之腑。象，其含义有二：一是指脏腑器官的形态结构，如"心象尖圆，形如莲花"；二是指脏腑的生理功能活动和病理变化表现于外的现象，如"肝病者，两胁下痛引少腹，令人善怒"。藏象是藏于体内的内脏及其表现于外的生理病理征象。

藏象学说是通过对人体外部征象的观察，研究内在脏腑的生理功能、病理变化及其相互关系的学说。它是中医理论体系的核心，是辨证论治的基础，对临床实践具有普遍的指导意义。

藏象学说的主要内容有三：一是说明脏腑的生理、病理及其相互关系；二是论述脏腑、形体、五官九窍之间的关系；三是阐释精、气、血、津、液的生理、病理及其与脏腑的关系。

脏腑是位于人体颅腔、胸腔和腹腔内，视之可见，触之可及的器官的总称，包括五脏、六腑、奇恒之腑。五脏包括心、肝、脾、肺、肾，多为实质性脏器，共同的生理特点为化生和贮藏精气。六腑包括胆、胃、小肠、大肠、膀胱、三焦，多为中空、管腔性器官，共同的生理特点为受盛和传化水谷。《素问·五脏别论》中说"所谓五脏者，藏精气而不泻也，故满而不能实；六腑者，传化物而不藏，故实而不能满也"，即是对五脏六腑生理特点主要区别的论述。满而不实强调五脏精气要保持充满，同时保证流通布散的状态；实而不满强调六腑内要有水谷食物，同时保证其在不断传导变化、虚实更替、永不满塞的状态，因此，六腑有"以通为用，以降为顺"之说。奇恒之腑包括脑、髓、骨、脉、胆、女子胞，其形态似腑，多为中空，功能类脏，多主藏精气。见表2-5。

表 2-5　五脏、六腑与奇恒之腑对比表

| 脏腑 | 形态 | 功能 | 特点 | 与经脉络属 |
|---|---|---|---|---|
| 五脏 | 多为实腔 | 藏精气 | 藏而不泻，满而不能实 | 有、主里属阴 |
| 六腑 | 多为中空 | 传化物 | 泻而不藏，实而不能满 | 有、主外属阳 |
| 奇恒之腑 | 多为中空 | 藏精气 | 藏而不泻 | 无 |

**知识链接**

　　脏腑是中医学特有的概念，与西医学的脏器不同，一个脏腑的功能可以包括几个脏器的功能；而一个脏器的功能，可能分散在多个脏腑的功能之中，二者要区别开来。

　　藏象学说的基本特点为以五脏为中心的整体观。主要体现在以五脏为中心的人体自身的整体性及五脏与自然、社会环境密切相关两个方面。以五脏为中心的人体自身的整体性表现为：一脏一腑互为表里，腑隶属于脏，配合脏完成各项重要的生理功能；五脏与形体官窍联系为一个整体，形体分司于五脏，官窍为五脏的外候；形神合一，心为主导，精神情志是五脏功能活动的产物，五脏活动受精神情志的调节与协调；五脏与精气血津液密不可分，五脏功能活动化生气血津液，精、气、血、津液是脏腑功能活动的物质基础。五脏与自然社会环境密切相关表现为：五脏与五季、五方、五色、五味相应，使人体内外环境相统一。总之，藏象学说体现了整体观，是结构与功能、物质与代谢、局部与整体、人体与环境的统一。

# 一、五脏

## （一）心

　　心位于胸腔之左，居横膈之上，两肺叶之间，脊柱之前，外应虚里。心的外形呈尖圆形，似未开倒垂的莲花；色红，中有孔窍，其外有心包络围护。心尖搏动在左乳下，通过"心系"与脉管相通。其五行属火，为阳中之阳，与小肠互为表里关系。有"君主之官"之称。

### 1. 心的生理功能

　　（1）心主血脉　指心具有推动血液在脉管中运行以营养全身的作用，包括心主血和心主脉。

　　心主血主要表现在推动血液运行和参与血液生成两个方面。心气可以推动血液运行，以输送营养物质于全身脏腑官窍，发挥营养作用。同时心也参与血液生成，这是指饮食水谷经脾胃的运化，化为水谷精微，水谷精微再化生为营气和津液，心为火，火为赤，营气和津液进入脉中，通过心火（即心阳）的"化赤"作用，变成红色血液。

　　心主脉是指心气推动和调控心脏的搏动和脉管的舒缩，使脉道通利，血流通畅。心与脉相连，形成一个密闭循环的管道系统；"脉为血之府"，是容纳和运输血液的通道。心、脉、血三者共同组成一个相对独立的血液循环系统。血液在脉中正常运行必须以心气充沛、血液充盈、脉道通利为基本条件。

　　血液正常输布全身，面色红润有光泽，脉搏均匀而和缓有力。心气不足则血脉不盈，脉道不利，血液运行障碍则可见面色无华，脉搏细弱无力，甚则面唇青紫，心胸憋闷疼痛，脉涩结代。

**考点提示：** 心的主要生理功能是什么；血液正常循行的条件有哪些。

（2）心主神志　又称心藏神或心主神明。是指心主管人的精神、意识、思维活动。神有广义之神和狭义之神，广义之神是指整个人体生命活动的外在表现，可以从面色、眼神、语言、精神状态、肢体活动等反映出来；狭义之神是指心所主的神。中医学认为人的精神、意识、思维分属于五脏，又为心所主。

心主神志的生理作用有两个方面，一是任物，任是接受、担任、负载之意；物是外界的客观事物。见于《灵枢·本神》"所以任物者谓之心"。心主任物是指心具有接受外来信息的作用，人体复杂的情志活动是在心神的主宰下，由五脏协作来共同完成。二是主宰人体生命活动，《灵枢·邪客》说"心者，五脏六腑之大主也，精神之所舍也"，指心接受外来的信息作出反应，然后分属五脏。因此脏腑、形体、官窍、经络等虽然有各自的生理功能，但必须依靠心来主宰，分工合作。故称心为"君主之官"。

心主神志的生理功能正常，则全身各脏腑功能协调，神志清晰、思维敏捷，反应灵敏。心神不足，神明被扰则精神萎靡、神思衰弱、反应迟钝，出现神昏、谵语、狂躁、举止失常。

心主血脉和心主神志的功能是密切相关的。血液是神志活动的主要物质基础，同时心主血脉也受心神的主宰。

**知识拓展**

现代生理学认为，人的精神意识、思维和情志活动等生理功能归属于脑，是大脑对外界事物的反映。而藏象学说将人的精神意识思维活动等生理功能归属于心，中医经典著作《黄帝内经》中最早提出心"主人身之血脉"和"神明出焉"，可知中医学所说的"心"，不仅包括现代医学循环系统功能，还包括神经系统的大部分功能；同时中医学的心神论也具有临床实用价值，长期以来一直指导着中医学的临床实践，如心火亢盛、痰火扰心、痰迷心窍等均可表现出神志方面的异常改变，临床也常采用清泻心火、涤痰开窍等方法治疗精神情志方面疾病。

**2. 心的生理特性**

（1）心为五脏六腑之大主　人体的生命活动是以五脏为中心，因心具有主血脉和主神志的重要生理功能，各脏腑的功能活动都要依赖于心的统领和调节。因此心的生理功能正常，血脉流畅，神志安定，脏腑协调。反之则血脉不畅，心神不安，脏腑失调。

（2）心为阳脏而主阳气　心居膈上阳位，为阳中之太阳，五行属火，心的阳气能够推动血液循环，维持人体的生命活动，使之生机不息，被喻为人身之"日"，因此有"心为火脏"之说。心的阳热之气，既能维持本身的生理功能，又能温煦全身。

**3. 心的生理联属**

（1）在体合脉，其华在面　心合脉，百脉归心，心主血脉。华即华彩，面部血脉丰富，心的光彩可以通过面来反映。心血充盈则面色红润有光泽；心血不足则面色苍白无华；心脉瘀阻则面色青紫；心火亢盛则面色红赤。

（2）在窍为舌　心气通于舌，舌为心之苗。心的功能正常，则舌体红润柔软，活动自如，味觉灵敏，语言流利。若心血不足则舌质淡白；心火上炎则口舌糜烂；心血瘀阻则舌质紫黯，或有瘀点、瘀斑；心神失常，则舌强、语言謇涩，甚至失语。

（3）在志为喜　志即情志。喜即喜悦、欢乐的情绪。喜是人们对外界客观事物所作出的一种良性反应。喜志归心所主。心血充盈则喜形于色；心血不足则心神涣散；心火扰神则谵妄昏迷。

（4）在液为汗　汗为津液所化，津液是血液的组成部分，心主血脉，故"汗为心之液"，也有"血汗同源"之说。若汗出过多，津伤血耗，心液损伤，可见出现心悸、气短、乏力；甚则大汗亡阳，阴阳离决。

（5）与夏气相通应　五脏应四时，心与夏同属火。心与夏气相通应，是因为自然界气候中夏季以炎热为主，在人体心为火脏属阳中之阳，故夏季与心相应。一般情况下，心脏病证，尤其是心阳虚衰患者，其病情在夏季比较容易缓解。从养生和治疗方面考虑，夏季是疗养心脏疾患较好的时间段。

**考点提示：**心的生理联属和生理特性各有哪些。

## （二）肺

肺位于胸腔，居横膈之上，上连气道，与喉相通。肺在五脏六腑中居位最高，覆盖于心，故称"华盖"。肺分为左肺和右肺，左肺又分为二叶，右肺又分为三叶。肺呈白色，是一个质地疏松，内里含气的器官。称为"清虚之脏"、"娇脏"。其五行属性为金，为阳中之阴，与大肠互为表里。被称为"相傅之官"。

### 1. 肺的生理功能

（1）肺主气司呼吸　包括主呼吸之气和一身之气两个方面。

司呼吸　也称主呼吸之气。是指肺主管呼吸运动，是体内外气体交换的场所。肺通过呼吸运动，吸入自然界的清气，呼出体内的浊气，达到吸清呼浊的目的，实现体内外气体交换的功能。司呼吸功能正常，则机体能够正常呼浊吸清，保证清浊之气的新陈代谢，表现为呼吸调匀，气息平和。反之则可以出现呼吸不畅，咳嗽气喘等不利之象。

主气　是指肺具有主持和调节全身各脏腑经络之气的作用，即肺通过呼吸运动，参与气的生成和气机调节的作用。肺参与一身之气的生成，特别是宗气的生成。宗气是肺所吸入的清气与脾胃运化的水谷精气相结合而成。宗气积于胸中，通喉咙以司呼吸，贯心脉以行气血，沿三焦下行以资先天之气，在人体生命活动中起到重要作用，因而可以主持一身之气。

肺主气的功能主要取决于肺司呼吸的功能。肺的呼吸功能正常，是气的生成和气机调畅的根本条件。肺司呼吸功能正常，其主气功能亦正常，全身脏腑经络之气亦旺盛，全身气的升降出入运动协调，生命活动表现为正常状态。反之，肺的呼吸功能异常，必然会影响宗气的生成和运行。若肺呼吸功能完全丧失，则机体吸清呼浊功能停止，生命活动也将终结。

（2）肺主宣发肃降　宣发指肺气向上升宣和向外布散的功能。其气机运动表现形式为升和出。肃降指肺气清肃和向下通降的功能。其气机运动表现形式为降和入。

肺主宣发的生理作用主要体现在三个方面,一是呼出体内浊气;二是向上、向外输布精微和津液至周身,外达皮毛;三是宣发卫气,调节腠理开阖,控制汗液排泄。肺主肃降的生理作用亦体现在三个方面,一是吸入自然界清气;二是向下、向内输布精微和津液;三是清肃异物,保持呼吸道洁净。

宣发与肃降是肺气升降出入运动的具体表现形式,是相反相成的矛盾运动,是相互制约、相互为用的两个方面。宣发与肃降相互协调,则呼吸均匀通畅,水液得以正常的输布代谢。若二者功能失常,就会发生"肺气失宣"的病变,出现呼吸不畅、胸闷、咳喘、恶寒无汗;或者"肺失肃降"的病变,出现呼吸表浅或短促,咳喘气逆。肺气失宣与肺失肃降的病变也常常相互影响或同时并见,称为肺失宣肃。

**考点提示:**肺主宣发和肺主肃降各自的生理作用是什么?

(3)**肺主通调水道** 又称肺主行水。通,疏通,调,调节,水道是水液运行和排泄的通路;指肺具有疏通和调节水液运行的通道进而推动水液的输布和排泄的作用。

肺主通调水道的功能通过肺气的宣发和肃降作用实现。肺气的宣发,一方面使水液向上、向外输布,布散全身,外达皮毛,以充养、濡润各组织器官;另一方面使部分机体代谢后的废水和剩余水液,通过呼吸和皮毛以水汽和汗液的形式排出体外。肺气的肃降,一方面使水液向下、向内输布,以充养、滋润体内的脏腑组织器官;另一方面使大部分机体代谢后的废水和剩余水液,下输到肾,经肾和膀胱的气化作用,生成尿液而排出体外。正因为肺有通调水道的作用,参与调解全身水液代谢,故有"肺主行水"、"肺为水之上源"之说。

肺主通调水道的功能全赖肺气的宣发和肃降作用。如果肺失宣降,影响了通调水道功能,水液输布和排泄障碍,就可以发生水液停蓄或泛滥的疾患,如痰饮、水肿等。临床经常采用"宣肺化痰"、"宣肺利水"的方法治疗。宣肺利水法,即《黄帝内经》中的"开鬼门"之法,古人喻之为"提壶揭盖"法,清·徐大椿《医学源流论》中称之为"开上源以利下流"。

---

**知识拓展**

提壶揭盖法是中医治疗法则之一。指用宣肺或升提的方法通利小便的一种借喻。生活中人们发现,水壶上的气孔如果堵塞,则壶内的水很难倒出,这时若把壶盖打开,水就会顺利流出。中医以此借喻,认为人体内肺的位置最高,类似盖子,若盖子紧闭,则上下气机不能通畅,下面的水液也不能排出体外,从而可形成临床常见的水肿、小便不利甚至大便闭塞等症。治疗时采用宣通肺气的方法,肺气通畅,则水液通利、二便通畅,诸证可除。

---

(4)**肺朝百脉** 朝,朝向、汇聚之义,百脉,泛指全身血脉;指肺与百脉相通,全身的血液通过这些血脉流注汇聚于肺,通过肺的呼吸,进行体内外清浊之气的交换后,将富含清气的血液不断输送至全身的作用。

肺朝百脉的生理作用是助心行血。全身的血脉虽然同属于心,心气是血液在脉管中循环运行的基本动力,但是血液的运行又有赖于肺气的协助。这是因为一方面肺主气司呼吸,调解全身气机,从而促进血液运行;另外一方面肺所吸入的清气与脾胃运化的水谷精气相结合而生成的宗气,具有"贯心脉"以推动血液运行的作用。若肺气充足，宣降正常，呼吸调匀，气机调畅，则血行正常。反之，肺气虚弱或壅塞，肺失宣肃，呼吸不利，气机不畅，则可导致血行不畅，而见心悸、胸闷、唇舌青紫等症状。

**2. 肺的生理特性**

（1）肺为相傅主治节　治节，即治理调节之意；是指肺辅助心治理和调节全身气、血、津液及各脏腑组织生理功能活动的作用。《素问·灵兰秘典论》中说："肺者，相傅之官，治节出焉。"心为君主，肺为相傅，肺辅助心发挥治理调节作用。

肺主治节的生理特性是对肺生理功能的高度概括，主要体现在四个方面，一是治理调节呼吸运动，交换清浊之气；二是治理调节全身气机，保持全身气机通畅；三是治理调节血液运行；四是治理调节水液代谢，推动和调节水液的输布、运行和排泄。

（2）肺为娇脏、华盖　肺脏清虚而娇嫩，无论外感还是内伤，或是他脏病变，多易侵袭或累及于肺而为病，故称肺为娇脏。盖，即伞。华盖，原指古代封建帝王出行时所用的车盖。肺位于胸腔，在五脏六腑中居位最高，覆盖心及诸脏腑，为脏腑的外卫，故称华盖。

**3. 肺的生理联属**

（1）在体合皮，其华在毛　皮毛，包括皮肤、汗腺、毫毛等组织，为人身之表，依赖卫气和津液的温润滋养。皮肤之汗孔为气门，而肺主气故皮为肺之合。肺合皮毛，指肺具有宣发卫气和水谷精微以温养皮毛的功能。肺气宣发，输精于皮毛，致皮肤致密、毫毛光泽，皮肤抵御外邪能力亦会强；同时皮毛汗孔可以宣肺气，汗孔开合有度，有助于肺的呼吸通利。若外邪侵袭，影响及肺，则腠理闭而无汗，伴呼吸急促、咳喘；肺气不足，宣发无力，则皮毛憔悴、卫外不固、多汗易感。

（2）在窍为鼻，上系于喉　鼻为呼吸之气出入的通道，气体交换的通道，有通气和嗅觉的功能。鼻的通气和嗅觉功能，主要依赖肺气的作用，故称鼻为肺之窍。肺气和调、肺津滋润，则鼻的功能正常，表现为嗅觉灵敏、气道通畅。外邪袭肺或邪热壅肺，肺气不利，则多反映于鼻，表现为鼻塞、流涕、鼻痒气热、咳喘等。

喉为肺之门户，是清浊之气出入之路，是发音的主要器官。肺之经络上络于喉，喉是呼吸之气出入的通道，肺气鼓动喉部声带而使发音。肺气宣畅，肺阴充足，则呼吸通利，声音洪亮清晰。若风寒风热犯肺，肺气失宣，声音嘶哑或失音，咽喉痒痛；肺气耗伤，肺阴不足，虚火内灼，声音低微或嘶哑，喉部干涩。

（3）在志为忧（悲）　悲从外来，忧自内生。指悲忧的情绪变化或情感反映，由肺精、肺气所化生，是肺精、肺气生理功能的表现形式。悲忧对人体的主要影响是耗伤肺中精气，使肺的宣肃运动失调，气行不利，导致肺气耗伤，故悲忧过度，会出现肺气不足、呼吸气短的现象；反之，在肺虚或肺宣降运动失调时，机体对外来的非良性刺激的耐受性就会下降，易产生悲忧的情绪变化。

（4）在液为涕　鼻涕由肺精所化，由肺气的宣发作用布散于鼻窍。正常情况下，肺气宣发，促进肺津至鼻窍而为涕，鼻窍得润而涕不外流。若寒邪袭肺，则可见鼻流清涕；肺热壅盛，则可见鼻流黄浊涕；燥邪犯肺，则可见鼻干。

（5）与秋气相通应　自然界中，秋季气候清肃，天高气爽，空气明润。肺气与秋气相通应，是说肺气在秋季最旺盛。肺为清虚之脏，喜润恶燥，而秋季气候多清凉干燥，故易见肺燥之证，表现为干咳无痰、口鼻干燥、皮肤干裂等。秋季治疗肺病时，也不可过于发散肺气，而应顺应其敛降之性。

**（三）脾**

脾位于腹腔上部，横膈下面，在左季胁的深部，附于胃的背侧左上方，"脾与胃以膜相连"。中医文献中对脾的形态描述有二：其一是"扁似马蹄"（《医学入门》），是指脾而言。其二是"其色如马肝紫赤，其形如刀镰"（《医贯》），"形如犬舌，状如鸡冠"（《医纲总枢》），是指胰而言。总之，从脾的位置、形态看，藏象学说中的"脾"作为解剖单位是现代解剖学中的脾和胰。但其生理功能又远非脾和胰所能概括的。其五行属土，为阴中之至阴，与胃相表里。

**1. 脾的生理功能**

（1）脾主运化　是指脾具有将水谷化为精微，并将精微物质吸收转输至全身各脏腑组织的作用。包括运化水谷和运化水液两个方面。

运化水谷是指脾对饮食物的消化吸收和对水谷精微的转输作用。运化过程可分为两个阶段，一是通过脾气的气化和脾阳的温煦作用，使饮食物化为水谷精微，这一过程称之为"化"。二是将水谷精微吸收并向全身转输，这一过程称之为"运"。脾吸收水谷精微，并上输至心肺，成为气血等生命物质化生的来源；同时"散精"至全身，以营养五脏六腑、四肢百骸、皮毛筋肉等。由此可见，食物的消化、吸收及其精微转输都由脾的运化功能来完成，而水谷精微又是人体出生后所必需的营养物质的主要来源，故称脾为"后天之本"。脾的运化水谷功能正常，称为"脾气健运"，则消化功能正常，精微物质充足，内养五脏六腑，外养四肢百骸、皮毛筋肉。反之，脾的运化功能失常，称为脾失健运，则消化吸收功能就会失常，可见腹胀、便溏、食欲不振、倦怠、消瘦等症状。

运化水液又称运化水湿，是指脾对水液具有吸收和转输作用，防止其在体内停滞。脾通过运化水液的作用，一方面将人体所摄入的水液吸收和转输以布散全身，滋养脏腑组织；同时把各脏腑组织器官利用后的多余水液及时转输至肺和肾，通过肺和肾的作用，化为汗和尿排出体外，防止水液停滞。脾为水液代谢的器官之一，脾运化水液是水液代谢的重要环节，脾气健运则水液布散通利，无水湿之患。反之，脾运化水液功能失常，可导致水液停滞在体内，日久可形成水湿、痰饮等病理产物，引起痰饮喘咳、水肿、腹泻等病证。

脾运化水谷和运化水液的作用是相互联系、相互影响的，一种功能失常可导致另一方面的功能失常，在病理上亦常互见。

（2）脾主化生气血　脾运化的水谷精微是气血化生的物质基础。气血的生成均与脾密切相关，如宗气、营气、卫气的生成都离不开脾运化的水谷之气，元气有赖于水谷精微的不断充养，化生血液的营气和津液亦来源于水谷精微，故称脾为"气血生化之源"。

**考点提示：** 为什么说脾为气血生化之源，后天之本？

（3）脾主升清　升，上升；清，指水谷精微。脾主升清是指脾具有将其运化和吸收的水谷精微等营养物质向上输送至心、肺、头目，通过心肺的气化作用化生气血，以营养全身；并通过脾气的升举作用维持人体内脏位置相对恒定的作用。脾的升清功能正常，则水谷精微等营养物质能够正常的被吸收和输布，使气血充盛，脏器位置恒定。若脾不升清，精微不布，清窍失养，气血乏源，则可见头晕目眩、神疲；脾不升清，清气下走，清浊混杂，则可见腹胀、泄泻；脾气下陷，则会导致内脏位置下垂，如胃下垂、子宫脱垂、久泻脱肛，临床称为"脾气下陷"，常采用健脾益气升提方法治疗。

**考点提示：**脾主升清体现在哪些方面？

（4）脾主统血　指脾具有统摄血液，控制其在脉内运行而防止逸于脉外的作用。脾统血的作用是通过脾气的摄血功能实现的，实际上是气的固摄作用的体现。脾气健运，水谷精微化源充足，气血充盈，则气的摄血功能发挥正常，血液在脉内正常循行而不会溢出脉外发生出血。反之，脾失健运，不能正常运化水谷精微，则气血生化不足而气血虚亏，气虚则气的固摄作用减弱，统摄无权，则可使血溢出脉外而致各种出血，如尿血、便血、崩漏等，称为脾不统血。

**考点提示：**脾主统血的生理意义如何？

**2. 脾的生理特性**

（1）脾气宜升则健　脾胃居中，脾气宜升，胃气宜降，为气机上下升降之枢纽。脾气主升，是指脾的气机运动特点是以上升为主。

（2）脾喜燥恶湿　脾为太阴湿土之脏，胃为阳明燥土之腑。脾喜燥恶湿，与胃喜润恶燥相对而言，脾与自然界湿气相通，同气相感，湿易伤脾；脾的阳气虚弱，脾失健运而致水湿停聚，称之为"脾虚生湿"，可见肢倦乏力、纳呆、脘腹胀满、痰饮、泄泻、水肿等。

**3. 脾的生理联属**

（1）在体合肉，主四肢　肉，古称"分肉"、"赤肉"。脾气的运化功能与肌肉的壮实及其功能发挥之间有着密切的联系。脾气健运，则肌肉得以营养，使肌肉发达，轻劲有力。反之，若脾失健运，精微物质化生无源，四肢肌肉失去营养，则可见肌肉瘦削、软弱无力，甚至四肢倦怠、痿废不用。

（2）在窍为口，其华在唇　在窍为口是指饮食口味等与脾的运化功能密切相关。脾气健旺，则食欲旺盛，口味正常。反之，若脾失健运，口味异常，则可出现口淡乏味、口粘、口甜等症。脾之华在唇，是指口唇的色泽可以反映脾气功能的盛衰。脾气健运，化水谷精微可至口唇，使口唇肌肉强健，色泽红润，感觉灵敏。反之，若脾失健运，气血生化无源，则口唇淡白无华。

（3）在志为思　思，即思虑，是人体情志活动或心理活动的一种状态。在志为思是指脾的生理功能和思志有关。思虽为脾志，但是与心神有关，故有"思出于心而脾应之"之说。正常的思考对机体生理活动无不良的影响。若思虑过度，所愿不遂，使脾气郁滞，则会出现不思饮食、脘腹胀闷；脾失健运气血不足，亦会使思维功能减退。

（4）在液为涎　涎为唾液中较清稀的部分，由脾精、脾气化生并转输布散。涎具有保护口腔黏膜，润泽口腔的作用，在进食时分泌旺盛，以助食物的吞咽和消化。正常情况下，涎上注于口而不溢于口外。若脾胃不和或脾气不摄，则可导致涎液分泌增加而出现口涎自出的现象；若脾精不足，化生无源，则可见涎液减少、口干舌燥等症状。

（5）脾气与长夏之气相通应　是指脾的阳气旺于长夏，脾的生理功能在长夏最旺盛。长夏（夏至至处暑）气候多雨而潮湿，故长夏时节，湿邪最易侵袭机体，损伤脾之阳气，致脾失健运，而见胸脘痞满、食少倦怠、大便溏薄、舌苔滑腻等症。

**知识拓展**

《黄帝内经》中又有"脾主四时"之说。指脾主四季末的各十八日，共七十二日。这种理论认为，脾在五行中属土，而土居中央，能兼木、火、金、水之气，故土不独主一时，而气透于四时之中。对应于人体，心肺肝肾四脏生理功能的正常发挥，需依靠脾运化的水谷精微和水液的充养，所以四时之中皆有脾胃之气。

### （四）肝

肝位于腹部，横膈之下，右胁下而稍偏左，右肾之前。左右分叶，右厚左薄，其色紫赤。其五行属木，为阴中之阳，与胆互为表里，为"将军之官"。

**1. 生理功能**

（1）肝主疏泄　疏，疏导，开通之意，泄，有发泄，发散之意。指肝具有维持全身气机疏通畅达，通而不滞，散而不郁的作用。肝主疏泄的功能与肝的升发条达之性密切相关，由肝主升动散的生理特点所决定。肝的疏泄功能主要表现在以下五个方面。

①调畅气机　气机即气的升降出入运动，是人体生命活动的基本形式。升降出入运动过程是通过脏腑经络等组织器官功能活动而实现的。肝的疏泄功能正常，则气机调畅，气血和调，经脉通利，脏腑、形体、官窍等的功能活动也稳定有序。若肝气的疏泄功能失常，称为肝失疏泄。其临床症状常表现在两个方面：一是肝气上逆，即肝气疏泄太过，常因暴怒伤肝，或气郁日久化火而致，临床表现多见急躁易怒、面红目赤、头痛、胸胁乳房走窜胀痛，若气升太过，血随气逆，还可出现吐血、咯血、卒然昏厥、月经过多、崩漏等；二是肝气郁结，即肝的疏泄不及，常因抑郁伤肝，肝气不舒，疏泄失职，气机不得畅达而致，临床表现多见闷闷不乐，悲忧欲哭，胸胁、乳房或少腹胀闷不舒等。

②调节情志　情志活动指人的情感、情绪变化，是精神活动的一部分。人的精神情志活动，主要由心神主宰，但与五脏皆由关系，尤其是与肝的疏泄功能密切相关。肝疏泄正常，则气血调和，心情舒畅，表现为精神愉快，心情舒畅，理智清朗，思维敏捷，气和志达。若肝失疏泄，就可出现精神情志活动的异常。肝气疏泄不及，气机不畅，就可出现抑郁寡欢、多愁善感等；肝气疏泄太过，肝气上逆，就可出现烦躁易怒、面红目赤、头胀头痛等。肝主疏泄失常和情志异常往往互为因果。因肝失疏泄而致情志异常，称之为因郁致病。因情志异常而致肝失疏泄，称之为因病致郁。

③促进脾胃运化　脾胃的运化功能与肝的疏泄密切相关。主要表现在两个方面：一是调节脾胃气机的升降，肝的疏泄功能使全身气机疏通畅达，则可促脾升，使清阳之气升华，又促胃降，使浊阴之气下降，如此则气机协调，升降有序，中焦运化有职，机体的消化吸收功能正常；二是分泌排泄胆汁，胆汁来源于肝，由肝之余气积聚输注于胆而成。胆汁经胆道排泄至小肠内，以助油脂类食物的消化吸收。胆汁的分泌，贮藏和排泄均与肝主疏泄功能密切相关。肝气的疏泄功能正常，则全身气机调畅，胆汁

才能正常地分泌与排泄。若肝气的疏泄功能失常，出现肝气郁结或肝气上逆，则胆汁分泌与排泄障碍，从而可导致脾胃功能异常，出现胁痛、口苦、纳差、厌食油腻、腹胀腹痛，甚至黄疸等。

④促进血液运行和水液输布　气行则血行、气行则津行，气机调畅则血不瘀阻、津不停留，津血运行通利。若肝气失舒，气机郁结，则导致血行障碍，瘀滞停积而为瘀血，可见胸胁刺痛、肿块、女子则经行不畅、痛经、闭经等；若肝气逆乱，血不循经，可见咯血、呕血、女子则月经过多、崩漏不止等；若肝失疏泄，三焦气机阻滞，津液输布代谢障碍，又可形成痰湿、水饮等病证。

⑤调节生殖功能　女子的排卵与月经来潮，男子的排精与生殖功能，均与肝的疏泄功能有密切关系。肝气的疏泄功能正常，则男子精液排泄有度；女子经行通畅，月经正常，并能按时排卵。肝失疏泄，则男子精关不利，排精不畅；女子月经周期紊乱，经行不畅，甚至痛经、闭经等。

**考点提示：**何谓肝主疏泄？表现在哪些方面？

（2）肝主藏血　是指肝具有贮藏血液、防止出血和调节血量的作用。其生理功能主要表现在三个方面。

①贮藏血液　肝储备大量血液，可供机体脏腑组织需要；也可协调肝自身之阴阳，肝所藏之血使肝体柔和，并制约肝气升腾太过，保持其冲和条达之性，维持正常疏泄，以达到阴阳平衡。若肝血不足不能制约肝的阳气升动，则会出现肝阳上亢、肝火上炎甚至肝风内动等病理变化。

②调节血量　肝藏血能根据机体各部分组织器官活动量变化而调节循环血量，保证正常生理活动的需要。当人体剧烈活动、情绪激动时，肝排出贮藏的血液，供机体需要。当人体安静休息、情绪稳定时，机体外周对血液的需求量相对减少，部分血液便又归藏于肝。若肝血不足，则相关组织失养，可表现为肢麻拘挛、两目干涩、视物昏花；若肝血不足，胞宫失养，可表现为月经量少，甚则闭经。

③防止出血　肝具有收摄血液、主持凝血和防止出血的功能。肝气属阳，能够固摄血液，防止血液逸出脉外而出血；肝血属阴，阴主凝聚，能够在出血时迅速发挥凝固作用。因此肝的气血调和、阴阳平衡则可发挥防止出血的作用。若肝气虚弱，收摄无力或肝火升动，迫血妄行，均可导致呕血、咯血、鼻衄等各种出血病证。

肝的藏血和主疏泄的关系密切，二者相辅相成。肝主藏血，血能养肝，肝体柔和，肝阳不亢，疏泄才能正常；肝主疏泄，气机调畅，则血能正常地归藏和调节，藏血功能才能正常。病理互相影响。

**考点提示：**肝的藏血和主疏泄的关系如何？

**2. 肝的生理特性**

（1）肝主升发，肝喜条达而恶抑郁　肝属木应于春，肝气调达，犹如春发冲和之气充于四季，肝和则生机健旺，五脏可安，故有"人之生机系于肝"之说。正常情况下，肝气条达、柔和舒畅。若肝气升发不及，可见胸胁满闷、胁肋胀痛、抑郁不舒等症状；如肝气升发太过，可见急躁易怒、头晕目眩、头痛头胀等症状。可见肝主升发、喜条达而恶抑郁的生理特性和肝主疏泄的生理功能密切相关。

（2）肝为刚脏，体阴而用阳　刚，即刚强燥急之意，肝为刚脏是指肝具有刚强燥急之性，主升主动。体，指肝的本体，肝藏血，体阴柔为阴；用，指肝的功能，肝性刚烈，易升动属阳，因此称体阴而用阳。正常情况下，肝之体阴有赖于肾阴滋养方能充盈，故肝之体阴常不足，而其用阳常易亢。故肝病多见肝气升动太过，如：肝气上逆，肝火上炎，肝阳上亢，肝风内动，临床多出现眩晕面赤，烦躁易怒，筋脉拘挛，甚则抽搐，角弓反张等症状。

**3. 肝的生理联属**

（1）在体合筋，其华在爪　筋，即筋膜，包括肌腱和韧带，附着于骨而聚于关节，是联结关节、肌肉，主司运动的一种组织。筋的功能有赖于肝精肝血的濡养，筋膜的功能由肝所主。肝精血充盛，则筋膜得养，表现为筋力强健，运动灵活，耐受疲劳，并能快速解除疲劳。若肝精血不足，则筋膜失养，可见筋力减退，运动失灵，动则疲劳，或手足震颤，肢体麻木，屈伸不利。

爪甲，指甲或趾甲，是筋的延续。爪甲赖肝精肝血以濡养，其荣枯与肝之功能盛衰密切相关。肝之精华外露部位为爪甲，故肝精血充足，则爪甲坚韧，红润光泽。若肝精肝血不足，则爪甲痿软而薄，枯而色夭，甚则变形、脆裂；临床上高热而见指甲突发青紫，多为肝风内动的先兆。

（2）在窍为目　目的视觉功能，有赖于肝精肝血之濡养和肝气之疏泄。肝之精血充足，肝气调和，目才能正常发挥其视物辨色的功能，视物清晰，眼球活动自如。若肝之精血不足则视物模糊、夜盲；肝阴亏损则两目干涩，视力减退；肝经风热则目赤痒痛；肝胆湿热则两目发黄；肝阳上亢则头晕目眩、目胀；肝风内动则目睛上吊，两目斜视；肝气郁结，火动痰生则两目昏蒙，视物不清。

（3）在志为怒　情志活动中的怒与肝的关系最密切。怒，属七情之一，虽属不良情志活动，但亦是常人所具有的一种情志活动；一定限度内的怒，对维持机体的生理平衡有重要的意义，但是过怒属于不良的精神刺激，对身体有害。肝为刚脏，性喜条达而恶抑郁，过怒会伤肝，如郁怒不解，易致肝气郁结，表现为心情抑郁、闷闷不乐；大怒暴怒，会使肝气升发太过，表现为激动亢奋，甚则血随气逆，而出现呕血、昏厥等。故临床治怒宜平肝、疏肝。

（4）在液为泪　肝开窍于目，泪从目出，泪由肝精肝血所化，故泪为肝之液。肝气疏泄促进津液上行于目而为泪，通常情况下，濡润目窍，但不外溢；遇有异物则大量分泌，排除异物，清洁目窍；情绪悲哀时，泪液可大量流出。病理状态下，肝血不足，则可见泪液分泌减少，两目干涩；肝经风热，则可见迎风流泪；肝经湿热，则可见目眵增多。

（5）肝气与春气相通应　春季为一年之始，阳气生发，万物始荣，自然界生机勃勃。而肝主疏泄，主升主动，喜条达恶抑郁，故与春气相通应。因此春季养生，在精神、饮食、起居等各个方面都要顺应春气的生发和肝气的畅达之性。肝气在春季最旺盛，故素体肝气偏旺、肝阳偏亢或脾胃虚弱之人容易在春季发病，而见眩晕、烦躁或情志抑郁、焦虑或胁肋部疼痛、腹痛腹泻等症。

**（五）肾**

肾位于腰部，脊柱两侧，左右各一，左微上，右微下。外形椭圆弯曲，状如豇豆。其外有黄脂包裹。其五行属水，为阴中之阴，与膀胱互为表里。

**1. 肾的生理功能**

（1）肾藏精　是指肾具有封藏和贮存人体之精气的作用。

肾所藏之精包括先天之精和后天之精。先天之精禀受于父母，成熟于后天，是构成胚胎发育的原始物质，又称"生殖之精"，具有繁衍后代的能力。后天之精来源于脾胃运化而生的水谷精气以及脏腑代谢所化生的精微物质，作用是主持生长发育、营养脏器组织，又称"水谷精气"、"脏腑之精"。先天之精和后天之精，其来源虽然不同，但却同藏于肾，二者的关系可以概括为"先天生后天，后天养先天"。即先天之精的活力资助有利于后天之精的源源化生，后天之精不断滋养培育先天之精，以发挥其正常生理效应。肾中精气的生理作用表现在三个方面。

①促进生长发育和生殖　肾精决定着机体的生长发育的自然规律。人从幼年开始，肾中精气逐渐充盛，出现了齿更发长的生理变化。到了青壮年，肾中精气进一步充盛，机体处于人生中最强壮的时期，表现为真牙生而长极，筋骨强劲，肌肉满壮。待到老年，肾中精气开始衰减，形体逐渐衰老，表现为齿脱发落，面憔悴，筋骨软弱，活动不便等一派老态龙钟之象。机体生、长、壮、老、已的自然发展变化规律，是肾中精气由弱到强，由盛转衰直到消亡的过程。如果肾精亏损不足，则会出现生长发育障碍，儿童可见"五迟"，"五软"，青少年可见发育迟缓，筋骨痿软，肌肉瘦削无力，成年人可见未老先衰，牙齿早脱，头发早白脱落。

肾精是胚胎发育的原始物质，能够促进生殖机能的成熟。人从幼年开始，肾中精气逐渐充盛，到了青春期，机体内产生一种叫做"天癸"的精微物质，天癸是人体肾精充盈到一定程度时体内自然产生的一类具有促进生殖功能发育成熟和维持生殖功能作用的精微物质。在天癸的促进作用下，女子"月事以时下"，按期排卵，男子"精气溢泻"，性功能逐渐成熟，具备生殖能力。到了青壮年，天癸物质不断产生，人的生殖功能最旺盛。进入老年期，肾精由充盈渐趋亏虚，天癸生成随之减少乃至耗竭，生殖能力逐渐下降，以至丧失。因此，肾精具有促进人体的生殖功能的作用，为生殖繁衍之本，亦称"肾主生殖"。若肾藏精功能失常，生殖能力低下，就可以表现为男子不育，女子不孕。

**考点提示：**何谓"天癸"？

②促进血液生成　肾藏精，精能生髓，髓可以化血，因此肾精能促进血液的生成，故有"血之源头在于肾"之说。临床血虚之证，亦常采取补肾益精填髓的方法治疗。

③调节机体的代谢和生理功能活动　肾气的这一功能是通过肾阴、肾阳来实现的。

肾藏精，精化气，肾精所化之气称为肾气，肾精和肾气是同一物质的不同存在状态，精散为气，气聚为精，精与气处在不断的转化之中，肾精和肾气常常合称为肾中精气。

肾气分为肾阴和肾阳两部分。肾阳是肾气所分化的具有温煦、推动、兴奋、宣散等作用的部分。又称元阳、真阳。肾阴是肾气所分化的具有凉润、宁静、抑制、凝结等作用的部分。又称元阴、真阴。肾阴、肾阳为各脏腑阴阳根本，五脏之阳，非肾阳不能发；五脏之阴，非肾阴不能资。肾阴和肾阳相互协调促进，相互承制约束，共同维持机体的阴阳平衡。病理情况下，由于某种原因阴阳平衡状态遭到破坏，而机体又不能自行恢复时，就会出现肾阴虚和肾阳虚的病理表现，由于二者密切相关，在病变中常相互影响，最后发展为阴阳两虚，称为阴阳互损。

（2）肾主水  是指肾具有主持和调节水液代谢的作用。人体水液代谢是一个十分复杂的生理过程，是在胃、肺、脾、肾、膀胱、小肠、大肠、三焦等脏腑的共同作用下完成的。在整个水液代谢过程中，肾起着主宰作用，表现在两个方面。一方面肾中精气蒸腾气化，使肺、脾、三焦、膀胱等脏腑在水液代谢中发挥各自的生理作用，另一方面主持尿液的生成和排泄。被组织利用后的水液经三焦下归于肾，经肾的气化作用将清者再经三焦上升复归于肺而布散全身；将浊者化为尿液，下输膀胱，从尿道排出体外。肾为水液代谢的主要脏器，对水液代谢平衡起决定性作用，故称肾为"水脏"。肾主水功能正常，则小便通利，水液代谢平衡。反之，若肾主水功能失常，就会引起水液代谢障碍。如气化失常，阖多开少，则小便生成和排泄障碍，浊废内留，表现为尿少、尿闭、水肿；如开多阖少，则尿液的生成和排泄太过，表现为小便清长、尿量多、尿频等症状。

**考点提示：**肾主水表现在哪些方面？

（3）肾主纳气  纳，即受纳、固摄之意。肾主纳气，是指肾具有摄纳肺所吸入的清气而防止呼吸表浅的作用。人体的呼吸运动，虽由肺所主，但必须依赖肾气的摄纳才能下归于肾，达到一定的深度。肾的纳气功能正常，则呼吸均匀和调，平衡有深度。反之，若肾不纳气，则见呼吸表浅。表现为呼多吸少，动则气喘。

**考点提示：**肾纳气与肺主气的生理功能有何内在联系？

**2. 肾的生理特性**

（1）肾主闭藏  闭藏又称封藏，封闭贮藏之意。肾为水火之脏，内藏真阴真阳；肾藏精，宜藏不宜泄；肾藏命火，宜潜不宜露。妇女月经来潮，胎儿孕育，二便排泄与肾封藏有关。若肾封藏失职，则可见遗精、滑精、尿多、遗尿、尿失禁、大便滑脱、女子带下不止、崩漏、滑胎等病症。

（2）肾为阴阳水火之宅  肾内寄元阴、元阳为一身阴阳之根本，水火为阴阳之征兆，故一身水火由肾所主，肾是全身阴阳水火协调平衡的关键。

**3. 肾的生理联属**

（1）在体合骨，生髓通于脑  指肾主持髓质的生成、骨骼的生长及脑的充盈。是肾精肾气促进机体生长发育功能的具体体现。肾精充足，则脑得其养，表现为思维敏捷、记忆力强、精力充沛。反之，若肾精不足，髓海空虚，脑失其养，则可出现思维迟钝、记忆力减退、精神萎靡等症状。

（2）其华在发  发为肾之外候，发之生长及其色泽，取决于肾中精气的盛衰。肾精充足，则血旺、血濡养头发，故有"发为血之余"之说。反之，若肾之精血不足，发失其养，则头发稀疏、早秃、枯萎无光泽、早白。

（3）在窍为耳及二阴  耳是听觉器官，耳的听觉功能灵敏与否，与肾中精气的盛衰密切相关。肾精肾气充盛，髓海得养，则听觉灵敏，分辨力高。若肾精肾气虚衰，髓海失养，则听力减退，耳鸣耳聋。临床上常以耳的听觉变化，作为判断肾精及肾气盛衰的重要标志，故说"肾开窍于耳"。

二阴，指前阴和后阴。前阴有排尿和生殖的作用；后阴有排泄粪便的作用。尿液的贮藏和排泄虽在膀胱，但尿液的生成和排泄必须依赖于肾的气化和固摄作用才能完成。肾气化失司、固摄失常，则可见小便增多、尿失禁、遗尿、小便不利、尿少、水肿等。粪便的排泄，本属大肠的传化糟粕功能，但与肾气的推动和固摄作用亦有关。若肾阳虚弱、脾失温煦、运化失常，可致大便泄泻、久泻滑脱、五更泄泻等。前阴是人体的外生殖器，其生殖功能与肾精、肾气有密切关系。若肾中精气虚衰，则可致阳痿、早泄、不育、月经不调、不孕等。

（4）在志为恐　恐是一种恐惧、害怕的情志活动，与肾的关系最密切。若肾中精气充盛，封藏有度，则人在受到外界惊恐刺激时，多表现为虽恐但不甚，可以自控。若肾中精气不足，封藏失司，则稍遇惊恐就会表现为畏惧不安，甚则惊恐过度，气迫于下，导致肾气不固，精气下泄，出现二便失禁，故有"恐伤肾"，"恐则气下"之说。

（5）在液为唾　唾，又称"玉液"、"金津"，为口津中黏稠度较低多泡沫的液体，有润泽口腔，滋润食物及滋养肾精的功能。唾由肾精化生，若咽而不吐，则能回滋肾精。若多唾或久唾，则易耗伤肾中精气。古代养生家主张以舌抵上腭，让舌下唾液缓缓泌出，待津唾满口后，咽之以养肾精，称此法为"饮玉浆"。

（6）肾气与冬气相应　肾气在冬季最旺盛，封藏功能最强。肾气与冬气相通应，故肾阳亏虚者往往易在冬季发病，即所谓"能夏不能冬"。

## 二、六腑

### （一）胆

胆位于右胁下，附于肝之短叶间，是空的囊状器官，内藏胆汁。其生理功能主要有两个方面。

**1. 贮存和排泄胆汁**　胆汁是肝之余气凝聚而成，味苦、色黄绿，又称"精汁"。由胆腑浓缩并加以贮藏。胆汁在肝的疏泄作用下，注入肠中，以促进饮食水谷的消化和吸收。胆囊排泄胆汁受肝主疏泄的直接控制和调节，在肝的调控下，胆汁及时排泄于肠道，维持正常的消化功能。若肝胆功能失常，胆汁的分泌排泄受阻，就会影响脾胃功能，而出现厌食、腹胀、腹泻；若湿热蕴结肝胆，肝失疏泄，胆汁外溢，浸渍肌肤，则发黄疸；若胆气不利，气机上逆，则会出现口苦、呕吐黄绿苦水等症状；若胆汁滞留，日久会形成砂石。

**2. 主决断**　胆性刚直，果敢，与人的勇怯、胆量有关。胆主决断，是指胆在精神意识思维活动过程中，具有判断事物、作出决定的作用。胆的这一功能对于防御和消除某些精神刺激的不良影响，以维持和控制气血的正常运行，确保脏腑之间的协调关系有着重要作用。若胆气虚，则可见胆小惊怯、睡眠不安等症；胆热痰扰，则可见惊悸而烦，急躁易怒等症。

### （二）胃

胃位于膈下，上连食道，下通小肠，与脾互为表里。是外形屈曲的囊状器官。胃又称为胃脘，分上、中、下三部分，胃的上部为上脘，包括贲门；胃的下部为下脘，包括幽门；上下脘之间的部分称为中脘。其生理功能主要有两个方面。

**1. 受纳腐熟水谷**　受纳水谷是指胃具有接受和容纳水谷的作用。饮食由胃加以接受和容纳，暂存于胃腑之中，故胃有"太仓"、"水谷之海"之称。机体气血津液的化生，都需要依靠饮食物的营养，故胃又有"水谷气血之海"之称。腐熟水谷是指胃将饮食物进行初步消化，并形成食糜的过程。人体出生后，维持人体生命活动及其生长发育所需的许多营养物质，依赖于脾胃对饮食物的消化，将水谷化为精微，并将水谷精微进行吸收，输送至肺及全身，故将脾胃合称为"人体后天之本"。若胃受纳失职，则可见纳呆、厌食、胃脘胀闷等症；腐熟无能，食滞胃脘，则可见胃脘疼痛，嗳腐食臭等症；受纳腐熟功能亢进，则可见消谷善饥，胃中嘈杂等症。

**2. 胃主通降**　是指胃的气机宜保持通畅下降的特性，将食糜下降至小肠，继续消化。胃的通降作用，还包括小肠将食物残渣下输于大肠和大肠传化糟粕的功能。胃主通降是胃主受纳的前提，胃气主降和脾气主升的功能是相反相成、相互为用的。脾升胃降，纳运相宜，共同完成食物的消化吸收。若胃失和降，则可见纳呆、脘闷、胃脘胀痛、大便秘结等症；胃气上逆，则可见恶心、呕吐、呃逆、嗳气等症。

> **知识链接**
>
> 人以胃气为本：胃气有广义和狭义之分，广义的胃气是指中焦脾胃的共同生理作用；狭义的胃气单指胃的受纳腐熟功能。胃气可从食欲、面色、舌苔和脉象等方面反映出来，能食、面色红润、舌苔薄白而润泽、脉象从容和缓流利，均是有胃气的表现。古代医家非常重视"胃气"的作用，认为"人以胃气为本"，临床上常通过"胃气"的强弱来判断疾病的预后，故有"有胃气则生，无胃气则死"之说。治疗上亦强调留得一分胃气，便存一分生机，把"保胃气"作为一条重要的治疗原则。

### （三）小肠

小肠位于腹中，其上口与胃之幽门相接，下口与大肠相连，大小肠相接处称为阑门，与心互为表里。是一个比较长的，呈迂曲回环迭积之状的管状器官，包括十二指肠、空肠和回肠。其生理功能主要有两个方面。

**1. 受盛化物**　受盛，即接受胃初步消化的食糜；化物，是进一步消化饮食物，化生水谷精微。若受盛失职，传化停止，滞而为痛，则可见腹部疼痛；化物失常，消化吸收障碍，则可见腹胀、腹泻、便溏等症。

**2. 泌别清浊**　泌，即分泌；别，即分别。清，即精微物质；浊，指食物糟粕。又称"分清别浊"。分清是将经过小肠化物功能化生的水谷精微加以吸收，再通过脾的升清和散精作用上输心肺，输布全身；别浊是将食物中的糟粕通过阑门传送到大肠，形成粪便，经肛门排出体外。小肠在吸收水谷精微的同时，还吸收了大量多余的水液，故有"小肠主液"之说。小肠泌别清浊的功能正常，则水液和糟粕各走其道，而二便正常。若小肠功能失调，清浊不分，水谷混杂而下，则可见小便短少，便溏泄泻等症。临床治疗泄泻常采用"利小便所以实大便"的方法，即是这一理论的应用。

**考点提示：**利小便所以实大便的理论依据是什么？

### （四）大肠

大肠位于腹中，其上口在阑门处紧接小肠，其下端紧接肛门，与肺互为表里。亦是一个管腔性器官，呈回环迭积之状。大肠的上段称为"回肠"，包括现代解剖学中的结肠上段；下段称为"广肠"，包括现代解剖学中的乙状结肠和直肠。其生理功能主要有两个方面。

**1. 传化糟粕**　传化，即传导、变化之意。大肠接受由小肠下传的食物残渣，再吸收其中多余的水分，形成糟粕，经肛门排出体外。大肠传导功能是胃气降浊的延伸，与肺气下达有关，并赖肾气化正常，因此与胃、肺、肾的功能相关。大肠传导失常，主要表现为排便异常。若大肠虚寒，无力吸收水分，则可见肠鸣、腹痛、溏泄等；大肠实热，肠道失调，则可见大便干结难解；湿热蕴结大肠，则可见腹痛、下利脓血、里急后重。

**考点提示：** 大肠的传导功能与哪些脏腑关系密切？

**2. 大肠主津**　大肠接受经过小肠泌别清浊作用后所剩下的食物残渣和剩余的水分，将其中的部分水液再吸收，使食物残渣形成粪便而排出体外。大肠重新吸收津液，参与调节体内津液代谢，称之为"大肠主津"。若大肠主津功能失常，则可见肠鸣、腹痛、泄泻等症；大肠实热，消烁津液或大肠津亏，则可见大便秘结不通。

**考点提示：** 大肠主津与小肠主液有何不同？

**（五）膀胱**

膀胱位于下腹部，居肾之下，大肠之前，其上有输尿管与肾相连，其下有尿道，开口于前阴。与肾互为表里。是中空的囊状器官，充盈时为卵圆形，排空似锥形。其生理功能主要为贮存尿液和排泄尿液。经机体利用后的水液下归于肾，经肾的气化作用，下输膀胱，变成尿液，由膀胱贮存。当贮存于膀胱的尿液达到一定量时，通过肾的气化作用排出体外。可见膀胱的功能与肾的气化功能密切相关。若肾的气化功能失常，则可见小便不利，尿少，甚则癃闭等症；膀胱失其约束，则可见尿频、尿量多、甚则失禁等症；湿热毒邪侵入膀胱，则可见尿急、尿痛、尿淋涩等症。

**（六）三焦**

关于三焦的具体形态和位置尚无定论，争议颇多，归纳起来有两种认识。历史上有"有名无形"与"有名有形"之争。一般认为三焦是分布于胸腹腔的一个大腑，即脏腑之间和脏腑内部间隙互相沟通所形成的通道，在五脏六腑之中，唯三焦最大，无与匹配，故三焦有"孤府"之称。三焦是上焦、中焦、下焦的合称。上焦指膈以上，包括心、肺；中焦指膈以上脐以下，包括脾、胃；下焦指脐下至二阴，包括肝、肾、大肠、小肠、膀胱。其中肝脏按其部位而言，应归属中焦，但功能上与肾关系密切，故将肝与肾一并划归下焦。

**考点提示：** 三焦部位是如何划分的？

其生理功能主要有三个方面。

**1. 通行元气**　元气，又名原气，元气根于肾，通过三焦而运行全身，以激发、推动各个脏腑组织的功能活动。

**2. 运行水液**　水液的输布和排泄，是由肺、脾、肾等多个脏腑协同完成的，但必须以三焦为通道，才能升降出入运行。若三焦水道不通利，则肺、脾、肾等脏腑输布调节水液的功能将难以实现。所以三焦对水液代谢平衡起到重要的作用。

**3. 运行水谷**　三焦具有运行水谷，协助输布精微，排泄废物的作用。

上、中、下三焦各有其生理特点，《灵枢·营卫生会》概括为："上焦如雾，中焦如沤，下焦如渎"。雾是形容水谷精微清轻而弥散的状态，上焦如雾是指上焦心肺输布气血，像雾露一样均匀的敷布全身。沤，即沤渍，中焦如沤是对水谷被消化时

---

状态的生动描述，指脾胃有消化饮食，吸收精微，蒸化津液的作用。渎，即沟渠，水道之意，下焦如渎是对肾、膀胱、大小肠渗泄水液，泌别清浊，排泄二便作用的概括。

## 三、奇恒之府

### （一）脑

脑位于颅腔之中，上至颅囟，下至风府，位于人体最上部。由髓汇集而成，故名"髓海"。其生理功能主要有三个方面。

**1. 主精神意识思维活动** 人的精神活动，包括意识和情志活动，都是客观外界事物反映于脑的结果，思维意识是精神活动的高级形式。人之记性，皆在脑中，小儿善忘者，脑未满也，老人善忘者，脑渐空也；凡人见一物，必有形影留于脑中。

**2. 主宰生命活动** 脑是生命的枢机，主宰人体的生命活动。《本草纲目》称"脑为元神之府"。元神指人出生之前主宰生命活动随形具而生之神，来自于先天，由先天之精化生和充养，又称先天之神，藏于脑中，为生命之主宰。

**3. 主感觉运动** 眼、耳、口、鼻、舌为五脏外窍，皆位于头面，与脑相通。人的视、听、言、动等，皆与脑有密切关系。脑为元神之府，能统领肢体，与肢体运动紧密相关。因此，髓海充盈，思维敏捷，精神饱满，视听嗅等感觉正常，髓海不足，精神不振，听觉失聪，视物不明，嗅觉不灵。

考点提示：脑的生理功能有哪些？

### （二）髓

髓是一种膏样物质，有骨髓、脊髓、脑髓之分。骨髓充于骨腔之中，脊髓藏于脊椎管内，脑髓藏于颅腔内。其生理功能主要有三个方面。

**1. 充养脑髓** 脑为髓之海，髓充盈于脑，脑得髓养，以维持正常生理功能。若肾精不足，不能生髓通脑，则可见头晕、耳鸣、健忘等症。

**2. 滋养骨骼** 髓藏骨中，骨赖髓养。肾精充足，骨髓生化有源，骨得其养。若髓不养骨，则可见小儿骨骼发育不全，身材短小；成人则骨骼脆弱。

**3. 化生血液** 精生髓，髓化血，精髓为血液生成的重要物质基础。因此临床上，某些血虚证可以采用补肾填精的方法来治疗。

### （三）女子胞

女子胞，又称子宫、胞宫、子脏。位于小腹部，在膀胱之后，直肠之前。其下口与阴道相连。呈倒置的梨形，其大小形态、位置随年龄及妊娠而变化。其生理功能主要有两个方面。

**1. 主司月经** 月经的产生，是脏腑经络气血作用于胞宫的结果。胞宫的功能正常与否，直接影响月经的来潮。正常月经初潮在十四岁左右，周期二十八天，肾气充盛，产生天癸，冲任二脉通畅，子宫发育趋于成熟；四十九岁左右，肾气渐衰，天癸竭绝，冲任不通，绝经。

**2. 主孕育胎儿** 胞宫是女性孕产的器官。两精相合，构成胎孕。受孕之后，月经停止来潮，脏腑经络气血皆下注于冲脉、任脉，到达胞宫以养胎，直至十月分娩。

## 四、脏腑之间的关系

### （一）脏与脏之间的关系

**1. 心与肺**　主要体现于血液运行与呼吸吐纳之间的协同调节。

心主血脉，肺主气，血的运行依靠气的推动，气的输布又需血的运载。心与肺互相配合，保证气血的正常运行。由于宗气既有贯心脉而行气血的作用，又有走息道而司呼吸的生理功能，从而强化了血液运行与呼吸运动之间的协调平衡。宗气是联结心之搏动和肺之呼吸两者之间的中心环节。

病理上，若肺气虚弱，行血无力，易致心血瘀阻。心气不足，血行不畅，也会影响肺的宣发和肃降功能，出现胸闷、咳喘等症。

**2. 心与脾**　主要体现于血液的生成和运行方面。

血液生成方面，脾能运化水谷精微，以化生气血，脾旺血足则心血充盈。心阳温脾阳，则脾健运不息，保证了脾化生血液功能正常。病理上，心与脾相互影响。若脾气虚弱，生化无源或统摄无力，可致心血不足；心阳不足，脾失温养，可致脾气虚弱。均可形成心脾两虚证，见心悸、失眠、多梦、纳少、腹胀、体倦等症。

血液运行方面，心行血，推动血行不已，心气是血液正常运行的基本动力；而脾统血，可以使血液在脉中运行而不逸出脉外。病理上，若心气不足，行血无力，可出现血行迟缓，甚则瘀滞的现象；若脾气虚弱，统摄无权，则可出现便血、尿血等出血证。

**3. 心与肝**　主要体现于血液运行和神志活动方面。

血液运行方面，心主血，肝藏血，二者相互促进，保证血行通利。心有所主，则血行正常；肝有所藏，则疏泄有度，可根据人体生理需求调节血量，也有利于心行血功能的正常进行。病理上，若心血不足，则肝血亦虚，肝血不足，亦可导致心血亏虚，最终导致心肝血虚。

神志活动方面，心主神明，主宰精神活动；肝主疏泄，可以调节精神情志，情志舒畅，有利于心神内守。二者相互协作，保证神志活动正常。病理上，心神不宁与肝气郁结，常互相影响，出现以精神恍惚、情绪抑郁为主症的心肝气郁证；心火亢盛与肝火亢逆，亦常相互引动，出现以急躁易怒、心烦不寐为主症的心肝火旺之证。

**4. 心与肾**　主要体现于心肾相交的关系。

心肾相交，指心火必须下降于肾，以资肾阳，使肾水不寒，同时肾水必须上济于心，以资心阴，使心火不亢。也称为水火既济。病理上，心火独亢于上，不能下交于肾，或肾水亏虚于下，不能上济于心，导致心肾之间阴阳水火的协调平衡关系受到破坏，称为"心肾不交"。临床表现为心烦失眠，心悸健忘，头晕耳鸣，腰膝酸软，遗精梦交等。若心阳不振，心火不能下温肾阳，致使下焦水寒不化，上凌于心，则表现为心悸、水肿等水气凌心证。

**考点提示**：何谓"心肾相交"、"心肾不交"？

**5. 肺与脾**　主要体现于气的生成和津液代谢两个方面。

气的生成方面，肺主呼吸，吸入自然界的清气；脾主运化，化生水谷之精气。清气与水谷精气在胸中汇聚生成宗气。宗气与元气再合为一身之气。肺与脾两脏协同作用，是宗气和一身之气生成的保证，因此有"肺为主气之枢，脾为生气之源"之说。病理上，肺气虚常累及脾，脾气虚常累及肺，终致脾肺两虚。

津液代谢方面，肺主宣发肃降以行水，使水液正常地输布与排泄；脾主运化水液，散精于肺，使水液正常地生成与输布。病理上，若脾失健运，津液代谢失常，水液停滞，则聚湿生痰、成饮，常会影响及肺，致肺失其宣降而出现痰多、咳嗽、气喘等症。故有"脾为生痰之源，肺为贮痰之器"之说。反之肺病日久，肺失宣降，水液代谢不利，也可影响到脾，而出现水肿、腹胀、便溏等症。

**6. 肺与肝**　主要体现气机升降的相反相成、相互协调方面。

肺在膈上，其气肃降可制约肝升发太过；肝居膈下，其气升发可制约肺肃降太过，二者相互协调，一降一升，是全身气机调解的重要组成部分。病理上，肺与肝两脏在病理上可互相影响，如肝升太过，或肺降不及，则多致气火上逆，而出现胁痛、急躁、咳喘、咯血等症，即"肝火犯肺"。相反，肺失清肃，燥热内盛，亦可影响及肝，肝疏泄不利，则在咳嗽的同时，出现胁下引痛、胀满、头晕头痛等症，即"肺燥伤肝"。

**7. 肺与肾**　主要体现于水液代谢、呼吸运动和阴液互资三方面。

水液代谢方面，肺为水之上源，通过肺气的宣降作用行水于全身，下引于肾；肾为主水之脏，通过肾阳的气化作用，升清降浊，输于膀胱，清者回归于肺。肺肾协作，共同维持水液代谢正常。病理上，肺肾功能失常，会引起水液代谢障碍，如肺失宣肃，通调水道功能失常，则会累及于肾，出现尿少、水肿等症；肾气化不利，水邪停留，则会上犯于肺，出现咳喘，不得平卧等症。

呼吸运动方面，肺主呼吸，为体内外气体交换的场所；肾主纳气，吸引摄纳，使气归根，以维持呼吸的深度。故有"肺为气之主，肾为气之根"之说。病理上，肾精不足，摄纳失职或肺气久虚，伤及肾气，均可出现呼吸异常，表现为气短喘急，呼多吸少。

阴液互资方面，肺阴充足，输精于肾，使肾阴充盛，即金能生水；肾阴充足，上润于肺，使肺脏清宁，即水能润金。病理上，肺阴不足，会损及肾阴，肾阴亏损，则致肺阴失养，均可出现肺肾阴虚证，表现为五心烦热、潮热盗汗、干咳少痰、腰膝痠软等。

**8. 肝与脾**　主要体现于饮食物消化和血液运行方面。

饮食物消化方面，肝主疏泄，能促进脾胃运化，且能促进胆汁的分泌和排泄，进而促进脾胃对食物的消化；脾主运化，能化生气血，以养肝体，进而有利于疏泄功能的发挥。病理上，若肝失疏泄，可致脾失健运，见肝脾不和证，表现为胁痛腹胀、便溏泄泻；脾胃湿热，可熏蒸肝胆，表现为纳少、口苦、黄疸。

血液运行方面，肝主藏血，调节血量，供应脾运；脾主生血、统血，使肝血充足。病理上，若脾虚血少，则肝血亦损，可见纳少腹胀、头晕目眩、月经涩少等症；脾不统血，引起出血，则肝血亦会亏虚。

**9. 肝与肾**　主要体现于精血同源、藏泄互用、阴阳互滋互制三方面。

精血同源方面，肝藏血，肾藏精，肝肾精血相互资生。且精血均来源于脾胃运化的水谷精微，故称"精血同源"，又称"肝肾同源"、"乙癸同源"。病理上，肝血不足与肾精亏损可相互影响，出现精血两亏证，表现为腰膝痠软、形体消瘦、健忘少寐、舌红少苔等。

**考点提示：**何谓精血同源？

藏泄互用方面，肝主疏泄，能制约肾之闭藏；肾主闭藏，能制约肝之疏泄，二者相互制约、相互为用。病理上，藏泄失调，女子可见月经周期紊乱，男子可见遗精滑泄或阳强不泄等症。

阴阳互滋互制方面，肝肾阴阳相互资助、相互制约。肾阴滋养肝阴，共同制约肝阳，使肝阳不亢，称为"水能涵木"；肾阳资助肝阳，共同温煦肝脉，以防肝脉寒滞。病理上，肾阴不足，可致肝阴失养，肝阳上亢，出现眩晕、耳鸣、腰膝痠软，甚则化风等症。

**10. 脾与肾**　主要体现在先后天相互资生以及水液代谢的相互协同作用。

先后天相互资生方面，肾为先天之本，脾为后天之本；脾主运化，脾阳需肾阳的温煦方能发挥运化的功能；肾主藏精，肾精需脾运化的水谷精微充养。先天促后天，后天养先天，二者相互资生，相互促进。病理上，肾阳不足，不能温煦脾阳，或脾阳不足，日久损及肾阳，均可导致脾肾阳虚，出现少腹冷痛，下利清谷，形寒肢冷等症。

**（二）腑与腑之间的关系**

腑与腑之间的关系主要表现于六腑对饮食物消化、吸收和排泄的协同作用方面。

六腑的生理功能各不相同，但都是传化水谷、布行津液的器官。饮食物的消化吸收、津液的生成输布、废物的形成排泄等是六腑在既分工又合作的情况下共同完成的。胃、胆、小肠密切协作以维持饮食物的正常摄入、消化、吸收，并将糟粕下传大肠，经大肠对其水液的再吸收，将废物排出体外。膀胱的贮尿与排尿，与三焦的气化及其水道的通利密切有关。六腑功能之间相互协调合作，维持其正常的生理状态。

病理上，六腑的病变常相互影响，如胃有实热，消灼津液，可致大肠传导失常，表现为大便燥结；大便燥结，腑气不通，可致胃失和降，表现为恶心呕吐；肝胆火旺，可致胃失和降，表现为呕吐苦水；脾胃湿热，可致湿热熏蒸肝胆，表现为胆汁外溢，发为黄疸。

**（三）脏与腑的关系**

脏与腑的关系是脏腑阴阳表里配合的关系。脏属阴而腑属阳，脏为里而腑为表，一脏一腑，一阴一阳，一表一里，相互配合，组成心与小肠、肺与大肠、脾与胃、肝与胆、肾与膀胱等脏腑表里关系，脏腑之间经脉络属、结构相连、气化相通、病理相关，体现了"脏腑相合"的关系。

**1. 心与小肠**　心与小肠通过经络的相互络属构成表里关系。

心血下行濡养小肠，心火下降温煦小肠，保证小肠化物的功能；小肠化物，将其清者上输心肺化赤而为血，使心血充足。病理上，心经实热下传小肠，可致小肠实热证，表现为尿少、尿热赤、尿痛；小肠之热上熏于心，可致心火亢盛证，表现为心烦、舌赤、口舌生疮。

**2. 肺与大肠**　肺与大肠通过经络的相互络属构成表里关系。

肺气清肃下降，通调水道，能促进大肠的传导，有利于糟粕的排出；大肠传导正常，糟粕下行，亦有利于肺气的肃降。病理上，肺失肃降，可致大肠传导失职，表现为便秘、大便干结；大肠实热，腑气不通，亦可影响肺的肃降，表现为胸满气急，喘咳。

**3. 脾与胃** 脾与胃通过经络的相互络属构成表里关系。脾胃同为后天之本，气血生化之源。脾胃相互配合，共同完成饮食物受纳、消化、吸收和输布的生理过程。脾与胃的关系主要表现在纳运协调、升降相因、燥湿相济三个方面。

纳运协调方面，胃主受纳，为脾运奠定基础；脾主运化，为纳运提供能源。二者密切合作，维持食物的消化及精微、津液的吸收、转输。病理上，胃纳不佳，可影响脾的运化升清，出现腹胀泄泻；脾失健运，可影响胃受纳与和降，出现胃脘胀满。

升降相因方面，脾主升清，将运化吸收的水谷精微和津液向上输送到心肺，有助于胃气的通降；胃主降浊，将受纳的水谷、初步消化之食糜及食物残渣通降下行，以助于脾气的上升。病理上，脾升胃降异常，则升降反作。脾气不升，致水谷夹杂而下，可出现泄泻甚至完谷不化等症；胃气不降反而上逆，可出现脘腹胀满、恶心呕吐等症。

燥湿相济方面，脾喜燥而恶湿，脾阳健运则能运；胃喜润而恶燥，胃阴足则能纳。病理上，湿宜犯脾，困遏脾阳，影响胃纳；热宜犯胃，灼伤胃津，影响脾运。

**4. 肝与胆** 肝与胆通过经络的相互络属构成表里关系。肝与胆的关系主要体现在消化功能和精神情志方面。

消化功能方面，肝主疏泄，疏泄功能正常，则胆贮藏排泄胆汁功能正常；胆附于肝，胆汁排泄无阻，则有利于肝气疏泄功能的正常发挥。病理上，肝失疏泄，可致胆汁排泄不利，即肝病及胆；胆道受阻，亦可影响肝之疏泄，即胆病及肝，最终均可形成肝胆同病。

精神情志方面，肝主谋略，胆主决断，肝胆相济，勇敢乃成。病理上，肝胆气滞，或胆郁痰扰，皆可导致情志抑郁或惊恐胆怯等病证。

**5. 肾与膀胱** 肾与膀胱通过经络的相互络属构成表里关系。

肾为水脏，气化及固摄功能正常，则尿液能够正常生成，贮于膀胱并有度地排泄；膀胱为水腑，贮尿排尿有度，也有利于肾主水功能的发挥。病理上，肾气不足，固摄无权、气化失常，则膀胱开阖失度，可见遗尿、尿频、尿失禁、小便不利等症；膀胱湿热，可上犯于肾，见尿急、尿痛、尿血、腰痛。

# 任务三 经 络

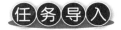

张某，男性，57岁。患者5年前因情志刺激诱发心前区疼痛，向左肩背部放射，休息后可缓解。时作时止，未经正规系统治疗，近1年来病情加重，疼痛已放射至左上肢，甚至无名指，表现为针刺样疼痛，伴胸闷心悸，舌质暗有瘀点，脉弦涩。

请您完成以下任务：此患者心痛为什么会放射至左肩背、上肢、无名指？

## 一、经络的概念及组成

### （一）经络的概念

经络是经脉和络脉的总称。经，路径，经脉是主干，纵行于固定的路径，多循行于人体深部；络，网络，络脉是分支，纵横交错，网络全身，深浅皆有。是运行气血，沟通上下内外，联络脏腑肢节，调节人体功能的一个特殊的网络系统。

**（二）经络系统的组成**

**1. 经脉系统** 人体经络系统，由经脉系统和络脉系统组成。经脉系统又分为正经和奇经两类。正经十二条，即手三阴经、手三阳经、足三阴经、足三阳经，合称"十二经脉"，是人体气血运行的主要通道；奇经有八条，即督脉、任脉、冲脉、带脉、阴维脉、阳维脉、阴跷脉、阳跷脉，合称"奇经八脉"，具有统率、联络和调节十二经脉的作用。

此外，附属于十二经脉的十二经别、十二经筋以及十二皮部。十二经别，是十二经脉各自别出的一条较大的分支，分别起于四肢肘膝关节以上，可加强十二正经中表里两经的联系和补充十二正经的作用；十二经筋，是十二经脉之气"结、聚、散、络"于筋肉、关节的体系，可连缀肢体、关节，并主司运动；十二皮部，是十二经脉的功能活动反应于体表的部位，也是经络之气散布所在，是机体卫外的屏障。

**2. 络脉系统** 络脉是分支，有别络、浮络、孙络之分。别络是络脉中较大者，十二正经、督脉、任脉各别出一支，加上脾之大络，合为"十五别络"，加强了互为表里的两条经脉之间在体表的联系。浮络是行于浅表部位的络脉；孙络是络脉中最细小的分支，遍布全身，难以计数（图2-6）。

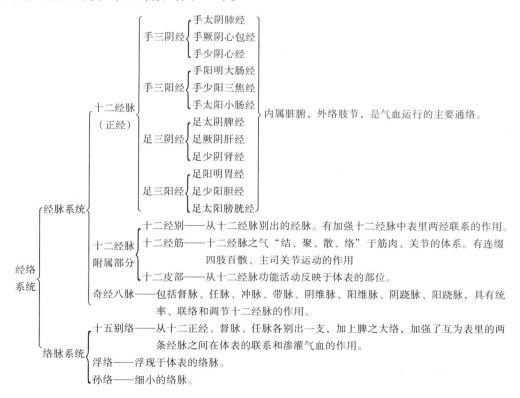

图2-6 经络系统组成

## 二、十二经脉

### （一）命名与分布规律

经络的命名与其分布、功能及联系的脏腑组织有关。十二经脉对称的分布于人体的两侧，分别循行于上肢或下肢的内侧或外侧，每一条经脉又分别属于每一脏或每一腑，故十二经脉名称和分布规律是依据各经所联系的脏腑的阴阳属性及其在肢体循行位置的不同而定，手经循行于上肢，足经循行于下肢。阳经属腑，循行于四肢的外侧；阴经属脏，循行于四肢的内侧。外侧面有前、中、后之分，分布为阳明经、少阳经、太阳经；内侧面也有前、中、后之分，依次是太阴、厥阴、少阴。

十二经脉在头面、躯干的体表部位分布也有一定规律。头面部：手足阳明经行于额面部；手足少阳经行于头侧部；手足太阳经行于面颊、头顶和后头部。在躯干部：手三阳经行于肩胛部；足三阳经中足阳明经行于胸腹面，太阳经行于背面，少阳经行于侧面；手三阴均从腋下走出；足三阴均行于腹面。腹部经脉自内向外的顺序依次是：足少阴、足阳明、足太阴、足厥阴（表2-7）。

表2-7　十二经脉名称分类表

| | 阴经 | 阳经 | 循行部位 | |
|---|---|---|---|---|
| 手 | 太阴肺经 | 阳明大肠经 | 上肢 | 前缘 |
| | 厥阴心包经 | 少阳三焦经 | | 中线 |
| | 少阴心经 | 太阳小肠经 | | 后缘 |
| 足 | 太阴脾经＊ | 阳明胃经 | 下肢 | 前缘 |
| | 厥阴肝经＊ | 少阳胆经 | | 中线 |
| | 少阴肾经 | 太阳膀胱经 | | 后缘 |

＊在内踝尖上8寸以下，肝经在前，脾经在中，内踝尖上8寸交叉后，脾经在前，肝经在中。

### （二）十二经脉走向与交接规律

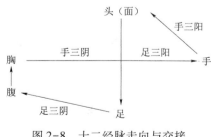

图2-8　十二经脉走向与交接

手三阴经均从胸部，经上肢内侧，止于手指末端，与其互为表里的手三阳经交会；手三阳经均从手指末端，经上肢外侧，止于头面部，与其同名的足三阳经交会；足三阳经均从头面部，过躯干，经下肢外侧而止于足趾，与其互为表里的足三阴经交会；足三阴经均起于足趾，经下肢内侧，过腹，抵胸，各与手三阴交会（图2-8）。

### （三）流注次序

十二经脉的气血是循环灌注的，即从手太阴肺经开始，依次传至足厥阴肝经，复再回到手太阴肺经，首尾相贯，如环无端（表2-9）。

表 2-9　十二经脉流注次序

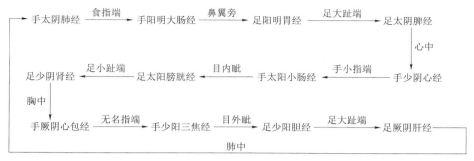

### （四）表里配合

手足三阴经、三阳经，其分支及经别和别络相互沟通，组成六对"表里配合"关系。即手太阴肺经与手阳明大肠经互为表里；手厥阴心包经与手少阳三焦经互为表里；手少阴心经与手太阳小肠经互为表里；足太阴脾经与足阳明胃经互为表里；足厥阴肝经与足少阳胆经互为表里；足少阴肾经与足太阳膀胱经互为表里。凡具有表里关系的两条经脉在四肢末端交接，分别循行于四肢内外两侧相对的位置。由于相为表里的两条经脉的衔接，且又相互络属于同一脏腑，因而加强脏腑的表里关系。且互为表里的脏腑，生理上相互为用，病理上相互影响。

**考点提示：** 十二经脉走向交接规律、流注次序。

## 三、奇经八脉

奇经八脉，奇者，异也，指异于十二正经的八条经脉，即任脉、督脉、冲脉、带脉、阴跷脉、阳跷脉、阴维脉、阳维脉，亦称"奇经"。奇经八脉既不直属脏腑，又无表里配合，分布也不如十二经脉那样规则，而是纵横交叉于十二经脉之间，具有沟通十二经脉之间的联系，并对十二经脉气血有蓄积和渗灌作用。

奇经八脉之中，督、任、冲三脉均起于胞中，下出会阴，称之为"一源三歧"。其中，督脉沿后背（背部正中线）上行至头面，总督一身之阳经，称为"阳脉之海"；任脉沿胸腹正中线上抵颏部，总任一身之阴经，称"阴脉之海"；冲脉与肾经并行，挟脐上行，经喉，环绕口唇，至目眶下，并通过其分支行脊柱，通督脉，上至头，下至足，贯穿全身，成为气血之要冲，可调节十二经脉的气血，称之为"十二经脉之海"、"血海"；带脉起于季胁，绕腰一周，犹如束带，能约束保护纵向经脉，不使经气下陷。阴跷脉起于内踝下，沿内踝后直上小腿、大腿内侧，经前阴、沿腹、胸进入缺盆，出行于人迎前，经鼻旁到目内眦，与手足太阳经、阳跷脉会合；阳跷脉起于外踝下，沿外踝后上行，经小腿、大腿外侧，再向上经腹、胸侧面与肩部、颈部外侧上挟口角，到达目内眦，与手足太阳经、阴跷脉会合，再向上进入发际，向下到达耳后，与足少阳胆经合于项后；阴跷脉和阳跷脉主宰一身左右之阴阳，共同调节肢体运动和眼睑开合。阴维脉起于小腿内侧足三阴经交会之处，沿下肢内侧上行至腹部，与足太阴脾经同行，到胁部与足厥阴肝经相合，然后上行至咽喉，与任脉相会，主一身之里，维系、联络全身的阴经；阳维脉起于外踝下，与足少阳胆经并行，沿下肢外侧向上，经躯干部后外侧，从腋后上肩，经颈部前到额部，分布于头侧和项后，与督脉会合，主一身之表，维系、联络全身的阳经。奇经八脉对加强人体各经脉之间的联系、调节气血的盛溢有着重要的作用，同时，又与肝、肾、女子胞、脑、髓等脏腑的生理病理密切联系。

**考点提示：** 奇经八脉中各自特点及功能。

## 四、经络的生理功能

### （一）沟通联系作用

十二经脉及其分支纵横交错，入里出表，通达上下，又与脏腑相互络属，联系肢节；奇经八脉联系沟通于十二经脉；十二经筋、十二皮部联络筋脉皮肉，将人体各个脏腑组织器官有机的联系，使机体内外、上下保持统一协调，构成有机的整体。具体表现在脏腑与外周体表肢节的联系；脏腑与官窍的联系；脏与腑之间的联系；经脉与络脉之间的联系。

### （二）运输渗灌作用

人体脏腑组织器官均需气血的营养和温煦，而气血要以经络传输，从而维持人体各脏腑组织的生理功能活动。

### （三）感应传导作用

是指经络对体内外的各种信息、刺激的感受，接受并把这种信息沿经脉的循行路线传导到其他部位。如针灸"得气"、"行气"现象，以及药物"归经"、"引经报使"的应用。

### （四）调节平衡

经络对人体气血、阴阳、脏腑等功能具有调节作用，以维护其正常的生理平衡。一般而言，十二经脉气血有余，便泻注于奇经八脉；十二经脉气血不足，奇经八脉气血溢注于十二经脉。同时当人体发生疾病时，出现气血不和及阴阳失调时，可应用针灸、按摩等，以激发经络，调节阴阳平衡。

## 五、经络的应用

### （一）阐释病理变化

人体的脏腑、形体、官窍的联系，是以经络的传注作用实现的。但在病理情况下，经络同时也是传注病邪，反映病变的途径。当外邪侵犯机体，可通过经络使邪气传入于脏腑；同时内脏病变也可通过经络反映于体表，如心火上炎则口舌生疮，真心痛，不仅表现为心前区疼痛，且常可放射到上肢尺侧缘；此外，脏腑病变相互传变的途径，如肝病及脾、心火下移于小肠等。

### （二）指导疾病的诊断

通过经络循行部位，可判断病位的经络脏腑所在。

**1. 循经辨证，判断病位** 经络有一定的循行部位和络属脏腑，可反映所属脏腑、经络病变。如肾虚可致耳聋、足跟痛，又如头痛，痛在前额多与阳明经病变有关，痛在两侧多与少阳经病变有关，痛在头项多与太阳经病变有关，痛在巅顶多与厥阴经病变有关。

**2. 按察腧穴，判断病位** 当机体患病时，常在体表的某些穴位或部位出现病理反应，如压痛、结节，或局部出现形态变化等，可帮助疾病的诊断，如胃肠疾病可在足三里、上巨虚等穴位出现压痛。

### （三）指导临床治疗

经络广泛的应用于临床各科治疗尤其是针灸、按摩和药物治疗，意义巨大。针灸按摩治疗常采用"循经取穴"的方法治疗某一脏腑病证，如胃病取足三里穴。药物治疗也是以经络为基础，依据某些药物对某一脏腑经络的特殊选择型作用，从而产生了"药物归经"理论，对临床用药具有指导意义，如阳明经头痛用白芷，少阳经头痛用柴胡，太阳经头痛用羌活，厥阴经头痛用藁本等。以此针对疾病部位，优选药物，提高疗效。

# 任务四　生命活动的基本物质

## 任务导入

韩某，男性，26 岁。患者半年前曾患"急性肾炎"，未积极治疗，浮肿反复发作。10 天前因劳累过度，病情加重，现症面目四肢浮肿，终日不消，伴头晕、胸闷、气短、腰痠胀，纳呆畏寒，神疲乏力，大便时稀，小便量少，面色苍白，苔白滑，脉沉迟。

请您完成以下任务：

1. 本病案患者中医诊断为"水肿病"，水肿的水是从何而来？

2. 与哪些脏腑有关？

生命活动的基本物质包括气、血和津液，是构成人体和维持人体生命活动的最基本物质。气血津液既是人体脏腑功能活动产物，又是脏腑、经络、形体、官窍等功能活动的物质基础。

## 一、气

### （一）概念

气，是具有很强活力、运行不息的极其微细的物质，是构成人体和维持人体生命活动的基本物质之一。古代哲学家认为，构成天地万物的最基本物质是气，而人是自然界发展到一定阶段的产物，因此人体的构成也是以气为基本物质。同时人的各项生命活动都需要从自然界中摄取营养物质和吸入清气，生命活动才能得以维系，故气又是维持人体生命活动的基本物质。是以气聚则生，气散则死。

### （二）气的生成和来源

**1. 气的来源**　气的来源有三个方面：父母的先天之精气，饮食物中的水谷精微之气（谷气）和自然界的清气，后两者又被称为"后天之气"。

**2. 气的生成**　气的生成，有赖于各个脏腑的综合协调作用。肾主藏精，肾精是化生元气的物质基础，为"生气之根"；脾运胃纳，将饮食水谷化生为水谷精气，为"生气之源"；肺主呼吸之气，将自然界清气源源不断吸入人体，呼出浊气，并将吸入的清气与水谷之气结合，生成宗气，为"生气之主"。脏腑生理功能正常，才可将先天之气、水谷之气和自然界清气有机的结合而成人体之气。

**考点提示**：气的生成来源有哪些。

**（三）气的运动**

气的运动，称为"气机"。气的运动时刻推动和激发人体脏腑、经络等组织器官的各项生理功能活动，维持正常的生命活动。气的运动一旦停止，人的生命活动就会停止。气的基本运动变化形式有四种：升、降、出、入。气由下而上的运动为"升"；气由上而下的运动为"降"；气由内向外的运动为"出"；气由外向内的运动为"入"。各脏腑之气都有升降出入的运动，对于人体的生命活动至关重要。一般来说，五脏藏精气，其气宜升；六腑传化水谷，其气宜降。就五脏而言，心居上焦，主降；肾居下焦，主升；肝气左升而肺右降；脾胃同居中焦，脾升胃降，为人体气机升降的枢纽。这种升与降、出与入相对协调平衡，须各脏腑正常生理功能活动才得以完成，是机体健康的表现，称作"气机调畅"。一旦气的升降出入运动失去平衡，即为"气机失调"。包括气滞、气陷、气逆、气脱、气闭等。气滞是指气的运动不利或受阻；气逆是气的运动应降反升或上升太过；气陷是气的运动应升反降或上升不及；气脱是气不内守而外越；气闭是气不能外达而郁结于内。

**（四）气的生理功能**

气分布于人体不同部位，功能是不同的。主要有如下五方面：

**1. 推动作用**　气具有激发和推动的作用。表现为激发和促进人体的生长发育；激发促进各脏腑、经络组织器官的生理功能；推动血液的生成和运行；推动津液的生成、输布和排泄等。若气的推动作用减弱，表现为小儿发育不良，或成人早衰；也可出现脏腑功能不足；或出现血液运行障碍、津液代谢失调等。

**2. 防御作用**　气具有保护机体、抗御外邪、维护机体健康的作用。表现为保护肌表，抵御外邪；正邪相争，驱邪外达；自我修复，恢复健康。气的防御作用不足，机体抵抗能力下降，表现为外邪易于入侵机体而发病，或发病后难以治愈。

**3. 固摄功能**　气具有统摄、控制体内精、血、津液等液态物质，防止其无故流失的作用。气的固摄作用可使血液循行于脉内而不逸出；控制津液（如汗液、唾液、胃液、肠液、尿液等）的分泌与排泄，以防止津液的丢失；可防止精液妄加排泄；还可维持内脏位置的恒定。气的固摄作用降低，可致体内液态物质大量丢失，如自汗、多尿、尿失禁，流涎、泄泻滑脱、遗精等；或脏器下垂，如阴挺、脱肛等。

**4. 温煦功能**　阳气对机体具有温煦作用。气的温煦可维持人体体温相对恒定；温煦各脏腑组织以维持其正常生理功能活动；温煦精、血、津液的正常循行和输布而不致停而为害。若阳气不足，机体失于温煦，表现为体温低，脏腑功能活动减弱，精血津液运行迟缓或代谢障碍等。

**5. 气化功能**　气化是指通过气的运动而产生的变化。可以说，气化是精、气、血、津液各自的新陈代谢及其相互转化的过程。若气化功能失常，可影响经、气、血、津液的新陈代谢，影响食物的消化与吸收，或影响汗液、尿液和粪便等代谢废物的排泄。

**考点提示**：气的生理功能有哪些。

### （五）气的分布与分类

**1. 元气**　元气，是人体最基本、最重要的气，亦称"原气""真气"，是生命的原动力。元气由肾中精气所化生，受后天水谷精气的不断充养，以三焦为通道布散于全身，内至五脏六腑，外达肌肤腠理，无处不到。具有促进和推动人体的生长发育、生殖，激发和推动各种脏腑、经络、形体、诸窍等组织器官的生理活动的功能。元气到达何处，即为何处之气。元气充沛，各脏腑组织功能就旺盛；反之，元气不足则各脏腑组织功能低下。

**2. 宗气**　宗气，是聚于胸中之气，又名"大气"。其积聚之处，称为"膻中"，也称"上气海"，故有"膻中为气海"之说。宗气由肺吸入的自然界的清气和脾胃运化的水谷精微相互结合而成。宗气聚于胸中，可向上出于咽喉，主司呼吸；向下贯注于心脉，以行气血；还下注于丹田（下气海），并注入足阳明胃经之气街（相当于腹股沟处）而下行于足。宗气的盛衰反映于语言、声音、呼吸的强弱，也可反映于虚里（心尖搏动处）的搏动情况。

**3. 营气**　营气，是行于脉内具有营养作用之气。由于其富于营养，又称"营气"、"荣气"、"营血"、"营阴"。营气由脾胃运化的水谷精气中精专、柔和富有营养作用的精华部分所化生，行于脉中，营养全身和化生血液。

**4. 卫气**　卫气，是行于脉外具有卫护作用之气，也称"卫阳"。卫气是由脾胃运化的水谷精气中慓悍滑利部分所化生的。其性慓悍滑利，不受脉管的约束，行于脉外而护卫肌表，抵御外邪入侵，也可温养脏腑、肌肉、皮毛，还可通过控制汗孔的开合，调节汗液的排泄，以维持体温恒定和水液代谢平衡。（见表2-10）

表2-10　营气与卫气比较

| 种类 | 相同点 | 不 同 点 | | | |
|---|---|---|---|---|---|
| | | 性质 | 分布 | 功能 | 属性 |
| 卫气 | 生于水谷，源于脾胃 | 慓疾滑利 | 行于脉外 | 温阳脏腑，护卫肌表 | 主卫外，属阳。 |
| 营气 | | 精纯柔和 | 行于脉中 | 营养全身，化生血液 | 主内守，属阴。 |

**考点提示：**气有哪几类。

## 二、血

### （一）血的基本概念

血是运行于脉中富有营养的红色的液态物质，也是构成人体和维持人体生命活动的基本物质。

### （二）血的生成

**1. 水谷精微化血**　营气和津液是血液主要成分。二者均来源于脾胃对饮食物的运化而生成的水谷精气，所以说脾胃为气血生化之源。营气和津液入于血脉，同时接受肺吸入的自然界清气，在心阳的作用下，变化而生成赤色的血液。

**2. 肾精化生血液**　人体的血液不断生成又被不断消耗，血有余时可转化为肾精，血不足时肾精又可转化为血，肾藏精，精化髓，髓生血。故肾精也是血的来源之一，后世有"精血同源"之说。

### （三）血的循行

脉为血之府，脉管是一个相对密闭的管道系统，血液循行于脉中，流布于全身，环周不休，运行不止，内而五脏六腑，外而皮毛筋骨。血液正常循行须具备三个条件：一是血液充盈；二是脉管的通畅；三是全身各脏腑发挥正常生理功能，尤其是与心、肺、肝、脾的关系最为密切。

### （四）血的生理功能

血液循行于脉中，输布于全身各处，不断地将营养物质输送到全身各脏腑组织而发挥其营养、滋润作用，从而维持人体正常的生理活动。血的濡养作用表现于毛发、面色、肌肉、皮肤等方面。血液充盈则毛发光亮、面色红润、肌肉丰满壮实、肌肤光滑；反之则毛发枯槁、面色不华、肢体麻木，肌肤干燥。同时血液也是神志活动的主要物质基础，血液充盈则神志清晰，精神充沛；反之则神志方面的表现，如精神恍惚、烦躁、失眠、健忘、多梦等。

## 三、津液

### （一）津液的基本概念

津液，是人体内一切正常水液的总称，如胃液、肠液、泪、汗、尿等。津液也是构成人体和维持人体生命活动的基本物质。

津和液虽同属水液，赖脾胃运化而生成，但在性状、功能及其分布等方面又有一定的差别。一般而言，"津"的质地清稀、流动性大，分布于体表皮肤、孔窍、肌肉等部位，具有滋润作用；而"液"则质地稠厚，流动性小，渗灌于脏腑、骨节、脑、髓等组织，具有濡养作用。二者在代谢中可相互转化，故津液并称，不作严格区分。同时病变中又相互影响，伤津可耗液，脱液也能伤津。（见表2-11）

表2-11　津液的异同点

| 相同点 | 不同点 | | | |
|---|---|---|---|---|
| | 性状 | 分布 | 作用 | 属性 |
| 津<br>同源于水谷精微，均赖脾胃运化而生成。 | 质地较清稀，流动性较大 | 体表皮肤、肌肉和孔窍、血脉 | 滋润 | 阳 |
| 液 | 质地较浓稠，流动性较小 | 骨节、脏腑、脑、髓 | 濡养 | 阴 |

### （二）津液的生成、输布和排泄

**1. 津液的生成**　胃主受纳腐熟，吸收水谷中部分津液；小肠主液，泌别清浊，吸收大量的水液；大肠主津，在传化糟粕过程中吸收部分水液，这些水液上输于脾，通过脾气的散精作用而布达于全身。

**2. 津液的输布**　有赖于脾、肺、肾、肝和三焦等脏腑生理功能的协调配合来完成。脾气将津液上输于肺，也可将津液直接布散至于全身各脏腑；肺为水之上源，主宣发肃降而通调水道，通过宣发将津液向上、向外输布，通过肃降将津液向下、向内输布；

肾为水脏，对津液输布代谢起着主宰和调节作用；肝主疏泄，气机调畅，气行则水行，保持水道的畅通；三焦为水液和诸气运行的通路。

**3. 津液的排泄** 津液排泄主要通过尿液和汗液的排出来完成，主要与肺、脾、肾的生理功能密切相关。肺气宣发，输布津液于体表皮毛，在气的蒸腾激发作用下，形成汗液由汗孔排出体外；肾气的蒸化作用，将由脏腑代谢产生的、下输到肾或膀胱的浊液分为清浊两个部分，清者重新吸收布散于全身，浊者则成为尿液，贮存于膀胱，膀胱气化，尿液排出体外。此外，呼气和排泄粪便时也可带走一些水分。

津液的生成、输布、排泄，虽然是多个脏腑共同参与的生理过程，但以肺、脾、肾尤为重要。若脏腑功能失调，津液的生成、输布、排泄障碍，出现伤津脱液，或水、湿、痰、饮的形成。

**（三）津液的功能**

**1. 滋润濡养** 津主滋润，液主濡养。如布散于体表则滋润皮毛肌肉；渗于体内则濡养脏腑；输注于孔窍则滋润官窍；渗注骨、脊、脑则充养骨髓、脊髓、脑髓；流入关节则滋润骨节以利于屈伸。

**2. 化生血液** 津液为血液的重要组成部分，渗注于脉中，化生为血液，以滋润濡养全身。

**3. 调节阴阳** 津液代谢可随机体内外环境的变化而变化，以此来调节机体阴阳之间的动态平衡。如天气炎热或体内发热时，津液可通过出汗来散热，当天气转冷或体温较低时，津液因腠理闭塞而不外泄，从而维持人体体温的相对恒定。

**4. 排泄代谢废物** 津液的代谢，诸如排汗、排尿等途径，可将机体产生的代谢废物排除，保证脏腑功能正常。

**5. 运载全身之气** 气无形，以津液为载体，依附于津液而存在。

考点提示：津液的生理功能有哪些。

# 四、气血津液之间的关系

**（一）气和血的关系**

**1. 气对血的作用** 气对血的作用体现在：气能生血，气能行血，气能摄血，亦称"气为血之帅"。

（1）**气能生血** 气能生血有两方面的含义：①气化是血液生成的动力，脾胃运化将饮食化为水谷精微，水谷精微又转化为营气和津液，然后二者再变化成赤色血液，均离不开气化作用。②气是化生血液的基本物质，这里的气主要指营气。气旺则血充，气虚则血少，故治疗血虚证时可适当配以补气药，以益气生血。

（2）**气能行血** 是指气具有推动血液运行的作用。血属阴而主静，不能自行，须依赖气的推动作用。如心气的推动，肺气宣散，肝气的疏泄，均可利于血行通畅。气行则血行，气滞则血瘀，故血行失常的治疗可适当配以补气、行气等药物。

（3）**气能摄血** 是指气具有统摄血液，使之正常循行于脉中而不外溢的作用。因脾为气血生化之源，主统血，气摄血实质是脾统血的作用，若气虚不能统摄血液，可出现各种出血病证，也称"脾不统血"。

**2. 血对气的作用** 气在生成和运行中始终离不开血。包括血能载气和血能养气，亦称"血为气之母"。

（1）血能载气  脉中之血是气的载体，气为无形，脉中之气必须依附于血而达全身，而不致散失。若大量失血，气亦随之外脱，形成"气随血脱"之候。

（2）血能生气  气存在于血中，血不断地为气的生成和功能活动提供必须的营养。故血盛则气旺，血虚则气少。

**（二）气和津液的关系**

气和津液都是构成和维持人体生命活动的基本物质，均来自于水谷精微。气属阳，无形而主动；津液属阴，有形而主静。故气和津液的关系，与气和血的关系相近。气和津液的关系，有以下四个方面：

**1. 气能生津**  气为津液生成的动力。气能通过其运动而激发、推动脾胃的运化功能，脾气健运则津液化生充足，故气盛津足，气虚津少。

**2. 气能行津**  气的运动是津液运行输布、排泄的动力。人体内津液的输布、排泄有赖于肺、脾、肾、三焦等脏气升降出入运动。故气行则水行，气不行则水液停聚，导致水湿痰饮的生成。

**3. 气能摄津**  气能固摄和控制津液的排泄。通过气的固摄作用，可使体内津液量维持相对恒定，若气不能固摄津液，体内津液就会无故丢失，如多汗、漏汗、多尿、遗尿等。

**4. 津能载气**  无形之气要以有形之津液为载体。若津液大量丢失，气亦随津液而外脱，出现"气随液脱"之危候。

**（三）津液和血的关系**

血和津，同属于液态物质，均属于阴。具有滋润和濡养作用。在生理上可相互为用和相互补充；病理上可相互影响。表现在以下两个方面：一是津液和血均由水谷精微化生的，作用也十分相似。体内津血盛则同盛，衰则同衰，称"津血同源"；二是津液与血之间可以相互转化和相互补充，津液渗入脉中，则成为血的一部分，血中水分渗于脉外，则成为津液。如津液大量丢失（大汗、吐泻、严重烧伤等）时，脉内的津液渗出于脉外，从而血脉空虚，津枯血燥，称"夺汗者无血"；反之，失血过多，脉外的津液渗入于脉内，以致脉外津液不足，出现口渴、尿少等症，称"夺血者无汗"。

**考点提示：** 气和血的关系。

# 任务五  体  质

任 务 导 入

康某，男性，51岁。患者1个月前因受凉而感冒，咳嗽，未予积极治疗，迁延至今。现咳嗽咯痰，痰多色白，舌苔白腻，脉弦滑带数，听诊两肺有散在干湿啰音。中医辨证系外感邪气未清，肺失清肃，用银翘散加减，虽连服4剂，未见好转。复诊参合患者形体肥胖、平日嗜酒，且苔腻脉滑。据此改用二陈汤加减，服3剂后痰少咳止。

请您完成以下任务：

1. 本例患者属何体质？

2. 为何服银翘散加减未效，而二陈汤加减有效？

# 一、体质的概述

## （一）体质的含义

体质是人类个体在生命过程中，受先天因素和后天因素影响，在生长发育和衰老过程中形成的，表现在形态结构、生理功能和心理活动等方面综合的相对稳定的特异性。这种特异性在生理上，表现为功能、代谢以及对外界刺激反应等方面的个体差异性；同时，在病理上往往决定其对某种致病因素的易感性及其所产生病变类型的倾向性。每个人都有自己的体质特点，或隐藏或显现的体现于健康或疾病过程中。

## （二）体质的构成要素

中医学整体观念认为，人的正常生命活动是形与神协调统一的结果，即"形神合一"，由此中医学的体质也包括形与神两方面内容。一定的形态结构必然产生相应的生理功能和心理特征，而良好的生理功能和心理特征又是正常形态结构的反映，二者相互依存，相互影响。可见，体质的构成要素有三个方面：形态结构的差异性、生理功能的差异性和心理状态的差异性。

**1. 形态结构的差异性**　人类虽然具有相同的脏腑组织结构，但人与人之间又存在着一定的差异，这种差异就是个体体质特征的重要组成部分。形态结构有内部结构和外部结构之分，而外部形态结构更为直观。在人的内部形态结构完好、协调的基础上，人的体质特征首先是通过个体的身体外形特征体现出来，而体型、体格的差异正是身体外形特征的体现。体型是身体外观形态的特征，是衡量体质的重要指标；包括形体之肥瘦长短，皮肉之厚薄坚松，肤色之黑白苍嫩的差异。体格是反映人体生长发育水平、营养状况和锻炼程度的状态；可通过观察和测量身体各部分的大小、形态、匀称程度以及体重、肩宽、胸围、骨盆宽度和皮肤、皮下组织情况来判断。

**2. 生理功能的差异性**　人体生理功能的产生以形态结构为基础，个体不同的形体结构，决定着机体生理功能及对刺激反应的差异。人体的生理功能是其内部形态结构完整性、协调性的反映，是脏腑经络及气血津液盛衰的表现。而人体生理功能的差异，主要涉及人体的生长发育、生殖、消化、吸收、血液循环、水液代谢、感觉运动、精神意识思维等各方面功能强弱的差异以及机体抗病能力、自我调节能力、新陈代谢等方面。表现在面色、唇色、心律、心率、舌象、脉象、语声高低、呼吸状况、食欲、口味、体温、对寒热的喜恶、性机能、生殖机能、二便情况、女子月经、形体的动态及活动能力、视听觉、触嗅觉、睡眠、耐痛的程度、皮肤肌肉的弹性、须发的光泽和多少等方面的不同。

**3. 心理特征的差异**　心理特征属"神"的范畴，是客观事物在大脑中的反映。形态结构、生理功能、心理特征之间具有内在的相关性。一定的形态结构与生理功能，是心理特征产生的基础。某种特定的形态结构，总会表现出某种特定的心理倾向，不同脏腑的功能活动，总是表现为某种特定的情感、情绪反应与认知活动。此外，不同个体的社会经历和所处的文化环境影响人的心理特征。心理特征的差异性表现为感觉、直觉、记忆、情感、思维、气质、性格等方面。

**（三）体质的基本特点**

**1. 体质具有普遍性、全面性和复杂性**　每个人作为一个形神统一体，都有其各自不同的身心特性，即不同的体质，故体质是普遍的存在于每一个个体中。这些特性全面的体现在人体形态、功能和心理等多方面的差异上，并表现出千变万化，复杂多样。

**2. 体质具有稳定性和可变性**　个体体质的相对稳定性和个体体质的特异性由先天禀赋决定，而后天各种环境因素、饮食习惯、营养状况、年龄变化、精神因素、疾病损害、针药治疗等，又可使机体体质具有可变性。体质是一个随个体发育的不同阶段而演变的生命过程，因此在生命过程中的某个阶段，体质状态具有相对稳定性。

**3. 体质具有连续性和可预测性**　不同个体体质的存在和个体体质随时间变化的不间断性体现了体质的连续性。个体体质的特点伴随生命自始至终，或为生理状态下的生理反应性，或为病理状态下的发病的倾向性。偏于某种体质类型的个体，在初显端倪之后，多可循着这类体质固有的发展演变规律缓慢演化，体质的可预测性，为疾病的预防提供了可能。

**（四）体质的评价标志**

**1. 体质的评价指标**

（1）身体发育水平　包括体型和体格。

（2）身体功能水平　包括脏腑、组织、器官的功能状况。

（3）身体素质及运动水平　包括速度、力量、耐力、灵敏性、协调性，以及走、跳、跑、投等活动能力。

（4）心理发育水平　包括智力、情感、行为、个性、性格、意志等。

（5）适应能力　包括适应自然环境、社会环境和不同精神刺激的能力，以及对病因、疾病损害的抵抗力和自我修复能力等。

**2. 健康体质的标志**　形神统一的良好状态是健康体质的标志。具体有①身体发育良好，体型匀称，体格健壮，体重适当；②面色红润，双目有神，须发润泽，皮肤肌肉富有弹性；③声音洪亮，双耳聪敏，牙齿坚固，睡眠良好，二便正常，脉象和缓均匀；④动作灵活，运动、劳动能力较强；⑤精力充沛，情绪乐观，意志坚强，感觉灵敏；⑥处事态度积极、镇定，有主见，有理性和创造性；⑦应变适应能力强，抗干扰、抗刺激和抗病能力强。

## 二、体质的形成

**（一）先天因素**

先天，是指子代出生前在母体内所禀受的一切，是体质形成的基础，也是体质强弱的前提条件。父母的体质特征会遗传于后代，使其具有类似父母的个体特点。胎儿发育的营养状况对体质特点的形成也起着重要的作用。先天之精充盈，体质就会强壮；先天之精不足，小儿生长发育障碍，影响体质的健康发展。

**（二）后天因素**

后天，指人从出生到死亡之前的生命历程。促使人的体质类型发生改变的后天因素有机体本身的因素和外界环境因素两个方面。机体本身因素包括年龄、性别、饮食、劳逸、锻炼、婚育、情志变化、疾病等；而外界环境因素是人赖以生存的基本条件，如物质生活条件、卫生条件、劳动条件、气候条件、社会制度、生态环境以及教育水平等。

**1. 年龄因素**　人体的结构、功能与代谢的变化同年龄有关，因而形成体质的差异。如小儿体质特点为脏腑娇嫩，形气未充，易虚易实，易寒易热；青壮年体质特点为精气血津液充盛，脏腑功能强盛，体质相对较稳定；老年人体质特点为脏腑功能生理性衰退，以阴阳失调、代谢减缓、气血郁滞、脏腑功能减退，体质日渐虚弱。

**2. 性别因素**　男女具有不同的解剖结构和生理特性，故体质也有其各自的特点。男性多禀阳刚之气，脏腑功能较强，体魄健壮、性格较外向、粗犷、心胸开阔；女性多禀阴柔之气，脏腑功能较弱，体形小巧、性格较内向、细腻、多愁善感。男子以肾为先天，以精、气为本；女子则以肝为先天，以血为本。男子多用气，故气常不足，病则多伤精耗气；而女子多用血，故血常不足，病则多伤血。男性较女性而言，对病邪较为敏感，易患病，且病较重，死亡率较高。女性则在经、带、胎、产等生理期易感受病邪。

**3. 饮食因素**　人以水谷为本，是决定体质强弱的重要因素。合理、科学的膳食结构和饮食习惯，可维护和增强体质。反之，长期营养不当或不良，就会影响个体体质的变化。如饮食不足则体质虚弱；饮食无度易成形盛气弱体质；饮食偏嗜，体质易有偏倾；过食肥甘厚味易成痰湿体质；过食辛辣易成阴虚火旺体质；过食生冷寒凉易成脾气虚弱体质；过食醇酒佳酿易成湿热体质；过食咸味易成心气虚弱体质。

**4. 情志因素**　情志是人体对客观外界事物刺激所作出的不同反应，包括喜、怒、忧、思、悲、恐、惊等。情志的产生有赖于脏腑的功能活动，并以气血津液为物质基础。故情志的变化，可通过影响脏腑的功能活动和精气血津液的生成、输布、运行来影响人的体质。情志和调则体质强壮，反之，长期的、过度的情志刺激，超出机体的适应范围，就会导致脏腑功能和生命物质的不足或紊乱，从而影响体质，如气郁化火易成阳热体质或阴虚体质，气滞不畅还可形成血瘀体质。

**5. 劳逸因素**　劳，劳动，包括体力劳动和脑力劳动；逸，安逸，指休闲、无所事事的行为状态。若适度劳作和体育锻炼，可使筋骨强壮、气血调和、脏腑功能旺盛；反之，过度劳作，可损伤筋骨、消耗气血，易成虚性体质。适度休息可消除疲劳，恢复脏腑功能，保持良好体质；反之，过度安逸会使气血不畅，筋肉松弛，脾胃功能减退，易成痰瘀体质。

**6. 婚育因素**　房事是正常的生理活动之一，既是人类繁衍后代的需要，也是维持自身身心平衡的需要。若长期戒绝房事，身心欲望得不到满足，以致心情久郁，气血不畅，体质下降，甚则发生疾病。反之，过度的房事活动会耗伤精气，损伤肾精肾气，也可使体质下降而早衰。怀孕产子是妇女特有的生理活动，也是妇女体质特点形成的因素之一。妊娠、分娩、哺乳，均需消耗母体的气血阴阳，胎产次数越多，母体损耗越大，故多产之人，常气血衰少，体质不佳，年老后可见肾亏早衰。

**7. 疾病因素** 疾病发生后，由于正邪斗争，人体内的气血阴阳会消耗，一般情况下，机体将在病愈之后逐渐自我修复，不会影响体质。但是，某些重病、久病以及慢性消耗性疾病，对体质可产生重大影响，体质的这种改变多是向不利方面发展，如肺痨病人，多阴虚体质。另外，疾病的治疗也可使体质发生改变。如药物治疗，不同性味的药物特点可影响体质的改变；针灸通过补泻疗法可补偏救弊，可纠正病理体质，若针药用之不当，会加重体质损害。

**8. 环境因素** 地理环境的不同，其水土性质、气候特点以及人们的生活习惯也不同，这些因素常影响人的体质，使人的体质呈现地区性的差异。如北方人形体健壮，腠理致密；东南方体形瘦弱，腠理疏松；滨海临湖之人，多湿多痰；居处寒冷潮湿，易成阴盛或湿盛体质。

## 三、体质的分类

中医学体质的分类，是依据中医学的基本理论来确定的。《黄帝内经》提出阴阳五态分类法（太阴之人、少阴之人、太阳之人、少阳之人、阴阳平和之人）、五行分类法（木型人、火型人、土型人、金型人、水型人）、体型肥瘦分类法等。后世一些医家对体质分类方法虽有不同，但均以阴阳五行、脏腑、精气血津液为理论基础。目前的分类方法是将体质分为生理性体质和病理性体质两类。

### （一）生理性体质分类

生理性体质分类如表2-12。

**表 2-12 生理性体质分类表**

| | 偏阳质 | 偏阴质 | 阴阳平和质 |
|---|---|---|---|
| 体型与体态 | 形体适中或偏瘦，较结实 | 形体适中或偏胖，但较弱 | 身体强壮，胖瘦适度 |
| 面色与肤色 | 略偏红或微苍黑，或呈油性皮肤 | 偏白而欠华 | 明润含蓄 |
| 性格 | 外向，喜动好强，爱急躁，自制力较差 | 内向，喜静少动，或胆小易惊 | 开朗、随和 |
| 精力与体力 | 精力旺盛，动作敏捷，反应灵敏，性欲较强 | 易疲劳，精力偏弱，动作迟缓，反应较慢，性欲较弱 | 精力充沛，反应灵活，思维敏捷，工作潜力大 |
| 寒热适应 | 畏热喜冷，或体温略偏高，动则易出汗，喜饮水 | 量畏寒喜热，或体温偏低 | 耐寒耐热，自身调节和对外适应力强 |
| 饮食 | 较大，消化吸收功能较强 | 较小，消化吸收功能一般或较弱 | 适中 |
| 易感疾病倾向 | 易感风、暑、热邪，发病多表现为热证、实证，易化燥伤阴。内伤病多阴虚、阳亢、火旺之证 | 易感寒、湿之邪，受邪后多从寒化。冬天易生冻疮，内伤病多阴盛、阳虚之证 | 不易感受外邪，少生病，患病往往自愈或易于治愈 |
| 体质变化趋势 | 多演化为阳亢、阴虚、痰火等病理性体质 | 多演化为阳虚、痰湿、痰饮等病理性体质 | 体质不易改变，可或长寿 |

**考点提示：**偏阴质与偏阳质的比较。

## （二）病理性体质分类

病理性体质分类详见表2-13。

表2-13 病理性体质分类表

| | 阴虚质 | 阳虚质 | 痰湿质 | 湿热质 | 气虚质 | 瘀血质 |
|---|---|---|---|---|---|---|
| 体形 | 多见瘦长 | 多见肥胖 | 多肥胖丰满 | 肥瘦均见，似无特异 | 胖瘦均有，瘦人为多 | 多瘦人 |
| 肤色 | 苍赤 | 柔白 | 白滑 | 偏黄 | 黄 | 偏暗滞，或见红点、瘀痕，或肌肤甲错 |
| 头面部 | 面色多偏红或有颧红、面部烘热感 | 毛发易落，面色少华 | 面色淡黄而暗 | 面垢滞或油亮，或易生痤疮粉刺 | 毛发不华，面色偏黄或㿠白 | 发易脱落，面色黧黑或面颊部见红丝赤缕 |
| 目 | 巩膜红丝较多，或见暗浊，或眼有干涩感，视物花，目眵多 | 清澈，或目胞色晦暗 | 或见目胞下鲜明 | 眼筋红黄 | 目光少神 | 眼眶暗黑，或白珠见青紫，红筋浮起，在红筋末端有针尖大小的瘀点 |
| 鼻 | 微干，或常鼻出血 | 鼻头冷或色微清 | 色微黑 | 鼻有油泽，鼻孔微干 | 色淡黄 | 色暗滞 |
| 口咽 | 口燥咽干，多喜冷饮，唇红微干 | 口淡，唇部淡红 | 口粘腻或甜 | 口干微苦 | 口淡，唇色少华 | 口干，但欲漱口不欲咽，口唇淡暗或紫 |
| 饮食 | 多喜偏凉食物 | 多喜偏热食物 | 嗜茶酒，恣食肥甘 | 多喜食肥甘厚味炙煿 | 食减不化，或喜食甜 | 无特殊 |
| 性情 | 急躁易怒 | 沉静内向 | 急躁或偏静，似无特异性 | 多急躁易怒 | 喜静，懒言 | 易急躁，或无特异性 |
| 肢体 | 多有怕热感，或手足心热 | 形寒，肢末欠温，倦怠，背部或脘腹怕冷 | 肢体不爽或身重 | 烦恼、懈怠或怕热 | 易疲乏无力，寒热耐受力差，尤不耐寒 | 伴有疼痛时，可见红斑结节 |
| 二便 | 大便偏干或秘结，小便短赤 | 大便多溏，小便清长 | 大便正常，或不实，小便不多或微混 | 大便燥结或黏滞，小便短赤 | 大便正常或有便秘，便不干结，或不成形，便后仍觉未尽，小便正常或偏多 | 无特殊 |
| 舌象 | 舌红少苔，或无苔，或裂纹舌 | 舌质淡，或浮胖娇嫩，边有齿印，苔白 | 苔多腻，或舌面罩一层黏液，或灰黑 | 舌质红，苔黄腻 | 舌质淡，边有齿印 | 舌质青紫或暗，或舌边青，有点状或片状瘀点，舌下静脉曲张 |
| 脉象 | 细弦或数 | 沉细无力 | 濡或滑 | 多见滑数 | 虚缓 | 弦或沉，细涩或结代 |

| | 阴虚质 | 阳虚质 | 痰湿质 | 湿热质 | 气虚质 | 瘀血质 |
|---|---|---|---|---|---|---|
| 成因 | 素禀赋薄弱，或久病失血，或纵欲伤精，或积劳，营阴暗耗 | 先天禀赋不足，或后天阳气亏损 | 阳气素虚，脾弱不运 | 七情抑郁，伤及肝胆；饮食劳倦，损及脾胃；嗜食酒肉，感受湿热 | 先天体弱，脾胃内伤，或久病暴病之后 | 外伤、出血，或受寒受热，长期精神抑郁，或久病入络 |
| 病理特点 | 易化热伤阴，动火生风 | 易从寒化，伤阳 | 易伤阳气，易病痰饮肿胀 | 易化热化火 | 易成虚损 | 易为癥瘕积聚，失血 |
| 用药宜忌 | 宜滋阴降火，忌辛香燥热 | 宜温补助阳，忌苦寒克伐 | 宜芳香化湿健脾，忌阴柔黏滞 | 宜清热利湿，忌滋补厚味 | 宜温补助阳，忌苦寒克伐 | 宜疏利气血，一般忌补涩 |

## 四、体质的应用

由于体质的特异性、多样性、可变性，导致个体对疾病的易感倾向、病变性质、及其对治疗的反应等方面有明显的差异。因此，中医学强调"因人制宜"，将体质与病因、病机、诊断、治疗和养生等密切结合，以指导临床医疗实践。

**（一）体质与病因**

不同体质类型对病邪的易感性及耐受性也是不同的，如偏阳质易感受风、暑、热而耐寒；偏阴质易感受寒、湿而耐热；小儿脏腑娇嫩，体质未壮，易患咳喘、腹泻、食积；老年人五脏虚弱，易患痰饮、咳喘、眩晕、心悸、消渴；肥胖人或痰湿内盛者，易患中风、眩晕；瘦人或阴虚之人易患肺痨、咳嗽；阳弱阴盛者易患肝郁气滞证等。

**（二）体质与发病**

"正气存内，邪不可干，邪之所凑，其气必虚"，强调正气不足是疾病发生的内在根据，而体质的强弱决定机体正气充足与否。体质强壮，正气旺盛，抵抗力强，不易患病；反之，体质虚弱，正气虚衰，抵抗力差，易发病。

**（三）体质与病机**

从化，即病情随体质而变化。人体感邪之后，由于体质的特殊性，病理性质往往发生不同的变化。如阴虚阳亢者，受邪后多从热化；阳虚阴盛者，受邪后多从寒化；津亏血耗者，受邪后多从燥化；气虚湿盛者，受邪后多从湿化。

**（四）体质与辨证**

体质是"证"的未病形式，是形成"证"的生理基础，因此体质常决定临床证候类型。感受相同的致病因素或患同一种疾病，因体质不同可表现出不同的证候类型，即同病异证，如外感风寒有表实证和表虚证之分；感受不同的致病因素或患不同的疾病，因体质相似而出现或相似的证候类型，即异病同证，如水肿和泄泻均可表现为脾肾阳虚证。可以说，同病异证和异病同证，主要是以体质差异为生理基础的，体质是证候形成的内在依据。

## （五）体质与治疗调摄

在疾病防治过程中，按体质论治是因人制宜的重要内容，也是中医治疗的特色。同一种疾病，采用同一处方治疗，有人有效，而有人无效，究其原因就在于病同而人异，体质不同而疗效不一。因此，必须结合体质来辨证论治，如阳虚体质者，易感寒湿阴邪，易从阴化寒化湿，须用辛热之品以温阳祛寒或通阳利湿；阴虚体质者，内火易生，易从阳化热伤阴，治以清润之品；偏阳质者，多发实热证，慎用温热伤阴药；偏阴质者，多发实寒证，慎用寒凉伤阳药。体质强壮，剂量宜大，用药可峻猛；体质瘦弱，剂量宜小，药性宜平和。偏阳质疾病初愈，慎食温热，辛辣之品；偏阴质疾病初愈，慎用滋腻，酸涩收敛之品。

## （六）体质与养生

善养生者，须兼顾个体体质特点。如饮食方面，偏阳质，宜凉忌热；偏阴质，宜温忌寒；形体肥胖者，宜清淡忌肥甘；胃酸偏多者，忌酸咸食物。情志调摄方面，气郁质宜疏导为主；阳虚质宜鼓励为主。

# 目标检测

## 一、单项选择题

1. "寒极生热，热极生寒"可以用阴阳学说的哪个观点来解释（　　）

　　A. 互根　　　　　　B. 对立　　　　　　C. 消长

　　D. 转化　　　　　　E. 交感

2. 下列哪项不是《尚书·洪范》表述五行特性的原文（　　）

　　A. 木曰曲直　　　　B. 火曰炎上　　　　C. 水曰走下

　　D. 土爱稼墙　　　　E. 金曰从革

3. 按照五行生克规律，肺之"所不胜"是哪一脏（　　）

　　A. 脾　　　　　　　B. 肝　　　　　　　C. 心

　　D. 肾　　　　　　　E. 以上都不是

4. 被称为五脏六腑之大主的是（　　）

　　A. 肝　　　　　　　B. 心　　　　　　　C. 脾

　　D. 肺　　　　　　　E. 肾

5. 成人牙齿松动，过早脱落的根本原因是（　　）

　　A. 肾阳虚衰　　　　B. 命门虚寒　　　　C. 肾阴亏乏

　　D. 肾精亏损　　　　E. 肾气不固

6. 气机升降之"枢"是指（　　）

　　A. 肺主呼气，肾主纳气　　　　　　B. 脾之主升，肺之主降

　　C. 脾主升，胃主降　　　　　　　　D. 肝主升，肺主降

　　E. 心火下降，肾水上承

7. 水火既济反映（　　）之间的关系

　　A. 心与肾　　　　　B. 心与肺　　　　　C. 肝与肾

D. 心与脾　　　　　E. 心与肝

8. 十二经脉的流注次序中，心经流注于（　　　）

　　A. 肝经　　　　　B. 胃经　　　　　C. 大肠经

　　D. 小肠经　　　　E. 膀胱经

9. 生命活动原动力是（　　　）

　　A. 元气　　　　　B. 宗气　　　　　C. 营气

　　D. 卫气　　　　　E. 经气

10. 体质是指人体的（　　　）

　　A. 身心特征　　　B. 心理素质　　　C. 身体素质

　　D. 遗传特性　　　E. 形态结构

## 二、简答题

1. 心主血脉与心主神志关系如何？

2. 何谓脾主运化？脾主运化包括哪几个方面？

3. 先天之精与后天之精之间有何关系？

4. 气的生理功能有哪些？

5. 体质有哪些主要特点？

（聂金娜　张　虹　田　丹　季有波）

# 模块二　发病与诊断 >>>

# 项目三　病因病机

### 学习目标

**知识要求**

1. 掌握常见的病因种类及致病特点；四诊、八纲辨证、脏腑辨证方法。
2. 熟悉基本病机。
3. 了解痰饮、瘀血、结石三种病因。

**技能要求**

1. 能够熟练运用六淫、七情、饮食及劳逸失度的致病特点诠释疾病病因。
2. 能够运用基本病机诠释疾病病机。
3. 能够学会痰饮、瘀血、结石三种病因。

## 任务一　病　因

### 任务导入

张某，女性，46岁。右侧胸胁部水疱，疼痛一天。患者一天前右侧胸部出现红斑，后出现水疱，并伴有局部灼热，剧烈疼痛，口苦，大便干燥。检查见右侧胸胁部簇集水疱，基底潮红，水疱呈带状分布，未超过身体正中线，舌红，苔黄，脉滑数。

请您完成以下任务：

1. 通过本案例分析，疾病发病机制是什么？
2. 这种病因的致病特点有哪些？

病因，即致病因素，是指导致人体发生疾病的原因。人是一个统一的有机整体，人体的各脏腑、经络以及气血津液精之间处于相对平衡，这种动态平衡维持着人体正常的生理活动。当各种病因作用于人体后，导致机体的平衡状态被破坏，从而引起疾病。病因主要包括六淫、疫疠虫毒、七情、饮食、劳倦外伤，以及痰饮、瘀血、结石、胎传等。

病因学说是一种针对病因的概念、形成、性质及致病特点的学说，中医病因学具有整体观念及辨证求因的特点。整体观念是将人体与自然环境，人体内部各脏腑组织的功能联系起来，用整体的、联系的、发展的观点，来探讨致病因素在疾病发生、发展、变化中的作用。辨证求因是根据疾病发生时的临床表现，通过综合分析临床表现的症状来推求病因，可以指导临床治疗，为治疗提供理论依据。

## 一、外感病因

外感病因，是指由外而入，或从皮毛，或从口鼻，侵入机体，引起外感疾病的致病因素。外感病是由外感病因而引起的一类疾病，一般发病较急，病初多见寒热、咽痛、骨节酸楚等。外感病因大致分为六淫和疫疠两类。

### （一）六淫

**1. 六淫的基本概念** 所谓六淫，是指风、寒、暑、湿、燥、火六种外感病邪的统称。风、寒、暑、湿、燥、火六种正常的自然界气候，统称六气。这六种正常气候的交替变化是人体赖以生存的外界环境。但六气变化具有一定的规律。若变化异常，发生太过或不及，或非其时而有其气，或气候变化过于急骤，机体不能与之相适应，就会导致疾病的发生。这时，能导致机体发生疾病的六气即称之为"六淫"。

**2. 六淫致病的特点**

（1）季节性 六淫致病与季节有密切关系：一般规律是春季多风病，夏季多暑病，长夏初秋多湿病，深秋多燥病，冬季多寒病等。但气候变化是复杂的，不同机体的感受性不同，所以同一季节可以有不同性质的外感病发生，如夏季可见寒病，冬季可见热病。

（2）地域性 六淫致病与居住地区和环境有密切关系。如东南沿海地处潮湿多有湿邪为病，高温环境作业常有火热燥病。

（3）外感性 六淫之邪多从肌表、口鼻而入，侵犯人体而发病。六淫致病的初起阶段，多以恶寒、发热、舌苔薄白、脉浮为主要临床特征，称为表证。即使直中入里，没有表证，也都称为"外感病"。所以，称六淫为外感病的病因。

（4）相兼性 六淫邪气既可单独致病又可两种以上相兼致病。单独使人致病者，如寒邪直中脏腑而致泄泻；两种以上同时侵犯人体而发病者，如风寒感冒由风邪与寒邪相兼致病。

**3. 六淫的性质及致病特点**

（1）风 风为春季的主气，风具有轻扬开泄，善动不居的特性，风虽为春季的主气，但终岁常在，四时皆有。故风邪引起的疾病虽以春季多，但不限于春季，其他季节均可发生。

风邪的性质和致病特征有四方面。

①风为阳邪 具有轻扬、升发、向上、向外的特性。风邪致病，易于伤人上部，易犯头部、肺脏、肌表等阳位。如风邪上扰头面，则可见头晕头痛、头项强痛、面肌麻痹、口眼歪斜等；风邪犯肺则可见鼻塞、咳嗽等症状；风邪客于肌表，可见发热、恶风等表证。

②风性善行数变 "善行"是指风邪具有善行而无定处的性质，故其致病有病位游移，行无定处的特性。"数变"，是指风邪致病具有发病急、变化无常和传变快的特性。如癫痫、中风之卒然昏倒，不省人事等。凡风邪为先导的疾病无论外感内伤，多具有发病急、变化多、传变快等特征。

③风性主动　是指风邪致病具有动摇不定的特征。如风中经络，常表现为肌肉颤动、口眼歪斜等症状，故称"风胜则动"。

④风为百病之长　风为百病之始，寒、湿、燥、热等邪，往往都依附于风邪而侵袭人体。如风寒之邪、风热之邪、风湿之邪、风燥之邪等。所以，临床上风邪为患较多，又易与六淫诸邪相合而为病。故称风为百病之长，六淫之首。

（2）寒　寒具有寒冷、凝结特性，为冬季的主气，从小雪、大雪、冬至，到小寒计四个节气，为冬令主气。寒为水气而通于肾，故称冬季为寒水当令的季节。因冬为寒气当令，故冬季多寒病，但也可见于其他季节。由于气温骤降，防寒保温不够，人体亦易感受寒邪而为病。

寒邪以寒冷、凝滞、收引为基本特征。寒邪的性质和致病特征有三方面。

①寒易伤阳　寒为阴邪，阴寒偏盛，则阳气不足以驱除寒邪，反为阴寒所侮，故"阴盛则阳病"。所以寒邪最易损伤人体阳气。阳气受损，失于温煦，则可出现寒象。如寒邪束表，则见恶寒、发热、无汗等；伤及脾胃，则见吐泻清稀，脘腹冷痛；寒伤脾肾，则见畏寒肢冷、腰脊冷痛、尿清便溏、水肿腹水等。

②寒性凝滞　凝滞即凝结阻滞之意。人身气血津液的运行，赖阳气的温煦推动。寒邪侵入人体，经脉气血失于温煦，则气血凝结阻滞不通，不通则痛，故疼痛是寒邪致病的重要特征，其痛得温则缓，逢寒增剧。

③寒性收引　收引即收缩牵引之意。寒邪侵袭人体，可使气机收敛，腠理闭塞，经络筋脉收缩挛急。如寒客经络关节，则见拘挛作痛、屈伸不利或冷厥不仁；寒邪侵袭肌表，则见发热恶寒而无汗。

（3）暑　暑为火热之邪，为夏季主气，主要在夏至以后，立秋以前。暑病有阴阳之分，炎夏之日，气温过高、暴晒过久、工作场所闷热而引起者，为中于热，属阳暑；而暑热时节，过食生冷、贪凉露宿、冷浴过久所引起者，为中于寒，属阴暑。

暑邪的性质和致病特征有三方面。

①暑性炎热　暑为阳邪，暑邪伤人多表现阳热症状，如高热、心烦、面赤、脉象洪大等，称为伤暑（或暑热）。

②暑性升散　升散即上升发散之意。暑邪侵犯人体，多直入气分，可致腠理开泄而大汗出。耗伤津气，则可见口渴喜饮，唇干舌燥，尿赤短少等。大量汗出时，气随津泄，可导致气虚，常可见气短乏力，甚则中暑，突然昏倒，不省人事。

③暑多挟湿　暑季多潮湿，暑令湿胜必多兼感。则暑病除发热、烦渴等暑热症状外，常兼见四肢困倦、胸闷呕恶、大便溏等湿阻症状。

（4）湿　湿为长夏主气，具有重浊、黏滞、趋下的特性。夏秋之交，湿热熏蒸，水气上腾，湿气最盛，故一年之中长夏多湿病。涉水淋雨、居处伤湿，或以水为事均可致湿邪为患，四季可发病，伤人缓慢。

湿邪的性质和致病特征有四方面。

①湿为阴邪，易伤阳气，阻气机　湿性类水，水属于阴，故湿为阴邪。湿邪侵及人体，留滞于脏腑经络，易阻滞气机，使气机升降失常。气机不畅则胸闷；湿困脾胃，使脾胃纳运失职，故见纳差、腹胀、便溏、小便短涩。湿邪为害，易伤阳气。湿邪侵袭人体，必困于脾，使脾阳运化无权，水湿停聚，发为泄泻、水肿等症。

②湿性重浊　所谓"重"，即沉重之意。故湿邪致病有沉重的特性，如头重身困、四肢沉重等。若湿邪外袭肌表，湿浊困遏，清阳不能伸展，则头昏沉重，状如裹束；如湿滞经络关节，阳气布达受阻，则可见肌肤不仁、关节疼痛重着等。所谓"浊"，即秽浊垢腻之意。故湿邪为患，易于出现排泄物和分泌物秽浊不清的现象。如湿浊在上则面垢、眵多；湿滞大肠，则大便溏泻、下痢脓血黏液；湿气下注，则小便浑浊、妇女黄白带下过多；湿邪浸淫肌肤，则疮疡、湿疹、脓水秽浊等。

③湿性黏滞　"黏"，即黏腻；"滞"，即停滞。这种特性主要表现有二：一是湿病症状多黏滞而不爽，如大便粘腻、小便涩滞、分泌物黏浊和舌苔粘腻等；二是病程反复缠绵，因湿性黏滞，蕴蒸不化，胶着难解，故起病缓慢，病程较长，多反复发作、缠绵难愈。如湿疮、湿痹（着痹）等病，因为湿邪致病而不易速愈。

④湿性趋下　湿邪有下趋之势，易于损伤人体下部。如带下、小便浑浊、足癣、泄泻、下痢等，多由湿邪所致。但湿邪非独侵袭人体下部浸淫，上下内外，无处不到。

**知识拓展**

　　湿疮是一种渗出明显的皮肤病，临床分为急性湿疮、亚急性湿疮、慢性湿疮以及婴儿湿疮（奶癣）。易反复发作，甚至顽固不愈，给患者带来很大的痛苦。

（5）燥　燥为秋季主气，属阴中之阳邪，具有干燥、收敛、清肃的特性。秋季天气收敛，其气清肃，气候干燥，故多燥病。燥邪有温燥、凉燥之分，燥与热相结合而侵犯人体，故病多温燥；燥与寒相结合而侵犯人体，则病多凉燥。

燥邪的性质和致病特征有两方面。

①干涩伤津　燥邪为害，最易耗伤人体的津液，表现出各种干涩的症状，如皮肤皲裂、鼻干、咽燥、口燥、毛发干枯、小便短少、大便干燥等。

②燥易伤肺　肺为娇脏，性喜清肃濡润而恶燥。燥邪多从口鼻而入。从而出现干咳少痰，或痰粘难咯，或痰中带血，以及喘息胸痛等。

（6）火（热）　火具有炎热特性，旺于夏季。因夏季主火，故火与心气相应。但火不具有明显的季节性，也不受季节气候的限制。

火邪的性质和致病特征有五个方面。

①火性燔灼　燔灼指火热邪气具有焚烧而熏灼的特性。火可直接耗伤津液。故火邪致病，其临床表现除热象外，往往伴口渴喜饮、咽干舌燥、小便短赤、便秘等津伤液耗之症。

②火为阳邪，火性炎上　其性升腾向上。故火邪致病具有明显的炎上特性，其病多表现于上部。如心火上炎，则见舌尖红赤、口舌糜烂、生疮；肝火上炎，则见头痛如裂、目赤肿痛；胃火炽盛，可见齿龈肿痛、齿衄等。

③生风动血　火邪易于引起肝风内动和血液妄行。火邪侵袭人体，燔灼肝经，劫耗津血，使筋脉失于濡养，而致肝风内动，可见高热、神昏谵语、四肢抽搐、颈项强直、角弓反张、目睛上视等。血得寒则凝，得温则行。火邪灼伤脉络，迫血妄行，易于引起各种出血，如吐血、衄血、便血、尿血，以及皮肤红斑，妇女月经过多、崩漏等。

④火毒结聚 "痈疽原是火毒生"，火入血分，聚于局部，腐肉败血，可发为痈肿疮疡。"火热毒"是引起疮疡的常见的原因，其临床可见疮疡局部红肿灼痛酿脓等症。

⑤易扰心神 火与心气相应，心主血脉，藏神，故火邪伤于人体，易扰乱神明，出现心烦失眠、狂躁妄动、神昏谵语等症。

**知识拓展**

疮疡是指生于体表的化脓性疾病，中医学认为常见症状是肿、痛、痒、脓，分阳证、阴证两大类，阳证疮疡中多具备红、热的特点，多由火毒结聚形成，与现代医学对于一般感染中红、肿、热、痛症状认识有所不同。

**（二）疠气**

**1. 疠气的基本概念** 疠气，是一类具有强烈传染性，人们的感官不能直接观察到的微小的物质（病原微生物）。中医文献中，又名戾气、疫疠之气等。疠气经过口鼻等途径入侵人体，或接触传染。所致疾病，称之为疫、疫疠、瘟疫等。

**2. 疠气的致病特点**

（1）发病急骤，病情危笃 疫疠之气，其性急速、燔灼，且热毒炽盛。故其致病具有发病急骤、来势凶猛、病情险恶、变化多端、传变快的特点，且易伤津、扰神、动血、生风。疠气为害颇似火热致病，具有一派热盛之象，但毒热较火热为甚，不仅热毒炽盛，而且常挟有湿毒、毒雾、瘴气等秽浊之气，故其致病作用更为剧烈险恶，死亡率也高。

（2）传染性强，易于流行 疠气具有强烈的传染性和流行性，可通过口鼻等多种途径在人群中传播。可散在地发生，也可以大面积流行。具有传染性强、广泛流行、死亡率高的特点。如大头瘟、疫痢、白喉、烂喉丹痧、天花、霍乱等。

**考点提示：** 风、寒、暑、湿、燥、火及疠气的性质及致病特点有哪些？

## 二、内伤病因

内伤病因指因人的情志或者行为不循常度，超过机体调节范围，直接伤及脏腑而致病的因素，如七情、饮食失宜、劳逸失当等。

**（一）七情**

**1. 七情的基本概念** 七情是指喜、怒、忧、思、悲、恐、惊七种情志活动。七情分属于五脏，以喜、怒、思、悲、恐为代表，称为五志。七情与人体各脏腑功能活动有密切的关系。七情在正常范围内，一般不会致病。只有突然的、强烈的或持久的不良情志刺激，超过人体本身的正常生理活动范围，使气机紊乱，脏腑阴阳气血失调，才会导致疾病的发生。

**2. 七情的致病特点**

（1）影响着疾病的发展变化 情绪影响可使病情发生明显的变化。一般来说，情志舒畅有利于疾病的恢复，异常情志波动，可使病情加重或迅速恶化，如眩晕患者，因肝阳偏亢，若遇恼怒，可使肝阳暴张，气血走于上，出现眩晕欲仆、半身不遂、口眼歪斜，发为中风。

（2）**直接伤及脏腑**　七情过激可影响脏腑之活动而产生病理变化。心主喜，过喜则伤心；肝主怒，过怒伤肝；脾主思，过思伤脾；肺主悲、忧，过悲过忧伤肺；肾主惊、恐，过惊过恐伤肾。这说明脏腑病变可出现相应的情绪反应。

（3）**影响脏腑气机**　喜则气缓，怒则气上，悲则气消，思则气结，恐则气下，惊则气乱。气运行不息，出入有序，升降有常，而无病。若七情变化，五志过极而发，则气机失调，使脏腑气机紊乱，血行失常，阴阳失调。

**（二）饮食失宜**

饮食是维持生命生存和健康的基本条件。正常饮食，是人体维持生命活动之气血阴阳的主要来源之一，但饮食失宜，常是导致许多疾病的原因。饮食失宜包括饥饱无度、饮食不洁、饮食偏嗜等。

**1. 饮食不节**　饮食贵在有节。饮食应以适量为宜，过饥过饱均可发生疾病。饮食应按时，有规律地进食，可以保证消化、吸收功能有节奏地进行活动，脾胃则可协调配合，有张有弛，水谷精微化生有序，并有条不紊地输布全身。饮食无时，亦可损伤脾胃，而变生他病。

**2. 饮食偏嗜**　饮食结构合理，五味调和，寒热适中，无所偏嗜，才能使人体获得各种需要的营养。若饮食偏嗜或膳食结构失宜，或饮食过寒过热，或饮食五味有所偏嗜，可导致阴阳失调，或某些营养缺乏而发生疾病。种类偏嗜、寒热偏嗜、五味偏嗜均可导致疾病的发生。

**3. 饮食不洁**　指食用不卫生、腐败或有毒的食物，会引起多种胃肠道疾病或引起寄生虫病，如蛔虫、蛲虫等。若进食腐败变质有毒食物，可致食物中毒。

**知识拓展**

《素问·生气通天》曰："是故谨和五味，骨正筋柔，气血以流，腠理以密，如是则骨气以精、谨道如法、长有天命。"五味，指食物的酸、苦、甘、辛、咸五种性味，五味调和，饮食合理搭配，便可"长有天命"。

**（三）劳逸失度**

劳逸失度包括过劳和过逸两个方面。

**1. 过劳**　过劳指过度劳累，包括劳力过度、劳神过度以及房劳过度三方面。

（1）**劳力过度**　指长期不适当的活动或超过体力负荷的过度劳力。所谓"劳则气耗"，劳力过度可损伤内脏，出现少气懒言、四肢困倦、神疲乏力、形体消瘦等。

（2）**劳神过度**　指思虑过度。可耗伤心血，损伤脾气，出现心悸、失眠、健忘、多梦、纳差、腹胀、便溏等。

（3）**房劳过度**　指性房事过度、早婚多育、流产过多。房劳过度会耗伤肾精，可致腰膝酸软、头晕耳鸣、精神不振，男子遗精、性功能减退或阳痿等。

**2. 过逸**　过逸是指过度安逸。不劳动，不运动，使人体气血运行不畅，神倦乏力，发胖臃肿，动则心悸、气喘、汗出等，还可继发其他疾病。

## 三、病理性因素

疾病发生和发展的过程中，原因和结果可以相互交替和转化。在疾病发生发展过程中形成的病理产物，称为病理性因素。这些病理因素可以成为新的致病因素。常见的如痰饮、瘀血、结石都是在疾病过程中所形成的病理产物。

（一）痰饮

**1. 痰饮的基本概念**　痰饮是机体内水液代谢障碍形成的病理产物。这种病理产物形成后，作为一种致病因素作用于机体，导致脏腑功能失调导致各种病理变化。一般说来，痰得阳气煎熬而成，浓度较大，质稠黏；饮得阴气凝聚而成，浓度较小，其质稀。

在传统上，痰饮有有形和无形、狭义和广义之分。有形之痰饮指见视、可触、可闻的实质性的痰浊和水饮；无形之痰饮指由痰饮引起的表现，只见其症，不见其形，因无形可征。狭义的痰饮是指肺部渗出物和呼吸道的分泌物，或咳吐而出，或呕恶而出，易于被人们察觉和理解，又称之为外痰。广义的痰饮泛指由水液代谢失常所形成的病理产物及其病理变化和临床症状，不易被人察觉和理解，又称之为内痰。

**2. 痰饮的形成**　痰饮多因外感六淫、饮食不节及七情所伤等，使脏腑气化功能失常，水液代谢障碍，致水液停滞而成。肺、脾、肾三脏及三焦与水液代谢关系最为密切，肺主宣降，通调水道；脾主运化水湿；肾阳主水液蒸化；三焦为水液运行之道路，故肺、脾、肾及三焦功能失常，均可聚湿而生痰饮。饮多留于肠胃、胸胁及肌肤；痰则随气升降流行，内外无处不到。

**3. 痰饮的致病特点**

（1）阻碍气血运行　痰饮在机体内外无所不至。若流注经络，可使经络阻滞，气血运行不畅，则见肢体麻木、屈伸不利、半身不遂等；若结聚于局部，则见瘰疬、痰核等。

（2）影响水液代谢　痰饮形成之后，作为一种致病因素可反过来作用于机体，进一步影响脏腑的水液代谢功能。如痰湿困脾，影响脾运化水湿功能。

（3）易于蒙蔽神明　痰浊上扰清窍，蒙蔽清阳，则见头昏、目眩、精神不振；痰火扰心，则可见胸闷心悸、神昏谵妄等症。

（二）瘀血

**1. 瘀血的基本概念**　所谓瘀血，是指因血行障碍，使血液凝聚而形成的一种病理产物，又称蓄血、恶血、败血。瘀血既是一种病理产物，又是一种继发性的致病因素。

**2. 瘀血的形成**

（1）外伤致瘀　因外伤，如跌打损伤等致离经之血，停留体内，不能及时消散而形成。

（2）气虚致瘀　气虚运血无力，血行迟滞致瘀；或气虚不能统摄血液，血溢脉外而成。

（3）气滞致瘀　气行则血行，气滞则血瘀。

（4）血寒致瘀　血得温则行，得寒则凝。感受外寒，或阴寒内盛，使血液凝涩，运行不畅，则成瘀血。

（5）血热致瘀　热入营血，血热互结，或热灼脉络，血溢于脉外，亦可导致瘀血。

**3. 瘀血的致病特点** 瘀血形成之后，可阻滞气机，阻碍血脉运行，还可影响新血的形成。

**（三）结石**

**1. 结石的基本概念** 结石是指停滞于脏腑管腔的坚硬如沙石的物质，其形态各异，大小不一，可成为继发的致病因素，引起一些疾病。常见的有胆结石、肾结石等。

**2. 结石的形成** 结石的成因较为复杂，机制尚不甚清楚。下列一些因素可能起着较重要的作用。

（1）饮食不当 过食肥甘，致脾胃运化失职，湿热蕴生，内结于胆，久则可形成胆结石；湿热蕴结于下焦，日久可成肾结石或膀胱结石。此外，某些地域的饮水中含有过量或异常的矿物及杂质等，也可能是促使结石形成的原因之一。

（2）情志内伤 情志抑郁，肝气失于疏泄，胆汁郁结，排泄受阻，日久可成结石。

（3）服药不当 长期服用某些药物，致使脏腑功能失调，或药物潴留残存体内，使结石形成。

（4）其他因素 外感六淫、过度安逸、体质差异、寄生虫等，也可导致气机不利，湿热内生，形成结石。

**3. 结石的致病特点** 结石停聚，阻滞气机，影响气血，损伤脏腑，使脏腑气机壅塞不通，而发生疼痛，为其基本特征，还具有病程较长，轻重不一的特点。

## 四、其他病因

**（一）外伤**

外伤指因受机械外力如扑击、跌仆、利器等击撞，还包括虫兽咬伤、烫伤、烧伤、冻伤等而致损伤的因素。

**（二）寄生虫**

寄生虫是动物性寄生物的统称。寄生虫寄居于人体内，可消耗人的气血津液等营养物质，还能损伤脏腑的生理功能，导致疾病的发生。常见的如蛔虫、蛲虫、绦虫、血吸虫等。

中医学早已认识到寄生虫能导致疾病的发生。由于感染的途径和寄生虫寄生的部位不同，临床表现也不一样。中医学虽然已经认识到寄生虫病与摄食不洁食物有关，但在中医文献中又有"湿热生虫"之说。

**（三）先天因素**

是指源于父母的遗传性疾病和胎儿孕育及分娩时形成的病因。有胎弱和胎毒两个方面。

**1. 胎弱** 又称胎怯、胎瘦。主要病机为五脏气血阴阳不足。胎儿在母体能否正常生长发育，与禀受于父母的精气有关，还与母体的状态密切相关。如母体之五脏气血阴阳不足，必然会导致胎儿气血阴阳的不足，而出现五脏系统的病变。

**2. 胎毒** 指婴儿在妊娠期间受自母体毒火，因而出生后发生疮疹和遗毒等病的病因。胎毒多由父母恣食肥甘、郁怒悲思、纵情淫欲、梅疮等毒火蕴藏于精血，传于胎儿而成。

胎传因素所导致的疾病，也是可以防治的。除早期诊治这类疾病外，早期预防显得更加重要，注意护胎与孕期卫生，对保证胎儿正常生长发育，避免发生胎传疾病，是十分重要的。

# 任务二 病 机

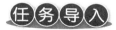

孙某，女性，25 岁。左侧乳房红肿胀痛伴有发热 3 天。患者产后十余天，前天起出现左侧乳房胀痛，并伴有发热，咽干口渴。查体：左侧乳房外上象限红肿、触痛，可扪及肿块，舌红苔少，脉弦滑数。

请您完成以下任务：

1. 通过本案例分析，引起疾病的病因有哪些？
2. 疾病发生的病机是什么？

病机，是指人体疾病发生、发展、变化及转归的机制和原理，也可称为"病变机理"。

## 一、发病机理

发病学的任务就是研究疾病发生发展和结局的一般规律。中医发病学认为疾病的过程就是邪正斗争的过程。在人体的生命活动中，一方面正气发挥着它的维持人体正常生理机能的作用，另一方面，人体也无时无刻不在受着邪气的侵袭，二者不断地发生斗争，也不断地取得平衡和统一，保证了人体的健康。因此，疾病的发生，决定于正气和邪气双方斗争的结果。疾病的发生主要关系到邪气和正气两个方面。

**（一）邪正斗争与发病**

**1. 正气与邪气的概念** 正气，简称正，即人体正常机能及所产生的各种维护健康的能力，正气有自我调节、抗邪防病、自我康复三方面作用。

邪气，简称邪，与正气相对，泛指各种致病因素。包括存在于外界环境之中和人体内部产生的各种具有致病或损伤正气作用的因素。

**2. 邪正斗争与发病** 邪气与正气的斗争贯穿于疾病过程的始终，两者互相联系又相互斗争，是推动疾病发展的动力。邪气与正气的斗争常影响着疾病的发展方向和转归。中医学既重视邪气对疾病发生的重要作用，也重视正气的作用。既强调了人体正气在发病上的决定作用，又不排除邪气的致病条件，这是中医发病学的基本特点。

中医学坚持"邪正相搏"的观点。认为人体受邪之后，邪留体内，当时可不出现任何症状。但由于某种因素，如饮食起居失调，或情志损伤等，造成人体气血运行失常，抗病机能衰退，病邪乘机而起与正气相搏而发病。

**（二）影响发病的因素**

正气和邪气是决定疾病能否发生的基本因素，正气和邪气以及邪正斗争是受机体内外各种因素影响的。机体的外环境包括自然环境和社会环境，主要与邪气的性质和量有关；机体的内环境包括体质因素、精神状态和遗传因素等。

## 二、发病类型

邪气的种类、性质和致病途径及其作用不同，个体的体质和正气强弱不一，所以其发病类型也有区别。发病类型大致有卒发、伏发、徐发、间发、继发、合病与并病、复发等。

### （一）卒发

卒发，又称顿发，即感而即发，急暴突然之意。一般多见感邪较甚、情志不遂、疫气致病、毒物所伤、急性外伤等。

### （二）伏发

伏发，即伏而后发，指某些病邪传入人体后，不即时发病而潜伏于内，经一段时间后，或在一定诱因作用下才发病。如破伤风、狂犬病等，均经一段潜伏期后才发病。

### （三）徐发

徐缓发病谓之徐发，又称缓发，系与卒发相对而言。徐发亦与致病因素的种类、性质及其致病作用，以及体质因素等密切相关。如风寒湿痹阻滞肌肉筋脉关节而疼痛、重着、麻木等；某些高年患者，正气已虚，虽感外邪，常可徐缓起病，即与机体反应性低下有关。

### （四）继发

继发，系指在原发疾病的基础上继续发生新的病证。如小儿久泻或虫积，营养不良，则致生"疳积"。

### （五）合病与并病

凡两经或三经的病证同时出现者，称之为合病；如伤寒之太阳与少阳合病、太阳与阳明合病等，甚则有太阳、阳明与少阳之三阳合病者。如胃脘痛可并发大量出血、腹痛、厥脱、反胃等。凡一经病证未罢，又见他经证候者，称之为并病；如太阳病发汗不彻，转属阳明，为太阳阳明并病。

### （六）复发

所谓复发，是重新发作的疾病，又称为"复病"。疾病复发的基本条件有三：一是邪未尽除；二是正虚未复；三是诱因。复发大体上可以分为疾病少愈即复发、休止与复发交替和急性发作与慢性缓解期交替等三种类型。此外，气候因素、精神因素、地域因素等也可成为复发的因素。例如，某些哮病，或久病咳喘引起的"肺胀"。

总之，中医学关于发病的理论，主要是研究与阐述病邪作用于人体，正邪相搏的发病原理，影响发病的因素，发病的途径与类型等，从而构成了中医学发病理论的主要框架。

## 三、基本病机

基本病机，是指在疾病过程中病理变化的一般规律及其基本原理。主要包括邪正盛衰、阴阳失调、气血失常、气机紊乱等。

### （一）邪正盛衰

邪正盛衰，是指疾病过程中，机体的抵抗能力与致病邪气之间相互斗争所发生的盛衰变化。邪正斗争关系着疾病的发生、发展和转归，也影响着病证的虚实变化。

虚与实，体现了人体正气与病邪相互对抗消长运动形式的变化，"邪气盛则实，精气夺则虚"。致病因素作用于人体之后，在疾病的发展过程中，邪正是互为消长的，正盛则邪退，邪盛则正衰。随着邪正的消长，疾病就反映出两种不同的本质，即虚与实的变化。

**1. 虚实病机** 虚与实是相对的。

（1）实 所谓实，是指邪气盛而正气尚未虚衰，以邪气盛为主要矛盾的一种病理变化。实所表现的证候称为实证。邪气亢盛，正气不太虚，尚足以同邪气相抗衡，临床表现为亢盛有余的实证。一般多见于疾病的初期或中期，病程较短，常见精神兴奋、腹痛拒按、大便秘结等症。

（2）虚 所谓虚，是指正气不足，抵抗能力减弱，以正气不足为主要矛盾的一种病理变化。虚所表现的证候称为虚证。临床上出现虚损不足的证候。如崩漏，除了出血之外，同时伴有面色苍白、乏力、心悸、气短、舌淡、脉细等。

**2. 虚实错杂** 虚实错杂包括虚中夹实和实中夹虚两种病理变化。虚中夹实是指以虚为主，兼夹实候的病理变化；实中夹虚是指以实为主，兼见虚候的一种病理变化。

**3. 虚实转化** 疾病发生后，邪正双方力量的对比经常发生变化，既可发生实证转虚，也可见因虚致实的病理变化。疾病在发展过程中，邪气盛，正气不衰，由于误治、失治，病情迁延，虽然邪气渐去，但是人体的正气、脏腑的生理功能已受到损伤，此是由实转虚。由于正气本虚，脏腑生理功能低下，导致气、血、水等不能正常运行，产生了气滞、瘀血、痰饮、水湿等实邪停留体内之害，此时，邪实但正气不足，脏腑亦衰，故谓之因虚致实。

**4. 虚实真假** 临床上的征象，仅仅是疾病的现象，若现象与本质相一致，则可反映病机的虚或实。但有时现象与本质不完全一致，往往出现与疾病本质不符的许多假象，我们要详细地搜集临床资料，全面地分析疾病的现象，从而揭示病机的真正本质。

**（二）阴阳失调**

阴阳失调，是机体阴阳双方失去平衡的统称，是指机体在疾病过程中，由于致病因素的作用，导致机体的阴阳消长失去相对的平衡，所出现的阴不制阳、阳不制阴的病理变化。其主要表现，不外阴阳盛衰、阴阳互损、阴阳格拒、阴阳转化及阴阳亡失等几个方面。

**1. 阴阳盛衰** 阴阳盛衰，是阴和阳的偏盛或偏衰，而表现为或寒或热、或实或虚的病理变化，其表现形式有阳盛、阴盛、阳虚、阴虚四种。

（1）阴阳偏盛 阴或阳的偏盛，主要是指"邪气盛则实"的病理变化。"阳盛则热，阴盛则寒"是阳偏盛和阴偏盛病机的特点。前者其病属热属实，后者其病属寒属实。

阳长则阴消，阴长则阳消，所以"阳盛则阴病，阴盛则阳病"（《素问·阴阳应象大论》）是阳偏盛或阴偏盛等病理变化的必然发展趋势。

（2）阳盛则热 是指阳气偏亢，脏腑经络机能亢进，邪热过盛的病理变化。其病机特点，多为阳盛而阴未虚的实热证。出现发热、烦躁、舌红苔黄、脉数等，还会出现口渴、小便短少、大便干燥等阳盛伤阴，阴液不足的症状，故称"阳盛则阴病"，但矛盾的主要方面在于阳盛。

（3）阴盛则寒　是指阴气偏盛，阴寒过盛及病理性代谢产物积聚的病理变化。其病机特点，多表现为阴盛而阳未虚的实寒证。表现为形寒、肢冷、喜暖、口淡不渴、苔白、脉迟等。还可出现恶寒、腹痛、溲清便溏等。这种阳气偏衰的表现是由于阴盛所引起的，所以又称"阴盛则阳病"。

（4）阴阳偏衰　是人体阴精或阳气亏虚所引起的病理变化。阳气亏虚，阳不制阴，使阴相对偏亢，形成"阳虚则寒"的虚寒证。反之，阴精亏损，阴不制阳，使阳相对偏亢，从而形成"阴虚则热"的虚热证。

①阳虚则寒　阳虚是指机体阳气虚损，失于温煦的病理变化。其病机特点多表现为机体阳气不足，阴相对亢盛的虚寒证，一般以脾肾之阳虚为主。阳虚则寒，虽也可见到面色㿠白、畏寒肢冷、舌淡、脉迟等寒象，但还有喜静蜷卧、小便清长、下利清谷等虚象。

②阴虚则热　阴虚是指机体精、血、津液等物质亏耗，阴不制阳，阳相对亢盛，机能虚性亢奋的病理变化。其病机特点多表现为阴液不足及滋养、宁静功能减退，以及阳气相对偏盛的虚热证。可见五心烦热、骨蒸潮热、面红、消瘦、盗汗、咽干、舌红少苔、脉细数无力等。阴虚则热与阳盛则热的病机不同，前者是虚而有热，后者是以热为主，虚象不明显。

**2. 阴阳互损**　阴阳互损，是指在阴或阳任何一方虚损时，影响到相对的另一方，形成阴阳两虚的病理变化。

（1）阴损及阳　是指由于阴液亏损，累及阳气，使阳气生化不足或无所依附而耗散，从而出现阴阳两虚的病理变化。例如，临床常见的遗精、盗汗、失血等慢性消耗性病证，发展到一定阶段就会出现自汗、畏冷、下利清谷等阳虚之候。

（2）阳损及阴　是指由于阳气虚损，累及阴液生化匮乏，从而形成阴阳两虚的病理变化。如水肿的病机主要为阳气不足，气化失司，水湿内生，溢于肌肤，发展日久，可见形体消瘦、烦躁等阴虚症状。

**3. 阴阳格拒**　阴阳格拒，是阴盛至极或阳盛至极而壅滞于内，使阴与阳或阳与阴相互阻隔不通的病理变化。包括阴盛格阳和阳盛格阴两个方面。

（1）阴盛格阳　是指阴寒过盛，阳气被格拒于外，而出现内真寒外假热的病理变化。其病机的本质属寒，而临床症状有某些假热之象，故又称真寒假热。

（2）阳盛格阴　是指阳盛已极，阻拒阴气于外，而出现内真热外假寒的病理变化。其病机的本质属热，而临床症状有某些假寒之象，故又称真热假寒。

**4. 阴阳转化**　阴阳失调还可表现为阴阳相互转化。包括由阳转阴和由阴转阳两个方面。

（1）由阳转阴　阳气亢盛到一定程度时，会向阴的方向转化。如某些外感疾病初期可以见到高热、口渴、咳嗽、舌红、苔黄等阳证表现，由于某些原因，可突然出现体温骤降、四肢厥冷、脉微欲绝等阴寒危象。此时，疾病的本质由阳化为阴，称为"重阳必阴"。

（2）由阴转阳　阴气亢盛到一定程度，会向阳的方向转化。如感冒初期，可见恶寒重、发热轻、无汗、身痛、鼻塞流涕、苔薄白、脉浮紧等阴证表现，如治疗失误，可以发展为高热、汗出、心烦、口渴、舌红、苔黄、脉数等阳热之候。此时，疾病的本质即由阴化为阳，称为"重阴必阳"。

**5. 阴阳亡失** 机体的阴液或阳气突然大量的亡失，导致生命垂危，称为阴阳亡失。包括亡阴和亡阳。

（1）亡阳 是指机体的阳气突然脱失，全身机能严重衰竭的一种病理变化。多由于邪气亢盛，正气不敌，阳气突然脱失所致。阳气和阴精具有依存互根的关系，亡阳之后往往出现阴竭，阴阳两竭，生命垂危。

（2）亡阴 是指由于机体阴液大量消耗或丢失，全身机能严重衰竭的一种病理变化。多由于热邪炽盛，严重煎灼阴液所致。阴液亡失，阳气涣散，阴竭则阳脱，生命垂危。

**考点提示：**阴阳盛衰、阴阳互损、阴阳格拒、阴阳亡失的表现特点有哪些。

**（三）气血失调**

气血的生成与运行有赖于脏腑功能正常，脏腑会影响到气血，而气血的病变也必然影响到脏腑。气与血之间关系密切，所以气病必及血，血病亦及气，其中尤以气病及血为多见。

**1. 气的失调** 包括气虚、气陷、气滞、气逆、气闭、气脱等几个方面。

（1）气虚 气虚是指元气不足，全身或某些脏腑机能衰退的病理变化。主要表现为元气不足，脏腑功能减退，以及机体抗病力减弱。临床表现为少气懒言、乏力、脉细软无力等症。具体又有肺气虚、心气虚、脾胃气虚、肾气虚之不同。气虚会影响血和津液，引起血虚、血瘀、出血及津液代谢障碍，如脾气虚不能运化水湿而形成痰饮、水肿等。

（2）升降失常 升降失常包括气陷、气脱、气滞、气逆和气闭等。

①气陷 主要特征是气的升举无力，反下降。脾气虚，易导致气陷，常称"中气下陷"。在气虚而升举无力时，会引起内脏下垂，如胃下垂、脱肛等。

> **知识拓展**
>
> 脱肛是指直肠部分或全层以及部分乙状结肠的脱出，常见于老人、小儿、产后及久病体虚者，主要病因病机为中气虚陷，失于固摄引起。

②气脱 主要特征是气虚之极而有脱失消亡之危症。由于体内气血津液严重损耗，以致脏腑生理功能极度衰退，真气外泄而陷于脱绝危亡之境。有虚脱、暴脱之分。

③气滞 主要特征是脏腑经络或局部气机郁滞。多由于情志内伤，或痰湿、食积、瘀血等，以及外伤、跌仆闪挫等因素，使气机阻滞而不畅，以闷胀、疼痛为其临床特点。气滞多与肝主疏泄、肺主宣降、脾主升清、胃主降浊，以及肠主泌别传导功能有关。气滞可以引起血瘀、痰饮、水肿等病理变化。

④气逆 是指气机上逆。多由情志、饮食或因痰浊壅阻等所致。气逆多见于肺、胃和肝等。气逆于上，以实为主，但也有因虚者。

⑤气闭 是指脏腑经络气机闭塞不通。多是风寒湿热痰浊等邪毒深陷，阻滞经络，以致其失于通顺所致。如经络气闭则关节疼痛；大肠气闭则大便秘结等。由于心闭神昏最严重，一般所说闭证，主要指心气内闭而言。

**2. 血的失调**　血的失调包括血虚、血瘀、血热和出血等。

（1）血虚　血虚是指血液不足，濡养功能减退的一种病理变化。其原因有三：一是失血过多；二是血液生化不足；三是久病不愈。

（2）血瘀　血瘀是指瘀血阻滞，血液运行不畅的一种病理变化。气滞、气虚、痰浊、寒邪阻滞或邪热入血，均可形成血瘀。

（3）出血　出血是指血液溢于脉外的一种病理变化。其原因多由火气上逆、热迫血行、气虚、瘀血停滞或外伤等。出血过多，可导致气血两虚；若突然大量失血，还可致气随血脱而死亡。

**3. 气血关系失调**　气和血的关系非常密切，两者相互依存，故病理上也相互影响而致气血同病。气血关系失调，主要有气滞血瘀、气不摄血、气随血脱、气血两虚和气血不荣经脉等几方面。

**（四）津液失常**

津液失常，是津液的生成与排泄之间失去平衡，而出现津液不足、输布失常、排泄障碍，形成水液潴留、停阻、泛滥等病理变化。津液的正常代谢与肺脾肾的关系尤其密切。

**1. 津液不足**　津液不足，是指津液的亏少，导致脏腑、孔窍、皮毛等，失于濡养，产生一系列干燥失润的病理变化。津液不足多由燥热或火毒，或高热、多汗、吐泻、多尿、失血，或过用辛燥之剂等引起津液耗伤所致。

津和液，在性状、分布部位、生理功能等方面均有所不同。津较清稀，流动性较大，内则充盈血脉，润泽脏腑，外则达于皮毛和孔窍，易于耗散，也易于补充。如炎夏而多汗，或因高热而口渴引饮；常见的口、鼻、皮肤干燥等，均属于以伤津为主。液较稠厚，流动性较小，以濡养脏腑，充养骨脑脊三髓，滑利关节为主，一般不易损耗，如舌光红无苔或少苔，形瘦肉脱，皮肤毛发枯槁等，均属于阴液枯涸以及动风的临床表现。津液本为一体，二者相互为用，病理上互相影响。

此外，津血同源，故津液亏乏，必导致阴血亏乏。气与津液相互依附。津液的代谢，依赖气的运动；气的固摄和气化作用，可以调节津液的代谢。气也要依附于津液而存在。

**2. 水湿停聚**　津液的代谢功能障碍，都能导致津液在体内停滞，产生内生水湿、痰饮等病理产物。

津液的代谢有输布和排泄两方面。输布障碍指津液得不到正常输布，导致津液在体内发生潴留，原因主要由肺失宣发、脾失健运、肝失疏泄和三焦水道不通利等，其中最主要的是脾失健运。排泄障碍是指津液通过汗液和尿液排出的功能减退，导致水液潴留，溢于肌肤而成水肿。汗液的排出主要是肺的宣发功能；尿液的排出，主要是肾的气化功能。输布障碍和排泄障碍二者有别，但可相互影响。总之，水湿停聚，主要形成湿浊困阻、痰饮凝聚和水液潴留等病理变化。

## 四、内生"五邪"病机

内生"五邪"，是指在疾病的发展过程中，由于气血津液代谢障碍，脏腑功能失调而产生的类似风、寒、湿、燥、火五种外邪致病特点的病理变化。因其为内生，故分别称为"内风"、"内寒"、"内湿"、"内燥"和"内火"，统称为内生"五邪"。

**（一）风气内动**

风气内动，即"内风"，是体内阳气亢逆变动而生风的一种病理变化。因其病变似外感六淫中风邪的急骤、动摇和多变之性，故名。由于"内风"与肝的关系较为密切，故又称肝风内动或肝风。

在疾病发展过程中，或阳热亢盛，或阴虚不能制阳，阳升无制，均可导致风气内动。故内风乃身中阳气之变动，肝风内动以眩晕、肢麻、震颤、抽搐等病理反映为基本特征。风胜则动，因其具有"动摇不定"的特点，故临床上称之为动风。

风气内动有虚实之分，主要有热极生风、肝阳化风、阴虚风动和血虚生风等。

**（二）寒从中生**

寒从中生，即"内寒"，是机体阳气虚衰，温煦功能减退，虚寒内生，或阴邪弥漫的病理变化。内寒多因阳气亏虚，阴寒内盛，机体失于温煦而成。多与脾肾关系密切。脾阳温煦肌肉四肢；肾阳为阳气之根，能温煦各脏腑组织。故脾肾阳虚，易表现虚寒之象，尤以肾阳虚为关键。临床特点是以冷、白、稀、润、静，其中"冷"为最基本的特征。

**（三）湿浊内生**

湿浊内生，又称"内湿"，是指体内水湿停滞。原因多为脾虚，脾的运化失职是湿浊内生的关键。此外，还与肾有密切关系，肾主水液，肾阳为诸阳之本，故在肾阳虚衰时，亦必然影响及脾，使脾失运化而导致湿浊内生。反之，由于湿为阴邪，湿盛则可损伤阳气，因之湿浊内困，久之亦必损及脾阳肾阳，而致阳虚湿盛之证。

**（四）津伤化燥**

津伤化燥，又称"内燥"，是指机体津液不足，各组织器官和孔窍失其濡润，而出现以干燥失润为特征的病理变化。内燥多因大汗、大吐、大下、亡血、热邪伤阴或久病伤阴所致。内燥与肺、胃，肾，胃关系密切，尤肾为重。

**（五）火热内生**

火热内生，又称"内火"，是由于阳盛、阴虚、气血郁滞或病邪郁结而产生，火热内扰导致机能亢奋的病理变化。"火为热之极，热为火之渐"，因此，火与热在病机与表现上基本一致，只是在程度上有所差别。内火的病理变化有阳气过盛化火、邪郁化火、五志过极化火、阴虚火旺。火热病变的共同特点是：热、赤、稠、燥、动。

总之，在疾病的发展过程中，因脏腑功能失调可以产生风、寒、湿、燥、火的病理变化。由于这五种病理变化的部分症状亦与六淫中相应邪气的致病特点类似，所以将其区别，称为内风、内寒、内湿、内燥、内火，统称内生"五邪"。

# 目标检测

**一、单项选择题**

1. 其性开泄，容易袭人体上部的邪气是（　　　）

A. 寒邪    B. 风邪    C. 火邪

D. 燥邪    E. 湿邪

2. 六淫致病，具有发病急骤，传变迅速特点的邪气是（  ）

A. 寒邪    B. 风邪    C. 燥邪

D. 火邪    E. 暑邪

3. 湿邪致病最容易困阻的是（  ）

A. 脾阳    B. 肺气    C. 肝阳

D. 肾气    E. 心阳

4. 过度愤怒对气机的影响是（  ）

A. 气消    B. 气上    C. 气结

D. 气下    E. 气乱

5. 关于火邪说法正确的是（  ）

A. 为阳邪，性升发      B. 为阳邪，性轻扬

C. 为阳邪，性燔灼趋上    D. 为阳邪，多夹湿

E. 为阳邪，性干涩

6. 易发生风温的季节是（  ）

A. 春    B. 夏    C. 长夏

D. 秋    E. 冬

## 二、简答题

1. 常见的致病因素有哪些？

2. 风的性质与致病特点有哪些？

3. 气的失调包括哪些方面？

4. 血得失调包括哪些方面？

5. 寒的性质与致病特点有哪些？

（姜　蕾）

# 项目四　诊断方法

学 习 目 标

**知识要求**

1. 掌握四诊的主要内容、八纲辨证、脏腑辨证方法。
2. 熟悉诊断的原理；熟悉八纲辨证、气血津液辨证及脏腑辨证主要内容。
3. 了解脉诊内容。

**技能要求**

1. 能够熟练运用望闻问切四诊搜集临床资料。
2. 能够运用八纲辨证、脏腑辨证及气血津液辨证诠释疾病临床表现。
3. 能够说出脉诊的临床意义。

## 任务一　诊断原理

### 任务导入

孙某，男，46岁，工人。目黄、身黄、尿黄3天。患者平素偏嗜饮酒，3天前无明显原因出目黄，身黄，尿黄。但未引起重视，今见尿黄、身黄加深，随来就诊。现见身目俱黄，色泽鲜明，发热口渴，腹胀，便秘，恶心呕吐，纳呆，口苦，胁部胀痛拒按，小便短少而黄，舌苔黄腻，脉弦数。

请您完成以下任务：

1. 通过本案例分析，舌诊能反映哪些脏腑情况？
2. 以上资料的获得运用了哪些手段？

中医学在其形成和发展过程中，受到中国古代哲学思想的影响，具有唯物辩证法的思想，形成了中医诊断疾病独特的原理。它以整体观念为指导，认为人体是一个有机的整体，局部的病变可以产生全身性的病理反应，全身的病理变化又可反映于局部。以直观的方法从总体方面看待自然界与人体生理病理的其关系，搜集临床资料，形成司外揣内、见微知著、以常达变三大基本原理。

## 一、司外揣内

外是指疾病表现在外的症状体征，内是指疾病发生时脏腑气血内在的病理本质。是透过现象看本质，也可称为"以表知里"。

"视其外应，测知其内"，"有诸内者，必形诸外"，这是前人认识客观事物的重要方法。许多事物的表里之间都存在着相应的联系，通过体外的表征，可以把握人体内部的变化规律。疾病的发生和发展，是一定的、相应的外在病形，即表现于外的症状、体征、舌象和脉象。因此，中医的诊断方法是运用望、闻、问、切等手段，把表现于外的症状、体征、舌象、脉象等资料收集起来，通过这些资料综合分析其脏腑气血病机，判断病邪的性质，以判定疾病的本质，从而做出诊断。

## 二、见微知著

微是微小的意思，是指局部变化；著是指整体的情况。《素问·阴阳应象大论》曰："以我知彼，以表知里，以观过与不及之理，见微得过，用之不殆。"见微知著即是指通过观察微小的变化可以推知整体的变化。这是因为人体是一个统一的有机整体，任何一小部分都与整体密切关联。如舌为五官之一，是人体中一个很小的器官。然舌为心之苗，与其他脏腑以及经络都有密切的联系。舌的局部变化可以反映脏腑气血功能情况，因此，中医诊断中的舌诊是很重要的诊断方法。

## 三、以常达变

常是指正常的、健康的状态；变是指异常的病理的状态。以常达变就是通过对正常状态的衡量比较，就可以发现异常的变化。这一原理普遍用于中医诊断中，诊断疾病时，注意在正常中发现异常状态，对比寻找差异，从而认识疾病的本质。

# 任务二　望　诊

秦某，女，40岁。颈后部生疮、疼痛2天。患者2天前颈后部起一肿块，随后肿块增大，上有粟粒状脓头，疼痛明显，自觉轻度发热，纳可，眠可。检查见颈后部正中一肿块，肿块上有多个脓头，肿块周围色红，质地硬，疼痛拒按。脉数，苔薄黄。

请您完成以下任务：

1. 通过本案例分析，案例中通过望诊获得了哪些临床资料？

2. 望诊还能搜集哪些方面的临床资料？

所谓望诊，是医生运用视觉，对患者全身和局部进行有目的地观察，以收集临床资料的诊察方法。

望诊在四诊中占用重要的地位。望诊分为全身望诊、局部望诊、舌诊、望排出物、望小儿指纹等五项。实施时应注意光线充足，避免干扰；充分暴露受检部位。

## 一、全身望诊

全身望诊是对全身的神、色、形、态等方面进行整体观察，以初步了解疾病情况。

### （一）望神

望神就是观察人体生命活动的外在表现，即观察人的精神状态和机能状态。神有广义和狭义之分：广义的神，是指整个人体生命活动，可以说就是生命；狭义的神，指人的精神活动，可以说就是精神。望神应包括这两方面的内容。望神可以了解脏腑功能和病情轻重与预后。望神的主要内容有得神、失神、假神等。

**1. 得神**　得神又称有神，是人体精充气足神旺的表现。主要表现是：神志清楚，语言清亮，面色荣润，表情自然；双目灵活有神，反应灵敏，动作灵活，体态自如；呼吸平稳，肌肉壮实。

**2. 失神**　失神又称无神，是人体精损气亏神衰的表现。病至此，已属重笃，预后不良。主要表现是：精神萎靡不振，言语不清，或神昏谵语，循衣摸床，撮空理线，或卒倒；面色晦暗，表情淡漠；目暗睛迷，神情呆滞；反应迟钝，动作失灵，强迫体位；呼吸微弱，喘促无力；肌肉瘦削。

**3. 假神**　假神是垂危患者出现的精神暂时"好转"的假象，是阴阳即将离绝的危候，古人称为"回光返照"，并非佳兆。主要表现是：重病之人，本已失神，但突然精神转佳，想见亲人，目光转亮，言语不休；或病至语声低微断续，忽而响亮来；或原来面色晦暗，突然颧泛红如妆；或本来毫无食欲，忽然索食。假神只是暂时的。

**考点提示**：得神、失神、假神的表现与临床意义有哪些？

**4. 少神**　少神即神气不足，是精气不足的表现，介于有神和无神之间。主要表现是：精神不振，思维迟钝，声低懒言，怠惰乏力，动作迟缓等。多属心脾两亏，或肾阳不足。

**5. 神乱**　神乱即神志错乱、失常。多见于癫、狂、痫、脏躁等患者。主要表现为烦躁不安，失眠惊悸，情绪低落，哭笑无常，或疯狂怒骂，打人毁物，妄行不休，甚则登高而歌，弃衣而走。

### （二）望色

望色即色诊，就是通过观察患者面部色泽变化来诊察疾病的方法。古人把颜色分为五种，即青、赤、黄、白、黑，称为五色诊。由于五色变化，在面部表现最明显，因此，多以望面色来阐述五色诊的内容。望面色要注意识别常色与病色。

**1. 常色**　常色是健康人的面部色泽，是精神充沛、气血充足、脏腑功能正常的表现。常色又有主色、客色之分。

（1）**主色**　所谓主色，是指人终生不改变的基本色泽。种族、禀赋不同，每个人的肤色不完全一致。中国人属于黄种人，正常面色是红黄隐隐、明润、含蓄。

（2）**客色**　人与外界环境相应，面色、肤色也相应变化叫做客色。如由于年龄、饮食、寒暖、情绪等变化，可引起面色变化，属于客色。

**2. 病色**　病色是指人体在疾病状态时的面部色泽，可以认为一切反常的颜色都属病色。病色的特点是晦暗、暴露。常见病色有青、赤、黄、白、黑五种。

（1）**青色**　青色主寒证、痛证、瘀血、惊风、肝病。青色为经脉阻滞，气血不通之象。

面色青黑或苍白淡青，多属阴寒内盛；面色青灰，口唇青紫，多属心血瘀阻，血行不畅；小儿高热，面色青紫，以鼻柱，两眉间及口唇四周明显，是惊风先兆。

（2）赤色　赤色主热证，也可见于戴阳证。

气血得热则行，热盛而血脉充盈，血色上荣，故面色赤红。热证有虚实之别。满面通红为实热证；仅两颧嫩红为虚热证。若在病情危重之时，面红如妆者，多为戴阳证，是精气衰竭，阴不敛阳，虚阳上浮所致。

（3）黄色　主湿证、虚证。是脾虚湿蕴表现。

如面色淡黄憔悴不泽为萎黄，多属脾胃气虚，营血不能上荣于面部所致；面色发黄而虚浮为黄胖，多属脾虚失运，湿邪内停所致；黄而鲜明如橘皮者为阳黄，为湿热熏蒸所致；黄而晦暗如烟熏者为阴黄，为寒湿郁阻所致。

（4）白色　主虚寒证，血虚证。为气血虚弱不能荣养机体的表现。

阳气不足者多见面色白而虚浮；营血亏损者多见面色淡白而消瘦；失血过多者多见面色苍白。

（5）黑色　主肾虚、水饮、寒证、疼痛及瘀血。为阴寒水盛之色。

面黑而焦干，多因肾精久耗，虚火灼阴，目眶周围色黑，多见于肾虚水泛的水饮证；面色青黑，且剧痛者，多因寒凝瘀阻。

考点提示：青、赤、黄、白、黑五种病色的临床意义。

**（三）望形体**

望形体是通过观察患者身体的强弱胖瘦，体型特征等来诊察疾病的方法。

形体有强弱，形体强壮者，多表现为骨骼粗大，胸廓宽厚、肌肉强健、皮肤润泽，精力旺盛，食欲佳，反映内脏坚实，抗病力强，不易患病，即使有病，但正气尚充，预后多佳；形体衰弱者，多表现为骨骼细小，胸廓狭窄、肌肉消瘦，皮肤干涩，精力差，食欲差，反映脏腑虚弱，抗病力弱，易患疾病，若病则预后较差。

正常人胖瘦适中，判断人体胖瘦常用的指标是体重指数。肥而食少为形盛气虚，多肤白无华，少气乏力，精神不振；瘦而食少为脾胃虚弱，形体消瘦，皮肤干燥，常伴两颧发红，潮热、盗汗、五心烦热等症。

**知识拓展**

2000年国际上提出亚洲的成年人体重指数（BMI）正常范围为18.5~22.9；<18.5属体重过轻；≥23属超重；23~24.9属肥胖前期；25~29属Ⅰ度肥胖；≥30属Ⅱ度肥胖。

**（四）望姿态**

望姿态是通过观察病人的动静姿态、异常动作及与疾病有关的体位变化来诊察疾病的方法。正常的姿态是舒适自然，运动自如，反应灵敏，行立坐卧各随所愿，疾病时，姿态会出现异常变化。

**1. 姿态异常**

（1）坐姿异常　坐而喜伏，多为肺虚少气；坐而喜仰，多属肺实气逆；但坐不得卧，卧则气逆，多为咳喘肺胀，或为水饮停于胸腹。但卧不耐坐，坐则神疲或眩晕，多为气血双亏或脱血夺气。坐而不欲起者，多为阳气虚。坐卧不安是烦躁之征，或腹满胀痛之故。

（2）卧姿异常　卧时常向外，身轻能自转侧，为阳证、热证、实证；反之，卧时喜向里，身重不能转侧，多为阴证、寒证，虚证；若病重至不能自己翻身转侧时，多是气血衰败已极，预后不良。蜷卧成团者，多为阳虚畏寒，或有剧痛；反之，仰面伸足而卧，则为阳证热盛而恶热。

（3）立姿异常　站立不稳，伴眩晕者，常见于肝风内动；不耐久立，需靠他物支撑者，多见气血虚弱。

行态异常：行走时以手护腰，弯腰曲背，多见腰腿病；以手护心，多见脘腹疼痛；蹙额捧头，多为头痛。此外，伤科疾病中，运动系统的创伤或疾病，也会出现不同的行走姿态异常。

**2. 动态异常**　睑、唇、指、趾颤动者，属动风先兆，或气血不足，筋脉失养；恶寒战栗者，属伤寒欲作战汗，或为疟疾；肢体软弱，运动不灵者，多属痿病；关节拘挛，屈伸不利者，多属痹病。

## 二、局部望诊

局部望诊，是在全身望诊的基础上，根据患者病情或诊断需要，对患者身体局部进行重点、细致地观察。有助于了解整体的病变情况。

**（一）望头面部**

**1. 望头部**　主要观察头外形、动态及头发的色质变化及脱落情况。以了解脑、肾的病变及脏腑气血的盛衰。

（1）望头形　头形过大，可因先天不足，水液停聚引起；头形过小，多因肾精不足，颅骨发育不良所致。方颅多为肾精不足或脾胃虚弱所致，常见于佝偻病。望小儿头部，尤须诊察颅囟。若小儿囟门凹陷，称为囟陷，多属虚证；囟门高突，称囟填，多为热邪亢盛，见于脑髓有病；若小儿囟门迟迟不能闭合，称为解颅，是为肾气不足，发育不良的表现，多见于佝偻病。

（2）头动异常　无论大人或小儿，头摇不能自主者，皆为肝风内动之兆。

（3）望发　肾其华在发，正常人肾气充盛，发多浓密色黑而润泽。发稀疏不长，是肾气亏虚。精血不足则发黄干枯，久病落发；青年白发，伴有健忘，腰膝酸软者，属肾虚；血虚受风或精神紧张，头发失养，则见斑秃；若无其他病象者，不属病态。小儿发结如穗，常见于疳积病。

**知识拓展**

佝偻病俗称缺钙，是由于维生素 D 缺乏引起体内钙、磷代谢紊乱，而使骨骼钙化不良的一种疾病，在婴儿期较为常见，表现为多汗、夜惊、枕秃、方颅、囟门闭合迟缓、鸡胸等症状。

**2. 望面部**　除了前述面部的神色望诊，其他主要是望面部外形变化。

面肿，多见于水肿病；腮肿，腮部一侧或两侧肿胀，皮色不变，疼痛拒按，多兼咽喉肿痛或伴耳聋，多属温毒，见于痄腮；口眼歪斜，多属中风证；惊怖貌，多见于小儿惊风，或狂犬病患者；苦笑貌，见于破伤风。

## （二）望五官

**1. 望目** 古人将目的不同部位分属五脏，提出"五轮学说"，两眦血络属心，为血轮；黑睛属肝，为风轮；瞳仁属肾，为水轮；白睛属肺，为气轮；眼睑属脾，为肉轮。观察五轮的变化，可以诊断相应脏腑的病变（图4-1）。

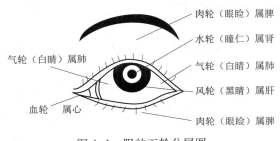

肉轮（眼睑）属脾
水轮（瞳仁）属肾
气轮（白睛）属肺
气轮（白睛）属肺
风轮（黑睛）属肝
血轮 属心
肉轮（眼睑）属脾

图4-1 眼的五轮分属图

望目主要望目的神、色、形、态。

（1）**目神** 凡视物清楚，精彩内含，神光充沛者，是眼有神；若白睛混浊，黑睛晦滞，失却精彩，浮光暴露，是眼无神。

（2）**目色** 如目眦发红，为心火；白睛发红为肺火；白睛现红络，为阴虚火旺；眼胞皮红肿湿烂为脾火；全目赤肿，迎风流泪，为肝经风热；如目眦淡白是血亏；白睛变黄，为黄疸。目眶周围泛黑，为肾虚水泛或寒湿下注。

（3）**目形** 目胞微肿，是水肿初起，老年人下睑浮肿，多为肾气虚衰。

（4）**目态** 目睛上视，不能转动，称戴眼反折，多见于惊风、痉厥等之重证；横目斜视是因肝风内动；双睑下垂，多为先天，属先天不足；单睑下垂或双睑下垂不一，多为后天性睑废，因脾气虚弱或外伤后气血不和；瞳仁扩大多见危急症患者，为濒死危象。

**2. 望鼻、耳、口唇、齿龈、咽喉** 望鼻，主要是审察鼻之颜色、外形及其分泌物等变化；望耳，应注意耳的色泽、形态及耳内的情况；望口与唇，要注意观察唇口的色泽和动态变化；望齿与龈，应注意其色泽、形态和润燥的变化；望咽喉，注意咽喉的色泽与形态。

## （三）望躯体

望躯体包括颈项、胸、腹、腰、背及前后二阴的诊察。

**1. 望颈项部** 正常人颈项直立，两侧对称，气管居中。异常表现有瘿瘤、瘰疬、颈痈等。

> **知识拓展**
>
> 瘿瘤是颈部甲状腺肿大的一类疾病，常见的有气瘿、肉瘿、石瘿、瘿痈；瘰疬是颈部淋巴结结核；颈痈是颈部化脓性淋巴结炎。

**2. 望胸部** 望胸部要注意外形变化。正常人胸部外形两侧对称，呈扁圆柱形，呼吸时活动自如。常见的胸廓变形有扁平胸、鸡胸、桶状胸、胸廓两侧不对称。

**3. 望腹部** 腹部望诊主要诊察腹部形态变化。正常人腹部平坦、对称，直立时可稍微隆起，仰卧时稍微凹陷。常见的腹部外形异常有腹部膨隆、腹部凹陷、腹壁青筋暴露。

**4. 望腰背部**　望腰背部主要观察其形态变化。正常腰背部两侧对称，直立时脊柱居中，颈腰段稍向前弯曲，胸骶段稍向后弯曲，无左右侧弯。异常改变主要有如脊骨后突、脊柱侧弯等。

**5. 望前阴**　前阴有生殖和排尿的作用。

（1）阴囊　阴囊内有肿物，卧则入腹，起则下坠，名为狐疝；阴囊肿大不痒不痛，皮泽透明的，是水疝。

（2）阴茎　阴茎萎软，缩入小腹者为阴缩，因阳气亏虚，寒凝经脉而成；如阴茎硬结，破溃流脓者，多为梅毒所致。

（3）女阴　妇女阴中突物如梨状，称阴挺。因中气不足，产后劳累，升提乏力，致胞宫下坠阴户之外。

**6. 望后阴**　后阴即肛门，又称"魄门"，有排大便的作用。后阴望诊要注意脱肛、痔瘘和肛裂。

**（四）望四肢**

四肢，是两下肢和两上肢的总称。望四肢主要是诊察手足、掌腕、指趾等部位的形态色泽变化。常见的有肌肉萎缩、四肢肿胀、膝部肿大、下肢畸形、青筋暴露、手指变形。

**（五）望皮肤**

望皮肤要注意皮肤的色泽、形态的改变。

**1. 色泽**　皮肤发赤，皮肤忽然变红，色如涂丹，名曰"丹毒"；皮肤发黄，皮肤、面目、爪甲皆黄，是黄疸病。

**2. 形态**　皮肤干燥干枯无华，脱屑、皲裂，多因营血亏虚，肌肤失养所致；肌肤甲错，如鱼鳞，多因瘀血阻滞，肌失所养而致。

此外，皮肤色泽与形态改变，是中医皮肤科辨证诊断中的重要内容。常见的皮损有：斑疹、水疱、糜烂、脓疱、鳞屑、风团、结节等。

# 三、望舌

望舌是通过观察患者舌质和舌苔改变以诊察疾病的方法。本属望五官的内容之一，但内容非常丰富，故列舌诊专门论述。舌象可客观反映脏腑虚实、气血盛衰、津液盈亏、病位深浅等。望舌主要是望舌质和望舌苔。

舌体的上面称为舌面，下面称为舌底，前端称为舌端，中部称为舌中，后部称为舌根，两边称为舌边，还有舌乳头；舌面上附着的苔状物为舌苔，正常舌苔为薄白苔。

**（一）舌与脏腑经络的关系**

舌与脏腑经络有着密切的联系。五脏六腑都直接或者间接地通过经络与舌相连。尤其是与心、脾胃关系密切。舌不仅是心之苗窍，脾之外候，而且是五脏六腑之外候。在生理上，脏腑的精气可通过经络上达于舌，营养舌体，维持舌的正常功能活动；在病理上，脏腑病变，也可影响精气而反映于舌。

前人有舌体应内脏部位之说，其分布规律是：舌尖主心肺；舌中部主脾胃；舌根部主肾；舌边主肝胆，左边属肝，右边属胆。

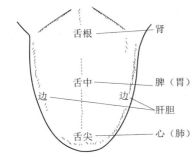

图 4-2 舌面脏腑部位分属图

## （二）望舌的内容

望舌内容主要是观察舌质和舌苔两个方面（图 4-2）。可诊察脏腑虚实、病邪性质、气血盛衰等，必须全面观察，综合分析。

正常舌象，简称"淡红舌、薄白苔"。其特征是舌体柔软灵活，颜色淡红鲜明；胖瘦大小适中；舌苔薄白均匀，揩之不去，干湿适中，不粘不腻等。

**1. 望舌质** 望舌质又分为望神、色、形、态四方面。

（1）望舌神 望舌神之法，是观察舌质的色泽荣润和灵动性两方面。关键在于辨荣枯。

荣舌表现为舌的舌色红润，运动灵活，鲜明光泽，谓之有神，虽病亦属善候。枯舌表现为舌的舌质干枯，运动不灵，晦暗无光，谓之无神，属凶险恶候。舌神荣枯反映了脏腑、气血、津液的盛衰，枯舌为心神衰败。

（2）望舌色 望舌色即观察舌质的颜色。一般可分为淡红、淡白、红、绛、青紫五种。除淡红色为正常舌色外，其余都是主病之色。

①淡红舌 舌色白里透红，不深不浅，淡红润泽，为正常舌色，多见于健康人。反映了心气旺盛，气血充沛。此外，病情轻浅或病情转愈也可见此舌色。

②淡白舌 舌色较淡红舌浅淡，白多红少，甚至全无血色，称为淡白舌。反映了阳气不足，运血无力，舌肌空虚。此舌主虚寒或气血双亏。

③红舌 颜色较淡红舌为深，甚至舌色鲜红，称为红舌。反映了邪热亢盛，气血沸涌、舌体脉络充盈。此舌主热证，有虚实之分。

④绛舌 较红舌颜色更深，为深红色，称为绛舌。多由红舌发展而来，因热入营血或阴虚火旺而致。故绛舌主热入营血、阴虚火旺。

⑤紫舌 全舌呈现紫色，为绛舌加深而成。反映了血液运行不畅，瘀滞不通。故紫舌主病，不外寒热之分。热盛伤津，气血壅滞，多表现为绛紫而干枯少津。寒凝血瘀或阳虚生寒，舌淡紫或青紫湿润。紫舌主血瘀、热极、寒极、酒毒。

（3）望舌形 是指舌体的形状，包括老嫩、胖瘦，点刺、裂纹、齿痕等异常变化。

①老、嫩舌 舌质纹理粗糙，形色坚敛，谓苍老舌，都属实证；其色娇嫩，其形多浮胖，称为娇嫩舌，多主虚证。

②胖、瘦舌 舌体较正常舌大，甚至伸舌满口，或有齿痕，称胖大舌，多因水饮痰湿阻滞所致。舌体肿大，胀塞满口，不能缩回闭口，称肿胀舌，多主热证或中毒病证。

舌体瘦小枯薄者，称为瘦薄舌。总由气血阴液不足，不能充盈舌体所致。主气血两虚或阴虚火旺。

③点、刺舌 舌面上有软刺（即舌乳头），是正常状态。若舌面红色或紫红色星点，大者为星，小者为点；若舌面软刺增大，高起如刺，摸之刺手，称为芒刺舌。由蕈状乳头肿胀或高突而成，多因邪热亢盛所致，芒刺越多，邪热愈甚。根据芒刺出现的部位，可辨脏腑部位，如舌尖有芒刺，为心火亢盛；舌边有芒刺，属肝胆火盛；舌

中有芒刺，主胃肠热盛。点刺多见于舌尖部。

④裂纹舌 舌面上有裂沟，而裂沟中无舌苔覆盖者，称裂纹舌。主热证。既可见于全舌，也可以见于局部。多因精血亏损，津液耗伤、舌体失养所致。故多主精血亏损。此外，健康人中大约有 0.5% 的人舌面上有纵横深沟，称先天性舌裂，其裂纹中多有舌苔覆盖，无其它不适，不属病态。

⑤齿痕舌 舌体边缘有牙齿压印的痕迹，故称齿痕舌。其成因多由脾虚不能运化水湿，以致湿阻于舌而舌体胖大，受齿列挤压而形成齿痕。所以齿痕常与胖嫩舌同见，主脾虚或湿盛。

（4）望舌态 指舌体运动时的状态。正常舌态是舌体活动灵敏，伸缩自如，异常舌态有萎软、强硬、歪斜、舌纵、短缩、颤动、吐弄等。

①萎软 表现为舌体软弱、无力屈伸，痿废不灵。多因阴液亏损或气血俱虚所致。兼舌淡白无华者，为气血俱虚；兼舌红而干者，为肝肾阴亏所致。

②强硬 表现为舌体板硬强直，运动不灵，以致语言艰涩不清。多因热入心包或高热伤阴、筋脉失养，或痰阻舌络所致。多见于邪热炽盛，热入心包，高热伤津，痰浊内阻、中风或中风先兆等证。

③舌纵 表现为舌伸出口外，内收困难，或不能回缩。多因舌之肌肉经筋舒纵所致。可见于实热内盛，痰火扰心及气虚证。

④短缩 表现为舌体紧缩而不能伸长。可因寒凝筋脉，或内阻痰湿，引动肝风，风邪挟痰，梗阻舌根，或热盛伤津，筋脉拘挛，或气血俱虚，舌体失于濡养温煦所致。皆属危重征候。

⑤颤动 表现为舌体振颤抖动，不能自主。多因气血两虚，筋脉失养；热极伤津而生风所致。可见于血虚生风及热极生风等证。

⑥歪斜 表现为伸舌偏向一侧，舌体不正。多因风邪中络，或风痰阻络，甚至风中脏腑所致。多见于中风证或中风先兆。

⑦吐弄 表现为舌常伸出口外，或舌不停舐上下左右口唇，或舌微伸出口外，立即收回。多因心、脾有热，灼伤津液所致。常见于小儿智能发育不全。

**2. 望舌苔** 舌苔是舌体上附着的一层苔状物，是由脾胃阳气蒸化胃中水谷之气而成。正常的舌苔是由胃气上蒸所生，故胃气的盛衰，可从舌苔的变化上反映出来。异常舌苔的成因，一由胃气夹饮食积滞之浊气上升而生；二由邪气上升而形成。望舌苔，应注意苔质和苔色两方面的变化。

（1）苔质 苔质指舌苔的形质。包括舌苔的厚薄、润燥、腐腻、剥落、真假等变化。

①厚薄 厚薄主邪正盛衰和邪气深浅，判定标准是"见底"和"不见底"。凡透过舌苔隐约可见舌质的即为见底，为薄苔，由胃气所生，属正常舌苔、表证或病轻之里证。凡不能透过舌苔见到舌质的即为不见底，为厚苔，多为病邪入里，或胃肠积滞，病情较重。舌苔由薄变厚，多为正不胜邪，病情由轻转重，病邪由表传里，为病进的表现；舌苔由厚变薄，多为正气来复，病情由重转轻，病退的表现。

②润燥 主津液盈亏和输布情况。舌面润泽，干湿适中，属润苔，表示津液未伤；若水液过多，扪之湿滑，属滑苔，是水湿内盛的反映，多见于阳虚而痰饮水湿内停之

证；若干枯，扪之无津，属燥苔，由津液不能上承所致，多见于热盛伤津、阴液不足或燥气伤肺等证；舌苔由润变燥，多为燥邪或热邪伤津，表示病进；舌苔由燥变润，多为燥热渐退，津液渐复，说明病退。

③腐腻　主痰浊、食积。苔厚而颗粒粗大，如豆腐渣堆积舌面，揩之可去，为"腐苔"，因体内阳热蒸腾，胃中腐浊之气上泛而成；苔质颗粒细腻致密，揩之不去，刮之不脱，上面一层腻状黏液，称为"腻苔"，多因脾失健运，湿邪内盛，多见于痰饮、湿浊内停等证。

④剥落　主胃气不足、胃阴枯燥或气血两虚。舌苔忽然全部或部分剥脱，剥处见底，称剥落苔。若全部剥脱，不生新苔，光洁如镜，称镜面舌、光滑舌，由于胃阴枯竭所致，皆属胃气将绝之危候；若舌苔剥脱不全，剥处光滑，余处斑斑驳驳地残存舌苔，称花剥苔，是胃气气阴两伤所致。舌苔由有变无，是正气渐衰的表现；但舌苔由无到有，乃邪去正胜，胃气渐复之佳兆。需要注意的是，无论舌苔增长或消退，都以逐渐转变为佳，若骤长骤退，多为病情暴变征象。

⑤有根苔与无根苔　无论苔之厚薄，若紧贴舌面，不易脱落，脱后渐生新苔者为有根苔，又叫真苔；若苔浮涂舌上，刮之即去者称为无根苔，又叫假苔。有根苔表示病邪虽盛，但胃气未衰；无根苔表示胃气已衰。

（2）苔色　苔色，即舌苔之颜色。一般分为白苔、黄苔和灰黑三类。苔色变化与病邪性质密切相关，所以观察苔色可以了解疾病的性质。

①白苔　主表证、寒证。由于外感邪气尚未传里，仍为薄白苔；若见舌淡苔白而湿润，多为里寒证或寒湿证。但白苔也可见主热证，如舌上白苔满布，如白粉堆积，扪之不燥，为"积粉苔"，是由外感秽浊之气，毒热内盛所致，常见于温疫或内痈；如苔白燥裂如砂石，扪之粗糙，称"糙裂苔"，因湿病迅速化热，里热炽盛，津液暴伤，多因温病或误服温补之药。

②黄苔　主里证、热证。淡黄热轻，深黄热重，焦黄热结。外感病见苔由白转黄，为表邪入里化热；若苔薄、淡黄，为外感风热表证或风寒化热；或舌淡胖嫩，苔黄滑润者，多因阳虚水湿不化。

③灰黑苔　主热极、寒极。灰苔即浅黑色，常由白苔转化而来。苔灰而干，多属热炽伤津，可见外感热病，或阴虚火旺；苔灰而润，见于痰饮内停，或寒湿内阻。黑苔多由焦黄苔或灰苔发展而来。无论寒热，多属危重。如苔黑而燥裂，甚生芒刺，为热极津枯；苔黑而燥，见于舌中，是肠燥屎结，或胃将败坏之兆；见于舌根，是下焦热甚；见于舌尖，是心火自焚。苔色越黑，病情越重。

**3. 舌质与舌苔的综合诊察**　一般认为舌质重在辨脏腑气血津液的盛衰，当然也包括邪气的性质；望舌苔重在辨邪气的浅深、性质与胃气之存亡。两者是相互关联的，从二者的联系而言，必须综合分析才能认识全面。一般情况下，舌质与舌苔的变化是一致的，如里实热证，见舌红苔黄而干；里虚寒证，见舌淡苔白而润。但也有二者变化不一的时候，如苔白虽主寒主湿，但若红绛舌兼白干苔，则属燥热伤津。故需四诊合参，综合评判。

总之，望舌具有判断邪正盛衰，区别病邪性质，辨别病位深浅，推断病势进展及估计病情预后的重要意义。

### （三）望舌方法与注意事项

**1. 方法**

（1）顺序　望舌一般按照舌尖–舌中–舌边–舌根的顺序进行，时间不可过长，先望舌质再望舌苔。

（2）方法　采用刮舌法和揩舌法。刮舌法是用适当的力量，采用压舌板的边缘，在舌面上由后向前刮拭 3~5 次。揩舌法是用消毒纱布裹附于手指上，蘸生理盐水在舌面上揩抹。

**2. 注意事项**

（1）伸舌姿势　望舌时要求患者把舌伸出口外，充分暴露舌体。口要尽量张开，伸舌要自然放松，毫不用力，舌面应平展舒张，舌尖自然垂向下唇。

（2）光线充足　望舌应以充足的自然光线为好，面向光亮处，使光线直射口内，要避开反光较强的有色物体。

（3）饮食和药物的影响　由于咀嚼食物反复摩擦或者某些药物，常使舌色改变或舌苔染色，出现假象。因此，临床遇到舌的苔质与病情不符，或是舌苔突然变化时，应注意询问患者就诊前的饮食、服药等情况。

## 四、望排出物

望排出物是观察患者的分泌物、排泄物以及某些病理产物，包括痰涎、呕吐物、二便、涕唾、汗、脓液、带下等，审察色、质、形、量等方面，以了解脏腑病变及邪气性质。一般来讲，排出物色白，质地稀，多为寒证、虚证；色黄赤，质黏稠，秽浊不洁，多为热证、实证。下面重点介绍望痰涎、望呕吐物和望二便。

### （一）望痰涎

痰是机体水液代谢障碍所形成的病理产物，其形成主要与脾肺肾三脏功能失常关系密切，故古人说："脾为生痰之源，肺为贮痰之器"。因此，观察痰涎对于诊察肺脾肾三脏的功能有着重要的意义。临床上把痰分为有形之痰与无形之痰两类，望诊所指的是有形之痰涎。痰黄黏稠者，属热痰，是因热邪煎熬津液所致；痰白清稀，或有灰黑点者，属寒痰，是因寒伤阳气，气不化津，湿聚而为痰；痰白滑而量多，易咯者，属湿痰，是因脾虚不运，水湿内生，聚而成痰；痰少而粘，难于咳出者，属燥痰，因燥邪伤肺；痰中带血，或咳吐鲜血者，为热伤肺络。

涎为脾之液，望涎可以诊察脾胃的病变。口常流稀涎量多者，多为脾胃阳虚证；口常流粘涎者，多属脾胃湿热。

### （二）望呕吐物

呕吐物自口而出的胃中之物。胃气以降为顺，胃气上逆，可使胃内容物随之反上出口，则成呕吐。若呕吐物清稀无臭，多是寒呕。多由脾胃虚寒或寒邪犯胃所致。呕吐物酸臭秽浊，为热呕，因邪热犯胃，胃有实热所致；呕吐痰涎清水，量多，多是痰饮内阻于胃；呕吐未消化的食物，腐酸味臭，属食积；若呕吐黄绿苦水，为肝胆郁热或肝胆湿热所致；若呕吐频发频止，呕吐不化食物，少有酸腐，为肝气犯胃；呕吐鲜血，紫暗有块，夹杂食物残渣，多因肝火犯胃、胃有积热，或素有瘀血所致。

### （三）望大便

望大便，主要是观察大便的颜色及便质、便量。

正常大便色黄，呈条状，干湿适中，便后舒适者。大便清稀水样，完谷不化者，多属寒泻；如大便色黄如糜兼有恶臭者，属热泻；大便色白，多属脾虚或黄疸。大便如黏冻而夹有脓血，里急后重者，为湿热蕴结，多见于痢疾。大便燥结者，多属实热证；大便干结如羊屎，排出困难，为阴血亏虚。便黑如柏油，是胃络出血。小儿便绿，多为消化不良的征象。大便下血，称为便血，有两种情况，若附在大便表面或排便前后滴血，血色鲜红的，是近血，多见于痔疮、肛裂出血；若先便后血，血色褐黯或柏油状的，是远血，多因胃肠热盛迫血妄行或脾不统血所致。

### （四）望小便

观察小便要注意颜色，尿质和尿量的变化。

正常小便颜色淡黄，清净不浊。如小便清长量多，多属寒证；小便短赤量少，伴有灼热疼痛，多属热证。尿浑如膏脂，多是膏淋；尿有砂石，小便困难而痛，为石淋。尿中带血，为尿血，多属下焦热盛，热伤血络；尿血，伴有排尿困难而灼热刺痛者，是血淋。

## 五、望小儿指纹

是通过观察浮露于三岁以内小儿两手食指掌侧前缘的脉络形色变化来诊察疾病的方法，称为"指纹诊法"。指纹是寸口脉的一个分支，与寸口脉同属手太阴肺经，故与诊寸口脉意义相似。

### （一）望指纹的方法

将患儿抱到向光处，医者用左手的食指和拇指握住患儿食指末端，以右手大拇指在其食指掌侧，从命关向气关、风关直推几次，用力要适当，使指纹更为明显，便于观察。

### （二）正常小儿指纹

正常指纹在食指掌侧前缘，隐隐于掌指横纹附近，络脉色泽浅红兼紫，不浮露，甚至不明显，粗细适中。小儿指纹受多种因素的影响。如肥胖儿，指纹较深不显；瘦弱小儿，指纹浅而易见。又如年幼儿脉络长而显露；年长小儿脉络短而不显。因此，望诊时需要考虑相关因素的影响，才能做出正确的诊断。

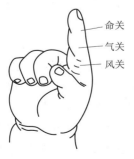

图4-3 小儿食指络脉
三关示意图

### （三）异常小儿指纹

观察小儿指纹，应注意纹位、纹色、纹态以及纹形的变化，其要点有三关测轻重，红紫辨寒热，浮沉分表里，淡滞定虚实。

**1. 三关测轻重** 把指纹分"风""气""命"三关，即食指近掌部的第一节为"风关"，第二节为"气关"，第三节为"命关"（图4-3）。

根据指纹在食指三关中出现的部位，测知邪气的浅深，病情的轻重。指纹显于风关附近者，是邪浅，病轻；指纹过风关至气关者，是邪已深入，病情较重；指纹过气关而达命关者，是邪陷病深之兆；若指纹透过风、气、命三关，直达指甲端者，是所谓"透关射甲"，揭示病情凶险。

**2. 红紫辨寒热**　纹色的变化，主要有红、紫、青、黑、白紫色的变化。纹色鲜红，属外感风寒。纹色紫红，主热证；纹色青，主惊风或痛证；纹色青紫或紫黑色，是血络闭郁，病情危重；纹色淡白，多属脾虚，疳积。

**3. 浮沉分表里**　指纹浮而显露，说明病邪在表，多见于外感表证；指纹沉稳不显露，说明病邪在里，多见于内伤里证。

**4. 淡滞定虚实**　指纹的浅、深、细、粗等变化称为纹形。纹细而色浅淡者，多属虚证，因气血不足，脉络不充所致；纹粗而色浓滞者，多属实证，因正邪相争，气血阻滞所致。

# 任务三　闻　诊

张某，女性，34岁。因咳嗽三天就诊。患者三天前开始咳嗽。现见咳嗽频繁，气粗，咳声嘶哑，痰黄黏稠，体温正常，伴有口渴，咽痛，舌苔薄黄，脉浮数。

请您完成以下任务：

1. 通过本案例分析，病例资料"咳嗽频繁，气粗，咳声嘶哑"的获得是通过什么手段？

2. 这种手段还能搜集哪些方面的临床资料？

闻诊，是医者通过听觉和嗅觉了解由病体发出的各种异常声音和气味，以诊察病情的一种诊法，内容包括听声音和嗅气味两个方面。闻诊是诊察脏腑病证和判断疾病病机的重要诊察方法，是医者获得客观体征的一个重要手段，具有重要的临床意义。

## 一、听声音

听声音，主要是通过听患者言语气息的高低、强弱、清浊、缓急等变化，以及咳嗽、呕吐、嗳气、呃逆、太息、呵欠等声响的异常，以诊察疾病的方法。声音的发出需要肺的动力，也是肺与喉部、会厌、舌、齿、鼻等协同作用的结果，因此，与心肝脾肾也有密切的关系。临床通过听声音的变化，可推断脏腑的病变。

**（一）正常声音**

正常声音是健康人在生理状态下发出的声音。健康的声音，具有发声自然、音调和畅，刚柔相济，言语清楚等特点。它代表着人体气血充沛，脏腑功能正常。由于人们性别、年龄、身体等形质禀赋之不同，正常人的声音亦各有差异，男性多声低而浊，女性多声高而清，儿童则声尖清脆，老人则声音浑厚低沉。

另外，声音与情志的变化也有关系，如喜时声音欢悦，怒时发声忿厉，悲哀则发声悲惨而断续等，这些因一时感情触动而发的声音，均属于正常范围。

**（二）异常声音**

异常声音，指疾病发生时反映于语声、语言及人体其他声响方面的表现。一般来说，在正常生理变化以及个体差异以外的声音，均属异常声音。

**1. 语声异常** 了解语声的有无、语调的高低、纤弱等。若语声高而宏亮，多言而躁动，多属实证、热证；若外感风、寒、湿诸邪，声音常重浊；若语声低微，少言而沉静，多属虚证、寒证或邪去正伤之证。

（1）音哑与失音 发声嘶哑称音哑，发音不出称失音。新病多属实证，多因外感风寒或风热，或痰浊壅肺，肺失清肃所致；久病多属虚证，多因精气内伤，肺肾阴虚，虚火灼肺所致。

（2）鼻鼾 气道不利时发出的异常呼吸声称为鼻鼾。正常人在熟睡时亦可见鼾声。若鼾声不绝，昏睡不醒，多见于高热神昏或中风入脏之危证。

（3）呻吟、惊呼 呻吟是因痛苦而发出的声音，多因身痛不适。惊呼是由于出乎意料的刺激，如骤发剧痛或惊恐常令人发出惊呼。小儿惊风证常见阵发惊呼，声尖惊恐，多因肝风内动，扰乱心神。

**2. 语言异常** 常人语言清晰，言意相符，所谓"言为心声"，故语言异常多属心病，反映了心神的病变。一般来说，沉默寡言者多属虚证、寒证；烦躁多言者，多属实证、热证。语声低微，时断时续者，多属虚证；语声高亢有力者多属实证。

（1）狂言癫语 患者神志错乱、意识障碍可出现狂言癫语。

狂言表现为精神错乱，胡言乱语，烦躁妄动，骂人不避亲疏等，主要见于狂证，俗称"武痴"。患者情绪处极度兴奋，属阳证、热证。多因痰火扰心、情志不遂，肝胆郁火所致。癫语表现为语无伦次，自言自语或默默不语，精神恍惚，哭笑无常，不欲见人。主要见于癫证，俗称"文痴"。患者精神抑郁不振，属阴证。多因心脾两虚或痰浊郁闭所致。

---

**知识拓展**

《医宗金鉴·四诊心法要诀》云"毕以目察，闻以耳占，问以言审，切以指参，明斯诊道，识病根源，能合色脉，可以万全。""闻以耳占"就是通过医生的耳辨别病人声音病变以了解病情的一种方法。古代闻诊，主要以五音辨别五脏的病变。所谓五音，就是宫、商、角、徵、羽。以五音配合五脏，如肝木，在音为角；心火，在音为徵；脾，在音为宫；肺金，在音为商；肾水，在音为羽。如脾土在音为宫，正常的发音，自喉而出，声音长大而调和，有沉洪雄厚的尾声，这就是宫的正音；若是病人在发音里失却了这种正音，就是病态。目前临床上已少应用，可作为一种基础理论与古典诊法来理解。

---

（2）独语与错语 独语和错语均是患者神志清楚，意识思维迟钝时出现的语言异常。

独语可见独自说话，喃喃不休，首尾不续，见人便止。多因气血不足，心神失养，或因痰浊内扰心窍所致。错语可见语言颠倒错乱，言后自知说错，不能自主，又称为"语言错乱"。多因肝气郁滞，痰浊内阻，或心脾两虚所致。

（3）谵语与郑声 谵语与郑声均是病人在神志昏迷或朦胧时，出现的语言异常，为病情垂危，失神状态的表现。

谵语表现为神志不清，胡言乱语，声高有力，往往伴有身热烦躁等，多属实证、热证。尤以急性外感热病多见，多因邪气太盛，扰动心神所致。郑声表现为神志不清，语言重复，低微无力，时断时续，属虚证。多因正气大伤，心神失养所致。

**3. 呼吸异常与咳嗽**　呼吸异常与咳嗽都是肺病常见的症状。肺主呼吸，肺功能正常则呼吸均匀，不出现咳嗽、咯痰等症状。

（1）呼吸异常　主要表现为喘、哮、上气、气短、气微、气粗等。正常呼吸约16～20次/分，并且不疾不徐，均匀畅通。

①喘　是指呼吸急促困难，甚至张口抬肩，鼻翼煽动，端坐呼吸，不能平卧的现象，又称"气喘"。可见于多种急慢性肺脏疾病。喘在辨证时，首先要区分虚实。发病急骤，呼吸困难，声高息涌气粗，脉数有力，为实喘，多因外邪袭肺或痰浊阻肺所致；发病缓慢，气怯声低，呼吸短促，活动后喘促更甚，形体虚弱，脉微弱，为虚喘，多因肺气阴两虚，或肾不纳气所致。

②哮　特征是呼吸急促，喉中痰鸣如哨。多反复发作，不易痊愈。多在天气突然变化、季节转换时复发。哮证辨证时要区别寒热。寒哮，即"冷哮"，遇冷而作，因寒饮阻肺或阳虚饮停所致。热哮，常在夏秋气候燥热季节发作，因热痰阻肺或阴虚火旺所致。

③气短　特点是呼吸短促，不相接续，其症类似虚喘而不抬肩，自觉短促，其他症状不明显，多因肺气不足或胸中停饮所致。

④气少　特点是呼吸微弱，语声低微、无力。患者多伴有倦怠乏力，懒言，面色不华，自觉气不足，为全身阳气不足之象。

（2）咳嗽　是因肺失肃降，肺气上逆所致，是肺系疾病中最常见的症状。"咳"指有声无痰；"嗽"指有痰无声，"咳嗽"则为有声有痰。临床上多不区分，统称"咳嗽"。

咳嗽辨证时首当鉴别外感内伤。一般说来，外感咳嗽，起病急，病程短，兼表证，多属实证，因外感风寒、风热所致；内伤咳嗽，起病慢，病程长或反复发作，多虚证。此外，咳嗽辨证，还要注意咳声的特点以及痰的色、量、质等不同以鉴别寒热虚实。

临床上还见顿咳和犬吠样咳嗽。顿咳又称为"百日咳"，其临床特点是咳嗽阵作，咳声连续，痉挛性发作，咳剧则涕泪俱出、呕吐，阵咳后伴有怪叫，声如"鹭鸶鸣"。多因风邪与伏痰搏结，以五岁以下的小儿多见，多发于冬春季节，其病程较长，不易速愈。一般地说，初病多实，痰多为实，咳剧有力为实，实证顿咳多因风寒犯肺或痰热阻肺所致；久病多虚，痰少为虚，咳缓声怯为虚，虚证顿咳多见肺脾气虚。白喉病则咳声如犬吠，干咳阵作，伴有声音嘶哑，呼吸困难，为疫毒内传，火毒攻喉而成。

**4. 呕吐**　呕吐，为胃气上逆所致。可分为呕吐、干呕。有声有物称为呕；有物无声称为吐；无物有声为干呕。临床统称为呕吐。

呕吐辨证时需辨寒、热、虚、实。如吐势较急，声音响亮者，多为实热呕吐；吐势徐缓，声音微弱者，多属虚寒呕吐；实证呕吐多是邪气犯胃，浊气上逆所致；虚证呕吐多因脾胃阳虚或胃阴不足所致。

**5. 呃逆**　是因胃气上逆，气冲咽部，发出的一种不由自主、声短而频的冲击声。

呃逆在临床辨证时需分虚、实、寒、热。一般呃声高亢，音响有力者多属实证、热证；呃声低沉，气弱无力者多属虚证、寒证。实证往往发病较急，多因寒邪直中脾胃或肝火犯胃所致；虚证多因脾肾阳衰或胃阴不足所致。正常人在饮食刺激，或外感风寒等因素作用时也可见呃逆，这种情况往往是暂时的，大多能自愈。

**6. 嗳气** 俗称"打饱嗝"，是胃中气体上逆出咽喉时发出的一种声音长且缓的声音。日常生活中，因饱食或饮用汽水之后，偶有嗳气不属病态，且可自愈。

嗳气在临床辨证时当分虚实。实证，其声音多高亢有力，嗳后腹满得减，多为食滞胃脘，肝气犯胃、寒邪客胃而致；虚证，其声音多低弱无力，多因脾胃虚弱所致。

**7. 叹息** 又称"太息"，是指病人自觉胸中憋闷而发出的一种长吁短叹声，是因情志抑郁，气机不畅所致。以肝郁和气虚多见。

**8. 肠鸣音** 是因肠胃蠕动产生的声音，正常时，肠鸣音低弱缓和，多难以闻及，借助听诊器，在脐部可听得较为清楚，约4~5次/分。

**考点提示**：语声、呼吸及咳嗽、呃逆、嗳气声音变化的临床意义。

## 二、嗅气味

嗅气味，主要是嗅患者病体、排出物、病室等的异常气味，以了解病情的方法。嗅气味可以判断疾病的寒热虚实。

### （一）病体气味

**1. 口臭** 是指患者张口时，口中发出臭秽之气。多见于口腔不洁、龋齿、便秘或消化不良之人。

胃肠有热致口臭者，多见宿食内停，胃火上炎或脾胃湿热之证；口腔疾病致口臭者，可见于牙疳、龋齿或口腔不洁等。

**2. 汗气** 是汗液散发的气味。久病阴虚火旺之人，汗出量多而有酸腐；痹证若风湿日久化热，可汗出色黄而有特殊的臭气；腋下汗气膻臊难闻，为狐臭；阴水患者若见出汗伴有"尿臊气"，是病情转危的险候。

**3. 鼻臭** 是指鼻腔呼气时有臭秽气味。其原因主要有三个方面，一是鼻流黄浊黏稠涕，是鼻渊。二是鼻部溃烂产生臭秽之气，如梅毒、疠风或癌肿可致鼻部溃烂；三是内脏病变，如"烂苹果味"，是消渴病；若呼气带有"尿臊气"，则多见于病情垂危的阴水患者。

### （二）排出物气味

常见的排出物有痰涎、呕吐物、大小便、妇人经带、脓液等，患者常能自觉，通过问诊，可以得知。一般而言，排出物混浊而臭秽难闻，为湿热或热邪致病；排出物清稀而无特殊气味，多为寒邪或寒湿邪气致病。

**1. 小便气味** 小便臊臭，其色黄混浊，属实热证，多因膀胱湿热所致；若小便清长，无特殊气味，属虚证、寒证。尿甜，伴有烂苹果味，为消渴。

**2. 大便气味** 大便恶臭，黄色稀便或赤白脓血，为大肠湿热所致；大便溏泻，气腥者为脾胃虚寒。小儿大便酸臭，伴有不消化食物，为食积内停。

**3. 矢气气味** 矢气连连，声响不臭，多属肝郁气滞，肠道不畅；矢气败卵味，多因食滞中焦或宿屎内停所致。

**4. 经带气味** 妇女经血臭秽，属热证；经血气腥，属寒证。带下黄稠臭秽，多因湿热下注导致；带下清稀，带腥味，多因寒湿所致；带下色杂臭秽，多见癌肿。

**5. 呕吐物气味** 呕吐物气味酸腐，完谷不化，则为宿食内停；呕吐物气味臭秽，多因胃热炽盛；呕吐物腥臭，挟有脓血，可见于胃痈；呕吐物为清稀痰涎，无臭气或腥气，多为脾胃有寒。

### （三）病室气味

病室的气味由病体本身及其排出物等发出。室内有血腥味，多是失血证，多见于手术之后的患者。室内有腐臭气味，多有疮疡溃脓患者；室内有尿臊气，多见于水肿病晚期的患者；室内有烂苹果气味，多见于消渴病重症；瘟疫病开始即有臭气触人。

# 任务四　问　诊

张某，男，56岁，工人。多饮，多食，多尿半年。患者半年前出现口渴多饮，纳食增加，小便量多等症。现见尿频量多，混浊如脂膏，腰膝酸软，头晕耳鸣，口干唇燥，皮肤干燥，舌红少苔，脉细数。

请您完成以下任务：

1. 通过本案例分析，案例中的"病史"资料主要是通过哪种手段获得的？
2. 这种手段还能搜集哪些方面的临床资料？

问诊是医者通过询问患者或陪诊者，了解疾病的发生、发展、诊治经过、现在症状以及与疾病有关的其他情况，用以诊察疾病的方法。

## 一、问诊的意义

问诊在疾病的诊察中具有重要意义。疾病发生的时间、地点、原因或诱因以及治疗的经过、自觉症状、既往健康情况等，这些资料是辨证中不可缺少的重要资料之一，掌握了这些情况有利于对疾病作出正确的判断。但这些资料其他三诊无法获得，问诊就尤为重要。如病人的自觉症状，如头痛、失眠、乏力、瘙痒、疼痛等，而无明显客观体征。因而问诊是诊察疾病重要方法，是临床诊察疾病的第一步，它可以弥补其他三种诊察方法之不足。它能提示病变的重点，有利于对疾病作出早期诊断。

正确的问诊方法有利于对疾病作出迅速准确的判断，对某些复杂的疾病，也可通过问诊为其他诊察手段提供线索。一般说来，病人的主观感觉往往最真切，最能反映病情，某些病理信息，目前还不能用仪器测定，只有通过问诊才能获得真实的病情。在辨证诊断过程中，通过问诊获得的临床资料资料所占比重较大，其资料也最全面，最广泛。

## 二、问诊的原则及注意事项

**1. 问诊的原则**　问诊时要求恰当准确，简要全面，应当遵循以下原则：

确定主诉：围绕主诉展开询问。应首先明确病人的主诉是什么，即病人来就诊的主要原因，主诉反映的多是疾病的主要矛盾，抓住了主要矛盾，然后围绕主要矛盾展开问询，进行分析归纳，初步得出可能出现的疾病诊断，再进一步围绕可能出现的疾病诊断进行询问，以便最终得出确定的临床诊断或者印象诊断。

问辨结合：门诊时，需要一边问，一边对所得资料加以分析辨证，再进一步询问，可以使问诊的目的明确，搜集的资料全面准确。问诊结束时，医生的头脑中就可形成一个清晰的印象诊断或结论。

**2. 注意事项** 临床问诊时，为了达到预期的目的，还应注意以下几点。

（1）问诊时要选择安静的环境进行。

（2）医生态度要和蔼及注意力集中，语言要通俗易懂，忌使用医学术语询问，以取得患者的信任和合作，必要时可启发、提示患者回答，但要避免暗示、套问，以求病情真实。

（3）医生要有爱心，注意患者的心理活动，帮助患者解除精神负担，树立起战胜疾病的信心，不要给患者的精神带来不良影响。

（4）对于危重病人，要以抢救为先，进行简单扼要的询问，迅速抢救，以免贻误时机，然后再进行详细的询问，完善资料。

## 三、问诊的内容

问诊的内容主要包括：一般项目、主诉、现病史、既往史、个人史、家族史及现在症状等。

**（一）问一般项目**

包括患者的姓名、性别、年龄、婚否、民族、职业、籍贯、现单位、现住址等。问一般项目获得的资料，可以便于医患联系，追访病人，对患者诊治负责。同时也可做为诊断疾病的参考。如年龄不同，发病亦多有不同，如麻疹、水痘、百日咳等病多见于小儿；同一疾病，因年龄不同而有虚实差异，一般来说，青壮年气血充足，患病多实证，老年人气血衰，患病多虚证；性别不同，则疾病不一，男子可有遗精、早泄、阳痿等病，妇女可有经、带、胎、产等病；问职业可了解某些职业病，如铅中毒、硅毒等，还可了解某些病的病因，如水中作业，易中湿邪；问籍贯、住址可以了解地方病等。以上这些都是诊断及治疗上的重要参考资料。

**（二）问主诉和病史**

**1. 主诉** 是患者就诊时陈述其感受最迫切或最痛苦的主要症状、体征及其持续的时间。主诉通常是患者就诊的主要原因，也是疾病的主要矛盾，例如"恶寒发热2天"。准确的主诉可以帮助医生初步判断疾病的范畴、类别，病情的轻重缓急。并为进一步以主诉为中心展开调查、分析、处理疾病提供重要线索，具有重要的诊断价值。

**2. 现病史** 是以主诉为中心，疾病从起病到就诊时病情演变与诊治的全部过程，以及就诊时的自觉症状。了解现病史，可以帮助医生分析病情，摸索疾病的规律，为确定诊断提供依据方面有着重要意义。

（1）**起病情况** 要询问发病环境、时间，是否有明显的发病的原因或诱因，是否有传染病接触史，疾病初起的症状及其部位、性质、持续时间及程度，起病的轻重缓急，当时作何处理等。

（2）**病情演变过程** 询问从起病到就诊时病情发展变化的主要情况，要按时间顺序，症状的性质、部位、程度有无明显变化，变化有无规律性，影响变化的原因或诱因是否存在，病情变化有无规律性。

（3）**诊察治疗过程** 要询问起病初到就诊前的整个过程中曾作过的诊断与治疗等

情况。如疾病曾到哪里就医，作过哪种检查，检查结果如何，诊断为何病，曾作何治疗，服用何种药物，以及药物的用法、时间、效果如何，有否出现不良反应等。

（4）现在症状　要询问这次就诊时的全部自觉症状，这是问诊中的一项主要内容，单独详述。

**3. 既往史**　既往史包括既往患者的健康状况和患病情况，包括曾患过何种主要疾病（不包括主诉中所陈述的疾病），诊治情况，是否痊愈，是否留有后遗症，是否患过传染病。有无药物或其他过敏史。对小儿还应注意询问既往预防接种情况。

既往的健康状况与患病情况常常与现患疾病有密切的联系，可作为诊断现有疾病的参考。

**4. 生活史**　生活史包括患者的生活习惯、生活经历、饮食嗜好、婚姻生育、工作情况等。

（1）生活经历　应询问患者的出生地、居住地及时间较长的生活地区，特别是注意有地方病或传染病流行的地区。

（2）精神情志　还应询问患者精神状况如何，是否受到过较大精神刺激。通过询问了解患者的精神情志状况与疾病的关系，有助于诊断疾病。

（3）饮食嗜好　生活习惯，饮食嗜好，有无烟酒等其他嗜好。

（4）婚姻生育　妇女应询问月经及生育史。

生活史中的生活经历、生活习惯、饮食嗜好、工作情况等因素对患者的疾病都可能有一定的影响，对这些情况进行询问分析可为辨证论治提供一定的依据。

**5. 家族史**　家族史，是指患者直系亲属（父母、兄弟姐妹、子女）或者血缘关系较近的旁系亲属的患病情况，有否传染性疾病或遗传性疾病。有些遗传性疾病则与血缘关系密切，如杨梅疮、性病等。许多传染病的发生与生活密切接触有关，如肺痨病等。

**（三）问现在症状**

问现在症状是指询问患者就诊时的全部症状。这些症状是疾病当前病理变化的反映，是临床辨证的主要根据。通过问诊可以掌握患者的现在症状，了解疾病目前的主要矛盾，并围绕主要矛盾进行辨证，从而进一步揭示疾病的本质，对疾病作出确切的判断。问现在症状是问诊中重要的一环。根据病情不同，灵活而有针对性的询问，要求全面准确，无遗漏，一般是以张景岳"十问歌"为顺序。

**知识拓展**

张景岳《十问歌》："一问寒热二问汗，三问头身四问便，五问饮食六问胸，七聋八渴俱当辨，九问旧病十问因，再兼服药参机变；妇女尤必问经期，迟速闭崩皆可见；再添片语告儿科，天花麻疹全占验。"

**1. 问寒热**　问寒热是询问患者有无怕冷或者发热的感觉。怕冷与发热是疾病常见症状。通过问患者寒热感觉可以辨别病变的寒热性质和阴阳盛衰等情况。

寒与热是临床常见症状，问诊时应注意询问患者有无寒热的感觉，再问是否同时出现，还要注意询问轻重程度、出现时间、持续时间、临床表现特点及其兼症等。临床常见的寒热症状有以下4种情况：

（1）**但寒不热**  患者只怕冷而无发热者，即为但寒不热。主里寒证。可见于外感病初起，或寒邪直中脏腑经络，又或内伤虚证等。根据患者怕冷感觉的不同特点，临床又分别称为恶风、恶寒、寒战、畏寒等。

新病恶寒，主里实寒证。患者可见突然恶寒，四肢不温，腹部冷痛等，多因感受寒邪，肌表失于温煦所致；久病畏寒，主里虚寒证。患者可见畏寒肢冷，喜温，多因阳气衰弱，肢体失于温煦所致。

（2）**但热不寒**  患者只觉发热而无怕冷的感觉者，称为但热不寒。可见于里热证，由于热势轻重、时间长短、特点等的不同，临床上有壮热、潮热、微热之分。

壮热即患者高热（体温超过39℃），持续不退，属里实热证。为可见面赤，汗多，口渴饮冷等，多因风寒之邪入里化热或温热之邪内传于里，里热炽盛，蒸达于外所致。

潮热即患者定时发热或定时热甚，如潮汐之有定时。外感与内伤疾病中皆可见有潮热。由于潮热的热势高低、持续时间不同，临床上又有以下三种情况：一是阳明潮热：又称日晡潮热，此种潮热多见于阳明腑实证，其特点是热势高，热退不净，多在日晡时热势加剧，是由邪热蕴结胃肠，燥屎内结而致；二是湿温潮热：又称之为"身热不扬"，此种潮热多见于湿温病，其特点是患者自觉热甚，但初按肌肤多不甚热，稍久才觉灼手，多在午后热势加剧，退后热不净。是湿热病特有的一种热型；三是阴虚潮热：多见于阴虚证候之中，其特点是午后或夜间发热重，热势较低，体温并不高，多手足心发热，又称"五心烦热"。重者有热自骨髓向外透发的感觉，称为"骨蒸潮热"，是由各种原因致阴液亏少，虚阳偏亢而生内热。

微热即患者热势较轻，体温一般不超过38℃，又称长期低热。可见于温病后期，余邪未清，患者出现微热持续不退。还可见气虚发热，其特点是长期发热，热势较低，劳累后明显增重，是因脾气虚，中气不足，无力升发阳气所致。小儿在气候炎热时发热，至秋凉时不治自愈，亦属微热，是因小儿气阴不足，不能适应夏季炎热气候所致。

（3）**恶寒发热**  恶寒与发热并存称恶寒发热。是外感表证初起，外邪与卫阳相争的反应。通过询问寒热的轻重不同表现，可推断感受外邪的性质。恶寒重，发热轻，属外感风寒的表寒证；发热重，恶寒轻，属外感风热的表热证；恶寒、发热、恶风、自汗、脉浮缓，多属外感表虚证；恶寒发热、头痛、身痛、无汗、脉浮紧是外感表实证。有时根据寒热的轻重程度，亦可推测邪正盛衰，邪盛正实，恶寒发热两者皆重；邪轻正盛，恶寒发热两者皆轻；邪盛正虚，恶寒重，发热轻。

（4）**寒热往来**  恶寒与发热交替发作即寒热往来。一日一发或一日数发，界线分明，可见于少阳病、温病及疟疾。外邪侵机体，在由表入里的过程中，邪气停留半表半里，既不能完全入里，又不能抗邪外出，正邪相争处于相持阶段，正胜邪弱则热，邪胜正衰则寒，一进一退，一胜一负，故见寒热往来。

**考点提示：**恶寒发热、但寒不热、但热不寒、寒热往来的临床意义。

**2. 问汗**  汗是由津液所化生的，正常人在过劳、运动剧烈、环境温度高、饮食过热、情绪紧张等情况下均可见出汗，属于正常现象。疾病发生时，各种因素影响了汗的生成与调节，可引起异常出汗。问汗时要询问病人有无出汗、出汗的时间、部位、汗量多少、出汗的特点、主要伴随症状以及出汗后症状的变化。常见有以下几种情况：

（1）无汗　可见于外感内伤，新病久病等。外感病中，邪郁肌表，气不得宣，汗不能达，故无汗。属于卫气的调节功能失常。当邪气入里，耗伤营阴，亦无汗，属于津枯，而汗液生成障碍。内伤久病，肺气失于宣达，汗的调节功能障碍或血少津亏，汗失生化之源，故无汗。

（2）有汗　可见于多种病理情况。凡营卫不密，内热壅盛，阴阳失调，皆可引起异常出汗而有汗。通过询问出汗时间与汗量多少，病程长短，能判断疾病表里，阴阳盛衰及预后良恶。

如患者有汗，病程短，伴有发热恶风等症状，是由外感风邪所致，属太阳中风表虚证；若患者大汗不止，伴发热，面赤，口渴饮冷，是因里热炽盛，蒸津外泄，属实热证。若冷汗淋漓，或汗出如油，伴呼吸喘促，面色苍白，四肢厥冷，脉微欲绝，称为"脱汗"、"绝汗"见于久病重病，正气大伤，阳气外脱，津液大泄，说明正气已衰，阳亡阴竭的危重症候，预后不良。

白天经常汗出不止，活动后尤甚，称为自汗，患者常伴有神疲乏力，气短懒言、畏寒肢冷等症状，多因阳虚或气虚不能固护肌表，腠理疏松，津液外泄所致，自汗多见于气虚或阳虚证。患者经常睡则汗出，醒则汗止，称为盗汗，患者多伴有潮热、颧红、五心烦热、舌红脉细数等症，是因虚热内生，睡时卫阳入里，肌表不密，虚热蒸津外泄，属阴虚。

（3）局部汗　头汗指患者仅头部或者头颈部出汗较多，也称为"但头汗出"。多因上焦邪热或中焦湿热上蒸，逼津外泄，或病危虚阳浮越于上所致。半身汗指患者身体半侧有汗，或身体半侧经常无汗，或左或右，或上或下。多因患侧经络闭阻不通，气血运行不畅所致。可见于中风、中风先兆、痿证等病。手足汗指患者手心、足心出汗较多。多因热邪内郁或阴虚阳亢，逼津外出所致。

**3. 问疼痛**　疼痛是临床最为常见的一种自觉症状，各种疾病均可见到。问诊时，应问清疼痛产生的原因、性质、部位、时间、喜恶等。

（1）疼痛的原因　引起疼痛的原因很多，有外感有内伤，其病机有二，一是不通则痛，二是不荣则痛。其中因不通则痛者属实证，不荣则痛者属虚证。

（2）疼痛的性质　由于引起疼痛的病因病机不同，其疼痛的性质亦不同，临床可见如下几类。

①胀痛　痛且伴有胀感，为胀痛，是因气滞所致。以胸胁、胃脘、腹部较为多见。

②刺痛　疼痛如针刺的感觉，称为刺痛，是因瘀血阻滞所致。其特点是疼痛范围小。部位固定不移，疼痛拒按。以胸胁、小腹、少腹部最为多见。

③绞痛　痛势剧烈如绞割者，称为绞痛。多因有形实邪阻塞经络，闭阻气机，或寒邪内侵，气机郁闭，导致血流不畅而成。其特点是疼痛伴有剜、割、绞结之感，难以忍受。可见于心血瘀阻的心痛，蛔虫上窜或寒邪内侵胃肠引起的脘腹痛等。

④窜痛　疼痛的部位游走不定或走窜攻痛称为窜痛。多因风邪留着机体的经络关节，阻滞气机而致。其特点是痛处不固定，或者感觉疼痛部位不确切。可见于风湿痹证等。

⑤掣痛　疼痛伴有抽掣感或同时牵引他处而痛，称为掣痛。是由筋脉失养或经脉阻滞不通所致。其特点是疼痛多呈条状或放射状，或有起止点，可见于胸痹、肝经实

热等证。

⑥灼痛　疼痛伴有烧灼感，称灼痛。多由火毒流注经络，或阴虚阳亢，虚热灼于经络所致。其特点是感觉痛处发热，如病在浅表，有时痛处亦可触之觉热，多喜冷凉。可见于肝火犯络之两胁灼痛、外科疮疡等证。

⑦冷痛　疼痛有寒冷感，称冷痛。多因寒凝筋脉或阳气不足而致。其特点是感觉痛处发凉。

⑧重痛　疼痛伴有沉重感，称重痛。多因湿邪困阻而致。多见于头部、四肢及腰部。

⑨空痛　痛而有空虚之感，称空痛。其特点是疼痛有空旷轻虚之感，喜温喜按。多为精血不足而致。可见于阳虚、阴虚、血虚或阴阳两虚等证。

⑩隐痛　痛而隐隐，绵绵不休，称隐痛。多因气血不足，或阳气不足，导致经脉气血运行不畅所致。其特点是痛势较轻，可以耐受，持续时间较长。

（3）疼痛的部位　询问疼痛的部位，可以判断疾病的位置及相应经络脏腑的变化情况。

①头痛　整个头部或头某一部位疼痛，皆称头痛。引起头痛的原因有外感和内伤两方面。不同部位的头痛，与经络分布有关，如前额痛属阳明经病，头项痛属太阳经病，头侧部痛属少阳经病，头顶痛属厥阴经病，头痛连齿属少阴经病。

②胸痛　是指胸部正中或偏两侧疼痛的自觉症状。胸病以心肺病变居多。总由胸部气机阻滞不畅所致。胸背彻痛剧烈、面色青灰、手足青至节者，为真心痛。胸痛、潮热盗汗，咳痰带血者，属肺阴虚证，因虚火灼伤肺络所致。胸闷咳喘，痰白量多者，属痰湿犯肺，因脾虚聚湿生痰，痰浊上犯所致。胸胀痛、走窜、太息易怒者，属肝气郁滞。胸部刺痛、固定不移者，属血瘀。

③胁痛　是指胁部一侧或两侧疼痛。胁痛多属肝胆经的病变。胁胀痛，伴有烦躁易怒者，多为肝气郁结所致。胁部灼痛，多为肝火郁滞。胁部胀痛，伴有身目发黄，为肝胆湿热蕴结，可见于黄疸病。胁部刺痛，痛处固定，为瘀血阻滞，经络不畅所致。胁部疼痛，患侧肋间饱满，咳时引痛，可见于悬饮病。

④脘痛　胃脘痛即指胃痛而言，位置在上腹部剑突下。可因寒、热、食积、气滞等因素及脏腑功能失调累及于胃，影响胃的气机通畅所致。

胃脘痛的性质不同，其致病原因也不同。问诊时应注意辨别寒热虚实。如胃脘冷痛，得热则减，属寒邪犯胃。胃脘灼痛，多食易饥，伴口臭便秘者，属胃火炽盛。胃脘胀痛，嗳气不舒，属胃腑气机阻滞，多由肝气犯胃所致；胃脘部刺痛，痛处固定不移，属瘀血所致胃痛；胃脘部隐痛，呕吐清水，属胃阳虚；胃脘部灼痛，饥不欲食，属胃阴虚。

⑤腹痛　腹部可分为大腹、小腹、少腹三部分。脐的周围部分称为脐腹，属脾与小肠；脐以上部分统称大腹，包括脘部、右上腹、左上腹，属脾胃与肝胆；脐以下部分为小腹，属大小肠、膀胱、胞宫；小腹两侧为少腹，是肝经经脉所过之处。

如大腹隐痛，喜温，喜按，便溏，属脾胃虚寒；小腹胀痛，小便不利，多为癃闭，病在膀胱；小腹刺痛，小便不利，为膀胱蓄血；少腹冷痛，牵涉阴部，为寒凝肝脉；绕脐痛，有包块，按之可移者，为虫积腹痛。

　　凡腹痛剧烈、胀痛、拒按，得食痛甚者，多属实证。凡腹痛徐缓、隐痛、喜按、得食痛减者，多属虚证。凡腹痛得热痛减者，多属寒证。凡腹痛，喜冷者，多属热证。

　　⑥腰痛　　如腰部冷痛，活动受限，多为寒湿痹证；腰部冷痛，小便清长，属肾虚；腰部刺痛，疼痛部位固定不移，属瘀血。如腰脊骨痛，多病在骨；如腰痛以两侧为主，多病在肾；如腰脊痛，并且连及下肢者，病多在下肢经脉；腰痛连腹，如带状环绕，病多在带脉。

　　⑦背痛　　如背痛并且连及头项，伴有外感表证，是风寒之邪客于太阳经脉；背部冷痛，伴有畏寒肢冷，属阳虚；脊骨空痛，不能俯仰，多为精气亏虚。

　　⑧四肢痛　　多由风寒湿邪侵犯经络、肌肉、关节，阻滞气血运行所致。亦有因脾虚、肾虚者。如四肢关节痛，走窜痛，多为风痹；四肢关节痛，周身困重多为湿痹；四肢关节疼痛剧烈，遇热痛减为寒痹；四肢关节灼痛，喜冷，或有红肿，多为热痹；如足跟隐隐而痛，多为肾气不足。

　　⑨周身痛　　是指腰背、四肢等处皆有疼痛感觉。如新病周身疼痛，酸重，多伴有外感表证者，属外邪束表；若久病卧床周身疼痛，属气血亏虚，经脉阻滞。

　　**4. 问头身胸腹其他不适**　　是指询问头、胸胁腹等处，除疼痛以外的其他不适症状。常见的其他不适症状有：头晕、胸闷、心悸、腹胀、麻木等。问头身胸腹其他不适时要询问症状有无及有无明显诱因、持续时间、表现特点、主要伴随症状等。

　　（1）头晕　　是指患者自觉眩晕，轻者闭目可缓解，重者感觉天旋地转，站立不稳，闭目不能缓解。引起头晕的原因很多，问诊时应该了解引发或者加重头晕的因素以及伴随症状。临床常见风火上扰所致头晕；阴虚阳亢所致头晕，心脾血虚所致头晕，中气不足所致头晕，肾精不足所致头晕和痰浊中阻所致头晕等。

　　（2）胸闷　　是指患者自觉胸部有堵塞不畅，满闷不舒的感觉，亦称"胸痞"、"胸满"。多由于胸部气机不畅所致。与心肺肝等脏有关，如心血瘀阻、心阳不振、肺气壅滞、肝气郁结等均可导致。

　　（3）心悸怔忡　　是指患者自觉心跳加快，心慌不安，不能自主。若因受惊引起称为惊悸。怔忡是心悸与惊悸进一步发展形成，引起心悸的原因很多，如心阳不振，鼓动乏力；气血不足，心失所养；阴虚火旺，扰乱心神；水饮内停，上犯凌心；气滞血瘀，扰动心神；痰浊阻滞，心气不调等均可使心神不宁而出现心悸、惊悸或怔忡的症状。

　　（4）腹胀　　是指患者自觉腹部饱胀，满闷，犹如有物支撑的感觉。其主要是由于肠胃气机运行不畅为主。实证可见寒湿犯胃、阳明腑实、肝气郁滞、食积胃肠、痰饮内停等证。虚证多见脾虚。不同部位的腹胀反映了不同病变，如上腹部胀，多属脾胃病变；胁下部胀，多属肝胆病变；小腹部胀，多属膀胱病变。

　　（5）麻木　　是指患者自觉知觉减弱或消失的一种症状。其主要病机为经脉失去气血营养所致。可因气血不足或风痰湿邪阻络、气滞血瘀等引起。

　　（6）胁胀　　是指胁肋部自觉胀满不舒的感觉，主要与肝胆经脉有关，原因有肝气郁结、肝胆湿热等。

　　**考点提示**：疼痛的性质特点及不同部位疼痛的临床意义。

### 5. 问耳目

（1）耳鸣、耳聋、重听

①耳鸣　是指患者自觉耳内鸣响，如闻蝉鸣或潮水声，影响听觉。可一侧或两侧同时鸣响，可时发时止，也可持续不停。若突发耳鸣声大，用手按之鸣声不减，属实证，多因肝胆火盛所致；渐发耳鸣，声音细小，以手按之鸣声减轻，属虚证，多由肾精亏损，髓海不充，耳失所养而成。

②耳聋　是指病人听觉丧失的症状，常常由耳鸣发展而成。新病突发耳聋，属实证，是因邪气蒙蔽清窍，清窍失养所致；久病渐聋，属虚证，多因脏腑虚损而成。此外某些药物、外伤也可引起耳聋。

③重听　是听声音不清楚，即听力减退的表现。多因肾虚或风邪外入所致。

（2）目痛、目眩、目涩、雀目

①目痛　是指患者自觉单眼或双眼疼痛。目痛而赤，疼痛剧烈，属实证，为肝火上炎所致；目赤肿痛，羞明多眵，多属风热；目微痛，时作时止，多为阴虚火旺。

②目眩　是指视物昏花，或眼冒金花的感觉。多因肝肾阴虚，肝血不足，或气血不足，目窍失养而致。

③目涩　是指眼目干涩，或似有异物等不适感觉。伴有目赤，流泪，属肝火上炎所致。若病久加重，闭目静养减轻，属血虚阴亏。

④雀目　是指白昼视力正常，一到黄昏视物不清，又称夜盲。多因肝肾不足，目失所养而成。

### 6. 问睡眠　

睡眠是人体适应自然规律，维持机体阴阳平衡的一种重要的生理现象。常见的睡眠异常有失眠和嗜睡两个方面。失眠表现为不易入睡，或易醒，或睡眠不深，或彻夜不眠，多由心脾两虚，阴虚火旺，心肾不交等所致；嗜睡是指神疲困倦，睡意浓，不论昼夜，常不由自主入睡，主要因阳虚阴盛所致。

### 7. 问饮食与口味　

饮食是维持人体生命活动的物质基础，问饮食对了解脾胃及相关脏腑功能情况有着重要的意义。问饮食与口味内容包括询问口渴、饮水、进食、口味等几个方面。

（1）问口渴与饮水　问口渴与饮水，可以了解患者津液盛衰和输布情况，以及疾病的寒热虚实。

①口不渴　提示津液未伤，见于寒证、湿证，也可见于热证，但燥热不盛者。

②口渴　提示津液不足或输布障碍。临床可见口渴多饮和渴不多饮，口渴多饮即患者口渴明显，饮水量多，是津液大伤的表现，多见于实热证，消渴病及汗吐下后；渴不多饮即患者虽口渴感觉，但不想喝水或饮水不多，反映了津液轻度损伤或津液输布障碍，可见于阴虚、湿热、痰饮、瘀血等证。

（2）问食欲与食量　询问患者的食欲与食量，可以了解患者脾胃功能的强弱，疾病的预后转归。

①食欲减退　又称"纳呆""纳少"，表现为患者不欲食，食量减少，多见于脾胃气虚、湿邪困脾等证。

②厌食　又称恶食即厌恶食物。多因伤食而致。若妇女妊娠初期，厌食呕吐者，

为妊娠恶阻。

③饥不欲食　是指患者感觉饥饿，但又不想进食，或进食很少，亦属食欲减退范畴。可见于胃阴不足证。

④多食易饥　又称为"消谷善饥"是指患者食欲亢进，食量多，食后很快感觉饥饿，总由胃的腐熟太过而致。临床多伴身体逐渐消瘦等症状。可见于胃火亢盛、胃强脾弱等证。亦可见于消渴病。

⑤偏嗜　是指患者嗜食某种食物或某种异物。其中偏嗜异物者，又称异嗜；多见于小儿虫积、妇女妊娠等。

（3）口味　是指患者口中的异常味觉。脾胃气虚可致口淡乏味；脾胃湿热可致口甜；湿困脾胃可见口黏腻；肝胆蕴热可见口中泛酸；伤食证可见口中酸腐；肝胆郁热可见口苦；肾病及寒证可见口咸。

**8. 问二便**　是询问患者大小便的情况，如大小便的性状、颜色、气味、量多少、时间、两次排便的间隔时间、排便时的感觉及伴随症状等。关于二便的性状、颜色、气味等已分别在望诊、闻诊中叙述。这里重点介绍二便的次数、量、排便感等。

（1）问大便　健康人一般一日或两日大便一次，色黄成形，干湿适中，排便顺畅。大便异常常见便次、便质及排便感觉异常。

①便次异常　是指排便次数增多或减少，超过了正常范围，有便秘与泄泻两种情况。

便秘即大便秘结不通。指粪便在肠内滞留过久，排便间隔时间延长，蹲厕时间延长，大便艰涩不畅，便次减少，称为便秘。是由大肠传导功能失常所致。可见于胃肠积热、气虚无力、气机郁滞、气血津亏、阴寒凝结等证。

溏泻又称便溏或泄泻，是指大便稀软不成形，甚则呈水样，便次增多，日三、四次以上。是由脾胃功能失调、水停肠道、大肠传导亢进所致。可见于脾阳虚、肾阳虚、肝气乘脾、伤食、湿热蕴结或外邪等证。

②排便感觉异常　是指排便时伴有的明显不适感，包括肛门灼热、里急后重、排便不爽等。

肛门灼热，是指排便时伴有肛门烧灼感，是由湿热蕴结大肠而致。排便不爽，是指排便不通畅爽快，有滞涩之感，是由肠道气机不畅所致。里急后重，是指腹痛窘迫，时时欲便，肛门自觉重坠，便出不爽。紧急而不可耐，称为里急；排便时，肛门重坠，便出不爽，或欲便又无，称为后重。里急后重是痢疾病证中的主症，多因湿热内阻，气滞肠道所致。滑泻失禁，是指久泻不愈，大便滑出不禁，又称"滑泻"。多因脾肾阳虚，久病体虚所致。肛门气坠，是指肛门有重坠向下之感，甚至肛欲脱出。多因脾气虚弱，中气下陷而致，见于中气下陷证。

（2）问小便　健康成年人白天尿次 3～5 次，夜间 0～1 次，一昼夜排尿量约为 1000～1800ml。排尿次数、尿量，受饮水量、环境气温、是否出汗、年龄等因素的影响。问小便，主要问尿量、次数及排便时伴随症状。

①尿量异常　包括增多和减少。

尿量增多，是指尿量明显多于常人。多因寒凝气机，水气不化，或肾阳虚衰，阳不化气，水液外泄而量多。尿量减少，是指尿量明显少于常人。可因机体津液耗伤，尿液化源不足，尿道阻滞或阳气虚衰，气化无权而致。

②排尿次数异常　包括次数增多和次数减少。

排尿次数增多：又叫小便频数，是由膀胱气化功能失职而致。排尿次数减少：可见于癃闭，在排尿异常中介绍。

③排尿异常　是指排尿感觉及过程发生变化，出现异常症状，如尿痛、癃闭、尿失禁、遗尿、尿闭等。

如肾气不足可致小便失禁、余沥不尽及儿童遗尿。

**知识拓展**

　　癃闭相当于现代医学的前列腺增生。小便不畅，点滴而出为癃；小便不通，点滴不出为闭，多统称为癃闭。其病机有虚有实。实者由肝气郁结、湿热蕴结或瘀血、结石阻塞尿道而致；虚者多由年老气虚，肾阳虚衰，膀胱气化不利而致。

**9. 问经带**　妇女有月经、带下、妊娠、产育等生理特点，所出现的异常是妇科常见疾病。对青春期开始之后的女性患者，除了前述问诊内容外，还应注意询问其经、带、妊、产等情况。

（1）问月经

①经期　即月经的周期，是指每次月经相隔的时间。经期异常主要表现为月经先期、月经后期和月经先后不定期。月经先期多因血热妄行，或气虚不摄而致；月经后期多因血寒、血虚、血瘀而致；月经先后不定期多因肝气郁结，或气血不足，或瘀血内阻所致。

**知识拓展**

　　月经是妇女子宫有规律的、周期性的出血。正常月经，一般每月一次，周期约28天，行经时间约3~5天，经量月50~80ml，经色红无血块。一般妊娠期及哺乳期月经不来潮。初潮年龄约14岁，绝经年龄约为49岁。

②经量　是指每次月经的出血量。经量的异常主要表现为月经过多和月经过少。月经过多多因血热妄行，瘀血内阻，气虚不摄而致；月经量少多因寒凝或血虚血瘀而致。

③崩漏　是指妇女不规则的阴道出血。多因血热、气虚或瘀血所致。

④经闭　是指成熟女性，月经未潮，或来而中止，停经三月以上，但未妊娠者，称闭经或经闭。多由肝气郁结，瘀血或湿盛痰阻等导致。注意妊娠期、哺乳期、绝经期无月经属于生理性闭经，区别因情绪、环境改变而致一时性闭经及暗经。

⑤经行腹痛　是在月经期，或行经前后，出现小腹部疼痛的症状亦称痛经。多因胞脉不利，气血运行不畅，或胞脉失养所致。

（2）问带下

带下是妇女阴道内的一种乳白色、无臭味的分泌物。应注意问量、色、质和气味等。带下色白而清稀、无臭，属虚证、寒证；带下色黄或赤，稠黏臭秽，属实证、热证；若带下色白量多，淋漓不绝，清稀如涕，属寒湿下注；带下色黄，黏稠臭秽，属湿热下注；若白带中混有血液，为赤白带，属肝经郁热。

**10. 问小儿**　儿科古称"哑科"，问诊困难，而且不一定准确。问诊时，可以通过询问其亲属了解小儿情况。除了一般内容外，还要注意询问出生前后情况，喂养情况、生长发育情况及预防接种情况，传染病史。

# 任务五　切　诊

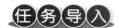

刘某，男，45岁。上腹部肿块，灼痛2天。患者3天前于上腹部出现一肿块，自觉发热，恶寒，头痛。检查：上腹部一肿块，无脓头，色红，触之较硬，灼手，压痛明显，舌质红，苔薄黄，脉浮数。

请您完成以下任务：

1. 通过本案例分析，案例中的"检查"资料是通过哪些手段获得的？

2. 这些手段还能搜集哪些方面的临床资料？

切诊是医生通过用手触摸患者体表，以诊察疾病的方法。包括脉诊和按诊两部分内容。

## 一、脉诊

脉诊，是医者以指腹按患者脉搏诊察脉象，体察患者不同的脉象，以了解病情，诊断疾病的方法。

**（一）脉象形成的原理**

脉象即脉动应指的形象。与各脏腑气血功能密切相关。心主血脉，包括血和脉两方面，脉为血之府，心与脉相连，心脏有规律的搏动，推动血液在脉管内运行，脉管也随之产生有节律的搏动。血液的运行依靠宗气所推动，流布全身，环周不息；肺朝百脉，循行全身的血脉，均聚于肺，通过肺气的输布，血液才能布散全身；脾胃为气血生化之源，脾主统血；肝藏血，主疏泄，调节循环血量；肾藏精，且精可以化生血，是生成血液的物质基础。

**（二）脉诊的临床意义**

脉象的形成与脏腑气血关系密切，若气血脏腑发生病变，血脉运行受到影响，脉象就有变化，故通过诊察脉象的变化，可以判断疾病的病位、性质、邪正盛衰与推断疾病的预后。

**（三）脉诊的部位**

脉诊的部位，有遍诊法、三部诊法和寸口诊法。遍诊法即《素问·三部九候论》，切脉的部位有头、手、足三部，每部又分为天地人，合而为九；三部诊法见于汉代张仲景的《伤寒杂病论》，三部，即人迎、寸口、趺阳。其中人迎、趺阳两种脉诊的部位，后世已少用，目前普遍选用的脉诊部位是寸口。

寸口诊法见于《内经》，寸口又称脉口、气口，其位置在腕后桡动脉搏动处。寸口为手太阴肺经之动脉，为气血会聚之所，五脏六腑及十二经脉气血运行皆起于肺而止于肺，故脏腑气血之病变可反映于寸口。另外，肺经与脾经同属太阴，与脾胃之气相通，又因脾胃为后天之本，气血生化之源，故脏腑气血盛衰均可反映于寸口，所以寸口诊法可以诊察全身脏腑气血的病变。

寸口分寸、关、尺三部，以高骨（桡骨茎突）为标志，高骨内后侧为关，其腕端

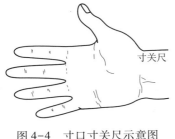

寸关尺

图 4-4 寸口寸关尺示意图

为寸，其肘端为尺。两侧手腕各分寸、关、尺三部，共六部脉。寸、关、尺三部又可分浮、中、沉三候，是寸口诊法的三部九候（图 4-4）。

关于寸关尺分候脏腑，历代医家观点不一，目前多以下列为准：

左寸可候心与膻中；右寸可候肺与胸中；左关可候肝胆与膈；右关可候脾与胃；左尺可候肾与小腹；右尺可候肾与小腹。

### （四）脉诊的方法和注意事项

**1. 时间**　脉诊的最佳时间是清晨。清晨时患者不受饮食、活动等因素的影响，体内外环境都比较安静，故容易鉴别病脉。

总之，脉诊时要求安静的内外环境。如不在清晨，可先让患者休息片刻再诊脉，同时诊室要保持安静。在特殊的情况下，可随时随地诊察患者，不必拘泥于这些条件。

**2. 体位**　要让患者取坐位或仰卧位，手臂自然平放，和心脏近于同一水平，直腕，仰掌，并在腕关节背垫上脉枕，这样可使气血运行顺畅，有利于反映机体的真正脉象。

**3. 指法**　医者和患者侧向坐，医生用左手按诊患者的右手，用右手按诊患者的左手。要求一是三指平齐，即指端要平齐；二是定位与布指准确，下指时，先用中指按在掌后高骨内侧关脉位置，接着用食指按在关前的寸脉位置，无名指按在关后尺脉位置。位置放准之后，三指应呈弓形，指头平齐，以指腹接触脉体。布指的疏密要和患者的身长相适应，身高臂长者，布指宜疏，身矮臂短者，布指宜密，总以适度为宜；三是总按与单按结合，总按指三指平布同时用力按脉；单按指可用一指单按其中一部脉象，重点体会某一部脉象。临床上总按、单按常配合使用，这样对比的诊脉方法，颇为实用。四是举、按、寻灵活运用，举按寻是诊脉时运用指力的轻重和挪移，以探索最佳脉象的一种手法。用指力轻按在皮肤上叫举，又称浮取或轻取；用指力重按在筋骨间叫按，又称沉取或重取；指力不轻不重，或亦轻亦重，以委曲求之叫寻。诊脉必须注意举、按、寻之间的脉象变化。此外，当三部脉有独异时，还必须逐渐挪移指位，内外推寻。寻者寻找之意，不是中取。

诊小儿脉可用"一指（拇指）定关法"，而不细分三部，因小儿寸口部短，不容三指定寸关尺。

**4. 平息**　一呼一吸称一息，是指诊脉时，医者的呼吸要自然均匀，用一呼一吸的时间去计算患者脉搏至数，无论正常脉象或病理性脉象之迟、数、缓、疾等脉，均以息计。但平息的意义还不止如此。此外，还要求医者在诊脉时，思想集中，全神贯注。

**5. 五十动**　每次诊脉，要求必须满五十动。每次诊脉时间，以 2~3 分钟为宜。其意义有二：一为了解五十动中无促、结、代脉，防止漏诊。二为说明诊脉不能草率从

事，必须以辨清脉象为目的。如果第一个五十动仍辨不清楚，可延至第二个或第三个五十动。

### （五）正常脉象（平脉）

正常脉象即平脉，是正常人生理条件下的脉象。正常脉象的表现是三部有脉，一息四至或五至（相当72~80次/分），不浮不沉，不大不小，从容和缓，不疾不徐，柔和有力，节律整齐，尺脉沉取有力，并随生理活动或气候环境等的不同而有相应的正常变化。

正常脉象具备有胃、有神、有根三个特点。有胃指胃气的脉象，表现为脉象不浮不沉，不快不慢，从容和缓，节律一致。即使是病脉，无论浮沉迟数，但有徐和表现者，便是有胃气。脉有无胃气对判断疾病凶吉预后有重要的意义。有神表现为脉来柔和，整齐有力。脉贵有神，神之盛衰，对判断疾病的预后有一定意义。有根表现为三部脉沉取有力，或尺脉沉取有力，就是有根的脉象形态。肾为先天之本，肾气充足，生机旺盛，气血流畅，脉必有根，诊察脉象有无根，可以判断肾气盛衰。

正常脉象随人体内外环境因素影响而出现相应的生理性变化。主要影响因素有，一是四时气候，受四时气候影响，平脉有春弦、夏洪、秋浮、冬沉的变化。二是地理环境，受地理环境影响，南方地处低下，气候偏温，空气湿润，人体肌腠缓疏，故脉多细软或略数；北方地势高，空气干燥，气候偏寒，人体肌腠紧缩，故脉多表现沉实。三是性别，妇女脉象较男子濡弱而略快，妇女婚后妊娠，脉常见滑数。四是年龄，年龄越小，脉搏越快，年龄渐长则脉象渐和缓。青年体壮脉搏有力；老人气血虚弱，脉搏较弱。五是体格，身躯高大的人，脉的显现部位较长；矮小的人，脉的显现部位较短，瘦人脉常浮；肥胖的人脉常沉。六是情志，受精神刺激影响，怒伤肝而脉急，喜伤心而脉缓，惊气乱而脉动等。七是劳逸，剧烈运动或远行，脉多疾；入睡之后，脉多缓；脑力劳动之人，脉多弱于体力劳动者。八是饮食，饭后、酒后脉多数而有力；饥饿时稍缓而无力。

此外，有一些人，脉不见于寸口，而从尺部斜向手背，称为斜飞脉；若脉出现于寸口的背侧，则称为反关脉，还有出现于腕部其他位置者，都是生理特异脉位，是桡动脉解剖位置的变异，不属病脉。

### （六）病理性脉象及临床意义

疾病时反映于脉象的变化，叫做病脉。一般来说，除了正常生理变化范围以及个体生理特异状态之外的脉象，均属病脉。近代多从二十八脉论述。

**1. 脉象分类与主病**

（1）浮脉类　因其脉位浅，浮取即得而名。有浮、洪、濡、散、芤、革六脉。

①浮脉

【脉象】轻取即得，重按稍减但不空，举之泛泛而有余，犹如水上漂木。

【主病】表证。

【脉理】浮脉主表，反映外邪袭表，邪在经络肌表，卫阳奋起抗争，脉气应指而浮，故浮。

②洪脉

【脉象】洪脉极大，状若洪水，波涛汹涌，来盛去衰。

【主病】里热证。

【脉理】洪脉的形成，由阳气有余，内热充斥，致使脉道扩张，气盛血涌，故脉见洪象。凡久病气虚或虚劳、失血、久泄等病证而出现洪脉，通常浮取洪盛，沉取无力无神。是正虚邪盛或阴液枯竭的危险证候。

③濡脉

【脉象】浮而细软，重按不显，如帛在水中。

【主病】诸虚证，湿证。

【脉理】濡脉主诸虚，精血两伤，脉失所荣，故脉浮软，精血不充，则脉细；浮而细软，则为濡脉。若湿邪太盛，阻压脉道，气血阻滞亦见濡脉。

④散脉

【脉象】浮散无根，至数不齐，稍按则无。如杨花散漫之象。

【主病】元气离散。

【脉理】散脉主元气离散，脏腑之气将绝的危重证候。多因心力衰竭，阴阳不敛，阳气离散。

⑤芤脉

【脉象】浮大中空，如按葱管。

【主病】失血，伤阴。

【脉理】芤脉按之中空，脉体两边皆实，中间中空，多见于失血伤阴之证，因突然失血过多，血量骤然减少，无以充脉，阴血伤则阳气无所附而浮越于外，因而形成浮大中空之芤脉。

⑥革脉

【脉象】浮而搏指，中空外坚，如按鼓皮。

【主病】亡血、失精、半产、漏下等。

【脉理】革脉为弦芤相合之脉，由于精血内虚，气无所附而浮越于外，如之阴寒之气收束，因而成外强中空之象。

（2）沉脉类　因脉位较深，重按乃得，故名，有沉、伏、弱、牢四脉。

①沉脉

【脉象】轻取不应，重按乃得，"举之不足，按之有余"。

【主病】里证。亦可见于无病之正常人。

【脉理】病邪在里，气血内困，故脉沉而有力；或脏腑虚弱，阳气衰微，气血不足，无力统运营气于表，则脉沉而无力，为里虚证。

②伏脉

【脉象】重力用手推筋按骨始得，甚则伏而不见。

【主病】邪闭，厥证，痛极。

【脉理】因邪气内伏于里，脉气不能宣通，脉道潜伏不显而出现伏脉；若久病，气衰微欲绝，不能鼓动血脉亦见伏脉。前者多见实邪暴病，后者多见于久病正衰。

③弱脉

【脉象】极软而沉细。

【主病】气血阴阳俱虚证。

【脉理】阴血不足，不能充盈脉道，阳衰气少，无力鼓动，推动血行，故脉来沉而细软，而形成弱脉。

④牢脉

【脉象】沉按实大弦长，坚牢不移。

【主病】阴寒凝结，内实坚积。

【脉理】牢脉是由于病气牢固，阴寒内积，阳气沉于下，故脉来沉而实大弦长，坚牢不移。牢脉主实有气血之分，症见有形肿块，是实在血分；无形痞结，是实在气分。若牢脉见于失血，阴虚等病证，是阴血暴亡之危候。

（3）迟脉类　迟脉类的脉象，有迟、缓、涩、结、代五脉。脉动较慢，一息不足四到五至，故同归于一类。

①迟脉

【脉象】脉来迟慢，一息不足四至（相当于脉搏每分钟低于 60 次）。

【主病】寒证。迟缓而有力为寒痛冷积，迟缓而无力为虚寒。运动员脉迟而有力，则不属病脉。

【脉理】迟脉主寒证，由于阳气虚损，鼓动血行无力，故脉来一息不足四至。若阴寒冷积，阳失健运，血行不畅，脉迟而有力；若因阳虚而寒者，脉多迟而无力；此外邪热结聚，阻滞气血，也可见迟脉，但迟而有力，按之必实，故迟脉不可一概认为寒证，当脉症合参。

②缓脉

【脉象】一息四至，来去怠缓。

【主病】湿证，脾胃虚弱。

【脉理】湿邪黏滞，气机为湿邪所困；脾胃虚弱则气血乏源，气血不足以充盈鼓动，故缓脉见怠缓；平缓之脉，是为气血充足，百脉通畅。若有病之人脉转缓和，是正气恢复之征。

③涩脉

【脉象】迟细而短，往来艰涩不畅，极不流利，如轻刀刮竹。

【主病】精亏，血少，气滞血瘀，挟痰，挟食。

【脉理】精亏血少，不能濡养经脉，血行不畅，脉气往来艰涩不畅，故脉涩而无力；气滞血瘀、痰、食胶固，气机不畅，血流受阻，则脉涩而有力。

④结脉

【脉象】脉来缓且慢，时而一止，止无定数。

【主病】阴盛气结，寒痰血瘀，症见积聚。

【脉理】阴盛则气机郁结，阳气受阻，血行阻滞，故脉来缓急，脉气不相顺接，时一止，止后复来，止无定数，常见于寒痰血瘀所致的心脉瘀阻证。结脉也可见于虚证，多为久病虚劳，气血虚弱，脉气不继，故断而时一止，气血接续则脉复来，止无定数。

⑤代脉

【脉象】脉来迟中一止，止有定数，良久复来。脉搏之间歇期较长。

【主病】脏气衰弱、风证、痛证、七情、跌打损伤。

【脉理】脉气虚弱则不能推动气血运行，则见脉迟有歇止，良久复来；若因七情惊恐，跌打损伤，也可致脉气不能接续。无论虚实，总以脉气不能接续为主要机理。

（4）数脉类　数脉类的脉象有数、疾、促、动四脉。脉动频率较快，一息超过五至，故同归一类。

①数脉

【脉象】一息脉来五至以上（相当于脉搏每分钟高于90次）。

【主病】热证。

【脉理】邪热内盛，促使气血运行加速，故见数脉。若因邪热盛，正气不虚，正邪交争剧烈，故脉数而有力，主实热证，若因久病伤阴，阴虚内热，则脉数而无力。若脉浮数，重按无根，是虚阳外越之危候。

②疾脉

【脉象】脉来急疾，一息七、八至。

【主病】阳极阴竭，元阳将脱。

【脉理】阳亢无制，真阴垂危，故脉来急疾而按之益坚，属实热证。若阴液枯竭，阳气外越欲脱，也见脉疾而无力。

③促脉

【脉象】脉来数，时而一止，止无定数。

【主病】阳热亢盛，气血、痰、食郁滞。

【脉理】阳热盛极，或气血、痰饮、宿食停滞化热，正邪相搏剧烈，血行急速，故脉来急数。邪气阻滞，阴阳不和，脉气不续，故见之。此外，若元阴亏损，则数中一止，止无定数，必促而无力，属虚证。

④动脉

【脉象】脉形应指跳脱如豆，厥厥动摇，滑数有力。

【主病】痛证、惊证。

【脉理】动脉是因阴阳相搏，升降失和，致使气血冲动而成。痛证则因阴阳不和，气血不通；惊则气血紊乱，心突跳，故惊证亦见动脉突跳。妇女妊娠反应期也可出现动脉，对早孕诊断，有一定价值。

（5）虚脉类　虚脉类脉象有虚、细、微、弱、短五脉，脉动应指无力。

①虚脉

【脉象】三部脉举之无力，按之空虚。

【主病】虚证。

【脉理】气虚不足以运其血，则脉来无力，血虚不足充盈脉道，则按之空虚。

②细脉

【脉象】脉细如线，但应指明显。

【主病】气血两虚，诸虚劳损，湿病。

【脉理】气血两虚，营血亏虚不能充盈脉道，气虚无力推动血行，故脉体细小而无力。湿邪阻滞脉道，伤人阳气也见细脉。

③微脉

【脉象】极细极软，按之欲绝，似有若无。

【主病】阴阳气血诸虚，阳气衰微。

【脉理】阳气衰微，无力鼓动，血虚则不能充盈脉道，故见微脉。轻取之似无为阳气衰。重取之似无是阴气竭。久病正气损失，气血被耗，正气殆尽，故见脉微；新病见脉微，是阳气暴脱。

④弱脉

【脉象】极软而沉细，沉取方得。

【主病】气血不足证。

【脉理】气血不足，不能充盈脉道，并且无力鼓动脉搏，脉道缩窄，则脉形细且无力。

⑤短脉

【脉象】首尾俱短，不能满部。

【主病】气病。有力为气滞，无力为气虚。

【脉理】气虚无力帅血，则脉来短而无力。若气滞阻碍脉道，致脉气不伸而见短脉，短而有力。短脉不可一概认作不足之脉，要注意有力无力。

（6）实脉类　实脉类脉象有实、滑、弦、紧、长等五脉。特点是脉动应指有力。

①实脉

【脉象】三部举按均有力，脉满本位。

【主病】实证。

【脉理】邪气亢盛且正气不虚，邪正相搏，气血壅盛，脉道紧满，故脉来应指坚实有力。平人见实脉，是正气充足，脏腑功能良好的表现。

②滑脉

【脉象】往来流利，如珠走盘，应指圆滑。

【主病】实热、痰饮、食积。

【脉理】邪气壅盛，正气不虚，气实血涌，故脉往来流利，应指圆滑。若滑脉见于平人，必滑而和缓。滑脉见于妊娠妇女，是气血充盛的表现。

③弦脉

【脉象】端直以长，如按琴弦。

【主病】肝胆病，痛证，痰饮，疟疾。

【脉理】若肝疏泄失常，气机不利，或痛证、痰饮，气机阻滞，故脉弦。疟邪伏于半表半里，少阳不利或虚劳内伤，中气不足，亦见弦脉。

④紧脉

【脉象】脉来绷急，犹如牵绳转索。

【主病】寒证、痛证。

【脉理】寒邪侵袭人体，阻遏阳气，致使脉道紧张而拘急，故见紧脉。诸痛证见紧脉，是寒邪与正气相搏之故。

⑤长脉

【脉象】脉形长，首尾端长，超过本位。

【主病】肝阳有余，火热邪毒等有余之证。

【脉理】若肝阳有余，阳盛内热，邪气亢盛，邪正相搏，脉来长而硬直，或有兼脉，为病脉；健康人正气充足，气机升降调畅，可见脉来长而和缓。

117

**考点提示：**常见病脉的脉象及主病。

**2. 相兼脉与主病**  相兼脉是指数种脉象并见的脉象。有二合脉，三合脉、四合脉之分。上述脉中有些本身就是多种脉组合而成。

相兼脉象的主病，往往等于各脉所主病的总和，如浮为表，数为热，浮数主表热，以此类推。现将常见的相兼脉及主病列举如下：浮紧脉主表寒，风痹；浮缓脉主伤寒表虚证；浮数脉主表热；浮滑脉主风痰，表证挟痰；沉迟脉主里寒；弦数脉主肝热，肝火；滑数脉主痰热，内热食积；洪数脉主气分热盛；沉弦脉主肝郁气滞，水饮内停；沉涩脉主血瘀；弦细脉主肝肾阴虚，肝郁脾虚；沉缓脉主脾虚，水湿停留；沉细脉主阴虚，血虚；弦滑数脉主肝火挟痰，痰火内蕴；沉细数脉主阴虚，血虚有热；弦紧脉主寒痛，寒滞肝脉。

**（七）诊小儿脉**

诊小儿脉，与成人差别较大，小儿寸口部位狭小，寸关尺三部难分。此外，小儿临诊时容易哭闹，脉气易乱，故难于掌握，因此，小儿诊脉时，除前述食指脉络以外，后世医家多以一指三部诊法。操作方法是医生以左手握小儿手，用右手大拇指按小儿掌后高骨脉上，分三部以定息数。对四岁以上的小儿，以高骨中线为关，一指向侧滚转寻三部；七八岁可以挪动拇指诊三部；九至十岁以上，可以次第下指，依寸关尺三部诊脉；十六岁以上则按成人三部诊脉进行。

小儿诊脉，不详求二十八脉，以浮、沉、迟、数定表、里、寒、热，以人有力无力定虚实。另注意，小儿肾气未充，脉气止于中候，重按多不见，若重按乃见，便与成人的牢实脉同论。

**（八）脉症顺逆与从舍**

脉症顺逆是指从脉与症的相应与不相应来判断疾病的顺逆。通常情况下，脉与症是一致的，即脉症相应，但若脉与症不一致，即脉症不相应，有时甚至还会出现相反的情况。从判断疾病顺逆来说，脉症相应者主病顺，不相应者主病凶。一般来说，凡有余病证，脉见洪、数、滑、实则谓脉证相应，为顺，表示邪实正盛，正气足以抗邪；若脉证相反，是逆，说明邪盛正虚，易致邪陷。若暴病，脉来浮、洪、数、实者为顺，反映正气充盛能抵抗邪气；若久病，脉来沉、微、细、弱为顺，反映了邪衰正复之机。新病脉见沉、细、微、弱，反映了正气已衰；久病脉见浮、洪、数、实，则反映了正衰而邪不退，均属逆证。

既然有脉症不相应的情况，那么其中必有一真一假，或症真脉假，或症假脉真，故临证时必须辨明疾病的本质，确定脉症的真假以决定从舍，或舍脉从症，或舍症从脉。舍脉从症指症真脉假时，必须舍脉从症。例如，症见腹胀，疼痛拒按，大便燥结，舌红，苔黄厚焦燥，脉迟细者，则症所反映的是实热内结肠胃，是真；迟细脉的原因是热结于里，阻滞血液运行，为假象，当舍脉从症。舍症从脉指症假脉真时，必须舍症从脉。例如，伤寒，症见四肢厥冷，而脉滑数，脉所反映的是真热；症所反映的是由于热闭于内，格阴于外，出现四肢厥冷，为假寒；当舍症从脉。

## 二、按诊

按诊，就是医者用手直接触摸、按压患者某些部位，以了解局部冷热、软硬、压痛等异常变化，从而推断疾病发生的部位、性质和病情轻重等情况的一种诊病方法。

**（一）按诊的方法和意义**

**1. 方法**

（1）体位　按诊时病人取坐位或仰卧位。例如甲状腺触诊时，一般取坐位；按胸腹时，一般取仰卧位，两腿伸直，两手放在身旁，医生站在病人右侧，右手或双手对病人进行切按。在切按腹内肿块或腹肌紧张度时，可再令病人屈起双膝，使腹肌松弛，便于切按。

（2）手法　按诊的手法大致可分触、摸、按、推四类。

触是以手指或掌面轻轻接触局部，如额部及四肢皮肤等，以了解凉、热、润、燥等情况。摸是以手抚摸局部，如肿胀部位等，以了解局部的感觉情况、肿物的形态及大小等。按是以手按压局部，如按肿胀部位，以了解有无压痛，肿块的形态、软硬，肿胀的程度、性质等等。推是以手稍用力在局部作前后或左右移动，以探知肿物的移动度以及局部与周围组织的关系等情况。

在临床上，各种手法要综合运用，先触摸，后推按，由轻到重，由浅入深，逐层了解病变的情况。手法要轻巧，要避免突然暴力，冷天要事先把手暖和后再行检查，嘱咐病人主动配合，随时说出自己的感觉，医者要边检查边观察病人的表情变化了解其痛苦。

**2. 意义**　按诊是切诊的一部分，是四诊中重要的一环。它是望、闻、问的补充和完善，可以进一步地深入探明疾病的部位和性质等情况，为全面分析判断疾病病情提供必须的资料。

**（二）按诊的内容**

**1. 按肌肤**　按肌肤是为了探明全身肌表的寒热、润燥、肿胀、疼痛、疮疡等情况。

凡阳气盛的身多热，阳气衰的身多寒。凡身热初按甚热，久按热反转轻的，是热在表；若久按其热反甚，热自内向外蒸发者，为热在里。肌肤软而喜按者，为虚证；硬痛拒按者，为实证。轻按即痛者，病在表；重按方痛者，病在深部。皮肤干燥者，尚未出汗或津液不足；皮肤干瘪者，为津液不足；皮肤湿润者，为有汗出或津液未伤。皮肤甲错者，为伤阴或内有干血。

按压肿胀，可辨水肿和气肿。凡按之凹陷，放手不能即起的，为水肿；按之凹陷，举手即起的，为气肿。肿而硬不热者，属寒证；肿处灼热压痛者，为热证。根盘散漫平塌者属虚，根盘收束高起属实。疮疡肿处坚硬，多属无脓，边硬顶软，内必成脓。浅部脓肿，则以"应指"或"不应指"来决定有脓无脓。深部脓肿需结合病情穿刺确定。

**2. 按手足**　按手足主要在探明寒热，来判断病证性质寒热虚实。凡手足俱冷的，是阳虚寒盛，属寒证；手足俱热的，多是阳盛热炽，属热证。按手足寒热，还可以辨别外感或内伤。凡手足的背部较热的，为外感发热；凡手足心较热的，为内伤发热。还可以手心热与额上热来分表热或里热，额上热甚于手心热的，为表热；手心热甚于额上热的，为里热。按手足寒温可测知阳气的存亡。若阳虚之证，四肢犹温，说明阳气尚存，尚可治疗；若四肢厥冷，说明其病多凶，预后不良。在儿科方面，若小儿指尖冷，主惊厥；中指独热，主外感风寒；中指末独冷，为麻痘将发之象。

**3. 按胸腹**　按胸腹是有目的地对前胸、胁肋和腹部进行触摸、按压、叩击，以了解其局部的病变情况。

胸腹各部位的划分如下：隔上为胸、隔下为腹。前胸为锁骨上窝至横隔以上；侧胸部，即胁部，为从腋下至十一、十二肋骨的区域；横隔以下为腹部，腹部剑突下方位置称为心下；胃脘相当于上腹中部；脐上为大腹，脐下为小腹，少腹即小腹之两侧。

胸腹按诊的内容，又可分为按虚里、按胸胁和按腹部三部分。

（1）按虚里　虚里位于左乳下心尖搏动处，为诸脉所宗。健康之人，虚里按之应手，动而不紧，缓而不急。虚里动而微弱无力，是宗气内虚之征；若动而应衣，是宗气外泄之象；若按之弹手，洪大而搏，属心气衰绝。

惊恐，大怒或剧烈运动后，虚里脉动虽高，但静息片刻即平复如常者，是生理现象。若孕妇胎前产后或痨瘵之病者见虚里脉动高，应当提高警惕。

（2）按胸胁　胸内藏心肺，前胸高起，按之气喘者，为肺脏证。胸胁按之胀痛者，可能是痰热气结或水饮内停。

胁内含肝胆。胁下一般不能扪及肝脏，若扪及肿大的肝脏，或软或硬，多属气滞血瘀，若表面凹凸不平，要警惕肝癌。右胁胀痛，按之热感，手不可按者，为肝痈。疟疾病久，胁下出现肿块，称为疟母。

（3）按腹部　按腹部主要了解凉热、软硬度、肿块、胀满、压痛等情况，用以协助疾病的诊断与辨证。

腹壁冷，喜暖者，属虚寒证；腹壁灼热、喜冷者，属实热证。腹部疼痛，喜按者属虚，拒按者属实；按之局部灼热，疼痛剧烈，为内痈。腹部胀满，按之有充实感觉，压痛明显，叩诊声音重浊的，为实满；腹部膨满，但按之虚软，无压痛，叩之作空声的，多属虚满。

腹部高度胀大，如鼓之状，称为臌胀。可分水臌与气臌，采用按法进行鉴别，以手分置腹壁两侧，一手轻拍，另一手可触及波动感，按之如囊裹水者，为水臌；以手叩之如鼓，无波动感者，为气臌。

患者自觉心下或胃脘部痞塞不适和胀满的病症，称为痞满。其特点是按之柔软，无压痛者，属虚证；按之较硬，有低抗感和压痛者，为实证。腹内的结块，或胀或痛的病症，称为积聚。积和聚有区别。痛有定处，按之有形且不移的为积，病属血瘀；痛无定处，按之无形且聚散不定的为聚，病属气滞。左小腹作痛，按之累累，有硬块者，为肠中有宿粪；右小腹作痛，按之疼痛及反跳痛者，为肠痈。

肿块的按诊要注意其大小、形态、软硬度、活动度、有无压痛、有无灼热等情况。

**4. 按腧穴**　按腧穴，是按压身体上某些特定穴位，通过这些穴位的变化与反应，来推断脏腑的某些疾病。

按腧穴主要是注意是否出现结节或条索状物，或者出现压痛及敏感反应。肺病患者，可在肺俞穴摸到结节，或在中府穴出现压痛；胃病患者在胃俞和足三里有压痛；肝病患者可见肝俞或期门穴压痛；肠痈患者阑尾穴有压痛。运用时，需结合四诊资料综合分析判断。

# 任务六　诊法实训

## 一、实训目的

（一）掌握望诊与舌诊的方法；问诊的内容、方法、步骤以及注意事项；闻诊的方法及内容。

（二）熟悉常见病理舌象的临床意义；常见病理脉象的特征及主病。

（三）了解常见脉象的指感。

## 二、实训方法

（一）观看四诊录像或视频。

（二）观察相关模型。

（三）学生分组，互相练习望色、望舌以及模拟问诊，并做好记录。

## 三、实训内容

**（一）望诊**

1. 望诊训练，包括望全身、望局部等。

2. 进行舌诊训练，包括舌质、舌形、舌苔、苔质、舌色。

**（二）问诊**

1. 主要内容包括：一般情况，主诉，现病史，既往史，个人史，月经生育史，家族史等。

2. 典型病例问诊训练。

**（三）闻诊**

1. 要内容包括听声音和嗅气味两个方面。

2. 典型病例闻诊内容讨论。

**（四）切诊**

1. 正确的脉诊指法，包括寸关尺定位及布指，举按寻等。

2. 各类脉象的特征及主病：浮、洪、沉、数、促、虚、实、长、短、滑、涩、弦、紧、细、濡、迟、缓、结、代等。

**（五）四诊实训病例**

1. 李某，女，21岁。患者三年来，月经每次都提前，行经十余日方止，量多色淡。皮肤常见紫斑，并经常头晕目眩，心悸气短，多梦失眠，食欲不振，食后腹胀，每食油腻之品则大便溏泄。肢体经常麻木，皮肤干涩，精神不振，面色萎黄，身体消瘦，舌质淡，苔薄白，脉细弱。

2. 刘某，男，60岁。素体较胖，酗酒，十年前曾患头胀痛、烦躁易怒、头晕、耳鸣等症。近两年来，上症均有加重，面红目赤，四肢常麻木，耳鸣如潮。几天前，因精神刺激，大怒后突然昏厥，醒后口眼歪斜，喉中痰鸣，语言不清，左半身不能活动。舌红，苔黄腻。

3. 张某，男，32岁。两膝关节疼痛三年，每年冬季加重。近几天天气阴冷，疼痛加剧，上下楼梯均感困难，但是关节局部无血肿，舌苔白腻，脉弦紧。

4. 高某，男，22岁。四天前开始发热，头痛，微恶寒。服用复方阿司匹林后，恶寒减轻，但是热不退，头痛加剧。昨日开始嗜睡，口干渴，但是饮水不多，偶尔恶心。前来就诊时体温39℃，舌质红，苔黄腻，脉滑数。

5. 赵某，男，44岁。患者前天外出归来，即感身热恶寒，轻微咳嗽，今天咳嗽加重，痰少且黏稠，难于咯出，时挟有血丝，鼻咽干燥，舌淡，苔白腻，脉滑。

6. 董某，女，1岁半，四天前突发高热，精神萎靡不振，不思饮食，呕吐两次，呈喷射状，于两天前入院，经检查为流行性乙型脑炎。治疗为见效果，病势反进，大热无汗，四肢厥冷，体温持续在39.5~40.5℃，嗜睡、躁动不安，小便短赤，大便不行，并时有阵发性抽风，发作时四肢抽搐，两目上翻，呼吸闭止，口唇青紫，舌质绛，苔黄厚少津，脉浮数。

7. 钱某，男43岁，右肺结核已10个月，现较稳定，无咳嗽。大便秘结不通，腹胀疼痛拒按，长期服用通便药，便后少腹胀痛，睡眠不安。舌质红，苔厚腻而黄，脉弦滑。

8. 孙某，女，65岁。近三年来，患者由于患冠心病，动则心悸，故长期卧床养病，周身无力，腰膝酸软，饮食减少，大便干，如球状，每逢大便倍感痛苦，甚至需用手掏粪，方得排解。舌苔薄白，脉细涩。

9. 胡某，男，44岁。患胃痛十年之久，胃灼热痛，并有口苦，口腻，纳差，失眠，寒热皆不受，稍有嗳气与反酸，大便秘结，小便黄赤，舌红苔黄，脉弦数。经胃肠钡餐透视诊断为十二指肠溃疡。

10. 尹某，胸闷不舒，心前区隐痛不适，纳食不甘，食后腹胀，口干嗳气，气短乏力，痰少，不易咯出，大便干。舌质暗红，苔白腻，脉细弦。

## 四、实训时间

4学时。

## 五、实训小结

通过四诊理论与四诊实训的学习，请总结望、闻、问、切四诊的主要内容有哪些？并根据交流讨论的结果，书写报告及辨证体会。

# 任务七　八纲辨证

## 任务导入

刘某，男性，24岁。患者2年前因天热饮大量冰水后出现胃脘疼痛时作，未予重视。近日疼痛加重，怕冷喜按，伴腹部胀满，食少，手脚发凉，舌淡而胖大，苔白滑，脉沉迟无力。

请您完成以下任务：

1. 此患者病位在表还是在里?
2. 病理性质是寒还是热?
3. 是实证还是虚证?

八纲辨证,是表里、虚实、寒热、阴阳八个辨证纲领,是依据疾病的原因、部位、性质和正邪斗争消长情况,进行分析归纳判断为不同证候的辨证方法。八纲辨证为各种辨证方法的总纲,适用于临床各科,其中阴阳又为八纲的总纲。

## 一、表里

表里辨证是辨别病位浅深和病势趋向的一对纲领。表证病变在皮毛、肌凑、经络;里证病变在脏腑、气血、骨髓。病若在表,病位浅、邪气轻、多为疾病的初期阶段,预后较好;病若在里,病位深、邪气重、病程较长。

### (一)表证

表证是六淫、疫疠等外邪经皮毛、口鼻入侵机体,正气(卫气)抗邪于肌表所表现轻浅证候的概括。多见于外感病初期阶段。特点是起病急、病程短。表现为恶寒、发热、头痛、有汗或无汗,舌苔薄白,脉浮。

因外感邪气性质有寒热的不同,故表证又分为表寒证与表热证。(表4-1)

表4-1　表寒证与表热证的鉴别要点

| | 临床表现 | 舌象 | 脉象 |
|---|---|---|---|
| 表寒证 | 恶寒重,发热轻 | 苔薄白 | 浮紧 |
| 表热证 | 恶寒轻,发热重 | 苔薄白或薄黄 | 浮数 |

### (二)里证

里证,是病变部位在内,由脏腑、气血、骨髓等受病所致的一类证候。相对于表证而言,里证的范围广泛,凡非表证、非半表半里证的一切证候均属里证。里证的来源有三:一是外邪袭表,表证未解,病邪传里,而成里证;二是外邪直中入脏腑,脏腑受病而成里证;三是情志内伤,饮食劳倦等,直接损伤脏腑气血,以致脏腑气血功能紊乱而表现为里证。具体内容将在脏腑辨证、气血津液辨证中介绍。

表证与里证鉴别要点:主要审查患者的寒热、舌象和脉象表现,凡不具备发热恶寒,脉浮等表证,以及往来寒热,脉弦等半表半里证者,均属里证。

**考点提示:** 表证的临床表现;表证和里证及鉴别要点。

### (三)半表半里证

半表半里证,指正邪相搏于表里之间的一类特殊证候的概括。表现为寒热往来,胸胁苦满,心烦喜呕,口苦咽干,不欲饮食,沉默不欲言语,脉弦等。多见于肝炎和胆道感染等疾病。

## 二、寒热

寒热辨证是辨别疾病性质的一对纲领,可直接反映人体阴阳的偏盛与偏衰。一般来说,寒证是阴盛或阳虚的表现;热证是阳盛或阴虚的表现(表4-2)。

表4-2 寒证与热证的鉴别要点

| | 寒热喜恶 | 面色 | 口渴 | 四肢 | 神态 | 小便 | 大便 | 舌象 | 脉象 |
|---|---|---|---|---|---|---|---|---|---|
| 寒证 | 恶寒喜暖 | 白 | 不渴 | 冷 | 蜷卧 | 清长 | 稀溏 | 舌淡苔白而润 | 迟或紧 |
| 热证 | 恶热喜冷 | 红 | 渴喜冷饮 | 热 | 躁动 | 短赤 | 秘结 | 舌红苔黄而干 | 数或滑 |

### （一）寒证

寒证是由外感寒邪、过食生冷或久病阳气受损所引起的机体阴盛或阳虚，本质属于寒性的一类证候。表现为恶寒怕冷，喜温，口不渴，尿清，便溏，面白，苔白，脉迟或紧等。包括表寒、里寒、实寒、虚寒。

### （二）热证

热证是由外感火热之邪，或外感寒湿等邪郁而化热，或五志过极化火，或过服辛辣温热之品，或素体阳热之气偏亢等引起的机体阴虚阳盛，本质属于热性的一类证候。表现为发热，恶热，喜凉，口渴，尿黄，便结，面赤，苔黄，脉数等。包括表热、里热、实热、虚热。

**考点提示：** 寒证和热证的临床表现及鉴别要点。

## 三、虚实

虚实辨证是辨别邪正盛衰的一对纲领，反映病变过程中人体正气的强弱和致病邪气的盛衰。邪气亢盛多表现实证；正气虚弱多表现为虚证，即"邪气盛则实，正气夺则虚"。

### （一）虚证

虚证是对人体正气虚弱或不足为主所产生的各种虚弱证候的概括，特点是正气不足，邪气亦不盛。多由先天不足，后天失调，失治误治以及病后失养所致。一般久病、体质衰弱、老年患者，多为虚证。可分为气虚、血虚、阴虚、阳虚四大类型，可表现为精神萎靡，面色苍白，肢体乏力，声低气微，疼痛喜按，大便溏薄，或五心烦热，颧红盗汗，心烦失眠，口燥咽干，舌质胖嫩少苔或无苔，脉细无力等（表4-3）。

表4-3 虚证实证的鉴别要点

| | 病程 | 精神 | 声息 | 胸腹胀满 | 疼痛 | 发热恶寒 | 体质 | 舌象 | 脉象 |
|---|---|---|---|---|---|---|---|---|---|
| 虚证 | 长 | 萎靡 | 声低息微 | 胀满时减 | 喜按 | 长期低热，畏寒 | 弱 | 质嫩少苔 | 无力 |
| 实证 | 短 | 亢奋 | 声高气粗 | 胀满不减 | 拒按 | 蒸蒸壮热，恶寒 | 壮 | 苍老苔厚腻 | 有力 |

### （二）实证

实证是邪气亢盛，正邪斗争引起的病理反应较为激烈的一类证候的概括，特点是邪气充斥、停聚。多由感受外邪（六淫、疫疠）或内生病邪（痰、饮、水湿、瘀血、脓、宿食、结石等）蓄积。一般新病、体质素健及青壮年患者，多为实证。可表现为精神烦乱，声高气粗，身热面赤，胸腹胀满，疼痛拒按，小便短涩或尿时疼痛，大便秘结。舌质苍老，舌苔厚，脉实有力等。

## 四、阴阳

阴阳辨证是辨证的总纲。表里、寒热、虚实分别从不同角度来概括病情，只能说明疾病的某一方面的特点，要对病情进行全面归纳，让复杂的证候纲领化，就可以用阴阳来概括表里、虚实、寒热六纲。

**（一）阴证与阳证**

**1. 阴证** 阴证是由机体阳气虚衰，阴寒内盛所致，在疾病过程中表现出晦暗、抑制、衰退、沉静、向下、向内，属于里证、寒证、虚证的一类证候。

**2. 阳证** 阳证是由机体阳气亢盛，脏腑功能亢进，在疾病过程中表现出明亮、亢进、兴奋、躁动、向上、向外，属于表证、热证、实证的一类证候。

**（二）亡阴证与亡阳证**

亡阴证与亡阳证均为疾病危重阶段出现的证候，是最严重的阴虚证和阳虚证。

（1）亡阴证 是指体内阴液大量耗损或丢失，阴液严重亏乏而欲竭的危重证候。表现为身体灼热，虚烦躁扰，汗出，汗热而粘，口渴喜冷饮，舌干红，脉细数疾。

（2）亡阳证 是指机体阳气极度消耗，以致阳气欲脱的危重证候。表现为手足厥逆，肌肤不温，大汗淋漓，汗冷而清稀，口淡不渴，气微，舌淡暗，脉微欲绝。

八纲辨证中的各证候，都不是孤立、绝对对立、静止不变的，而是互相联系，相互交错的。如表证与里证，既有属寒、属热的区别，又有实与虚的不同；热证与寒证，是在表还是在里，在区别病变部位的前提下，又有虚实之差异。此外，在一定条件下，表里、寒热、虚实是可以相互转化的，如由表证入里，由里证出表，寒证化热，热证化寒，虚证转实，实证转虚等。当疾病发展到严重阶段，病势趋于极点时候，还会出现真寒假热、真热假寒等表现与疾病本质相反的假象。总之，疾病是千变万化的，八纲辨证须灵活使用。

# 任务八 脏腑辨证

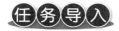

汤某，男性，21岁。患者3天前出现牙龈肿痛难忍，伴口臭、小便黄，舌红苔黄，脉滑数。患者平素嗜食辛辣炙煿之品。

请您完成以下任务：此患者病位表现在哪一脏腑，为什么？

脏腑辨证，是在认识脏腑生理功能与病变特点的基础上，运用四诊收集患者的症状、体征及相关病情资料，进行综合分析，判断疾病所在的脏腑部位、病因病机、病性等，确定证候类型的一种辨证方法。简言之，以脏腑为纲，对疾病进行辨证。脏腑辨证是中医辨证体系的重要组成部分，也是临床各科诊断疾病的基本方法。

## 一、心与小肠病辨证

### （一）心气虚证

是指心气不足，推动无力所致的证候，表现为心悸怔忡、胸闷气短、自汗神疲、活动后诸证加重，面白，舌淡，脉虚。

### （二）心阳虚证

指心阳虚衰，温运失司，虚寒内生所致的证候，表现为心悸怔忡，胸闷憋痛，神疲乏力，畏寒肢冷，气短自汗，面色㿠白，舌淡胖，苔白滑，脉微细或结代。多由心气虚发展而来。

### （三）心血虚证

是心血不足，心神失养所致的证候，表现为心悸怔忡，失眠多梦、眩晕，健忘，面色苍白或萎黄，口唇爪甲色淡，脉细弱无力。

### （四）心阴虚证

是心阴亏损，心神失养，虚热内扰所致的证候，表现为心悸怔忡，五心烦热，潮热盗汗失眠多梦，口干咽燥，舌红苔少，脉细数。

### （五）心脉痹阻证

是指某些致病因素痹阻于心，脉络不通所致的证候。表现为心悸怔忡，胸骨后憋闷疼痛，痛引肩背或手臂，时发时止。若痛如针刺，胸闷较甚，兼见舌紫暗、或有瘀斑、紫点，脉细涩或结代，为瘀阻心脉；若胸闷痛，身重困倦，痰多体胖，舌苔白腻，脉沉滑者，为痰阻心脉；若疼痛剧烈，突然发作，遇寒加重，得温痛减，伴畏寒肢冷，舌淡苔白，脉沉迟或沉紧，为寒凝心脉；若疼痛且胀，胁胀，善太息，脉弦，发作多与情绪变化有关，多为气滞。

### （六）心火亢盛证

是指心火内炽，扰乱神明，迫血妄行的实热证候。表现为心烦失眠，面赤身热，口渴，便秘溲赤，舌尖红绛，苔黄，脉数；或口舌赤烂疼痛，或小便赤涩灼痛，或见吐血、衄血，甚则狂躁谵语，神识不清。

**考点提示：**心阳虚、心血虚、心阴虚、心脉瘀阻、心火亢盛的证候特点。

### （七）痰蒙心窍证

是指痰浊蒙蔽心包，以神志异常为主症的证候。表现为意识模糊，言语不清，甚则昏不知人；或精神抑郁，举止失常，表情淡漠，神志痴呆，喃喃自语；或突然昏仆，不省人事，喉中痰鸣，口吐涎沫，手足抽搐，两目上视，口中如猪羊叫声；兼见面色晦滞，胸闷呕恶，舌苔白腻，脉滑。

### （八）小肠实热证

是心火移热小肠，小肠邪热炽盛的证候。表现为口舌生疮，心烦口渴，小便赤涩，尿道灼痛，或尿血，舌红苔黄，脉数。

## 二、肺与大肠病辨证

### （一）肺气虚证

是指肺气不足、卫外不固、宣降无力所致的虚弱证候。表现为咳喘无力，气短，动则益甚，咳痰清稀，面色淡白，声低气怯，或有自汗畏风，易于感冒，神疲体倦，舌淡苔白，脉虚弱。

### （二）肺阴虚证

是指肺阴不足，虚热内生所致的证候。表现为干咳无痰，或痰少而黏，不易咯出，或痰中带血，口咽干燥，声音嘶哑，形体消瘦，五心烦热，或午后潮热，盗汗，颧红，舌红少津，脉细数。

### （三）外邪袭肺证

是指风寒、风热、燥邪侵袭肺，肺卫失宣所致的证候。风寒袭肺表现为咳嗽，咯痰清稀色白，微有恶寒发热，或见身痛无汗，鼻塞，流清涕，舌苔薄白，脉浮紧；风热袭肺表现为咳嗽，咯痰黄稠，鼻塞，流黄浊涕，发热，微恶风寒，或咽痛，口微渴，舌尖红，苔薄黄，脉浮数；燥邪犯肺表现为干咳无痰，或痰少而黏，难以咯出，或咳时胸痛、痰中带血，并伴口、鼻、唇、咽干燥，或见鼻衄，便干尿少，或发热，微恶风寒，无汗或少汗，苔薄而干燥，脉浮数或浮紧。

### （四）痰浊阻肺证

是指痰浊阻滞于肺，肺失宣降所致的证候。表现为咳嗽，痰多色白，质黏易咯，或痰鸣气喘，胸闷，舌淡苔白腻，脉滑。

**考点提示**：肺气虚、肺阴虚、外邪袭肺、痰浊阻肺的证候特点。

### （五）痰热壅肺证

指痰热交结，壅塞于肺，肺失宣肃所致的证候。表现为咳喘，呼吸气粗，甚则鼻翼煽动，壮热，胸痛，痰黄稠量多，或咯腥臭脓血痰，大便秘结，小便黄赤，舌红苔黄腻，脉滑数。

### （六）大肠湿热证

是湿热下注于大肠，大肠传导失司所致的证候。表现为腹痛，里急后重，下痢赤白脓血，或腹泻不爽，粪质黏稠腥臭，或暴注下迫，色黄而臭，伴有身热口渴，小便短赤，舌红苔黄腻，脉滑数或濡数。

### （七）大肠实热证

指邪热与糟粕互结于大肠所致的实热证。表现为日晡潮热或壮热，腹满胀痛拒按，口渴，大便秘结，或热结旁流，小便短赤，舌红苔黄而焦燥，脉沉实而有力。

## 三、脾与胃病辨证

### （一）脾胃气虚证

是脾气不足，运化失司所致的证候。表现为纳少腹胀，面色萎黄，倦怠乏力，胃痛喜按，食后痛减，大便稀溏，舌质淡有齿痕，苔白，脉濡无力。

### （二）中气下陷证

是指脾气虚弱，清阳不升所致的病证。表现为脘腹坠胀，或便意频数，肛门坠重，或久泻久痢不止，甚至脱肛；或小便混浊如米泔；或子宫下垂；伴有头晕目眩，肢体倦怠，声低懒言，舌淡苔白，脉弱。

### （三）脾不统血证

是指脾气虚弱，不能统摄血液所致的慢性出血的证候。表现为齿衄、便血、尿血、肌衄，或妇女月经过多、崩漏等，伴面色萎黄，气短懒言，神疲乏力，食少便溏，舌淡苔白，脉细无力。

### （四）脾阳虚证

是指脾胃阳气亏损，不得温运，阴寒内生所致的里虚寒证。表现为脘腹隐痛，喜温喜按，形寒肢冷，食少腹胀，大便稀薄，甚则完谷不化，面白少华，口淡不渴，或肢体浮肿，或妇女带下清稀量多，舌体淡胖或有齿痕，苔白滑，脉沉迟弱。

### （五）寒湿困脾证

是指寒湿内盛，困遏脾阳，脾失健运所致的证候。表现为纳呆，泛恶欲吐，脘腹胀闷，腹痛便溏，头身困重，口淡不渴，或肢体浮肿，小便不利，或身目发黄，黄色晦暗，或妇女带下量多，舌淡胖，苔白滑或白腻，脉濡缓或沉细。

### （六）湿热蕴脾证

是指湿热内蕴中焦，脾失健运所致的证候。表现为纳呆呕恶，口中黏腻，脘腹痞闷胀满，肢体困重，渴不多饮，或身热不扬，汗出热不退，或面目、肌肤发黄，黄色鲜明，或皮肤发痒，便溏不爽，小便短赤，舌红苔黄腻，脉濡数或滑数。

### （七）食滞胃脘证

是指饮食不化，停滞于胃脘，胃失和降所致的证候。表现为胃脘部胀痛，拒按，厌食嗳气，或呕吐酸腐食物，吐后觉舒，或腹痛肠鸣，排便不爽，粪便臭秽如败卵，或大便秘结，舌苔厚腻，脉滑。

### （八）胃热炽盛证

是指火热壅滞于胃，胃失和降所致的证候。表现为胃脘灼痛，拒按，渴喜冷饮，或见口臭，或消谷善饥，或牙龈肿痛溃烂，齿衄，小便短黄，大便秘结，舌红苔黄，脉滑数。

### （九）胃阴虚证

是指胃阴不足，胃失濡降所致的证候。表现为胃脘隐隐灼痛，时作时止，似饥而不欲食，或干呕呃逆，或胃脘嘈杂，或脘痞不舒，口燥咽干，小便短少，大便干结，舌红少津，脉细而数。

**考点提示：** 脾胃病证各型证候特点。

## 四、肝与胆病辨证

### （一）肝郁气滞证

是指肝气不得升发，气机郁滞所致的病证。表现为情志抑郁，或急躁易怒，胸胁少腹胀闷或窜痛，喜太息，或自觉咽中有物吐之不出，咽之不下，或颈部瘿瘤，或妇女乳房作胀结块，月经不调，痛经，闭经，脉弦。

### （二）肝火上炎证

是肝火炽盛，肝经气火上逆所致的病证。表现为急躁易怒，面红目赤，头痛眩晕，胁肋疼痛，耳鸣耳聋，甚至吐血、衄血，口苦，苔黄，脉弦数。

### （三）肝阳上亢证

是指肝肾阴虚，阴不制阳，肝阳上亢所致的病证。表现为头胀头痛，面红目赤，眩晕耳鸣，急躁易怒，失眠或多梦，头重足轻，腰膝酸软，或五心烦热，面部烘热，舌红少津，脉弦有力或弦细数。

### （四）肝血虚证

是肝血亏虚，机体失养所致的病证。表现为两目干涩，视力下降或夜盲，眩晕耳鸣，面色淡白无华或萎黄，手足麻木震颤，或筋脉拘急，爪甲不荣，月经量少，色淡或闭经，唇舌色淡，苔薄，脉细。

**（五）肝阴虚证**

是指肝的阴液亏虚，阴不制阳，虚火内生所致的病证。表现为眩晕耳鸣，两目干涩疼痛，口干舌燥，面部烘热，胁肋灼痛，或五心烦热，或潮热盗汗，或手足蠕动舌红少津，脉弦细数。

**（六）肝风内动证**

是指在肝肾阴血亏虚、肝阳上亢的基础上，患者出现眩晕欲仆，震颤，抽搐等"动摇不定"特征的病证。表现为头痛头摇、眩晕欲仆、肢体振颤，项强肢麻，或突然昏倒，兼见神志模糊，半身不遂，语言不清，口眼歪斜，甚至昏迷，舌红，脉弦数有力。

**（七）肝胆湿热证**

是指湿热内蕴肝胆，疏泄失职所致的病证。表现为口苦，纳差，恶心呕吐，腹胀，胁肋灼热胀痛，或胁下有痞块按之疼痛，身黄，色鲜明如橘子色，目黄，小便黄，发热，大便或闭或溏，舌红，苔黄腻，脉弦数或弦滑。

**考点提示：**肝胆病证各型证候特点。

# 五、肾与膀胱病辨证

**（一）肾阴虚证**

是指肾阴不足，失于濡养，虚火上扰所致的病证。表现为眩晕耳鸣，失眠或多梦，腰膝痠软或疼痛，咽干舌燥，形体消瘦，潮热盗汗，五心烦热，女子经少、经闭，男子阳强易举，遗精早泄，舌红苔少，脉细数。

**（二）肾阳虚证**

是指肾的阳气亏虚，失于温煦，虚寒内生的病证。表现为腰膝痠冷而痛，形寒肢冷，下肢为甚，面色㿠白或黧黑，神疲乏力，或久泄不止、完谷不化、五更泄泻，或男子阳痿、早泄、滑精、精冷，或女子性欲低下、宫寒不孕，或小便频数清长、夜尿频多，舌淡苔白，脉沉细无力，两尺为甚。

**（三）肾精不足证**

是指肾精亏损，髓海空虚，表现为生长发育以及生殖功能低下的证候。表现为小儿发育迟缓，囟门迟闭，身材矮小，骨骼痠软，智力低下，成人未老先衰，健忘恍惚，反应迟钝，发脱齿摇，耳鸣耳聋，性功能减退，男子精少不育，女子经闭不孕，舌淡，脉虚弱。

**（四）肾气不固证**

是指肾气不足，下元失固所致的病证。表现为神疲乏力，腰膝痠软，小便频数清长，夜尿增多，甚或小便失禁、遗尿，女子带下清稀，胎动易滑，男子滑精早泄，舌淡苔白，脉沉细弱。

**（五）肾虚水泛证**

是指由于肾阳虚衰，气化失权，水液泛滥所致的证候。表现为身体浮肿，腰以下为甚，按之没指，腰膝冷痛，形寒肢冷，腹部胀满，或心悸气短，或咳嗽气喘，痰涎清稀，不得平卧，舌淡胖有齿痕，苔白滑，脉沉迟无力。

### （六）膀胱湿热证

是指由于湿热下注，蕴结膀胱，膀胱气化不利所致的证候。表现为小便频急，滴淋涩痛，尿道灼热，小腹胀痛，小便黄赤混浊或尿血，或尿有砂石，或发热、腰部胀痛，或少腹拘急，舌红苔黄，脉滑数。

**考点提示：**肾阴虚、肾阳虚、肾精不足、肾气不固证候特点。

## 六、脏腑兼病辨证

### （一）心肾不交证

是指心肾阴虚火旺，水火既济失调所致的证候。表现为心烦少寐，惊悸多梦，健忘，头晕耳鸣，口咽干燥，腰膝痠软，或潮热盗汗，或遗精，五心烦热，舌红少苔或无苔，脉细数。

### （二）心脾两虚证

是指由于心血不足，脾虚气弱所致的证候。表现为心悸怔忡，头晕健忘，失眠多梦，面色萎黄，倦怠乏力，食欲不振，腹胀便溏，或见皮下出血，女子月经量少色淡，淋漓不尽，舌质淡嫩，脉细弱。

### （三）心肝血虚证

是指由于心肝两脏血亏，心神及所主官窍组织失养为主的证候。表现为头晕目眩，两目干涩，视物模糊，心悸健忘，失眠多梦，面白无华，爪甲不荣，或肢体麻木，震颤拘挛，或女子月经量少色淡，甚则经闭，舌淡白，脉细。

### （四）脾肺气虚证

是指由于脾肺两脏气虚，以脾失健运，肺失宣降为主的证候。表现为食欲不振，腹胀便溏，面白无华，乏力少气，声低懒言，气短而喘，久咳不止，或吐痰清稀而多，或见面浮肢肿，舌质淡，苔白滑，脉细弱。

### （五）肺肾气虚证

是指由于肺肾两脏气虚，降纳无权所致的证候。表现为喘息短气，呼多吸少，动则尤甚，语声低怯，乏力自汗，腰痠软，或喘息加剧，冷汗淋漓，肢冷面青，舌淡脉弱，脉大无根。

### （六）肺肾阴虚证

是指肺肾两脏阴液亏虚，虚火内扰所致的证候。表现为咳嗽少痰，或痰中带血，口燥咽干，或声音嘶哑，或见骨蒸潮热，盗汗颧红，形体消瘦，腰膝痠软，男子遗精，女子月经不调，舌红少苔，脉细数。

### （七）肝火犯肺证

是指由于肝火上逆犯肺，肺失清肃所致证候，亦称"木火刑金"。表现为咳嗽阵作，甚则咳血，痰黄稠粘，急躁易怒，头胀头晕，胸胁灼痛，面红目赤，烦热口苦，舌红，苔薄黄，脉象弦数。

### （八）肝郁脾虚证

是指肝郁乘脾，脾失健运所致的证候，又称肝脾不和证。表现为情志抑郁，或急躁易怒，纳呆腹胀，胸胁胀满窜痛，善太息，便溏不爽，或腹痛欲泻，泻后痛减，或大便溏结不调，舌苔白，脉弦或缓弱。

### （九）肝胃不和证

是指由于肝失疏泄，横逆犯胃，胃失和降所致的证候，又称肝气犯胃证、肝胃气滞证。表现为胃脘、胁肋胀痛，或为窜痛，纳呆，呃逆嗳气，吞酸嘈杂，情绪抑郁，或烦躁易怒，善太息，舌苔薄白或薄黄，脉弦或带数。

### （十）脾肾阳虚证

是指同脾肾阳气亏虚，温化失权，阴寒内生所致的证候。表现为形寒肢冷，面色（㿠）白，腰膝或下腹冷痛，久泄久痢，或五更泄泻，完谷不化，粪质清稀，或面浮身肿，小便不利，甚则腹胀如鼓，舌质淡胖，舌苔白滑，脉沉迟无力。

# 任务九　气血津液辨证

## 任务导入

韩某，男性，55岁。患者半个月前因天气转冷，出现心前区疼痛，胸闷，频频发作，痛剧则汗出，伴肢冷，口干，唇色青紫，舌质紫红，少苔，脉弦细涩。患者既往高血压3年。

请您完成以下任务：导致患者心前区疼痛的邪气是什么，如何产生的？

气血津液辨证，是运用气血津液的相关理论，依据疾病的不同临床表现，判断气、血、津液的病变，及其证候的辨证方法。由于气血津液本身是脏腑功能活动的物质基础，而其生成及运行又有赖于脏腑的功能活动，故气血津液病变与脏腑病变相互影响，气血津液辨证应与脏腑辨证互参。

## 一、气病辨证

### （一）气虚证

是指全身或局部气的减少，脏腑组织功能减退所致的证候。表现为少气懒言，神疲乏力，自汗，头晕目眩，活动后诸症加剧，舌淡苔白，脉虚无力。各脏腑的气虚证还有其各自的特定的表现，参见脏腑辨证。

### （二）气陷证

是指气虚而升举无力，清阳下陷所致的证候。表现为头晕目花，少气倦怠，久泄久痢，腹部有坠胀感，子宫脱垂或脱肛等，舌淡苔白，脉弱。

### （三）气滞证

是指人体全身或某一脏腑、部位气机阻滞，运行不畅所表致的证候。表现为以局部或全身的胀、闷、痛等自觉症状，且症状时轻时重，走窜不定，按之无形，叩之如鼓，随情绪变化加重或减轻，脉多弦，舌苔可无明显变化。

### （四）气逆证

是指气机升降失常，下降不及或生发太过，逆而向上所引起的证候。临床以肺胃之气上逆和肝气升发太过的病变为多见。肺气上逆，则表现为咳嗽喘息；胃气上逆，则表现为呃逆，嗳气、恶心、呕吐；肝气上逆，则表现为头痛，眩晕，昏厥，呕血。

### （五）气脱证

是指元气衰微而气欲外脱的危急证候。表现为呼吸微弱不规则，大汗不止，口开目合，神情淡漠或者昏聩无知，手撒身软，二便失禁，面色苍白。气脱为全身功能极度衰竭的病理变化，若不能及时抢救，便会气绝身亡。

### （六）气闭证

是指由人体某些脏腑及其官窍闭塞不通所致的危急证候。表现为突然昏仆或者神昏，喘急窒息，四肢厥冷，胸闷腹胀，头胸腰腹等处剧痛或者绞痛，二便不通，舌暗苔厚，脉沉实或涩。

## 二、血病辨证

### （一）血虚证

是指血液亏虚，脏腑百脉失养所致的证候。表现为面白无华或萎黄，唇色淡白，头晕眼花，心悸失眠，爪甲苍白，手足发麻，妇女经血量少色淡，经期错后或闭经，舌淡苔白，脉细无力。相关脏腑血虚证还须参见脏腑辨证。

### （二）血瘀证

因瘀血内阻所致的一些证候。表现为疼痛如针刺刀割，痛有定处，拒按，夜间加剧；肿块在体表者，呈青紫色；在腹内者，坚硬按之不移，称为癥积；出血量少反复不止，色泽紫暗，中夹血块，或大便色黑如柏油。肌肤甲错，面色黧黑，口唇、爪甲紫暗，皮下紫斑，或肤表丝状如缕；或腹部青筋外露，或下肢青筋胀痛等。妇女常见经闭，舌质紫暗，或见瘀斑瘀点，脉象细涩。

### （三）血热证

是指脏腑火热炽盛，侵入血分，迫血妄行所致的证候。表现为吐血、咳血、衄血、尿血、便血、妇女月经先期、量多，心烦、口渴，或疮疡红肿热痛，舌红绛，脉滑数。

### （四）血寒证

是指寒邪凝滞局部脉络，血行不畅所致的证候。表现为手足或少腹冷痛，喜暖恶寒，得温痛减，肤色紫暗发凉，妇女月经后期，经色紫暗，夹有血块，痛经，舌紫暗，苔白，脉沉迟涩。

## 三、津液病辨证

### （一）津液不足证

是指由于津液亏少，不得濡润滋养脏腑、组织、形体、官窍所致的以干燥为特征的证候。表现为口渴咽干，唇燥而裂，皮肤干枯无泽，大便干结，小便短少，舌红少津，脉细数。

### （二）水液停聚证

是指水液输布，排泄障碍所致的痰饮水肿等病证。

**1. 水肿**　是指体内水液停聚，泛滥肌肤所致的面目、肢体、胸腹甚至全身浮肿的病证。若眼睑先肿，继而头面、四肢、胸腹，继则遍及全身，来势迅速，小便短少，皮肤薄而光亮，或兼恶寒发热，无汗，舌苔薄白，脉象浮紧，或兼咽喉肿痛，舌红，脉象浮数，或全身水肿，来势较缓，按之没指，肢体沉重而困倦，脘闷纳呆，呕恶欲吐，舌苔白腻，脉沉，为阳水；若身肿以腰以下为甚，按之凹陷不易恢复，纳呆食少，脘闷腹胀，面色㿠白，神疲肢倦，大便溏稀，小便短少，舌淡，苔白滑，脉沉缓，或水肿日益加剧，小便不利，四肢不温，畏寒神疲，腰膝冷痛，面色白，舌淡胖，苔白滑，脉沉迟无力，为阴水。

**2. 痰饮**　是由脏腑功能失调，水液停滞所产生痰和饮停聚于局部所致的病证。痰证表现为咳嗽咯痰，痰质黏稠，纳呆呕恶，胸脘满闷，头晕目眩，或喉中痰鸣，神昏癫狂，或肢体麻木，或瘰疬、瘿瘤、乳癖、痰核等，舌苔白腻，脉滑；饮证表现为咳嗽气喘，痰多清稀，甚或倚息不能卧，胸闷心悸，或脘腹痞胀，水声漉漉，泛吐清水，或小便不利，头晕目眩，肢体浮肿，沉重疲困，苔白滑，脉弦。

### （三）内湿证

是指脾失健运，津液停聚所产生的呈渗透、弥散状态的无形之邪，停滞于脾、胃、胸腹、肠等所致的证候。表现为恶心呕吐，脘腹痞胀，食少纳呆，口淡不渴，或渴而不欲饮，肢体沉重，嗜卧思睡，肠鸣泄泻，小便短少，或下肢微肿，痰涎、白带量多而质稠浊，苔白腻，脉濡缓。病程长，病势缠绵。

## 四、气血津液兼病辨证

### （一）气滞血瘀证

是指由于气滞不行，血运障碍，既有气滞又有血瘀的复合证候。表现为胸胁胀满走窜疼痛，或痞块刺痛拒按，性情急躁，妇女乳房胀痛，经闭或痛经，经色紫暗夹有血块等症，舌质紫暗或有紫斑，脉弦涩。

### （二）气虚血瘀证

是指气虚运血无力，血液瘀滞于体内所致的证候。表现为面色淡白或晦滞，少气懒言，身倦乏力，疼痛常见于胸胁，刺痛，痛处不移，拒按，舌淡暗或有紫斑，脉沉涩。

### （三）气血两虚证

是指气虚与血虚同时存在的证候。表现为头晕目眩，少气懒言，自汗乏力，心悸失眠，面色淡白或萎黄，舌淡而嫩，脉细弱等。

### （四）气不摄血证

是指气虚而不能统摄血液，气虚与失血并见的证候。表现为吐血，便血，皮下瘀斑，崩漏，面色白而无华，气短，倦怠乏力，舌淡，脉细弱等。

### （五）气随血脱证

是指大出血时所引起阳气虚脱的证候。表现为大出血时突然四肢厥冷，面色苍白，大汗淋漓，甚至晕厥，舌淡，脉微细欲绝，或浮大而散。多由肝、胃、肺等脏器本有宿疾而致脉道突然破裂，或外伤，或妇女崩中，分娩等引起。

# 任务十　辨证实训

## 一、实训目的

（一）掌握中医药学常用的辨证方法和运用。

（二）熟悉常用辨证方法的内容和步骤。

（三）了解分析病例中要运用的症状鉴别诊断方法，排除其他可能性，以准确无误的诊断。

## 二、实训方法

（一）教师针对提出的任务，引导学生运用所学的辨证方法逐步分析、判断。

示范：

汪某，男，18 岁。5 日前发病，初起恶寒发热，自测体温 37.1℃，伴头痛，无汗，咳嗽。昨日起病情加重，发热达 39.4℃，咳嗽而喘，咯黄黏稠痰，胸痛，口渴，喜冷饮，小便黄，舌红苔黄，脉数。

请回答：依据所学辨证知识，该患者该如何辨证？

第一步：归纳主诉、推测病因。

发热 5 天，加重 1 天。病因为起居不慎，外感风寒之邪。

第二步：八纲辨证

本病例患者病情分为 2 个阶段。

第一阶段：5 日前发病，初起恶寒发热，自测体温 37.1℃，伴头痛，无汗，咳嗽。

1. 恶寒发热并见，伴头痛，无汗，病在表。

2. 恶寒发热表现为恶寒重而发热轻（体温 37.1℃），头痛、无汗，因寒为阴邪，故恶寒重而发热轻，寒性凝滞主痛故头痛，寒邪凝滞郁遏肌表故无汗。病性属寒。

3. 此患者年轻，新病，正邪交争激烈，属实。

综上所述，此患者在第一阶段为表、寒、实证。

第二阶段：昨日起病情加重，发热达 39.4℃，咳嗽而喘，咯黄黏稠痰，胸痛，口渴，喜冷饮，小便黄，舌红苔黄，脉数。

1. 从恶寒发热→但热不寒，脉不浮，说明邪气由表入于里，属里证。

2. 高热 39.4℃，无恶寒，咯黄黏稠痰，口渴，喜冷饮，小便黄，舌红苔黄，脉数。说明风寒入里化热，热邪煎灼津液成痰，痰黄黏稠；热邪伤及津液则口渴，喜冷饮，小便黄；邪热熏蒸于上则舌红苔黄；邪热充斥于脉中则脉数。为热证。

3. 男性青年，未提供其他病史，可见平素体健，初病正邪斗争激烈。属邪气亢盛，而正气未衰，为实证。

综上所述，此患者在第二阶段为里、热、实证。

第三步：脏腑辨证（判断疾病具体病位所在脏腑）

第一阶段恶寒发热，头痛，无汗，症状表现的部位均在表、皮毛，而肺在体合皮，其华在毛，在表、在皮毛的邪气可以传与肺，使肺失宣降而咳嗽，疾病涉及脏腑为肺，为风寒袭肺证。

在第二阶段时，在表、皮毛之邪气未解，均传入于肺，肺之宣降功能影响更大，肺气上逆而喘，故咳嗽而喘；由于邪气入里化热，热邪煎灼肺中津液而成痰，故咯黄黏稠痰；肺居胸中，痰热壅滞，肺络不和，故胸痛；热邪伤及肺中津液，肺津不得向上输布，故口渴，喜冷饮；在上之津液受损，肺肃降之津液必受影响，故小便黄，辨证属痰热壅肺证。

（二）再适当给出典型案例，学生分组讨论分析，并写出结果及分析过程，每组出代表进行交流、讨论。

## 三、实训内容

典型病例讨论。

1. 于某，女，33岁。自诉两天前因旅途乘车，感受风寒，出现微恶寒头痛，未予重视。今日头痛加剧，恶寒明显，鼻塞，流清涕，伴周身疼痛，身热无汗，口和不渴，二便尚可，舌淡红，苔薄白，脉浮紧，体温38.0℃。

2. 王某，男，25岁。患肺结核1年多，今年入秋以来，出现频频咳嗽，痰少不易咯出，痰中带血丝或血点，伴口干唇燥，饮食减少，大便干结，夜间盗汗，午后潮热，舌红，苔剥落，脉细数。

3. 周某，女，30岁。患者4天来发热，无恶寒，尿急，尿频，尿痛，排尿时有灼热感，小便黄少，伴小腹胀痛，口渴喜饮，纳差，大便略干，舌红苔黄腻，脉象滑数。

4. 郭某，女，56岁。胸痛、心悸反复发作半年，近10天来，心悸频繁发作，不能安睡，胸痛虽然持续时间不长，但痛势较剧，痛甚时冷汗出，不能动，伴有舌尖发麻、胸部紧闷，面色紫暗，舌质稍淡，边有瘀斑，苔薄白，脉细涩。

5. 袁某，男，41岁。素有"神经衰弱"症，经常失眠，近日因工作至深夜，病情更甚，自诉心烦不寐，有时彻夜难眠，即使入睡片刻，亦是睡眠不实而多梦；白天自觉头脑晕沉，心悸更甚，口苦咽干，饮食无味，大便干结，小便短赤，伴形体消瘦，舌红体小，舌苔薄黄，脉弦细而数。

6. 季某，男，28岁。两胁胀闷不舒已一月多，近半月来更觉右胁疼痛，经肝功能等检查并无异常，惟叹气后觉舒。细问其有无思想包袱，良久方答道，因恋爱失败，思想情绪较重，同时伴有头晕、失眠、不欲食、口微苦，大便欠爽，脉弦，苔薄白。

7. 薛某，男，25岁。2天前进食后感到腹痛不适，昨日起腹痛腹泻，连泻数次，泻下物秽浊而臭，里急后重，肛门灼热，伴口渴、尿少，舌红苔黄腻，脉滑数。

8. 常某，女，35岁。半年来心悸，气短，多梦。伴身倦乏力，纳少腹胀，月经正常，白带量多，舌淡胖有齿痕，薄白苔，脉细弱。

9. 袁某，近2个月来头晕目眩，带下量多色黄，伴外阴瘙痒，经前胸闷不舒，乳房胀痛，咽干口苦，舌红苔滑腻，脉弦滑数。患者平素性情急躁易怒。

10. 董某，近7个月来经常出现头脑胀痛，自感头重脚轻，行动不稳。时觉心悸，耳鸣，眩晕，肢体麻木，腰膝痠软，心烦失眠，舌红少苔，脉弦。患者平素性情急躁。

## 四、实训时间

4学时。

## 五、实训小结

根据交流讨论的结果，书写报告及辨证体会。

# 目标检测

## 一、单项选择题

1. 表证的特点是（    ）
    A. 但寒不热　　　　B. 但热不寒　　　　C. 寒热交替
    D. 恶寒发热　　　　E. 午后潮热

2. 属表证和里证的鉴别要点的是（    ）
    A. 腹泻与便秘
    B. 口渴与不渴
    C. 头痛与腹痛
    D. "恶寒发热同时出现"与"单纯发热或畏寒"
    E. 有汗与无汗

3. 寒热是（    ）
    A. 辨别病位的一对纲领　　　　　　B. 辨别病因的一对纲领
    C. 辨别病性的一对纲领　　　　　　D. 辨别邪正盛衰的一对纲领
    E. 辨别疾病预后的一对纲领

4. 下列哪项不是实证的临床表现（    ）
    A. 神昏谵语　　　　B. 小便不通　　　　C. 五心烦热
    D. 大便秘结　　　　E. 痰涎壅盛

5. 下列哪项是亡阳证的表现（    ）
    A. 热汗如油　　　　B. 肤热肢温　　　　C. 面色苍白
    D. 脉细疾数　　　　E. 口唇干裂

6. 心气虚与心阳虚共用症状是（    ）
    A. 形寒肢冷　　　　B. 心悸气短　　　　C. 心胸憋闷
    D. 舌质青紫　　　　E. 脉迟无力

7. 肺气虚咳喘的特点是（    ）
    A. 咳喘无力　　　　B. 咳喘痰多　　　　C. 咳痰多沫
    D. 干咳少痰　　　　E. 咳痰黄稠

8. 赵某，女，面色无华，视物模糊，肢体麻木，经量减少，舌淡脉细，为（    ）
    A. 心气虚　　　　　B. 心阴虚　　　　　C. 心血虚
    D. 肝血虚　　　　　E. 心脾两虚

9. 下列哪项对寒湿困脾证的诊断无意义（    ）
    A. 腹胀便溏　　　　B. 泛恶欲吐　　　　C. 脉象濡缓
    D. 肢体困重　　　　E. 黄色鲜明

10. 李某，头晕目涩，胁肋隐痛，潮热盗汗，面部烘热，舌红少苔，脉细数，属
（    ）
    A. 肝火上炎　　　　B. 肝风内动　　　　C. 肝胆湿热

    D. 肝阴亏虚　　　E. 肝阳上亢

11. 气逆证常见的脏腑有（　　　）

    A. 肝胃肺　　　　B. 脾胃肝　　　　　　C. 肺胃肾

    D. 心肝脾　　　　E. 肝脾肾

12～14题共用备选答案

    A. 疼痛如针刺，痛处固定

    B. 气短、倦怠乏力，伴出血，脉细弱，舌淡

    C. 大出血的同时出现四肢逆冷，大汗淋漓，脉微欲绝

    D. 少气懒言，乏力自汗，面色苍白或萎黄，心悸失眠，舌淡

    E. 胸胁胀闷，窜痛，兼痞块刺痛拒按，舌质紫暗或有瘀斑

12. 气血两虚证可见（　　　）

13. 气随血脱证可见（　　　）

14. 气滞血瘀证可见（　　　）

## 二、简答题

1. 如何鉴别表证和里证？

2. 如何鉴别寒证与热证？

3. 如何区别风寒犯肺证和风热犯肺证？

4. 什么是心肾不交，证候特点是什么？

5. 心脾两虚的证候特点是什么？

（姜　蕾　田　丹）

# 模块三　中药及中成药应用 >>>

# 项目五　中药基础

✂ **学习目标**

**知识要求**

1. 掌握中药炮制的目的；四气五味的作用；配伍禁忌、妊娠用药禁忌、饮食禁忌；中药配伍的目的。
2. 熟悉用药剂量与药效的关系及确定剂量大小的依据；四气五味之间的关系；中药的煎煮时间与方法。
3. 了解中药的产地与药效的关系，药物"七情"及各种配伍关系的含义。

**技能要求**

1. 能列举出临床常用炮制方法的作用；能列举出代表性的道地药材。
2. 能根据药性说出药物主要作用；能根据方中出现的药物说出其配伍关系、禁忌等。

## 任务一　中药的产地和采集

### 任务导入

古今众多医家都喜欢使用道地药材，在中医处方笺中，许多药名前标有"广""川""云"等产地，"广"即广东、广西，"川"即四川，"云"即云南。这些药物大多就是道地药材。

请您完成以下任务：

1. 请分析，道地药材和普通药材相比有哪些优点？
2. 试列举出五种以上您所知道的道地药材。

中药材中除了人工麝香、轻粉、升药等极少数的人工制品外，绝大多数的中药材均取自于天然的植物、矿物和动物，这些天然药物的生长或形成，都离不开一定的自然条件。我国幅员辽阔，加之地形复杂、环境、水土、气候、日照、湿度、温度等生态环境因地而异。因此为各种动植物的生长提供了不同的有利条件，同时也使得药材生产、品种、质量有一定的地域性。即使是分布很广的药材，也因自然环境不同，其药用质量存在差异。因此，天然药材大多具有一定的地域性。如青蒿中所含的青蒿素，因地域等差异，而使南方生长者明显高于北方。对此，古人早有认识，《千金要方》指出"用药必依土地"。所以古人根据地域不同而导致的这种药材差异性，逐渐形成了"道地药材"的概念。所谓"道地药材"，是指某一地域，因其品种、生长环境非常有利于药材生长而生产出产量相对较大，质地相对优良的药材。由于从古至今历代医家和各地方的重视，从而形成了现在非常具有地域特色道地药材的生产，如宁夏的枸杞、内蒙的黄芪、山东的阿胶、金银花，东北的人参、五味子，河南的地黄、山药、菊花、牛膝（怀四味），浙江的浙贝母、白芍、杭白菊、延胡索、玄参、麦冬、白术、温郁金（浙八味）、江苏的薄荷、云南的茯苓、三七，四川的川芎、黄连，广东的陈皮、砂仁等。

**考点提示：**作为道地药材的"怀四味""浙八味"具体有哪些？

实践证明，对道地药材的栽培品种，生长环境的研究，对确保药材的质量，开发新的药源是十分有必要的，然而由于市场和临床需求量的增大，单一的道地药材已无法满足日益增长的需求，这就要在不降低原有药材的性能和疗效的情况下，在增加原有药材基地生产规模的基础上，进行植物药的异地种植和动物药的人工培养。目前国家正在实施按照科学规范管理标准（GAP）的种植基地的建立，相信一定会为我国道地药材的生产和发展做出新的贡献。

中药与采集的时间和方法有着密切的关系，在兼顾产量的基础上，首先要确保药物的质量，其次注意保护药物的可持续性生产。药用动物、植物在生长发育的不同阶段，其药用部分的有效成分的含量各不相同，药物的疗效和毒副作用可能存在很大差异，所以药物采收的一般原则为：在药用部分的有效成分含量最高的季节采收。正如《千金翼方》所说："不依时采取，与朽木无殊，虚费人工，卒无裨益。"，强调了适时采收药物的重要性。

## 一、植物药的采集

**1. 全草类**　以全草入药的植物，多在枝叶茂盛、花开初期或花前期采集。此时植物最为旺盛，茎叶中的有效成分一般含量最高。不用根者，则从根以上割取地上部分，如益母草、荆芥、薄荷、紫苏等。如需连根入药的则连根拔起，如车前草、柴胡、地丁、小蓟等。个别品种需在幼苗时采集，如茵陈蒿。

**2. 叶类**　通常在花蕾将放或盛开的时候采集，此时植物生长至极盛，叶中有效成分含量高，药力雄厚，性味完壮，应及时采集，如枇杷叶、艾叶、大青叶、荷叶等。个别特定的药材例外，如桑叶则需在深秋经霜后才能采收，称之为"霜桑叶"或"冬桑叶"。

**3. 花类**　花类药材，一般在植物形成花蕾或刚开放时采集，此时花朵香气浓郁，质量最佳，如菊花、金银花、玫瑰花等。个别药物如红花则要在花冠由黄转为橙红时采集。对于蒲黄之类的花粉类中药则需在花朵完全开放后采集。

**4. 果实、种子类**　大多数果实类中药都在果实成熟后采集，如瓜蒌、女贞子、山楂等。若以幼果入药的如青皮、枳实、乌梅等要在果实未成熟时采集果皮或果实。以种子入药的，通常收集完全成熟的果实经过适当的加工后取其种子，如银杏、沙苑子、菟丝子等。有些种子成熟后容易脱落或果皮裂开的，如豆蔻、牵牛子、小茴香等，应在果实刚成熟时采集。

**5. 根、根茎类**　根及根茎类的采集素有"以二、八月为佳"说法。所以一般在秋末或初春时采集。秋末到初春时期，植物一般进入停止生长时期，有效成分多贮存于根及根茎中，此时采集后药物的质量和产量都较高，如天麻、葛根、大黄、苍术等，但个别药物，如半夏、延胡索等要在夏天采集。

**6. 树皮、根皮类**　通常在春、夏时节进行采集。此时，植物生长最为旺盛，同时树皮中贮存和运输的营养物质最为丰富，故药材质量较佳；而且枝干内浆液充沛，易于剥落。如黄柏、厚朴、牡丹皮、地骨皮等。

## 二、动物药的采集

动物药的采集必须依照动物生长活动的规律进行采集，一般不具有明显的规律性。一般藏在地下的小虫如土鳖虫、全蝎、地龙等，一般在夏末秋初时捕捉；桑螵蛸则应在3月中旬收集；蟾酥为蟾蜍耳后腺分泌物干燥而成，应在春秋两季蟾蜍多活动的时节采收；鹿茸应在清明后45~50天锯取头茬茸，此时鹿角尚未骨化，质量最好；金钱白花蛇则应在夏、秋季节，捕捉孵出1~3周的幼蛇；石决明、瓦楞子等贝壳类药材则应在夏季采集，此时钙质充足，质量最佳。

考点提示：不符合药物普遍采集规律的药物有哪些？

## 三、矿物药的采集

矿物类药材不拘时间，全年皆可采集。

总之，中药的采集在依据前人总结的宝贵经验的基础上，依据动植物生长的特点和现代对中药有效成分的研究，采集方法各不相同，但也有一定的规律可循。

**知识拓展**

现代药物化学研究认为：植物在不同的生长阶段所含有效成分会有不同，如西洋参根中所含的人参皂苷，在前1~4年中，递增的幅度较大，故宜在第4年后采集；人参总皂苷的含量，8月份为最高；槐花在花蕾时芦丁含量最高；黄连中小檗碱含量以7月份含量最高；麻黄中生物碱的含量以秋季为最高；再如曼陀罗中生物碱的含量，叶子在早上最高，而根则在傍晚为最高。

# 任务二　中药的炮制

## 任务导入

六味地黄丸和犀角地黄汤中都出现"地黄"这味中药，而前者用的是熟地黄，后者用的是生地黄。

请您完成以下任务：

1. 生地黄变成熟地黄是用的什么炮制方法？

2. 这样做的目的是什么？

## 一、目的

中药的炮制，根据添加辅料的不同，大体分为以下几个方面。

**1. 纯净药材，方便应用**　一般的中药材中还有很多泥沙及非药用部分，需经过挑拣、清洗才能使药物纯净为临床所用。如茯苓去除泥土、石膏挑出砂石、枳壳去除瓤心等。同时，同一种药材根据入药部位的不同，还需进行分拣，如麻黄分为麻黄茎和麻黄根、荷分为荷叶和莲子等。

**2. 减低或消除毒副作用，保障用药安全**　一些药物虽然临床疗效较好，鉴于本身含有一些毒性物质，即使在常用有效剂量内，也容易产生毒性反应和副作用，如马钱子、乌头、半夏等。如果经过加工炮制之后，可以明显的降低药物毒性和副作用，保证临床用药的安全，如生姜和白矾水制半夏和天南星、巴豆制霜、醋制甘遂、黑豆水煮盐附子等。

**3. 改变药物某些性状，便于贮存和制剂**　一些药材可以直接采摘并在鲜品时使用，但是鲜品药材容易腐败变质不利于贮存，所以很多药材要经过烘干、晒干、阴干等方法使其干燥，防止霉变，便于贮存和使用。

**4. 改变药物性能和功效，适应病情需要**　中药具有的寒热、升降、补泻等性能和功效，在特定的情况下不一定完全适合临床病情的需要，经过炮制加工后，将重要的性能和功效适当地改变，使其更加适应临床病情的需要。如半夏经过白矾炮制之后称为清半夏，增强了其燥湿化痰的作用，用于治疗寒痰和湿痰，而经过竹沥炮制后的半夏称之为竹沥半夏，药性变成了寒性，主要用于治疗热痰；豨莶草具有祛风湿，通利关节的功效，但性味苦寒，风湿寒痹者不尽相宜，经与黄酒蒸制后，其性偏于辛温则更能对证；再如生地黄性寒，主要功效为清热凉血，经蒸制后变为熟地黄，药性变为温性，能够补血，用于治疗血虚证。由此可见，中药经过炮制之后，不仅使其性能和功效得以改变，更好的适应病情的需要，还可以在原药物功效的基础上扩大应用范围。

**5. 增强药物作用，提高临床疗效**　增强药物的作用是中药炮制中最为常见的目的。在炮制时需要加入一些辅助药材（辅料），由于很多辅料本身就是药材，在炮制中和被加工药材起到协同作用，从而达到增加药效的目的，如蜜炙桑叶能增强润肺止咳作用，酒炒川芎、当归能增强通络活血作用，再如延胡索醋制以后能增强活血止痛功效，麻黄、款冬花蜜制后能增强润肺止咳作用，红花酒制后活血作用增强等。其次有些炮制是为了使药物有效成分更有利于溶出，如杜仲炒后不仅胶丝断裂，而且胶质改变，有利于有效成分溶出而增强药效。

**6. 矫正臭味，便于服用**　一些药材由于具有特殊气味，患者难以接受，经过醋制、酒制、麸炒后，能起到矫正臭味的作用，如醋炒五灵脂、酒制乌梢蛇、米炒斑蝥等。

**7. 引经入药**　有些药物经炮制后，可以在特定脏腑经络中发挥治疗作用。如附子、黄柏经盐炒后，可以增强入肾经的作用；如三棱、香附经醋炒后，可以增强入肝经的作用。

## 二、炮制方法

根据历代古人总结的炮制方法，结合现代炮制工艺的经验，炮制方法一般可分为以下五种方法。

### （一）修制法

**1. 纯净处理**　借助一定的工具或机器设备，采用拣、挑、簸、筛、刮、刷、挖、撞等方法，去掉泥土杂质和非药用部分，使药物纯净。如麻黄去根节和木质茎，肉桂去除其外皮，枇杷叶和石韦叶刷去其背面的绒毛，瓦楞子、石决明去肉留壳等。

**2. 粉碎处理**　以捣、碾、研、磨、锉、镑等方法，使药材粉碎，使药物有效成分容易析出，便于炮制、制剂或服用。如琥珀研磨吞服；贝母、砂仁、栀子捣碎利于内部物质的煎煮；犀角、水牛角、羚羊角等质地坚硬药材用镑刀镑成薄片或用锉刀锉成粉末，便于服用和制剂，人参、三七等名贵药材粉碎成粉，直接服用或加入其他丸散剂中。

**3. 切制处理**　用刀具将药材切成段、片、块、丝等一定规格的饮片，使药物的有效成分易于煎出，同时便于炮制和制剂，也有利于干燥、贮存和称量。一般根据药材的质地和临床需要将药材切制成不同的规格。如白茅根、柴胡、麻黄切小段，大黄切厚片，山药切圆片，槟榔切薄片，茯苓、葛根切块等。

### （二）水制法

水制法是用水或其它液体处理药材的多种方法的总称。其主要目的是清洁药物、去除杂质、软化药物，或降低药物所含的不良成分、不良气味及毒烈之性。常用的有淋、洗、泡、润、漂、水飞等方法。

**1. 漂洗**　将药物置宽水和长流水中，反复地换水，以除去杂质、盐味及腥味的方法。如昆布、海藻漂去盐份；紫河车漂去腥味；芦根、白茅根洗去泥土和杂质。

**2. 润（闷）**　用清水湿润药物，采用淋润、洗润、泡润。盖润、浸润、双润、复润等多种方法使水分或其它液体辅料缓缓渗入内部，使药材软化，便于切制。

**3. 水飞**　是利用药物在水中沉降性质不同，分取药材极细粉末的一种方法。将不溶于水的药物粉碎后置乳钵、蹍槽或球磨机内，加水共研，再加多量的水搅拌，粗粉随即下沉、细粉混悬于水中，随水倾而出，剩余的粗粉再研再飞。倾出的混悬液经过沉淀后，将水除净，干燥后即成极细粉末。此方法常用制备甲壳类、矿物类等不溶于水药材的制粉，如水飞朱砂、炉甘石、滑石、蛤粉等。

### （三）火制法

火制法是将药物直接或加入少量液体或固体辅料间接用火加热处理的方法。可分为炒、炙、烫、煅、炮、燎、烘等方法，目的是增强疗效，缓和或减轻峻烈之性，降低毒性和副作用，并使坚硬的药材干脆，易于粉碎和贮存。

**1. 炒**　将药物置锅中加热不断翻动，炒至一定程度取出。根据药物的不同或临床和治疗目的的不同，而分为清炒和辅料炒。根据"火候"大小可分为两种。

（1）清炒　包括炒黄、炒焦和炒炭。炒黄是将药物炒至表面微黄或能嗅到药物固有的气味为度。种子类多炒黄，目的是煎煮时易于有效成分溶出。如：炒莲子、炒苏子等。炒焦是将药物炒至表面焦黄，内部淡黄为度，目的是缓和药性，降低毒性，药物易于粉碎加工。如焦山楂、焦神曲，焦麦芽等。炒炭是将药物炒至外部枯黑，内部焦黄为度。止血药多炒炭，目的是产生或增强止血作用。如艾叶炭、地榆炭、荆芥炭等。

（2）辅料炒　将药物与固体辅料进行拌炒。固体辅料如麸、米、砂、蛤粉等。麸炒的目的是增强疗效、缓和药性、矫正臭味。如麸炒白术。米炒的目的是增强健脾止泻作用。如米炒党参。砂炒又称砂烫，目的是使药物松脆易于煎煮和粉碎，降低毒副作用，纯净药材，矫正臭味。如砂烫鳖甲。蛤粉炒的目的是降低药物的黏滞之性，矫正臭味，使药物增强润肺化痰的作用。如蛤粉炒阿胶。

**2. 炙**　将药物与液体辅料拌炒，使液体辅料深入药物组织内部，以改变药性，增强疗效，降低毒副作用的方法。常用的液体辅料有：醋、酒、蜜、盐水、姜汁、童便等。如醋可引药入肝，醋炙香附、延胡索可增强疏肝止痛作用；醋制五灵脂可矫腥臭气；醋炙芫花、大戟可降低毒性；酒可活血止痛，炙川芎、当归可增强活血通络的作用；蜜可增强补益，缓和药性，蜜炙甘草、麻黄、枇杷叶可增强润肺止咳的作用；盐可引药入肾，炙杜仲可增强补肾作用；姜可温胃止呕，姜炙半夏可增强止呕作用。

**3. 煅**　将药物用武火高温（300℃~700℃）直接或间接煅烧，目的是使其质的松脆，易于粉碎，便于有效成份的煎出。包括直接煅和间接煅。直接煅适用于矿石、贝壳或甲骨类药物直接放于无烟炉上煅烧，以煅至红透为度，又称明煅。如龙骨、牡蛎。间接煅是将药物放于耐高温的密闭容器中煅烧，至容器底部红透为度，又称焖煅。如血余炭、棕榈炭。

**4. 烫**　先加热锅内中间体（如砂、滑石粉、蛤粉等），用以烫制药物，使其受热均匀，膨胀松脆，注意不能焦枯，烫制完毕，筛去中间体，出锅放置冷却即可。如蛤粉烫阿胶珠、滑石粉烫刺猬皮等。

**5. 煨**　将药物用湿草纸、湿面粉包裹，置于火灰中或将药物与吸油纸层层隔开加热炮制的方法。目的是除去药物中的部分刺激性及挥发性成分，缓和药性，降低毒副作用。如：煨葛根、煨肉豆蔻、煨诃子、煨木香等。

## 四、水火共制法

**1. 煮**　用清水或液体辅料在锅中与药物共同加热的方法。目的是降低或消除药物的毒副作用，改善药性，增强疗效。如：如醋煮芫花、姜矾煮半夏等。

**2. 蒸**　药物加辅料或不加辅料装入蒸制容器利用水蒸汽将药物蒸至一定程度的方法。其目的在于改变或增强药物的性能，降低药物的毒性，软化药物，利于贮存，便于切片。可分为清蒸和辅料蒸两种方法：清蒸，如清蒸玄参；辅料蒸，如黄酒蒸生地黄、酒蒸大黄等。

**3. 焯**　将药物快速放入沸水中，短暂潦过，迅速取出的方法。常用于种子类药物的去皮及肉质多汁类药物的干燥处理，其目的是除去非药用的种皮，并破坏相应的酶类而保存有效成分，便于干燥贮存。前者如焯杏仁、桃仁去皮，后者如焯马齿苋、天门冬等。

**4. 淬**　将某些矿物药直接煅烧至红后立即投入液体辅料中，使之受冷而松脆的方法称为淬。其目的是使药物易于粉碎并增强药效，如磁石醋淬。

**5. 炖**　由蒸法演变而来，其方法是将药物放置于钢罐中或搪瓷器皿中，同时加入一定的液体辅料，封严后，放入水锅中炖一定时间。其优点是在蒸法基础上使药效不走失、辅料不挥发，如炖制熟地黄、黄精等。

## 五、其他制法

**1. 制霜**　中药制霜主要包括三种方法：一是将药物榨去油质的残渣，如巴豆霜；二是药液析出的细小结晶，如将皮硝纳入西瓜中渗出的结晶西瓜霜；最后是药物经煮提后剩下的残渣研细，如鹿角霜。

**2. 发芽**　将成熟的果实及种子在一定的温度和湿度条件下，使其萌发幼芽的方法。如：麦芽、谷芽等。

**3. 发酵**　药物在一定的温度和湿度条件下，由于霉菌和酶的催化分解作用，使其发泡，生霉，从而改变药物的原有性能和功效，并且产生新的药物品种的方法。如：神曲、淡豆豉等。

**4. 药拌**　将药物与其他辅料拌染而成的方法，如朱砂拌茯苓。

# 任务三　中药的性能

## 任务导入

三国时期，曹操带兵出征途中，士兵们全军都很口渴，但是找不到有水的地方。于是曹操命手下传话给士兵们说："前方发现一大片梅林，结了许多梅子，又酸又甜，可以用来解渴"。众士兵们听后，嘴里都流出了口水，一时也就不渴了。他们靠着这个念头，最后到达了前方有水源的地方。

请您完成以下任务：

1. 请分析故事中为什么想到"又酸又甜"的梅子，众士兵一时就不渴了？

2. 试分析酸味的功能？

中医学认为任何疾病的发生都是致病因素（邪气）作用于人体，引发人体内正邪斗争，从而导致阴阳失和、脏腑功能紊乱的结果。因此，药物的根本作用就是驱除邪气，补益正气，通过自身的作用纠正阴阳气血偏盛偏衰达到恢复人体脏腑的正常生理功能的目的。清代医药家徐灵胎所说："凡药之用，或取其气，或取其味……各以其偏胜而即资之疗疾，故能补偏救弊，深求其理，可自得之。"所以前人常将药物自身特有的性能和作用称为偏性。根据"以偏纠偏"的认识，用药物的偏性来纠正机体阴阳偏盛或偏衰的病理现象。这种将药物的性质和功能的高度概括称之为药性，主要包括四气、五味、升降浮沉、归经、毒性等五个方面。

中药的性能是中医理论对中药作用的高度概括。掌握了中药的性能，就认识了各种药物的若干共性或个性，就可以在应用中对药物进行选择。因此，中药的性能，是在中医理论指导下使用药物的重要依据，是中药基本理论的核心，也是学好中药学的重要环节。

"性能"一词的本义是指"器材、物品等所具有的性质和功能"。而中药的功能（即功效），借用只是这一概念其内容和理论概念原意不同，自 20 世纪 50 年代以来，在所有的中药学著作总论中所称的"性能"，都已经约定俗成，不再单独涉及功效的内容，只用来概括中药作用的基本性质。

## 一、四气

四气是指药物具有寒热温凉四种药性，又称四性。其反映了药物对人体的阴阳盛衰和寒热变化的作用倾向，是药性理论的重要组成部分。

在这四种药性中，凉次于寒，为同一类药性，属阴；温次于热，又为另一类药性，属阳，故寒凉与温热实则是相对立的两种药性，在很多本草文献中为了对药物性质进行更细致的阐述，还用"大寒""大热""微温""微寒"等对药物加以描述。此外，对是指寒热温凉性质不明显，药性平和，作用和缓的一类药物在四性之外称之为平性。然而平性能否入性，自古以来医家争论不休，有些医家认为虽然有些药物属于平性，但实际上也有偏寒偏热的不同，所以平性仍未超出四气范围，因此仍称四气，而不称为五气。

四气是从药物作用人体发生的不同反应概括总结而来，是与所治疾病的寒热性质相对应的。如病人出现高热汗出、烦渴、面红目赤、脉洪大等实热证的临床表现，服用石膏、知母、黄芩等药物后病人症状得到缓解或消除，说明它们的药性是寒凉的；如病人出现恶寒发热、鼻流清涕、小便清长、脉浮紧等表寒证的临床表现，服用麻黄、桂枝、细辛等药物后，病人症状得到缓解或消除，说明它们的药性是温热的。

所以一般具有清热、泻火、解毒、凉血等作用，用于治疗热证的药物都是寒凉性的；相反具有温里、散寒、助阳、通络等作用，用于治疗寒证的药物都是温热性的。《素问·至真要大论》指出："寒者热之，热者寒之。"在临床中首先要辨清疾病的性质，选择相应的药物治疗，不然不仅起不到治疗效果，还会适得其反。

## 二、五味

五味是指药物的辛、甘、酸、苦、咸五种基本药味。五味既包涵了药物部分真实滋味，又代表药物的真实作用，是对药物功效规律的高度概括。此外古代医家认为涩为酸味之变味，其作用与酸味相同，认为"涩附于酸"，淡为甘之余味，认为"淡附于甘"，故仍称五味。其中辛、甘、淡属阳，酸、苦、咸属阴。五味最早的产生是通过口尝出药物的真实滋味，是药物味道的真实反应，如乌梅之酸、黄连之苦、甘草之甘、细辛之辛、芒硝之咸等。经过长期的临床实践观察，一是发现不同味道的药物对疾病产生不同的治疗作用；二是一些药物的作用很难用其真实滋味来解释，因而采用依据作用推定其味的方法，如葛根并无辛味，但能发散表邪，作用与辛味药物相类似，故标以辛味，所以五味中的"味"已经超出了味觉的范围，而是建立在作用的基础之上将药物的滋味与功效相联系，用五味解释和归纳药物的作用。主要为：

**1. 辛** 能散、能行，有发散、行气、活血等作用。多用于外感表证、气滞证、血瘀证等。如麻黄发散风寒、香附能疏肝行气、川芎能活血化瘀等。

**2. 甘**　能补、能缓、能和，有补虚、调和药性、缓急止痛、和中的作用。多用于正气虚弱、身体疼痛及调和药性、中毒解救等方面。如人参能大补元气、大枣能补中益气、蜂蜜能缓急止痛、甘草能调和药性、解药食之毒等。

**3. 酸**　能收、能涩，有收敛固涩的作用，多用于治疗体虚多汗、久咳、久泻、遗精滑精、遗尿尿频、崩带不止等滑脱证。如五味子能固表止汗、乌梅能敛肺止咳、肉豆蔻能涩肠止泻、桑螵蛸能固精缩尿等。

**4. 涩**　与酸味的作用相类似，多用于自汗、遗精、遗尿、滑精等方面。如莲子能固精止带等。

**5. 苦**　能泄、能燥、能坚，有清热泻火、降气、泻下通便、燥湿止泻、泻火存阴的作用。能泄分别指药物具有通泄（泻下通便）、降泄（沉降气逆）、清泄（清热泻火）的作用，多用于便秘证、气逆证、火热上炎证等，如大黄能泄热通便、杏仁能降气止咳、石膏能清热泻火等；能燥指药物具有清热燥湿的作用，多用于湿证，如黄连能燥湿止泻；能坚指药物具有泻火存阴的作用，多用于阴虚火旺证，知母、黄柏能除热存阴等。

**6. 咸**　能软、能下，有软坚散结、泻下通便的作用。多用于癥瘕痞块、痰核、瘿瘤瘰疬、燥结便秘等方面。如昆布、海藻能消散瘰疬，鳖甲能软坚散结、芒硝能泻下通便等。

**7. 淡**　能渗、能利，有渗湿利水的作用。多用于水肿、小便不利等方面。如茯苓、泽泻能利水消肿等。

每种药物都有自己特定的气与味，气与味从不同的角度对药物的性质进行了概括和总结，一般来讲，气偏于概括药物的性质；味偏于概括药物的功效，因此两者必须综合进行考虑，才能准确辨别药物的作用。

有些药物的气味相近，那么这类药物性质和功效基本类似，如麻黄和桂枝都是辛温药物，两者都属于发散风寒药，都具有发汗解表的作用，同用可治疗外感风寒表证；黄连、黄芩、黄柏都是苦寒药物，三者都具有清热燥湿的作用，合用可治疗湿热类病证。有时气味相同也有主次之分，如黄芪与锁阳均为甘温，黄芪以甘为主则补益脾气，锁阳以温为主则温肾助阳。有些药物气同而味不同，说明这类药物性质是一样的，但是由于味决定的功效不同所以治疗方向有很大的不同，如麻黄、杏仁、乌梅药性都是温性，但麻黄辛温而解表散寒、杏仁苦温而降气止咳、乌梅酸温而温肺涩肠。还有些药物味同而气不同，说明这类药物的功效相同，但治疗的方向有时却是相反的，如桂枝、薄荷具有辛味，但桂枝辛温而解表散寒、薄荷辛凉则解表散热。

正如王好古在《汤液本草》所说："药之辛、甘、酸、苦、咸，味也；寒、热、温、凉，气也。味则五，气则四，五味之中，每一味都各有四气，有使气者，有气味俱使这……所用不一也。"可见一种药物只能有一个气，但是可以有多个味。这种气和味的关系虽然复杂多变，但只有充分理解其含义，掌握其作用，才能更好指导临床用药。

## 三、升降浮沉

升降浮沉是指药物对人体作用不同的趋向性概括，是升降出入学说在中药学中的具体体现。升即为上升，表示作用趋向于上；降即为下降，表示作用趋向于下；浮即为发散，表示作用趋向于外；沉即为收束闭藏，表示作用趋向于内。一般来说，升降浮沉即是相对，又是交叉的，其中升与降、浮与沉是相对，升与浮是一组，属阳，降与沉是一组，属阴。所以具有解表、透疹、祛风湿、升阳、开窍、温阳、行气及涌吐等功效的药物，其作用趋向主要是升浮的；而具有清热、利湿、泻下、安神、止呕、潜阳、息风止痉、止咳、止汗、收敛等功效的药物，其作用趋向主要是沉降的。在临床中由于疾病常常表现出向上（如呕吐、呃逆）、向下（如脱肛、崩漏）、向外（如自汗、盗汗）、向内（表证未解入里）的不同，为了能够依据病情的不同，调节气机紊乱，改善或消除这些病证的药物，分别就具有升降浮沉的作用趋向。

药物升降浮沉作用趋向性与四气、五味、炮制、配伍等具有密切关系。药物的升降浮沉首先与四气和五味具有相应关联，主要表现为：大多数升浮的药物，具有辛、甘味，性温、热，如麻黄、柴胡、黄芪等；大多数沉降的药物，具有苦、酸、咸味，性寒、凉如大黄、黄连、乌梅等；其次，药物的质地与升降浮沉的特性也有密切的关系。一般来说，花、叶、皮、枝等质轻的药物多有升浮性，如菊花、苏叶、陈皮、桂枝等；而种子、果实、矿物、贝壳等质重者多有沉降性，如苏子、枳实、石膏、牡蛎等。但是对某些药也有特殊性，如旋覆花，可以降气止呕，药性是沉降；苍耳子能通窍散寒、药性为升浮，故有"诸花皆升，旋覆独降；诸子皆降，苍耳独升"的说法。再次，有些药物经过炮制之后，升降浮沉的性质也可以改变，如酒制则升，姜则炒散，醋炒则收，盐炒则下行。如大黄，属沉降药，功效为泻热通便，但经酒炒后，大黄则可清上焦热，用治目赤头痛。

由此可见，药物的升降浮沉的特性受多种因素的影响，并不是一成不变的，临床应用时，要依据病情结合药物自身的特性活学活用。

## 四、归经

归经是指药物对十二正经中某一经或某几经有明显的作用，而对其余经作用不明显或没有作用。归经理论是依据脏腑经络理论，经过历代医家结合病证的表现，经过长期的经验积累而确定的。经络是沟通人体上下内外的主要通道，五脏六腑是人体的根本，很多疾病的表现都是通过经络与相应的脏腑联系起来，因此药物的归经实则是通过经络对相应脏腑起治疗作用。如心悸、失眠、癫狂、心痛病位都在心，能够缓解和消除上述症状可以选用朱砂、酸枣仁、丹参等，故这三味药都归于心经；咳嗽、气短、胸闷病位都在肺，能够缓解和消除上述症状可选用杏仁、蛤蚧、桔梗等，故上述药物都归于肺经。

在掌握其与相应脏腑联系的基础上，还应注意病情病位。如热病，依据"寒者热之，热者寒之"的用药原则，选用寒凉性的药物进行治疗，但由于病位的不同，根据归经理论选药也不同；鱼腥草清肺热、竹叶清胃热、莲子心清心火、夏枯草清肝火；再如头痛根据经络在头部循行部位的不同选药也不同；太阳经头痛选用羌活；阳明经头痛选用葛根；少阳经头痛选用柴胡；厥阴经头痛选用吴茱萸；少阴经头痛选用细辛。

掌握药物的归经理论，还应注意药物本身的药性。同一归经的药物由于其自身的药性不同，作用也会不同，如黄芩、干姜、百合、葶苈子均归肺经，都用于肺病咳嗽，但应用却不一样，黄芩可清肺热，干姜可温肺寒，百合可补肺虚，而葶苈子可泻肺实。

**知识拓展**

由于辨证方法的不同，造成了药物归经的表述和含义的不一致。例如柴胡能解表退热，疏肝解郁，按六经辨证主归少阳经，按经络辨证主归厥阴经，按脏腑辨证主归肺、肝经。在现代中药学中，一般的归经内容都是根据脏腑辨证所确定的，以经络定位仅见于少数特殊药物。

## 五、毒性

毒性是指药物对机体的损害性，是主要反映药物安全程度的性能。

对药物毒性的认识，古代和现代有很大的差异。主要表现在两个方面：一是古代人认为药物的毒性即药物的偏性，而把毒药看作一切药物的总称，此为广义上的毒性，故《药治通义》指出："凡药皆有毒也，非指大毒、小毒谓之毒。"对疾病的治疗就是用药物的偏性来纠正人体的偏性；二是现代人认为药物的毒性主要是对人体的伤害性，绝大多数药是无毒的，只有少数药是有毒的，此为狭义的毒性。目前《中华人民共和国药典》对毒性药物主要分为大毒、有毒、小毒三类。

药物的使用首先应遵循保证安全的原则，对于无毒的药物也应当注意用法用量，不可盲目过量应用，人参、知母都有中毒反映的报告。毒性药物虽然对人体的危害性很大，甚至危及生命，但在确保疗效的基础上，根据正确的用法用量，可以起到明确的疗效。

有些毒性较强的药物，恰恰对一些疾病具有特殊的治疗作用。古今医家常利用有毒药治疗恶疮毒肿、疥癣、麻风癌肿及某些疑难杂证、急重证方面、积累了很多经验，获得了确切疗效。

在古代文献中记载药物的毒性，很多是正确的。由于历史条件和个人经验、认识的局限性，其中也存在错误之处。如《神农本草经》将丹砂视其为"无毒，多服久服不伤人"之药，《本草纲目》认为马钱子无毒等。在借鉴前人经验的基础上，随着现代医学水平的逐步提高和临床经验的不断积累，我们对毒性药物的认识会进一步加深。

# 任务四　中药的配伍

**任务导入**

历史上首次提及"人参恶莱菔子"观点的是清代医家陈士铎的《本草新编》。在该著作中，陈士铎提出"世人动谓萝卜子解人参"虽然未明言人参恶莱菔子，但已经有人参恶莱菔子之意。

请您完成以下任务：

1. 试分析人参为什么恶莱菔子？
2. 试列举出您所知道的中药中相恶的药对。

根据病情的需要和药物的特点，有选择地按照一定的法则将两种以上的药物合在一起应用，叫做配伍。

用药的初始一般采用单味药物治疗疾病，后来随着临床经验的不断丰富，对疾病认识的增加，一味药往往不能全面的治疗疾病，所以逐步形成了药物配合应用的规律，从而既照顾到复杂的病情，又增进了疗效，减少了毒性和副作用。前人将配伍的规律总结为七种情况，简称"七情"，除单行外，都是指药物之间配伍关系。

单行　只用一味药来治疗某种病情单一的疾病。此种用法，一般对病情明确的疾病，选用针对性较强的药物进行治疗。如独参汤，单用人参治疗元气虚脱证。

相须　性能和功效相类似的药物配合应用，可以增强原有药物的疗效。如麻黄配桂枝，能增强发汗解表，祛散风寒的作用；大黄配芒硝，能增强泄热通便的作用；附子配干姜，能增强温中散寒，回阳救逆的作用。此方法是中药配伍应用中最常用的一种形式。

相使　在性能功效方面有某些共性的药物配合应用，一种药物为主，另一种药物为辅，两药合用，辅药可以增强主药的功效。如治目暗昏花时用枸杞子配菊花，枸杞子为补肾益精、养肝明目的主药，菊花清肝泻火，兼能益阴明目，可以增强枸杞补虚明目的作用；黄芪配茯苓可治水肿，黄芪为补脾益气、利尿消肿的主药，茯苓利水渗湿，可增强黄芪补气利尿的作用。

相畏　一种药物的毒副作用能被另一种药物减轻或消除。如半夏畏生姜，半夏的毒副作用能被生姜消除。

相杀　一种药物能减轻或消除另一种药物的毒副作用。如生姜杀半夏、天南星，生姜能降低生半夏和生天南星的毒副作用。

相恶　一种药物能降低或消除另一种药物的功效。人参恶莱菔子，人参的补气功效能被莱菔子削弱。

相反　两种药物合用后能产生剧烈的毒副作用。如甘草反甘遂，细辛反藜芦等，详见用药禁忌中的"十八反"和"十九畏"。

在临床应用中要正确使用药物的配伍关系：相须、相使可以起协同作用，能提高原有药效，是临床常用的配伍方法；相畏、相杀可以减轻或消除毒副作用，用以保证安全用药，是使用毒副作用较强药物时常用的配伍方法，也可用于有毒中药的炮制及中毒解救；相恶则是利用药物相互的拮抗作用，降低或消除药物的功效；相反则是药物相互作用，能产生新的毒副作用，故相恶、相反是临床用药的禁忌，原则上应避免配伍使用。

# 任务五　用药禁忌

## 任务导入

病人王某在医院开具了中药处方，后自行去药店抓药，但药店销售人员发现方中出现了细辛和藜芦两味中药，并拒绝给其抓药。

请您完成以下任务：

1. 药店销售人员为什么拒绝给王某抓药？
2. 方中出现的细辛和藜芦违反了什么用药禁忌？

临床用药必须遵循安全有效的原则，避免因用药不当降低药效或产生毒副作用。用药禁忌主要包括配伍禁忌、妊娠禁忌、服药时的饮食禁忌三个方面。

## 一、配伍禁忌

所谓配伍禁忌是指两药合用后，能降低药效或产生新的毒副作用，应避免应用。

金元时期，配伍禁忌被医家概括为"十八反"和"十九畏"并编成歌诀，便于诵读记忆。

十八反　"本草明言十八反，半蒌贝蔹及攻乌，藻戟遂芫俱战草，诸参辛芍叛藜芦。"即为乌头反贝母、瓜蒌、半夏、白及、白蔹；甘草反甘遂、大戟、海藻、芫花；藜芦反人参、丹参、玄参、沙参、细辛、芍药。

十九畏　"硫黄原是火中精，朴硝一见便相争，水银莫与砒霜见，狼毒最怕密陀僧，巴豆性烈最为上，偏与牵牛不顺情，丁香莫与郁金见，牙硝难合京三棱，川乌、草乌不顺犀，人参最怕五灵脂，官桂善能调冷气，若逢石脂便相欺，大凡修合看顺逆，炮爁炙煿莫相依。"即为硫黄畏朴硝，狼毒畏密陀僧。巴豆畏牵牛，丁香畏郁金，川乌、草乌畏犀角，牙硝畏三棱，官桂畏赤石脂，人参畏五灵脂。

## 二、妊娠禁忌

妊娠禁忌是指妇女妊娠期间能引起损害胎元或堕胎的药物，妇女妊娠期间应慎用或禁用的中药。根据药物对于胎元损害程度不同，一般分为禁用与慎用二类。

慎用药主要包括活血祛瘀药、行气破滞药、攻下药及具有辛热滑利的部分药物，如桃仁、红花、枳实、青皮、大黄、芒硝、附子、肉桂、干姜，木通、泽泻等；

禁用药主要包括毒性较强或药效猛烈的药物，如砒石、水银、马钱子、川乌、草乌、斑蝥、轻粉、雄黄、巴豆、甘遂、大戟、芫花、牵牛子、商陆、藜芦、胆矾、瓜蒂、干漆、水蛭、虻虫、三棱、莪术等。

## 三、服药饮食禁忌

服药饮食禁忌指服药期间对某些食物应禁止食用，简称食忌，俗称忌口。一般而言服药期间应忌食生冷、油腻、腥膻或有刺激性的食物。此外，根据病情的不同，饮食禁忌也有区别。如热性病，应忌食辛辣、油腻、油炸性食物；寒性病，应忌食生冷等；胸痹患者应忌食肥肉、脂肪、动物内脏及烟、酒等；肝阳上亢之头晕目眩、急躁易怒者等应忌食胡椒、辣椒、大蒜、白酒等辛热助阳类食物；黄疸胁痛应忌食动物脂肪、辛辣、烟酒等刺激性食物；脾胃虚弱者应忌食油炸粘腻、寒冷坚硬、不易消化的食物；肾病水肿应忌食盐、碱过多的食物；疮疡、皮肤病患者，应忌食鱼、虾、蟹、羊肉等腥膻发物及辛辣刺激性食物。此外，古代文献中也有记载，如甘草、黄连、桔梗、乌梅忌猪肉；鳖甲忌苋菜；常山忌葱；地黄、何首乌忌葱、蒜、萝卜；丹参、茯苓、茯神忌醋；土茯苓、使君子忌茶；薄荷忌蟹肉以及蜜反生葱、柿反蟹等，也应作为服药饮食禁忌的参考。

# 目标检测

## 一、单项选择题

1. 属于云南道地药材的是（　　）
   A. 阿胶　　　　　　B. 三七　　　　　　C. 附子
   D. 人参　　　　　　E. 当归

2. 醋炙香附的目的是（　　）
   A. 增强疗效　　　　B. 减低毒性　　　　C. 改变药性
   D. 便于服用　　　　E. 有利储藏

3. 苦味药的作用是（　　）
   A. 能和能缓　　　　B. 能燥能泄　　　　C. 能下能软
   D. 能收能涩　　　　E. 能行能散

4. 两种药物配伍能产生剧烈的毒性反应或副作用，这种配伍关系属于（　　）
   A. 相须　　　　　　B. 相使　　　　　　C. 相反
   D. 相杀　　　　　　E. 相恶

5. 古代认为"毒性"的含义是（　　）
   A. 药物的毒性　　　B. 药物的偏性　　　C. 药物的副作用
   D. 药物的疗效　　　E. 药物的总称

6. 与乌头相反的药物应除外（　　）
   A. 玄参　　　　　　B. 白及　　　　　　C. 贝母
   D. 瓜蒌　　　　　　E. 半夏

7. 属于十九畏的配伍药对是（　　）
   A. 川乌与草乌　　　B. 桃仁与红花　　　C. 官桂与赤石脂
   D. 乌头与贝母　　　E. 甘草与甘遂

8. 妊娠禁用药应除外（　　）
   A. 牵牛　　　　　　B. 桃仁　　　　　　C. 巴豆
   D. 莪术　　　　　　E. 水蛭

## 二、简答题

1. 何谓"四气"，其主要说明药物的哪些性质？
2. 简述"五味"的作用及主治病证？
3. 相杀和相畏两种关系配伍有何异同？
4. 简述"十八反、十九畏"的主要内容？
5. 用药的妊娠禁忌分为哪两类，分别列举 8 种？

（乔继峰）

# 项目六　常用中药

**学习目标**

**知识要求**

1. 掌握各任务中各类中药的含义、功效、适应证、配伍应用和使用注意；各任务中重点介绍的150余味中药的来源、性味、归经、功效、主治、配伍、用法用量和使用注意，同时掌握相似药物的功效、应用的异同点。
2. 熟悉各任务中简要介绍的100余味中药的性味、功效、主治、用法用量和使用注意。
3. 了解各任务中提到的100余味中药的功效、主治和使用注意。

**技能要求**

1. 能够运用中药功效和主治，结合中医药基本理论和中药性味特点，解决中药研究、开发中的实际问题。
2. 能够运用中药功效和主治范围，分析归纳、比较鉴别同类药物的共性和个性。
3. 能够运用中药配伍规律，进行科学合理地配伍，借以提高药效、降低毒副作用，产生新的药效，扩大中药的治疗范围。

## 任务一　解 表 药

**任务导入**

王某，男性，36岁。昨日因受凉后出现恶寒，发热（体温39℃），无汗，头痛，鼻塞流涕，后背僵硬，肢体疼痛酸楚，舌淡苔白，脉浮紧。

请您完成以下任务：

1. 通过本案例分析，患者所患是何病证？
2. 试分析该患者适合应用本任务中哪些药物治疗。

凡以发散表邪、解除表证为主要功效，用于治疗表证的药物，称为解表药，又称发表药。

本类药辛散轻扬，主入肺与膀胱经，可使肌表之邪外散或随汗而解，主具发散解表之效，主用于外感表证所引起的恶寒、发热、身痛、头痛、无汗（或有汗）、脉浮等表证。部分解表药还可应用于水肿、咳喘、疹发不畅、风湿痹痛等病证。

表证有风寒、风热之别，根据本类药物的性能特点，相应划分为发散风寒药（辛温解表药）和发散风热药（辛凉解表药）两大类。

可根据表证兼挟证、四时气候和病人体质的不同而进行适当的配伍。对于兼有痰饮、咳嗽，配化痰止咳药；若暑多夹湿，配祛暑化湿药；而兼正虚者，视其气虚、阳虚、阴虚的不同情况，分别配伍益气、助阳、养阴等补益之品，以扶正祛邪；辛凉解表药用于温病初起，常配以清热解毒药。

使用发汗力强的解表药时，用量不可过大，避免过汗伤阳耗气、劫伤津液；对于阳虚自汗、阴虚盗汗、久患疮痈、淋病、失血或热病后期津液亏耗者，即使有外感表证，也要慎重使用；入汤剂时不宜久煎，以免有效成分挥发而降低疗效。

### （一）发散风寒药

本类药性味多辛温，辛能发散，温能祛寒，故以发散风寒为其主要功效，主治外感风寒引起的恶寒发热、头身疼痛、无汗或汗出不畅、口不渴、苔薄白、脉浮等表证。部分药物兼具平喘、利水、胜湿止痛等功效，可治喘咳、水肿、风湿痹痛等证。

## 麻黄 Mahuang
### 《神农本草经》

【来源】本品系麻黄科植物草麻黄、中麻黄或木贼麻黄的干燥草质茎。生用、炙用或捣绒用。

【性味归经】辛、微苦，温。归肺、膀胱经。

【功效主治】

1. 发汗解表，用于风寒表实证。本品善开腠理透毛窍而发汗解表，药力较强，实为发汗峻品，有"发汗解表第一药"的美誉。适于外感风寒所致的恶寒发热、头痛无汗、脉浮紧等表实证，常常与桂枝配伍。

2. 宣肺平喘，用于咳喘实证。本品善宣肺气，通畅气机而平喘。不论寒、热、痰、饮、有无表证皆可应用。尤适于风寒表证又兼喘咳者，常配伍杏仁、甘草等。

3. 利水消肿，用于风水水肿兼表证。本品上开肺气，通调水道，下输膀胱，利尿消肿。宜治风邪袭表，肺失宣降所致水肿、小便不利兼有表证的风水证，可配伍生姜、白术等。

【用量用法】2~10g，煎服。生麻黄善于解表，炙麻黄善于宣肺平喘。绒麻黄作用和缓，发汗力弱，适于小儿、年老体弱者。

【使用注意】阴虚盗汗、表虚自汗、肾虚咳喘及心血管病患者当慎用。

---

**知识拓展**

#### 提取前的预处理

麻黄为宣肺平喘之要药，对于喘咳证无论寒热、痰饮、有无表证皆可配伍使用。20世纪初中药科研工作者在麻黄中提取出了麻黄平喘的主要化学物质基础——麻黄素，亦称麻黄碱。麻黄素作用有类于肾上腺素，但更温和，可兴奋 α 和 ß 受体，能缓解支气管平滑肌痉挛，对预防和治疗轻中度支气管哮喘效果明显，现已广泛应用于临床，为哮喘患者带来了福音。

## 桂枝 Guizhi
### 《神农本草经》

【来源】本品系樟科植物肉桂的干燥嫩枝。以幼嫩、色棕红、气香者为佳。生用。

【性味归经】辛、甘，温。归肺、心、膀胱经。

【功效主治】

1. 发汗解肌，用于风寒表证。发汗力量和缓，凡外感风寒表证，无论表实或表虚均可应用。表实无汗者，与麻黄等配伍；表虚有汗者，与白芍等同用。

2. 温经通脉，用于寒凝血瘀、风湿寒痹证。本品行里达表，具温通周身之阳气，流通血脉之功。故善治脘腹冷痛，血寒瘀阻之痛经、月经不调、产后腹痛等寒凝血滞之痛证，可配以散寒止痛，活血调经之药；治风寒湿痹，与祛风湿药同用，助通痹止痛之功，其性升浮，善治上肢及肩背痹痛。

3. 助阳化气，用于心悸、胸痹、痰饮及蓄水证等病证。本品助阳通阳，用于胸阳不通之胸痹和心阳不足之心悸时，每与温经散寒止痛药配伍；用于脾阳不运、水湿内停之痰饮时，每与补脾、除湿、化痰药同用；用于膀胱气化不利之小便不利、水肿时，每与利尿消肿药相配。

【用量用法】3~10g，煎服。

【使用注意】阴虚火旺、外感热病及血热妄行者均当忌用。孕妇及月经过多者当慎用。

## 紫苏 Zisu
### 《名医别录》

【来源】本品系唇形科植物紫苏的干燥叶（或带嫩枝）或干燥茎，其叶称紫苏叶，其茎称紫苏梗。生用。

【性味归经】辛，温。归肺、脾经。

【功效主治】

1. 解表散寒，用于风寒表证。本品解表力弱，不比麻黄、桂枝，故宜治外感风寒之轻证。尤宜兼气滞咳嗽、胸闷者，每与化痰止咳、行气药同用。

2. 行气宽中，用于胸闷呕吐、脾胃气滞证。本品系醒脾宽中，行气止呕之良药，且兼理气安胎之功，凡外感、湿浊、妊娠等因所致脾胃气滞、胸闷呕吐均可配伍运用；治胸闷呕吐，胎气上逆，胎动不安者，每与陈皮、砂仁等理气安胎药配伍。

3. 解鱼蟹毒，用于鱼蟹中毒所致腹痛吐泻。多配生姜等药。

【用量用法】5~10g，煎服。不宜久煎。苏梗长于理气宽中、安胎，解毒，苏叶长于发散风寒。

## 生姜 Shengjiang
### 《名医别录》

【来源】本品系姜科植物姜的新鲜根茎。生用、煨用或捣汁用。

【性味归经】辛，微温。归肺、脾经。

【功效主治】

1. 发汗解表，用于风寒表证。本品风寒发散作用温和，略有发汗解表之功，宜治外感风寒之轻证，可单煎加糖或配以葱白煎服；或可与其他辛温解表药配伍。

2. 温中止呕，用于多种呕吐证。本品素有"呕家圣药"之称，善于温中止呕，尤宜治胃寒呕吐，每与半夏相配伍；也可配伍用于多种原因导致的呕吐。

3. 温肺止咳，用于风寒咳嗽。本品温肺散寒，化痰止咳，常与杏仁、半夏等配伍使用。

4. 解毒，用于鱼蟹中毒所致的吐泻腹痛；亦可用于解生半夏及天南星等药物之毒。

【用量用法】3~10g，煎服或捣汁冲服。

【使用注意】阴虚内热或阳热亢盛者当慎用。

### 知识拓展

为何提倡"夏吃姜"？夏季细菌生长繁殖非常活跃，容易污染食物而引起急性肠胃炎，适当吃些生姜或用干姜加茶沸水冲泡后饮用，能起到很好的防治作用。研究发现，生姜能起到某些抗菌作用，尤其对沙门氏菌效果明显。生姜还具有杀灭口腔致病菌和肠道致病菌的作用，用生姜水含漱治疗口臭及牙周炎，疗效显著。

## 香薷 Xiangru
### 《名医别录》

【来源】本品系唇形科植物石香薷或江香薷的干燥地上部分。前者习称"青香薷"，后者习称"江香薷"。

【性味归经】辛，微温。归肺、脾、胃经。

【功效主治】

1. 发汗解表，化湿和中，用于阴暑证。本品内能和中化湿，外能发汗解表，和内宣外以发越阳气。宜治夏季外感风寒，内伤湿邪之阴暑证，素有"夏月麻黄"之称。常配伍扁豆、厚朴等以增强化湿之效。

2. 利水消肿，用于风水水肿、小便不利证。本品善于发越阳气，入肺启上源以利水消肿。常与白术配伍。

【用量用法】3~10g，煎服。用于发表，量不可过大，不须浓煎；用于利水退肿，量可稍大，且须浓煎。

【使用注意】表虚有汗和暑热证当忌用。

## 荆芥 Jingjie
### 《神农本草经》

【来源】本品系唇形科植物荆芥的干燥地上部分。生用、炒黄或炒炭用。花穗名荆芥穗。

【性味归经】辛，微温。归肺、肝经。

【功效主治】

1. 祛风解表，用于外感表证。本品药性相对平和，治外感表证，风寒、风热或寒热不明显者均可配伍使用。

2. 透疹止痒，用于麻疹不透及风疹瘙痒。多与其他祛风透疹药、祛风止痒药同用。

3. 消疮，多用于疮疡初起有表证者。

4. 炒炭止血，可用于吐衄血便崩等多种出血证。

【用量用法】5~10g，煎服。不宜久煎。祛风解表止痒宜生用，止血宜炒用。

【使用注意】无风邪或者表虚多汗者当慎用。

## 防风 Fangfeng
### 《神农本草经》

【来源】本品系伞形科植物防风的干燥根。生用或炒炭用。

【性味归经】辛、甘，微温。归膀胱、肝、脾经。

【功效主治】

1. 祛风解表，用于外感表证。本品甘缓不峻，微温不燥，素有"风药中之润剂"之称，无论外感风热、风寒、风湿等证，均可配伍应用。治疗体虚易感者，可与补气药同用，如玉屏风散。

2. 胜湿止痛，用于风湿痹痛。可治风湿寒痹，肢节疼痛，风湿头身痛者，常与其他祛风湿、止痹痛等药同用。

3. 止痉，用于破伤风证。可治风毒内侵，引动内风，见角弓反张之破伤风证，常与其他祛风止痉药配伍使用。

此外，防风炒用则有止泻之效，可用于肝郁侮脾，腹痛泄泻；防风炒炭可用于便血、崩漏下血。

【用量用法】5~10g，入煎剂、酒剂或丸散剂。

【使用注意】凡燥热、阴虚血亏、热病动风者当慎用。

考点提示：防风除了祛风解表，还有哪些功效？

160

## 羌活 Qianghuo
*《神农本草经》*

【来源】本品系伞形科植物羌活或宽叶羌活的干燥根茎和根。生用。

【性味归经】辛、苦，温。归膀胱、肾经。

【功效主治】

1. 发散风寒，用于风寒表证。本品长于解表散寒，胜湿止痛，尤宜于外感风寒夹湿所致恶寒发热、无汗、头痛项强、肢体酸痛等症，常与防风、川芎等药同用。

2. 胜湿止痛，用于风寒湿痹。本品善入足太阳膀胱经，适用于上半身风寒湿痹，肩背肢节疼痛者。常配祛风湿、活血止痛药等。

【用量用法】3~10g，煎服。

【使用注意】血虚阴亏者当慎用。用量过多，易致呕吐，故脾胃虚弱者不宜服。

## 白芷 Baizhi
*《神农本草经》*

【来源】本品系伞形科植物白芷或杭白芷的干燥根。生用。

【性味归经】辛，温。归胃、大肠、肺经。

【功效主治】

1. 解表散寒，用于外感风寒表证。本品兼有止头痛和通鼻窍之功，尤适于外感风寒头痛或伴鼻塞、流涕之症。常配伍发散风寒药。

2. 祛风止痛，用于牙痛、头痛及痹痛。无论外感风热、风寒，均可内服外用。

3. 燥湿止带，用于带下过多。凡由湿热、寒湿引起的，无论色白色黄，可分别配以清热燥湿、苦温燥湿和利水渗湿药。

4. 宣通鼻窍，用于鼻塞不通。用治风寒湿邪引起的鼻塞流涕，鼻衄，鼻渊等鼻疾，常与苍耳子、辛夷等长于通鼻窍之品合用。

5. 消肿排脓，用于疮疡肿痛。用于疮痈，对未溃或已成脓者皆可配伍使用，是外科常用药。

【用量用法】3~10g，煎服。外用适量。

【使用注意】阴虚血热者当忌服。

## 细辛 Xixin
*《神农本草经》*

【来源】本品系马兜铃科植物北细辛、汉城细辛或华细辛等的干燥根和根茎。生用。

【性味归经】辛，温。有小毒。归肺、肾、心经。

【功效主治】

1. 祛风解表，用于风寒表证及阳虚外感。本品入肺可散在表之寒，入肾能除在里之寒。用于风寒表证，头身疼痛者，常配羌活、防风等药；用于阳虚外感，发热恶寒，脉反沉者，常配附子、麻黄等药。

2. 散寒止痛，用于牙痛，头痛，痹痛等痛证。尤宜寒邪偏盛疼痛者。上述诸痛证可配伍川芎、白芷、防风等同用。

3. 温肺化饮，用于寒饮咳喘。可治外感风寒，水饮内停之咳嗽气喘；或寒痰停饮射肺，见气逆咳喘、痰多清稀者，常与化痰药相配伍。

4. 宣通鼻窍，用于鼻渊鼻塞头痛。多与苍耳子、辛夷等配伍。

【用量用法】1~3g，煎服。散剂每次服0.5~1g。外用适量。

【使用注意】肺燥阴伤干咳、阴虚阳亢头痛等当忌用。有小毒，故用量不宜过大。本品不宜与藜芦同用。

---

**知识拓展**

如何看待细辛不过钱？《本草新编》中有云："细辛，止可少用，而不可多用，亦止可共用，而不能独用。多用则气耗而增痛，独用则气尽而命丧"。上海中医药大学王智华等学者研究发现，细辛全草经不同时间煎煮后，其煎液中挥发油含量随煎煮时间增加而不断降低。煎煮30分钟后，其毒性成分黄樟醚的含量可大大下降，不足以引起中毒。故细辛"单用末"，应遵循"细辛不过钱"之说，而入汤剂则可适当加大剂量。细辛在临床使用时入汤剂者居多，所以不能一味受"细辛不过钱"的束缚，以致影响了细辛应有的功效。

---

## 藁本 Gaoben

《神农本草经》

【来源】本品系伞形科植物藁本或辽藁本的干燥根茎和根。生用。

【性味归经】辛，温。归膀胱经。

【功效主治】

1. 发散风寒，用于巅顶头痛，风寒夹湿表证。本品辛散燥升，上达于巅顶，祛风散寒除湿止头痛。常配伍白芷、川芎等药物。

2. 胜湿止痛，用于风寒湿痹。善散太阳经风寒湿邪，而散寒胜湿止痛，常配羌活、防风等药物。

【用量用法】3~10g，煎服。

【使用注意】血虚头痛、热证者当忌用。

---

## 苍耳子 Cangerzi

《神农本草经》

【来源】本品系菊科植物苍耳的干燥成熟带总苞的果实。炒去硬刺，生用。

【性味归经】辛，苦，温。归肺经。

【功效主治】

1. 发表散寒，通宣鼻窍，用于风寒表证，治鼻渊。本品为鼻渊头痛之要药。善治风寒外感，恶寒无汗，鼻塞头痛者，常配羌活、白芷等药。

2. 除湿止痛，用于风寒湿痹证。本品上可通脑顶，下可行足膝，外可达皮肤。既可治一身上下湿痹拘挛，亦可治风疹瘙痒。

【用量用法】3～10g，煎服。

【使用注意】有小毒当慎用，血虚头痛者当忌用。

## 辛夷 Xinyi
*《神农本草经》*

【来源】本品系木兰科植物望春花、玉兰或武当玉兰的干燥花蕾。生用。

【性味归经】辛，温。归肺、胃经。

【功效主治】

1. 发表散寒，用于外感风寒、头痛鼻塞。常配伍白芷、防风等药物。

2. 宣通鼻窍，用于鼻渊头痛、鼻塞流涕。本品通鼻窍力强，为鼻渊头痛、鼻塞流涕之要药。

【用量用法】3～10g，有毛，刺激咽喉，宜包煎。外用适量。

【使用注意】阴虚火旺者忌用。

### （二）发散风热药

本类药性味多辛凉，以发散风热为主要功效，发汗作用较缓和。主治外感风热表证及温病卫分证，见发热重、恶寒轻、头痛、咽干口渴、有汗或无汗、苔薄黄、脉浮数等症。部分药物兼有利咽、透疹、明目、止咳等作用。用治咽喉肿痛、麻疹不透、目赤肿痛、风热咳嗽等证。

## 薄荷 Bohe
*《新修本草》*

【来源】本品系唇形科植物薄荷的干燥地上部分。鲜用或阴干切段生用。

【性味归经】辛，凉。归肺、肝经。

【功效主治】

1. 疏风散热，用于风热感冒及温病卫分证。本品轻清凉散，乃疏风散热常用之品，发汗力强，尤适于无汗者。常配伍银花、连翘等发散风热药。

2. 清利头目，利咽，用于风热上攻所致的咽喉肿痛、头痛目赤等证。可分别配以发散风热、利咽、明目之品。

3. 透疹，用于麻疹不透及风疹瘙痒证。常配伍疏散风热、清热解毒等药。

4. 疏肝行气，用于肝气郁滞证。常配伍柴胡、香附等疏肝行气药。

【用量用法】3～6g，煎服。后下。

【使用注意】阴虚血燥者当慎用，体虚多汗者不宜用。

考点提示：薄荷的主治病证有哪些？

# 牛蒡子 Niubangzi

*《名医别录》*

【来源】本品系菊科植物牛蒡的干燥成熟果实。生用或炒用。用时捣碎。又名大力子、鼠黏子。

【性味归经】辛、苦，寒。归肺、胃经。

【功效主治】

1. 疏散风热，用于风热表证及温病卫分证。本品疏散风热功效虽不及薄荷，但长于利咽散结，尤适于风热表证或温热病初起，伴咽喉红肿疼痛明显者。

2. 宣肺透疹，用于麻疹不透及风热瘙痒。本品既能外散风热，又可内解热毒，为促疹透发之要药。常与宣毒透疹类药配伍。

3. 利咽散结，用于咽喉肿痛。本品善于解毒利咽，为利咽之专药，不论风热或热毒所致，皆常用。多与薄荷、银花、桔梗等配伍。

4. 解毒消肿，用于热毒疮肿及痄腮。多与清热解毒、散结疗疮药配伍。

【用量用法】6～12g。煎服，或入丸散剂。入煎剂宜捣碎，炒用可稍减其苦寒滑肠之性。

【使用注意】脾虚便溏者当慎用。

# 蝉蜕 Chantui

*《名医别录》*

【来源】本品系蝉科昆虫黑蚱的若虫在羽化时脱落的皮壳。生用。又名蝉衣、全蜕。

【性味归经】甘，寒。归肺、肝经。

【功效主治】

1. 疏散风热，利咽开音，用治风热表证、温病初起及咽痛音哑等。本品甘寒清热，长于疏散肺经风热而宣肺利咽、开音疗哑，故凡属风热表证，温病初起，见声音嘶哑或咽喉肿痛者尤宜。多与疏散风热、解毒利咽药同用。

2. 透疹止痒，用于麻疹不透及风疹瘙痒。若治麻疹不透，常配以疏风透疹药；若治风热束表之瘙痒，常配疏散风热药；若治风湿浸淫肌肤，皮肤瘙痒，常配祛风除湿止痒药。

3. 明目退翳，用于肝热目赤翳障。常配以菊花、决明子等疏散风热、清肝明目药。

4. 解痉，用于小儿惊风、惊痫夜啼及破伤风。

【用量用法】3～6g，煎服。用于止痉宜量大，一病证用量宜小。

【使用注意】孕妇当慎用。

考点提示：蝉蜕的功效主治有哪些？

# 桑叶 Sangye
## 《神农本草经》

【来源】本品系桑科植物桑的干燥叶。生用或蜜炙用。

【性味归经】苦、甘，寒。归肺、肝经。

【功效主治】

1. 疏散风热，用于风热表证及温病卫分证。本品质轻疏散、甘寒清润，虽解表力较和缓，但能清肺热，润肺燥，故宜治风热表证，或温病初起，温热犯肺，伴有发热、咽痒、咳嗽等症者，多与其他发散风热的药物配伍。

2. 清肺润燥，用于肺热燥咳。本品蜜炙后增强润肺止咳作用，无论肺热咳嗽或是肺燥干咳，均可配伍使用。

3. 平抑肝阳，清肝明目，用于肝阳眩晕、目赤昏花。本品治疗肝阳上亢之头痛眩晕，肝经实热或风热所致的目赤、涩痛，多泪等症时，分别配以平肝潜阳兼清肝明目、疏散风热明目等药。用治肝肾不足、视物昏花之虚证，宜与补益肝肾明目的药物配伍。

【用量用法】5~10g，煎服，或入丸散。外用可煎水洗眼。蜜炙后长于润肺止咳。

# 菊花 Juhua
## 《神农本草经》

【来源】本品系菊科植物菊的干燥头状花序。生用。黄者曰黄菊花，白者曰白菊花。

【性味归经】辛、甘、苦，微寒。归肝、肺经。

【功效主治】

1. 疏散风热，用于风热表证及温病卫分证。本品为疏散风热之要药。性能功效与桑叶相似，多与疏散风热、清热解毒等药物配伍。

2. 清肝明目，用于目疾诸证。无论是肝经风热或肝火上攻所致的目赤肿痛，或是肝肾阴虚的目暗昏花证，均可应用。其功效强于桑叶，且更为常用。可分别配以清肝明目药和补肝肾明目药。

3. 平抑肝阳，用于肝阳上亢之头痛眩晕证。多与平肝潜阳药以及滋补肝肾的药物配伍。

4. 清热解毒，用于热毒疮肿。常配以清热解毒之品同用。

【用量用法】5~10g。煎服或入丸散。平肝明目宜用白菊花，疏散风热宜用黄菊花。

---

**知识链接**

据古籍记载，菊花有野菊和家菊之别，"但家种为佳，补多于泻；野菊味苦，泻多于补"，亦即家菊清肝明目，野菊祛毒散火。中医多用治目赤、咽喉肿疼、耳鸣、风热感冒、头疼、高血压、痈疮疔毒等病症。

# 柴胡 Chaihu

*《神农本草经》*

【来源】本品系伞形科植物柴胡或狭叶柴胡的干燥根。生用或醋炙用。

【性味归经】苦、辛，微寒。归肝、胆、肺经。

【功效主治】

1. 疏散退热，用于外感表证发热及少阳证。本品透表疏泄，疏散退热，治疗外感发热，无论风热风寒皆可用之，常与葛根等药配伍；本品芳香疏泄，善疏散少阳半表半里之邪，为治少阳证之要药，用治少阳证见有寒热往来，胸胁苦满，口苦咽干、目眩等，常与黄芩等药相配伍。

2. 疏肝解郁，用于肝郁气滞证。本品善于疏泄肝气，历代医家以之作为治肝气郁结证的要药。适于症见胸胁或少腹胀痛、情志抑郁、月经不调、痛经等，常配以疏肝理气、活血止痛药。

3. 升举阳气，用于中气下陷证。本品可升举脾胃清阳之气而举陷，适于症见久泻脱肛，子宫脱垂，胃下垂等。多与补气作用强的黄芪、人参等药物配伍，以充分发挥升阳举陷之作用。

【用量用法】3~10g，煎服。和解退热宜生用，疏肝解郁宜醋炙用，升阳可生用或酒炙。

【使用注意】凡肝阳上亢，肝风内动，阴虚火旺及气机上逆者当慎用。

# 升麻 Shengma

*《神农本草经》*

【来源】本品系毛茛科植物大三叶升麻、兴安升麻或升麻的干燥根茎。生用或蜜炙用。

【性味归经】辛、微甘，微寒。归肺、脾、胃、大肠经。

【功效主治】

1. 发表透疹，用于表证发热及麻疹透发不畅。本品治外感表证，不论是风寒风热，均可与解表药配伍使用；治麻疹初起，疹点透出不畅者，可与其他解表透疹药配伍。

2. 清热解毒，用于热毒所致诸多病证。本品可治多种热毒证，善解阳明热毒。如阳明热毒之齿痛、口疮、咽喉肿痛及温毒发斑等。常与清热解毒类药物配伍使用。

3. 升举阳气，用于中气下陷之证。本品善引清阳之气上升，系升阳举陷之要药。对治气虚下陷之久泻脱肛、崩漏下血及胃、子宫下垂等症，常与柴胡及补气药相配伍，以达标本兼治之功。

【用量用法】3~10g。升举阳气多用炙升麻。

【使用注意】阴虚火旺，肝阳上亢及麻疹已透者均当忌用。

考点提示：具有升阳、发表作用的药物有哪些？

## 葛根 Gegen

*《神农本草经》*

【来源】 本品系豆科植物野葛的干燥根。习称野葛。生用或煨用。

【性味归经】 甘、辛，凉。归脾、胃经。

【功效主治】

1. 解肌退热，用于外感表证、颈项强痛。本品对外感风寒、风热所致的表证发热，均可配伍使用。其解肌效优，长于缓解颈部肌肉紧张，是治项背强痛之要药，故凡外感表证，症见项背强痛者，均可配伍使用。

2. 透发麻疹，用于麻疹初起透发不畅。常与升麻、芍药等配伍。

3. 生津止渴，用于热病口渴及消渴证。本品甘寒，生用可生津止渴；煨用可鼓舞脾胃清阳之气上行，使津液上承，而达止渴之效。凡热病口渴、阴液不足或见气阴两虚之口渴，均可使用，常配伍清热生津、养阴生津药同用。

4. 升阳止泻，用于脾虚泄泻及热泻热痢。本品可鼓舞脾胃清阳之气上升而止泻，故尤适于脾虚泄泻，常配伍人参、白术等补气健脾之药。若配伍黄连等清热燥湿药还可用于治疗湿热泻痢。

【用量用法】 10~15g。煎服或入丸散。止泻当煨用，退热生津则当生用。

> **知识链接**
>
> 葛花为解酒之品，是葛的未开花蕾。性味甘平，功主解酒醒脾。主要应用于饮酒过量所致的头晕头痛、烦躁口渴、呕吐酸水等，可与人参、白豆蔻、橘皮等配伍，如葛花解酲汤。用量为3~12g。

其他发散风热药见表6-1。

**表6-1　其他发散风热药**

| 药名 | 功效 | 主治 | 要点 | 使用注意 |
| --- | --- | --- | --- | --- |
| 蔓荆子 | 发散风热，清利头目 | 风热感冒，头风头痛；目赤肿痛；风湿痹痛 | 善治风热所致头面诸证 | 血虚所致的头痛目痛忌用 |
| 淡豆豉 | 解表除烦 | 外感表证；胸中烦闷，虚烦不眠 | 发汗力平稳 | 胃虚易呕者慎服 |

# 任务二　清 热 药

**任务导入**

赵某，男性，42岁。因左手背部被沸水烫伤，遂前往医院就诊。就诊时症见：左手背红肿明显，起数个大小不等的水泡，部分出现破溃，并有淡黄色液态物质渗出。

诊断后，医生开出以煅石膏、牡蛎等药为主的处方，嘱其研末外敷。

请您完成以下任务：

1. 为何方中不用生石膏而选用熟石膏？

2. 请您简述中药炮制的主要意义？

凡以清泄里热为主要功效，用以治疗里热证的药物，称为清热药。

本类药性寒凉。具有清热泻火、燥湿、凉血、解毒、退虚热等功效。主要用于外感热病、高热烦渴、湿热泻痢、温毒发斑、痈肿疮毒、阴虚发热等表邪已解、里热炽盛，而无积滞的里热证。

根据清热药的性能特点及里热证的不同证型，可将清热药分为清热泻火药、清热燥湿药、清热解毒药、清热凉血药、清虚热药五类。

里热兼有表证者，当先解表后清里或表里双解；气血两燔者，宜气血两清；里热兼阴液不足者，宜佐以养阴生津之品；里热积滞者，则应配伍泻下药；兼脾胃虚弱者，当辅以补气健脾药。

使用本类药时，首先应当分清里热证的虚实、病变部位以及病情发展阶段，以便对证用药；本类药物药性寒凉，易伤脾胃，凡脾胃虚寒者当慎用；苦燥伤阴，热甚劫阴，故阴虚患者当慎用；阴盛格阳、真寒假热者忌用；注意中病即止，避免克伐太过，损伤正气。

**考点提示：**清热药的主要作用是什么？

**（一）清热泻火药**

本类药性味多苦寒或甘寒，以清热泻火为主要功效。主治外感热病，邪在气分所致的高热、汗出、口渴、烦躁、脉洪大等实热证，及一切脏腑火热证，如肺热、胃火、肝火、心火等。若体虚而兼里热者，注意扶正祛邪，适当配伍补虚药。

## 石膏 Shigao
### 《神农本草经》

**【来源】** 本品系硫酸盐类矿物硬石膏族石膏，主含结晶水硫酸钙（$CaSO_4 \cdot 2H_2O$）。打碎研细生用或煅用。

**【性味归经】** 辛、甘，大寒。归肺、胃经。

**【功效主治】**

1. 解肌透热，清热泻火，除烦止渴，用于气分实热证、肺热喘咳及胃火牙痛。本品具有大寒清热，味辛透热，退热力强等特点，既可清泄气分实热和肺胃实火，又能解肌透热，热去则烦除津生渴止，是治气分高热和肺胃实火之要药。治气分实热症见高热、烦躁、大渴欲饮、汗出、脉洪大等，可配伍知母等药物；治热邪犯肺所致的肺热咳喘，可配伍止咳平喘药；治胃火牙痛，可配伍清热解毒、清胃热药。

2. 收敛生肌，用于疮疡溃后不敛，湿疹及水火烫伤。煅后外用，多与清热解毒药、收湿敛疮药等配伍同用。

**【用量用法】** 15~60g，煎服。打碎先煎。内服宜生用。外用适量，火煅研细末。

**【使用注意】** 脾胃虚寒及阴虚内热者须当慎用。

**考点提示：**石膏除清热泻火，除烦止渴之外，还有什么功效？

## 知母 Zhimu

《神农本草经》

【来源】 本品系百合科植物知母的干燥根茎。生用或盐水炙用。

【性味归经】 苦、甘，寒。归肺、胃、肾经。

【功效主治】

1. 清热泻火，用于气分实热证、肺热咳嗽及内热消渴。本品甘寒质润，长于清肺胃气分实热，除烦止渴，是治疗气分实热之要药。治气分实热证常与石膏相须为用，治肺热咳嗽，常配黄芩等清肺止咳药、川贝母等养阴润燥药。治内热消渴，常与天花粉等清胃热、生津止渴药相配伍。

2. 滋阴润燥，用于骨蒸潮热及肺燥咳嗽。本品润肾燥、滋肺阴，可治肾阴亏虚、骨蒸潮热、遗精盗汗等，常与黄柏、熟地等配伍；治肺热阴虚，燥咳无痰，多与川贝母等药配伍。

【用量用法】 6~12g，煎服。清热泻火宜生用，滋阴降火宜盐水炒用。

【使用注意】 脾虚便溏者当慎用。

## 芦根 Lugen

《名医别录》

【来源】 本品系禾本科植物芦苇的新鲜或干燥根茎。鲜用或干燥生用。

【性味归经】 甘，寒。归肺、胃经。

【功效主治】

1. 清热生津，止渴除烦，用于热病烦渴。本品甘寒不滋腻，生津而不恋邪。可治温热病症见津伤口渴者，常配以天花粉等药。

2. 清胃止呕，用于胃热呕吐。可单用或配以竹茹、姜汁等药。

3. 清肺止咳，用于肺热咳嗽，肺痈吐脓。本品能清透肺热，祛痰排脓，治肺热咳嗽和肺痈吐脓，宜配以清化痰热药、清肺排脓药。

4. 清热利尿，用于热淋涩痛。有清热利尿之效，常与利水通淋类药物同用。

【用量用法】 15~30g，煎服。鲜品用量加倍，或捣汁用。

【使用注意】 脾胃虚寒者当忌用。

## 天花粉 Tianhuafen

《神农本草经》

【来源】 本品系葫芦科植物栝楼或双边栝楼的干燥根。生用。

【性味归经】 甘、微苦，微寒。归肺、胃经。

【功效主治】

1. 清热生津，用于热病口渴及消渴证。本品甘寒清润，苦而不燥，为生津止渴之佳品。治热病口渴，多与芦根、麦冬等同用；治内热消渴，多配伍葛根、山药等。

2. 清肺润燥，用于肺热咳嗽或燥咳。多配以清肺止咳、养阴润燥之品。

3. 消肿排脓，用于痈肿疮疡。未成脓、已成脓者均可使用，常配以金银花、穿山甲等同用。

【用量用法】10～15g，煎服。外用研末，水或醋调敷。用注射剂须作皮试。

【使用注意】孕妇当慎用；不宜与川乌、制川乌、草乌、制草乌、附子同用。

**知识拓展**

　　天花粉为什么会导致流产？天花粉蛋白是天花粉的主要成分之一，它能选择性地使胎盘合体滋养层细胞坏死，凝血，循环障碍；使绒毛膜促性腺激素和类固醇激素迅速下降；使子宫平滑肌收缩增强。所以天花粉具有致流产和抗早孕的作用。

## 栀子 zhizi
### 《神农本草经》

【来源】本品系茜草科植物栀子的干燥成熟果实。生用或炒焦用。

【性味归经】苦，寒。归心、肺、三焦经。

【功效主治】

1. 泻火除烦，用于热病心烦、躁扰不宁。本品善泻三焦之火而除烦，尤善清心火，是治热病心烦之要药。治外感热病发热、心烦者，多配淡豆豉等药；治火热毒盛，高热烦躁，神昏谵语者，多配黄连、黄芩等药物。

2. 清热利湿，用于湿热黄疸证。本品性清利，善引湿热之邪从小便出，系治湿热黄疸的主药。多与茵陈、大黄等同用。

3. 凉血解毒，用于热毒疮肿及血热出血证。本品入气分可泻火解毒，入血分可凉血止血，多用治疮疡、血热出血等证。前者可配金银花、蒲公英等解毒消肿药，后者可配凉血止血药。

4. 消肿止痛，用于跌打损伤。可单用生粉调敷。

【用量用法】6～10g，煎服。外用生品适量，研末调敷。生用走气分，泻火；炒黑入血分，止血。

【使用注意】脾虚便溏者当忌用。

## 夏枯草 Xiakucao
### 《神农本草经》

【来源】本品系唇形科植物夏枯草的干燥果穗。生用。

【性味归经】辛、苦，寒。归肝、胆经。

【功效主治】

1. 清肝火，用于目赤肿痛、头痛眩晕及目珠疼痛。本品善于清泄肝火，系治肝火目赤、目珠疼痛之要药。用治肝火上炎之目赤肿痛、头痛眩晕，常配以菊花、决明子等清泻肝火药；用治目珠疼痛，入夜加剧者，常配以当归、枸杞等补血养肝药。

2. 散郁结，用于瘰疬瘿瘤。为治瘰疬瘿瘤要药。常配以浙贝母、昆布等消痰软坚散结药。

【用量用法】9~15g，煎汤或熬膏服。

【使用注意】虚寒证当慎用。

考点提示：夏枯草的功效是什么？

其他清热泻火药见表6-2。

表6-2 其他清热泻火药

| 药名 | 功效 | 主治 | 要点 | 使用注意 |
|---|---|---|---|---|
| 竹叶 | 清热除烦，利尿通淋 | 热病烦热，口舌生疮，小便短赤涩痛 | 长于清心泻火除烦 | 虚寒证当忌用 |
| 淡竹叶 | 清热除烦，利尿通淋 | 热病烦热，口舌生疮，小便短赤涩痛 | 长于清热利尿渗湿 | 虚寒证当忌用 |
| 决明子 | 清肝明目，润肠通便 | 肝火目赤，燥热便秘 | 既清肝热，又益肾阴，治目疾无论肝热或阴亏皆宜 | 气虚大便溏薄者当慎用 |
| 谷精草 | 清肝热，疏风热，明目退翳 | 肝火目赤，风热上攻所致的目赤翳障 | 入肝、胃经，风热目疾，用之甚良 | 血虚证当慎用 |
| 密蒙花 | 清热养肝，明目退翳 | 目生翳障，肝虚有热，目昏干涩 | 专入肝经，目赤翳障虚实均可 | 阳虚内寒者当慎用 |
| 青葙子 | 清肝泻火，明目退翳 | 目生翳障 | 专入肝经 | 肝肾不足者当慎用，青光眼当忌用 |

### （二）清热燥湿药

本类药性味多苦寒，以清热燥湿为主要功效，兼以清热泻火。主治湿热证。由于湿热之邪侵入人体的部位不同，表现症状各异。如脾胃湿热所致的恶心呕吐、痞满；肝胆湿热所致的胁肋胀痛、黄疸、口苦等；大肠湿热所致的泻痢里急后重；下焦湿热所致的带下色黄，或热淋涩痛；湿热流注关节所致的关节红肿热痛；湿热浸淫肌肤所致的湿疮、湿疹等。上述诸证，多见舌苔黄腻，皆属本类药物的应用范围。

本类药物苦寒伐胃，燥能伤阴，凡脾胃虚弱、津伤阴亏者当慎用。用时当酌情配伍健运脾胃及养阴生津的药物。

## 黄芩 Huangqin
### 《神农本草经》

【来源】本品系唇形科植物黄芩的干燥根。生用酒炒或炒炭用。

【性味归经】苦，寒。归肺、胃、胆、大肠经。

**【功效主治】**

1. 清热燥湿，用于湿热所致的湿温、黄疸、热淋、泻痢及湿疹等。本品苦寒，清热燥湿力强，随证配伍，可广泛用于各种湿热证。

2. 泻火解毒，用于肺热咳嗽、热病烦渴及痈肿疮毒等证。本品善于清肺火及上焦热邪，治肺热咳嗽，多配以清热止咳药；治肺热咳嗽痰黄、热病烦渴者，多配泻火除烦药；治痈肿疮毒等，可与清热解毒药相配伍。兼入少阳经，可治邪在少阳之寒热往来，多与柴胡等药配伍。

3. 止血，用于血热出血之吐衄便崩等证。多配伍凉血止血药同用。

4. 安胎，用于胎热胎动不安。需配伍其他安胎药同用。

**【用量用法】** 3~10g，煎服。清热宜生用；安胎宜炒用；清上焦宜酒炒；止血宜炒炭用。

**【使用注意】** 脾胃虚寒者当忌用。

## 黄连 Huanglian
### 《神农本草经》

**【来源】** 本品系毛茛科植物黄连、三角叶黄连或云连的干燥根茎。生用或清炒、姜汁炙、酒炙用。

**【性味归经】** 苦，寒。归心、脾、胃、肝、胆、大肠经。

**【功效主治】**

1. 清热燥湿，用于痞满、呕吐、黄疸、泻痢及湿疹湿疮等。本品清热燥湿之力强于黄芩、黄柏等功效相近的药物，尤善于入中焦和大肠，对呕吐、湿热泻痢证极为常用，且治痢之功尤著，为治湿热泻痢之要药。随证配伍，可治疗上述诸证。

2. 泻火解毒，用于口舌生疮、吞酸、牙痛消渴、耳道流脓、心烦不眠、热神昏及痈肿疔疮等诸多热毒证。随证可选择配以清泻胃火、清泻心火、清泻肝火、清热解毒等药物，并依兼证佐以滋阴养血药等。

**【用量用法】** 2~5g，煎服。外用适量。

**【使用注意】** 脾胃虚寒者忌用，阴虚津伤者当慎用。

**知识拓展**

黄连具有广谱抗菌（对痢疾杆菌抑制最强）、抗病毒、抗炎、解热、镇静、抗腹泻、抑制平滑肌兴奋、抗缺氧、抗心律失常、抗心肌缺血、提高免疫功能等作用；此外，还有降压、降血糖、降血脂、利胆、抗肿瘤、抗胃溃疡等作用。

## 黄柏 Huangbai
### 《神农本草经》

**【来源】** 本品系芸香科植物黄皮树的干燥树皮。习称"川黄柏"。生用或盐水炙、酒炙、炒炭用。

【性味归经】苦，寒。归肾、膀胱、大肠经。

【功效主治】

1. 清热燥湿，用于下焦湿热诸证。本品善于清下焦湿热，是治下焦湿热诸证常用药。多用于湿热带下、淋证、泻痢、足膝肿痛，黄疸、湿疹瘙痒等证，多与其他清热燥湿、利水渗湿药、燥湿止痒药等配伍以增其效。

2. 泻火除蒸，用于阴虚发热及遗精盗汗。本品善清泻相火，退虚热，多与知母配伍。

3. 解毒疗疮，用于疗疮痈肿毒。多与其他清热解毒药同用。

【用量用法】3～12g，煎服。外用适量。清热燥湿解毒多生用，退虚热宜盐水炙用，止血多炒炭用。

【使用注意】脾胃虚寒者当慎用。

知识链接

黄芩、黄连和黄柏功效与主治之异同点？黄芩、黄连和黄柏均以清热燥湿，泻火解毒为主要功效，用治湿热和热毒证，常相须合用。但黄芩善泻上焦肺火，多用于肺热咳嗽，还可止血、安胎，用于血热出血和胎热不安等；黄连善泻中焦胃火，且善泻心火，最宜于中焦湿热、心火亢盛烦躁不眠和胃热呕吐等；黄柏善泻下焦肾火，退虚热，多用于阴虚火旺之证。

## 龙胆草 Longdancao
### 《神农本草经》

【来源】本品系龙胆科植物条叶龙胆、龙胆、三花龙胆或滇龙胆等的干燥根及根茎。生用。

【性味归经】苦，寒。归肝、胆、胃经。

【功效主治】

1. 清热燥湿，用于下焦湿热证。本品善于清泄下焦及肝胆湿热，但凡肝胆及其经脉循行部位湿热诸证均用作要药。治阴肿阴痒、带下、湿疹，黄疸等证，多与其他清热燥湿和利湿退黄等药相配伍，内服外洗。

2. 泻肝胆火，用于肝胆实热证。本品善泄肝胆实火。治疗肝经实火所致的胁痛口苦、头痛目赤、耳鸣耳聋等，多配其他清肝热药同用；治肝经热盛，热极生风的惊风抽搐、高热惊厥，配以清热息风药同用。

【用量用法】3～6g，煎服。外用适量。

【使用注意】凡脾胃虚寒者不宜用，阴虚津伤者当慎用。用量不宜过大。

其他清热燥湿药见表6-3。

表6-3　其他清热燥湿药

| 药名 | 功效 | 主治 | 要点 | 使用注意 |
|---|---|---|---|---|
| 苦参 | 清热燥湿，杀虫利尿 | 湿热泻痢，黄疸尿赤；带下阴痒，湿疹疥癣，小便不利 | 善于清下焦湿热 | 脾胃虚弱及阴虚津伤者忌用或当慎用，反藜芦 |

续表

| 药名 | 功效 | 主治 | 要点 | 使用注意 |
|---|---|---|---|---|
| 白鲜皮 | 清热燥湿，祛风解毒 | 湿热疮毒，湿疹疥癣；黄疸尿赤，湿热痹痛 | 长于治疗湿热黄疸、疥癣、湿疮 | 虚寒患者当慎用 |
| 秦皮 | 清热燥湿，解毒，止痢，止带，明目 | 热毒泻痢，湿热带下；目赤肿痛，目生翳膜 | 长于清大肠湿热 | 脾胃虚寒者当忌用 |

### （三）清热解毒药

本类药性味多苦寒，以清解热毒为主要功效，适用于各种火热毒邪所致的痈肿疔毒、丹毒、痄腮、咽喉肿痛、热毒下痢、水火烫伤、温热病、虫蛇咬伤以及癌肿等。本类药物功效特性各异，临证时应针对病证选择应用，并酌情配伍。如火热炽盛者，应配清热泻火药；热毒在血者，应配清热凉血药；兼夹湿邪者，应配利湿、燥湿或化湿药；正气不足者，应配补血药等。

本类药物大多药性寒凉，过服或久服易伤脾胃，宜中病即止。

## 金银花 Jinyinhua
《新修本草》

【来源】本品系忍冬科植物忍冬的干燥花蕾或带初开的花。生用、炒炭用或制成露剂使用。又称双花、忍冬花。

【性味归经】甘，寒。归肺、心、胃经。

【功效主治】

1. 清热解毒，用于肿疔疮及热毒血痢等。本品善清解热毒，消散痈肿，系治阳性疮疡要药，广泛用于各种热毒证。治内外痈，常配清热解毒、活血止痛、消痈排脓等药；治疮痈初起，红肿热痛，可单用、内服或外用，也可配伍使用；治温热病热入营血所致的高热神昏、斑疹吐衄，可与清热凉血药同用；治热毒痢疾，常配清热燥湿、凉血止痢等药使用。

2. 疏散风热，用于外感风热或温病初起。常配以连翘及其他解表药。

另外，金银花加水蒸馏制成金银花露，有清解暑热之效，可用于暑热烦渴，及小儿热疖、痱子等。

【用量用法】6~15g，煎服。外用适量。

【使用注意】凡脾胃虚寒及气虚疮疡脓稀者当忌用。

---

**知识链接**

忍冬的茎叶，又称忍冬藤。其性能与金银花相似，故可作金银花的代用品。本品解毒作用不及银花，但另具疏通经络的功效，可消除经络之风热而止痛，常用于风湿热痹，症见关节红肿热痛，屈伸不利者。15~30g，煎服。

## 连翘 Lianqiao
### 《神农本草经》

【来源】本品系木犀科植物连翘的干燥果实。生用。

【性味归经】苦，微寒。归肺、心、胆经。

【功效主治】

1. 清热解毒，消痈散结，用于疮痈肿毒及瘰疬痰核。本品清解热毒，消痈散结力强，被誉为"疮家圣药"。治疮痈肿毒，常配以解毒消肿药；治瘰疬痰核，常配以清热消痰散结药。

2. 疏散风热，用于外感风热及温病初起。本品也能疏散透热，善散上焦风热，功效似银花，常配伍使用。

另外，本品还有清心利尿之效，可用于热淋涩痛。

【用量用法】6~15g，煎服。

【使用注意】脾胃虚寒及气虚脓稀者当慎用。

考点提示：被誉为"疮家圣药"的药物是什么？

## 大青叶 Daqingye
### 《名医别录》

【来源】本品系十字花科植物菘蓝的干燥叶。生用或鲜用。

【性味归经】苦，大寒。归心、肺、胃经。

【功效主治】

1. 清热解毒，用于喉痹口疮及丹毒痈肿。本品可清心胃二经实火，善解瘟疫时毒，有解毒利咽之功。常以鲜品捣汁内服，或配伍其他清热泻火、清热解毒药。

2. 凉血消斑，用于热入营血及温毒发斑。本品有表里两清之效，广泛用于温热病各阶段，凡治外感风热或温病初期症见发热、头痛、咽痛者，多配以清热解毒、疏散风热药；治温热病热入营血或气血两燔症见高热、神昏、发斑者，多配以凉血解毒药等。

【用量用法】9~15g，煎服。外用适量。

【使用注意】凡脾胃虚寒者当忌用。

## 板蓝根 Banlangen
### 《本草纲目》

【来源】本品系十字花科植物菘蓝的干燥根。生用。

【性味归经】苦，寒。归心、胃经。

【功效主治】

1. 清热解毒，用于痄腮、痈肿疮毒、丹毒及大头瘟疫等。常常与其他清热解毒药配伍使用。

2. 凉血利咽，用于温病发热、头痛喉痛及温毒发斑。本品与大青叶相似，有解毒凉血之力，但长于解毒利咽散结。常配以清热泻火、清热凉血药等。

【用量用法】9~15g，煎服。

【使用注意】凡脾胃虚寒者当忌服。

## 青黛 Qingdai
《药性论》

【来源】本品系爵床科植物马蓝、蓼科植物蓼蓝或十字花科植物菘蓝的叶或茎叶经加工制得的干燥粉末、团块或颗粒。生用。

【性味归经】咸，寒。归肝、肺经。

【功效主治】

1. 清热解毒，用于痄腮喉痹及疮痈丹毒。多与其他清热解毒药配伍。

2. 凉血消斑，用于温毒发斑及吐血衄血。本品清热凉血，有解毒消斑之效，为治热毒发斑要药，多配清热泻火和清热凉血药等。

3. 泻火定惊，用于高热惊痫及痰热咳血。本品咸寒，长于清泻肝火，宜治肝热生风之惊痫抽搐及肝火犯肺之咳嗽胸痛、痰中带血等证。可分别与息风止痉药和凉血止血药等配伍同用。

【用量用法】1~3g，宜入丸散用。外用适量。

【使用注意】胃寒者当慎用。

**知识链接**

板蓝根、大青叶和青黛同出一源，其功效与主治有何异同？三者均能清热解毒，凉血消斑。适用于温毒发斑，痄腮喉痹，火毒疮疡等证。但大青叶、板蓝根又善解心、胃二经火热毒而利咽，常用于心胃火盛，热毒上攻之咽喉肿痛，口舌生疮及风热表证等；相对而言，大青叶长于凉血消斑，多用于血热斑疹、吐衄；板蓝根则以解毒利咽散结见长，多用于咽痛痄腮，大头瘟疫等；而青黛长于清肝泻火，定惊，常用治肝火犯肺之咳嗽胸痛、痰中带血，及暑热惊痫等。

## 穿心莲 Chuanxinlian
《岭南采药录》

【来源】本品系爵床科植物穿心莲的干燥地上部分。生用。

【性味归经】苦，寒。归心、肺、大肠、小肠经。

【功效主治】

1. 清热解毒，凉血消肿，用于温病初起、火热壅肺证、痈疮疖肿及毒蛇咬伤。本品能清肺之热毒，治温病发热、肺热咳嗽、咽喉肿痛、肺痈吐脓；又可清热凉血、解毒消肿，治疮痈疖肿、蛇虫咬伤。治上述诸证，多与其他清热类药配伍使用，治毒蛇咬伤可用鲜品捣汁外敷。

2. 燥湿，用于湿热泻痢、热淋涩痛及湿疹瘙痒。多与清热燥湿类药同用。

【用量用法】6~9g，煎服。外用适量。

【使用注意】脾胃虚寒者不宜用。

## 蒲公英 Pugongying
《新修本草》

【来源】本品系菊科植物蒲公英、碱地蒲公英或同属数种植物的干燥全草。生用或用鲜品。

【性味归经】苦、甘，寒。归肝、胃经。

【功效主治】

1. 清热解毒，消痈散结，用于痈肿疔毒及乳痈内痈等。本药是治热毒内外痈肿常用药，但善治乳痈肿痛，系治乳痈的要药。治痈肿疔毒、肠痈、肺痈等热毒证，多配银花、连翘等药；用治乳痈，可以单用内服或外敷。

2. 利湿通淋，用于热淋涩痛及湿热黄疸。可分别配利尿通淋和清热利湿退黄药。

【用量用法】10~15g，煎服。外用适量。

【使用注意】脾虚便溏者当慎用。

考点提示：蒲公英的功效主治是什么？

## 鱼腥草 Yuxingcao
《名医别录》

【来源】本品系三白草科植物蕺菜的新鲜全草或干燥地上部分。生用。

【性味归经】辛，微寒。归肺经。

【功效主治】

1. 清热解毒，消痈排脓，用于肺痈、肺热咳嗽及外痈疮毒。本品专入肺经，善于清解肺经邪热而消痈排脓，系治肺痈吐脓、肺热咳嗽之要药。治肺痈、肺热咳嗽，多配以其他清肺排脓及清热化痰药；治热毒疮疡，既可配以清热解毒药，也可以单用鲜品捣烂外敷。

2. 利尿通淋，用于热淋涩痛等。多与利水通淋药同用。

【用量用法】15~25g，不宜久煎；鲜品用量宜加倍，水煎或捣汁服。外用适量，捣敷或煎汤熏洗患处。

### 知识拓展

现代医药工业已成功提取出鱼腥草中有效成分——鱼腥草素，制成"鱼腥草素钠片"，用于防治慢性支气管炎、上呼吸道感染、肺炎及女性附件炎等；又制成"复方鱼腥草片"，内含鱼腥草、黄芩、板蓝根、连翘等药，用于防治外感风热导致的咽喉疼痛、急性咽炎、扁桃体炎等症，有清热解毒之功。

## 大血藤 Daxueteng
### 《本草图经》

【来源】本品系木通科植物大血藤的干燥藤茎。生用。

【性味归经】苦，平。归大肠、肝经。

【功效主治】

1. 清热解毒，用于肠痈及痈肿疮毒。本品系治肠痈腹痛要药，兼治疮痈肿痛。常配以其他清热解毒、活血消痈药等。

2. 用于跌打损伤、风湿痹痛及痛经。多配以活血祛瘀、通络止痛药等。

【用量用法】9~15g，煎服或浸酒服。

【使用注意】孕妇不宜多服。

## 射干 Shegan
### 《神农本草经》

【来源】本品系鸢尾科植物射干的干燥根茎。生用。

【性味归经】苦，寒。归肺经。

【功效主治】

清热解毒，祛痰利咽，用于咽喉肿痛及痰盛咳喘证。本品系治咽喉肿痛之要药，尤宜热结痰盛者，可单用，捣汁含咽，也可与解毒利咽药配伍；治肺热咳嗽、寒痰咳喘，可对应配以清热化痰药和温肺化痰药。

【用量用法】3~10g，煎服。

【使用注意】孕妇当慎用。

## 白头翁 Baitouweng
### 《神农本草经》

【来源】本品系毛茛科植物白头翁的干燥根。生用。

【性味归经】苦，寒。归大肠经。

【功效主治】

清热解毒，凉血止痢，用于热毒血痢。本品善于清胃肠湿热和血分热毒，系治热毒血痢要药，多配黄连、黄柏和秦皮等药物。

另外，近年用来治疗阿米巴痢疾获得良效。同与清热燥湿、杀虫止痒等药配伍，煎汤外洗，还可以治疗妇女带下、阴痒（滴虫性阴道炎）。

【用量用法】9~15g，煎服。

【使用注意】虚寒泄痢者当忌用。

# 重楼 Chonglou
## 《神农本草经》

【来源】本品系百合科植物云南重楼或七叶一枝花的干燥根茎。生用。

【性味归经】苦，微寒。有小毒。归肝经。

【功效主治】

1. 清热解毒，用于痈肿疔毒及毒蛇咬伤。本品系治痈肿疔毒、毒蛇咬伤要药。治痈肿疔毒，可单味研末，醋调外敷，或者配以黄连、银花等；治毒蛇咬伤，多与半边莲等配伍。

2. 消肿止痛，用于跌打肿痛及瘀血肿痛。可单用，研末冲服，或者配以三七、血竭等同用。

3. 凉肝定惊，用于小儿惊风。多与钩藤、蝉蜕等配伍。

【用量用法】3~9g，煎服。外用适量，研末调敷。

【使用注意】阴证疮疡及孕妇当忌用。

其他清热解毒药见表 6-4。

### 表 6-4 其他清热解毒药

| 药名 | 功效 | 主治 | 要点 | 使用注意 |
|---|---|---|---|---|
| 白花蛇舌草 | 清热解毒消痈，利湿通淋 | 疮疡肿毒，咽喉肿痛，毒蛇咬伤；热淋 | 治外内痈之常品 | 阴疽及脾胃虚寒者当忌用 |
| 野菊花 | 清热解毒 | 痈疽疔疖、丹毒；咽喉肿痛，风火赤眼 | 治痈肿疮毒常用品 | 脾胃虚寒者及孕妇不宜用 |
| 土茯苓 | 解毒除湿，通利关节 | 梅毒；热淋，带下，湿疹疮毒 | 为治梅毒的要药 | 肝肾阴亏者当慎用 |
| 熊胆 | 清热解毒，清肝明目，息风止痉 | 热毒疮痈；目赤翳障；惊痫抽搐 | 为治疗目赤翳障的要药 | 虚寒者当忌用 |
| 山豆根 | 清热解毒，利咽消肿 | 咽喉肿痛；牙龈肿痛 | 为治热毒咽痛之要药 | 过量易致呕吐、腹泻等副作用 |
| 马勃 | 清热解毒，利咽，止血 | 咽喉肿痛，咳嗽失音；吐血衄血，外伤出血 | 为治咽喉肿痛的常用药 | 风寒劳咳失音者当忌用 |
| 马齿苋 | 清热解毒，凉血止痢 | 热毒血痢；疮痈肿毒；崩漏便血 | 为治热毒血痢之常用药 | 脾胃虚寒者及孕妇当慎用 |
| 鸦胆子 | 清热解毒，治痢截疟，腐蚀赘疣 | 热毒血痢，冷积久痢；疟疾；鸡眼赘疣 | 为治热毒血痢、冷积久痢之常用药 | 胃肠出血及肝病患者当慎用 |
| 漏芦 | 清热解毒消痈，通乳 | 疮痈、乳痈肿痛；乳房胀痛，乳汁不下 | 为治乳痈之要药 | 气虚，孕妇及疮面平塌者当忌用 |
| 紫花地丁 | 清热解毒，消痈散结 | 痈肿疔疮，乳痈肠痈，丹毒肿痛；毒蛇咬伤 | 为治疔疮之要药 | 虚寒者当忌用 |
| 败酱草 | 清热解毒，消痈排脓，祛瘀止痛 | 肠痈，肺痈，疮痈；瘀阻腹痛 | 为治肠痈之要药 | 脾胃虚弱、食少泄泻者当慎用 |

### （四）清热凉血药

本类药性味多甘苦咸寒，多归心、肝经，入营血分。具有清解营分、血分热邪的作用，适用于热入营血的实热证。热入营分常见身热夜甚、烦躁不眠，甚至神昏谵语、舌质绛、脉细数等；热入血分常见神昏谵语、吐衄便血、身发斑疹、躁扰不安、舌质深绛。同时，也适用于其他疾病引起的血热出血证。部分药物有养阴、止血、解毒、活血等功效，故可用于阴虚证、热毒证、血瘀证。临证应用，应注意酌情配伍。如气血两燔者，应配清热泻火药；血热证而见火毒炽盛者，应配清热解毒药。

本类药物中，兼有养阴功效的药物性偏滋腻，湿滞便溏，纳差者当慎用；兼有活血功效的药物，妇女行经和妊娠期间当慎用。

## 生地黄 Shengdihuang
### 《神农本草经》

【来源】本品系玄参科植物地黄的新鲜或干燥块根。前者习称"鲜地黄"，后者习称"生地黄"。生用。

【性味归经】甘，寒。归心、肝、肾经。

【功效主治】

1. 清热凉血，用于温病热入营血证及内伤血热之斑疹吐衄。本品系清热凉血、养阴生津要药。治温热病热入营血者，多配玄参、黄连等药；用治温病后期，阴液已伤，余热未尽，夜热早凉者，与清虚热药同用；治血热妄行所致的出血证，多配凉血止血药；治血热毒盛的出血发斑，配以凉血活血药。

2. 养阴生津，用于津伤口渴及内热消渴。治津伤口渴，多配养阴生津的沙参、麦冬等药；治内热消渴，多配益气养阴的黄芪、山药等。

【用量用法】10～15g，煎服。鲜品加倍或捣汁服用，鲜品养阴力弱，清热凉血生津力强。

【使用注意】脾虚湿滞及腹满便溏者不宜用。

## 玄参 Xuanshen
### 《神农本草经》

【来源】本品系玄参科植物玄参的干燥根。生用。

【性味归经】苦、甘、咸，微寒。归肺、胃、肾经。

【功效主治】

1. 清热凉血，用于温病热入营血及温毒发斑。多配以凉血解毒、清泻心火等药。

2. 滋阴降火，用于阴虚发热、消渴便秘及劳嗽咳血。治疗阴虚发热、骨蒸潮热，多配以清虚热药；治疗劳嗽咳血，多配以润肺止咳药；治内热消渴便秘，多配以养阴生津药。

3. 解毒散结，用于咽喉肿痛、痈肿疮毒及瘰疬痰核。治痈肿疮毒，多与清热解毒类药物同用；治虚火上炎所致的咽喉干痛，多配养阴药；治痰火郁结所致瘰疬痰核，配以消痰散结药。

【用量用法】9~15g。煎服。

【使用注意】凡脾胃虚寒、便溏者当忌用。不宜与藜芦同用。

考点提示：生地与玄参功效的相同点是什么？

## 牡丹皮 Mudanpi
*《神农本草经》*

【来源】本品系毛茛科植物牡丹的干燥根皮。生用或炒用。

【性味归经】苦、辛，微寒。归心、肝、肾经。

【功效主治】

1. 清热凉血，用于血热斑疹吐衄及虚热证。本品既善于清热凉血，又善于活血化瘀，尤适宜于血热夹瘀证；亦可退虚热、透阴分伏热，系治无汗骨蒸要药。治血热斑疹吐衄，多配清热凉血、清热活血药；治温病后期阴虚发热，或者久病伤阴无汗骨蒸者，多配清虚热、养阴药。

2. 活血散瘀，用于跌打伤肿、闭经痛经及痈肿疮毒。本品活血却不动血，广泛用于妇科、内科、外科等血瘀证，可分别配以破血消癥药、活血通经或调经药、活血化瘀药；用治痈肿疮毒者，可配清热解毒药。

【用量用法】6~12g，煎服。清热凉血宜生用，活血化瘀宜酒炒用，止血宜炒炭用。

【使用注意】血虚有寒、孕妇及月经过多者当慎用。

## 赤芍 Chishao
*《神农本草经》*

【来源】本品系毛茛科植物芍药或川赤芍的干燥根。生用或酒炙用。

【性味归经】苦，微寒。归肝经。

【功效主治】

1. 清热凉血，用于热入营血及斑疹吐衄。本品善清肝火，除血分郁热而凉血，功效似丹皮，常配伍使用。

2. 散瘀止痛，用于闭经癥瘕、痈肿疮毒及跌打肿痛。本品系治瘀血阻滞所致诸证良药。可相应配以活血调经药、破血消癥药、清热解毒药及活血祛瘀药。

另外，本品可清泄肝火，用治肝热目赤肿痛，多配以清肝明目药。

【用量用法】6~12g，煎服。

【使用注意】血寒经闭者不宜用。不宜与藜芦同用。

> 知识链接
>
> 　　赤芍和牡丹皮两药同入肝经血分，皆能清热凉血、活血祛瘀，主治温毒发斑、血热吐衄、血瘀闭经痛经、跌打损伤等。但丹皮入心肝血分而善于清透阴分伏热，为治无汗骨蒸之

要药，适用于温病阴伤，阴虚发热，夜热早凉，无汗骨蒸者。赤芍专入肝经，活血散瘀止痛力强，多用于肝热目赤肿痛，肝郁胁痛。

其他清热凉血药见表6-5。

表6-5　其他清热凉血药

| 药名 | 功效 | 主治 | 要点 | 使用注意 |
|------|------|------|------|----------|
| 紫草 | 凉血活血，解毒透疹 | 斑疹紫黑，麻疹不透；疮疡，湿疹，水火烫伤 | 为治热毒血滞之斑疹、麻疹的要药 | 脾虚便溏者当忌用 |
| 水牛角 | 清热凉血，解毒消斑 | 热入营血证；血热吐衄；疮痈，喉痹 | 多作为犀角的替代品 | 脾虚虚寒者不宜用 |

### （五）清虚热药

本类药性多寒凉，味苦或兼咸，多入肝、肾经，具清虚热、退骨蒸之功效。适用于肝肾阴虚，虚热内生所致的骨蒸潮热、午后发热、手足心热、盗汗遗精、舌红少苔、脉细数等。亦用于温热病后期，余热未尽，伤阴劫液所致的夜热早凉，热退无汗，舌质红绛，脉细数等。应用本类药物时，常配以清热凉血药及滋阴退热药，以求标本兼治。若治温热病后期的阴虚内热，常配清热凉血、解毒之品，以清除余邪。

## 青蒿 Qinghao
《神农本草经》

【来源】本品系菊科植物黄花蒿的干燥地上部分。生用或用鲜品。

【性味归经】苦、辛，寒。归肝、胆、肾经。

【功效主治】

1. 清虚热，除骨蒸，用于阴虚发热之夜热早凉、骨蒸劳热及五心烦热。本品善于清透阴分伏热。多配以清热凉血药及其他清虚热药。

3. 解暑，用于暑热外感之发热头痛及烦渴。本品善于解暑热，系治疗暑热外感要药。多配藿香、金银花等清解暑热药。

4. 截疟，用于疟疾寒热。本品可清透少阳寒热而截疟。单用大剂量鲜品绞汁或可配其他截疟药同用。

【用量用法】6~12g，后下，或鲜用捣烂绞汁服。

【使用注意】凡脾胃虚弱，肠滑泄泻者当忌服。

### 知识拓展

中国在20世纪70年代从青蒿中提取的青蒿素，是目前治疗疟疾的最有效的药物之一，这是新中国成立后中国医药界最重要的成果之一。青蒿素及其衍生物是一类全新结构的抗疟药，具有抗疟作用迅速、高效、低毒且与大多数抗疟药无交叉抗性等特点。青蒿素类药物由于其独特的化学结构，是至今唯一没有出现耐药性的抗疟药。

# 银柴胡 Yinchaihu
《本草纲目》

【来源】 本品系石竹科植物银柴胡的干燥根。生用。

【性味归经】 甘，微寒。归肝、胃经。

【功效主治】

清虚热，除疳热，用于阴虚发热、骨蒸潮热及疳积发热。本品退热而不苦泄，理阴而不升腾，为退虚热、除骨蒸常用药，可兼除小儿疳热。治阴虚发热、骨蒸潮热者，多配地骨皮等；治疳积发热者，多配党参、使君子等健胃消食药及驱虫药。

【用量用法】 3~10g，煎服或入丸散。

# 地骨皮 Digupi
《神农本草经》

【来源】 本品系茄科植物枸杞或宁夏枸杞的干燥根皮。生用。

【性味归经】 甘、淡，寒。归肺、肝、肾经。

【功效主治】

1. 凉血退蒸，用于阴虚发热、有汗骨蒸及血热出血证。本品系凉血退热除蒸佳品。治阴虚发热、有汗骨蒸，多配以鳖甲、知母等补阴退热药或配生津止渴药；治血热吐衄尿血等证，可单用或选配白茅根、侧柏叶等凉血止血药。

2. 清肺降火，用于肺热咳嗽。常配以桑白皮、甘草等药。

另外，本品还兼生津止渴之效，用于内热消渴。可配以生地、天花粉、等养阴生津药。

【用量用法】 9~15g，煎服。

【使用注意】 凡脾虚便溏及表邪未解者当慎用。

考点提示：地骨皮的功效主治有哪些？

其他清虚热药见表6-6。

表6-6 其他清虚热药

| 药名 | 功效 | 主治 | 要点 | 使用注意 |
|---|---|---|---|---|
| 胡黄连 | 清湿热，清虚热，除疳热 | 湿热泻痢，湿热黄疸，痔疮；骨蒸潮热；疳积发热 | 既清虚热，疗疳热又能清湿热 | 脾胃虚寒者当慎用 |
| 白薇 | 清热凉血，利尿通淋，解毒疗疮 | 阴虚发热，产后虚热；温病伤营发热；热淋，血淋；痈疽肿毒 | 长于治疗阴虚或产后发热 | 脾胃虚寒、食少便溏者当忌服 |

# 任务三 泻下药

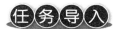

林某，男，63岁。因起居无常，饮食不节，反复便秘五年余，近1周加重。肛门常有下坠感，久便不得下。自行购买大黄、番泻叶两药开水泡服，然服后虽能立即得便，但停药后便秘反而加重。遂到院求诊，入院症见精神萎靡，形体消瘦，面色无华，舌淡胖苔薄，脉沉细无力。

请您完成以下任务：

1. 患者服用大黄、番泻叶类泻下药是否妥当？为何？
2. 请您简述便秘与脏腑病变的关联性。

凡能引起腹泻，或滑利大肠，促进排便的药物，称为泻下药。

本类药主归大肠经，主要作用是泻下通便，以排除胃肠积滞（宿食、燥屎）及有害物质（毒、瘀、虫等）；或清热泻火，使体内热毒火邪通过泻下而清解；或逐水退肿，使体内水湿停饮通过大小便而消除。主要适用于大便秘结、胃肠积滞、实热内结及水饮停蓄等里实证。

根据本类药的性能特点及适应证不同，将其分为攻下药、润下药、峻下逐水药三类。

里实兼有表邪者，当先表后里，必要时与解表药同用，表里双解，以免表邪内陷；里实而正虚者，应配以补虚药，攻补兼施，使攻邪而不伤正；此外，本类药常配理气药，既可行气消除因积滞内停所致的气机壅遏之腹胀腹痛，又可助泻下药的通便作用。

本类药中攻下药、峻下逐水药泻下作用峻猛，部分还具毒性，易伤正气和脾胃，故小儿、老人、久病体弱、脾胃虚弱者当慎用；妇女妊娠期忌用，产后及月经期当慎用；应用作用较强的泻下药时，以"得泻"为原则，慎勿过剂，以免损伤正气。

**（一）攻下药**

本类药多苦寒沉降，主归胃、大肠经。功主通便，兼能泻火，且通便力较强。主要适用于燥屎坚结、大便秘结及实热积滞证。其泻火之效亦可用于热病所致的高热神昏、谵语发狂；或火热上炎及火热炽盛之头痛目赤、咽痛、牙龈肿痛、吐衄咳血等，无论有无便秘，皆可应用本类药物，以达清除实热或导热下行之效，此即上病治下，"釜底抽薪"之法。此外，对肠道寄生虫，配驱虫药，可促虫体排出；对痢疾初起之下痢后重，或饮食积滞之泻而不爽，辅以本类药物，以清除积滞，消除病因。

应用本类药，除常与行气药配伍外，还应根据不同的病证配以清热药、消食药等。

## 大黄 Daihuang
《神农本草经》

【来源】本品系蓼科植物掌叶大黄、唐古特大黄或药用大黄的干燥根及根茎。生用，或酒炒、酒蒸、炒炭用。

【性味归经】　苦，寒。归脾、胃、大肠、肝、心经。

【功效主治】

1. 泻下攻积，用于大便秘结及胃肠积滞。本品善于通下，荡涤胃肠积滞，峻下实热，系治大便秘结、胃肠积滞要药，善治热结便秘。治疗热结便秘腹痛胀满者，多与芒硝、枳实等药配伍；治里实热结而兼正气耗伤者，宜配伍益气补血养阴药；亦可配伍治疗冷积便秘，湿热痢疾初起、里急后重者者。

2. 清热泻火，止血，用于血证及里热证。本品可使上炎之火下降，具有清热、泻火、止血之功。多配以黄芩、黄连等清热解毒泻火药。

3. 清热解毒，用于热毒疮肿及烧烫伤。本品清热解毒，使毒下泄，既可内服又可外用。多配以清热解毒、活血祛瘀药。治疗烧烫伤，外用研末，单用或以蜂蜜调敷。

4. 活血祛瘀，用于瘀血证。不论新瘀、宿瘀均可应用，为治瘀血证的常用药。多配其他活血化瘀药。

5. 清泄湿热，用于湿热黄疸及淋证。本品泻热通利大小肠，导热从二便而解，可应用于多种湿热证。多配以清热利湿退黄、利尿通淋药。

【用量用法】　3~15g，煎服。外用适量。泻下攻积宜生用；入汤剂应后下或开水泡服；活血化瘀宜酒炙或酒蒸大黄；止血宜炒炭使用。

【使用注意】　凡孕妇及月经期、哺乳期当忌用，脾胃虚寒者当慎用。

**考点提示**：用大黄泻下攻积，最恰当的用法是什么？

# 芒硝 Mangxiao
## 《名医别录》

【来源】　本品系硫酸盐类矿物芒硝族芒硝，经加工精制而成的结晶体。主含含水硫酸钠（$Na_2SO_4 \cdot 10H_2O$）。生用。

【性味归经】　咸、苦，寒。归胃、大肠经。

【功效主治】

1. 泻下软坚，用于实热积滞、大便燥结。本品善于荡涤肠胃实热而消除燥结，味咸而善润燥软坚除燥屎，系治疗实热积滞大便燥结之良药。多与大黄配伍同用。

2. 清火消肿，用于口疮、咽痛、目赤肿痛及疮疡痈肿。外用治五官的红肿热痛，多配冰片，亦可置于西瓜中制成西瓜霜；治疗乳痈初起、肠痈、痔疮肿痛、皮肤疮痈等，可单用或配以清热解毒之品。

【用量用法】　6~12g，一般不入煎剂，宜待汤剂煎得后，溶入汤剂中服用。外用适量。

【使用注意】　孕妇忌用，哺乳期妇女当慎用。不应与硫黄、三棱同用。

**知识拓展**

朴硝、芒硝及玄明粉的区别？芒硝因炮制方法不同有朴硝、芒硝、玄明粉之别。取天然产品用热水溶解，过滤，冷却后析出结晶，即朴硝。再取萝卜洗净切片，放置锅内加水与朴硝共煮，取上层液，冷却后析出结晶，即芒硝。芒硝风化失去结晶水后形成的白色粉，即玄明粉。三药功用相似，朴硝泻下最强，芒硝作用较缓，玄明粉作用最弱。

## 番泻叶 Fanxieye
*《饮片新参》*

【来源】本品系豆科植物狭叶番泻或尖叶番泻的干燥小叶。生用。

【性味归经】甘、苦，寒。归大肠经。

【功效主治】泻下导滞，用于热结便秘。本品专入大肠经，既可泻下导滞，又可清导实热，为使用方便、疗效可靠的一味泻下药。可单味泡服，或可与枳实、厚朴等配伍。近年来广泛应用于 X 光造影以及腹部、肛门手术前的肠道清洁剂。

【用量用法】2~6g，后下，或开水泡服。

【使用注意】孕妇忌用，哺乳期、月经期妇女亦当慎用；剂量过大，偶见恶心、呕吐、腹痛等副作用。

## 芦荟 Luhui
*《药性论》*

【来源】本品系百合科植物库拉索芦荟叶的汁液浓缩干燥物。习称"老芦荟"。生用。

【性味归经】苦，寒。归肝、大肠经。

【功效主治】

1. 泻下通便，用于热结便秘。尤宜肝胆实火而大便秘结者，多与朱砂等药同用。
2. 清肝泻火，用于肝经实热证。多与栀子、龙胆草等清热泻火药同用。
3. 杀虫疗疳，用于小儿疳积。多与人参、使君子等健脾、驱虫药同用。

【用量用法】2~5g，宜入丸散。外用适量，研末敷于患处。

【使用注意】凡脾胃虚弱，食少便溏及孕妇当忌用。

（二）润下药

本类药物多为植物的种子或种仁，富含油脂，有润燥滑肠之功，且药力最缓，主治因年老、体弱、久病，妇女产后津枯、阴亏、血虚等所致的肠燥便秘。根据病情不同，常配清热养阴、补血、行气药等。

## 火麻仁 Huomaren
*《神农本草经》*

【来源】本品系桑科植物大麻的干燥成熟种子。打碎生用。

【性味归经】甘，平。归脾、大肠经。

【功效主治】润肠通便，用于产妇、年老及体虚之津枯肠燥便秘。本品善润燥滑肠通便，略有补虚之力，故津血不足肠燥便秘者用之效佳。通常与其他润肠通便药同用。

【用量用法】10~15g，煎服。打碎生用。

# 郁李仁 Yuliren
## 《神农本草经》

【来源】本品系蔷薇科植物欧李、郁李或长柄扁桃的干燥成熟种子。前两种习称"小李仁"，后一种习称"大李仁"。生用，去皮捣碎用。

【性味归经】辛、苦、甘，平。归大肠、小肠经。

【功效主治】

1. 润肠通便，用于肠燥便秘。本品功似麻仁，但药力稍强，且兼行肠中气滞，尤适于大肠气滞，肠燥便秘证。多与其他润肠通便药同用。

2. 利水消肿，用于水肿腹满、脚气浮肿。可配以赤小豆、桑白皮等利水消肿药。

【用量用法】6~10g，煎服。打碎生用。

【使用注意】孕妇当慎用。

（三）峻下逐水药

本类药多味苦有毒，性寒或温，泻下作用峻猛，能引起剧烈腹泻，部分兼能利尿，使体内潴留的水液从大便或从二便排出。主治水肿、胸腹积水及痰饮喘满等正气未衰之证。

本类药物有毒且作用峻猛，副作用大，易于损伤正气，不宜久用，当中病即止。体虚者当慎用，孕妇忌用。本类药常配以补虚药，以求固护正气。使用时还要注意其炮制、剂量、用法及禁忌等，以确保用药安全、有效。

# 甘遂 Gansui
## 《神农本草经》

【来源】本品系大戟科植物甘遂的干燥块根。醋炙后用。

【性味归经】苦，寒。有毒。归肺、肾、大肠经。

【功效主治】

1. 泻水逐饮，用于水肿、臌胀、胸胁停饮以及风痰癫痫。本品泻水逐饮力峻，能连续泻下使体内潴留水液排出。治水肿、臌胀、胸胁停饮者，可单用研末或配以峻下逐水之品；治风痰癫痫，多与朱砂研末吞服。

2. 用于痈肿疮毒。可单味生用，研末后水调外敷。

【用量用法】0.5~1.5g，有效成分不溶于水，炮制后多入丸散服。醋制可减低其毒性。外用适量，生用。

【使用注意】虚弱者及孕妇忌用。不宜与甘草共用。

**知识拓展**

甘遂含四环三萜化合物 α-和 γ-大戟醇，甘遂醇，大戟二烯醇；另尚有棕榈酸，柠檬酸等成分。甘遂醇浸膏对小鼠有显著泻下作用，可刺激肠黏膜，引起炎性充血和增强蠕动，造成剧泻；其毒副作用大，可导致呼吸困难、血压下降等；醋制后其泻下作用及毒性均有减轻。

## 牵牛子 Qianniuzi
### 《名医别录》

【来源】本品系旋花科植物裂叶或圆叶牵牛的干燥成熟种子。

【性味归经】苦，寒。有毒。归肺、肾、大肠经。

【功效主治】

1. 泻下逐水，用于水肿及臌胀。本品能泻下利尿，逐水之力较甘遂、芫花、京大戟稍缓。可以单用研末或配以峻下药使用。

2. 消痰涤饮，用于痰壅咳喘。本品能下气行水，消痰涤饮。多配化痰止咳平喘药、理气药。

3. 去积，用于胃肠湿热积滞、大便秘结。多分别配泻下攻积药、消食药。

4. 杀虫，用治虫积腹痛。驱蛔虫、绦虫等，多配驱虫药。

【用量用法】3～6g，打碎先煎。入丸散，每次 1.5～3g。生用或炒用，炒用药性较缓。

【使用注意】脾虚水肿者及孕妇当忌用。不宜与巴豆、巴豆霜同用。

## 巴豆 Badou
### 《神农本草经》

【来源】本品系大戟科植物巴豆的干燥成熟果实。用仁或制霜。

【性味归经】辛，热。有大毒。归胃、大肠、肺经。

【功效主治】

1. 峻下冷积，用于寒积便秘而见猝然大便不通、腹满腹胀及气急口噤者。本品峻下冷积，能开通肠胃闭塞，荡涤沉寒痼冷、宿食积滞，有"斩关夺门之功"，系治疗寒积便秘之要药。可单用巴豆霜内服，或配其他泻下药、温里药等应用。

2. 逐水退肿，用于臌胀腹水。配巴豆、杏仁炙黄为丸用。

3. 祛痰利咽，用于寒实结胸及喉痹痰阻。

4. 蚀疮去腐，用于痈肿脓成未溃、恶疮烂肉及疥癣。

【用量用法】大多制成巴豆霜服用，以减低毒性，0.1～0.3g，多入丸散使用。外用适量，研末涂患处，或捣烂以纱布包搽患处。

【使用注意】体弱者及孕妇当忌用。不宜与牵牛子同用。

其他泻下药见表6-7。

表 6-7　其他泻下药

| 药名 | 功效 | 主治 | 要点 | 使用注意 |
|------|------|------|------|----------|
| 京大戟 | 泻水逐饮，消肿散结 | 水肿，臌胀，饮证；痈肿疮毒，瘰疬痰核 | 有毒，泻水力较强，长于泻脏腑痰饮水湿 | 醋制减毒。虚弱者及孕妇当忌用。反甘草 |
| 芫花 | 泻水逐饮，祛痰止咳，杀虫疗疮 | 水肿，臌胀，饮证；寒痰咳喘；头疮，顽癣，痈肿 | 有毒，善泻上部胸胁停饮 | 醋炒低毒。虚弱者及孕妇当忌用。反甘草 |

# 任务四　祛风湿药

## 任务导入

瘳某，男，32 岁。左膝关节肿痛灼热一月有余。就诊时拄拐跛行，口渴但不欲饮，小便短少，舌苔白厚腻微黄，脉浮数。医生开出以秦艽为主的处方，配以桂枝、赤芍、知母、防风、防己等药物。经治五日后患者左膝关节发热解除，肿痛亦减轻，能步行前来复诊，遂守方治疗五日后诸症全消。

请您完成以下任务：

1. 通过本案例分析，患者所患是何病证？
2. 处方为何以秦艽为主药？

凡以祛风湿、解痹痛为主要功效，用以治疗痹证的药物，称为祛风湿药。

本类药多辛散苦燥，主入脾、肝、肾三脏，善走于肌肉、筋骨、关节之间。具有祛除肌表、经络、骨节风湿的功效，部分药物还兼有散寒、清热、舒筋、活络、止痛、强筋骨等作用。主要适用于风湿痹痛、筋脉拘急、麻木不仁、半身不遂、腰膝酸痛、下肢痿弱等证。

使用本类药物时，还应根据痹证的性质、部位、病程新久的不同及兼证，选择相应的药物，并作适当的配伍。若风邪偏盛的行痹（风痹），应选用散风邪力强的祛风湿药，佐以活血养血药；寒邪偏盛的痛痹（寒痹），应选用温通止痛力强的祛风湿药，佐以通阳温经活血药；湿邪偏盛的着痹（湿痹），应选用温燥祛湿力强的祛风湿药，佐以燥湿、利湿健脾药；关节红肿热痛的热痹，当选用寒凉的祛风湿药，佐以清热凉血之品；兼肝肾亏虚而见腰痛脚软者，选用强筋骨的祛风湿药，佐以补肝肾之品；病邪在表，多配祛风解表药；病邪入络而见血瘀者，多配活血通络药；久病体虚，气血亏虚者，应配补益气血药。

痹证多属慢性疾病，治疗时间较长，为便于服用，可作酒剂或丸散剂服用。本类药中多辛香苦燥，易耗伤阴血，故阴亏血虚者当慎用。

**（一）祛风湿散寒药**

祛风湿散寒药味多辛苦，性偏温燥，具有祛风除湿、散寒止痛、舒筋通络之效，主治风寒湿痹。

## 独活 Duhuo
*《神农本草经》*

【来源】本品系伞形科植物重齿毛当归的干燥根。生用。

【性味归经】辛、苦，微温。归肾、肝、膀胱经。

【功效主治】

1. 祛风湿，止痹痛，用于风寒湿痹。凡风湿痹痛，无论新久皆可用，尤适于下部寒湿之腰膝酸痛者。多配附子、桑寄生、防风等温里、补肝肾及祛风湿药。

2. 解表，用于头风头痛及外感风寒挟湿表证。用治头风头痛，多配白芷、川芎等祛风止痛药；治外感风寒挟湿表证，多配羌活、防风等发散风寒胜湿之药。

【用量用法】3~10g，煎服。

【使用注意】气血亏虚者当慎用。

## 威灵仙 Weilingxian
*《新修本草》*

【来源】本品系毛茛科植物威灵仙、棉团铁线莲或东北铁线莲的干燥根和根茎。生用。

【性味归经】辛、咸，温。归膀胱经。

【功效主治】

1. 祛风湿，通经络，用于风寒湿痹、拘挛麻木及瘫痪等证。本品性温力猛，通利善行，既可祛风除湿，又能通络止痛，系治风湿痹痛要药。可以单用研末，以温酒调服；或配以羌活、防风、姜黄等药。

2. 消痰水，用于痰饮积聚。每配以半夏等化痰止咳药。

3. 治骨鲠，用于诸骨鲠喉。可单用或者加砂糖、醋煎汤慢慢咽下。

【用量用法】6~10g，煎服。治诸骨鲠喉可用30g~50g。

【使用注意】气血亏虚及体弱者当慎用。

## 川乌 Chuanwu
*《神农本草经》*

【来源】本品系毛茛科植物乌头的干燥母根。生用或炮制后用。

【性味归经】辛、苦，热。有大毒。归心、肝、脾、肾经。

【功效主治】

祛风除湿，温经止痛，用于痹证及寒凝诸痛。本品是治风寒湿痹的常用药，其散寒止痛力强，尤适于寒邪偏胜之痹痛，多配其他散寒止痛及祛风湿药；治心腹冷痛、寒疝腹痛以及手足厥冷等寒凝痛证，可以单用本品浓煎加蜜服用。

另外，本品有较强的麻醉止痛效果，可用于手术前局部麻醉或外伤瘀肿疼痛，可配蟾酥、生南星等药。

【用量用法】1.5~3g，煎服，应先煎 0.5~1 小时。入散剂或酒剂服，1~2g。外用适量。一般内服用炮制品，外用多为生品。

【使用注意】有大毒，不宜久服，孕妇当忌用。不宜与半夏、天花粉、瓜蒌、瓜蒌子、瓜蒌皮、川贝母、浙贝母、平贝母、伊贝母、湖北贝母、白及、白蔹同用。

## 木瓜 Mugua
《名医别录》

【来源】本品系蔷薇科植物贴梗海棠的干燥近成熟果实。生用。

【性味归经】酸，温。归肝、脾经。

【功效主治】

1. 舒筋活络，用于风湿痹痛、筋脉拘挛及脚气肿痛。本品既能益筋血而舒缓筋脉，又能化湿，系治疗风湿顽痹、筋脉拘急要药。治风湿痹痛，多配威灵仙、川芎、当归等药；治脚气肿痛，可配以吴茱萸、槟榔等药。

2. 除湿和胃，用于湿浊中阻所致吐泻转筋。本品是治疗湿浊中阻、升降失司之呕吐、腹泻转筋佳品。多配以半夏、黄连、吴茱萸等药。

另外，本品尚有消食生津之效，可用于消化不良、津伤口渴等。

【用量用法】6~9g，煎服。

【使用注意】胃酸过多者当忌用。

## 蕲蛇 Qishe
《雷公炮炙论》

【来源】本品系蝰科动物五步蛇的干燥体。以黄酒润透去皮骨，切段用。

【性味归经】甘、咸，温。有毒。归肝经。

【功效主治】

1. 祛风通络，用于风湿顽痹、筋脉拘挛及中风之口眼㖞斜、半身不遂等。本品性善走窜，有较强的祛风通络之效，更能透骨搜风，善于治疗行痹、顽痹。多配防风、独活、天麻等药。

2. 祛风止痒，用于麻风、疥癣及皮肤瘙痒等。本品能祛风止痒，兼以毒攻毒，多配以乌梢蛇、天麻等同用。

3. 定惊止痉，用于小儿急慢惊风及破伤风。本品系治惊风抽搐要药。多与乌梢蛇、蜈蚣共研末，酒煎调服。

【用量用法】3~9g，煎服。研末吞服，一次 1~1.5g，一日 2~3 次。

【使用注意】凡阴虚血热者当忌用。

# 蚕砂 Cansha

《名医别录》

【来源】本品系蚕蛾科昆虫家蚕幼虫的干燥粪便。生用。

【性味归经】甘、辛，温。归肝、脾、胃经。

【功效主治】

1. 祛风除湿，舒筋通络，用于风湿痹痛。本品作用温和，用于风寒痹痛无论寒热新久均宜应用，以肢节疼痛、屈伸不利者最为适宜。根据痹证不同，可以配伍内服、装袋外敷、亦可以单煎后兑热黄酒服用。

2. 化湿和胃，舒筋通络，用于吐泻转筋。多配木瓜、吴茱萸等药物。

【用量用法】5~15g，布包入煎。外用适量。

## （二）祛风湿清热药

祛风湿清热药的药性偏寒，味辛、苦。辛可祛风，苦寒可除热燥湿，具有祛风湿除热之效，主治风湿热痹，关节红肿热痛之证。本类药大多兼有清热除湿或清热解毒的功效，还可用于湿热证及热毒证。

# 豨莶草 Xixiancao

《新修本草》

【来源】本品系菊科植物豨莶、腺梗豨莶或毛梗豨莶的干燥地上部分。切碎，生用，或加黄酒蒸制用。

【性味归经】苦、辛，寒。归肝、肾经。

【功效主治】

1. 祛风除湿，通经活络，用于风湿痹痛、四肢麻木及半身不遂。本品善于祛筋骨间风湿而通痹止痛。生用尤善于治疗湿热痹证，多配臭梧桐等药；制用适于风寒湿痹或中风肢麻以及半身不遂等，可酒蒸为丸，温酒吞服。

2. 清热解毒，用于疮疡肿毒及湿疹瘙痒。本品既可清热解毒，亦能祛风湿止痒。内外服用均可。

【用量用法】9~12g，煎服。外用适量。治风湿痹证应制用，疮疡湿疹应生用。

# 秦艽 Qinjiao

《神农本草经》

【来源】本品系龙胆科植物秦艽、麻花秦艽、粗茎秦艽或小秦艽的干燥根。前三种按性状不同分别习称"秦艽"和"麻花艽"，后一种习称"小秦艽"。生用。

【性味归经】苦、辛，微寒。归胃、肝、胆经。

【功效主治】

1. 祛风湿，舒筋络，用于风湿痹痛、筋脉拘挛及手足不遂之证。本品被誉为"风药中之润剂",治风湿痹痛无论寒热新久皆可使用,兼热者宜用,是治疗风湿痹痛,筋脉拘挛通用之药。治风湿热痹之关节红肿热痛者,可配以忍冬藤、黄柏等清热通络药;治风寒湿痹之肢节疼痛拘挛者,可配以羌活、桂枝等药。

2. 退虚热,用于骨蒸潮热及疳积发热。治骨蒸潮热,多配鳖甲等滋阴退虚热药;治疳积发热,多配胡黄连、地骨皮等药。

3. 清湿热,用于湿热黄疸。可以单用,或配以茵陈、猪苓等清热利湿退黄药。

【用量用法】3~10g,煎服。大剂量可以用至30g。

【使用注意】不宜久煎。

考点提示:为何秦艽被誉为"风药中之润剂"?

## 防己 Fangji
### 《神农本草经》

【来源】本品系防己科植物粉防己的干燥根。生用。

【性味归经】苦、辛,寒。归膀胱、肾、脾经。

【功效主治】

1. 祛风湿,止痛,用于风湿痹痛。治痹证无论寒热均可,而尤以热痹为佳,多配伍薏苡仁、滑石等药;治风湿关节冷痛者,可配附子、白术等药。

2. 利水消肿,用于水肿及小便不利。治水肿无论风水、腹水、皮水均可选用,尤善泄下焦湿热。治头面身肿之风水证,多配黄芪、白术等药;治一身肌肤悉肿之皮水证,多配茯苓、黄芪等药;治湿热壅滞之腹胀水肿,多配椒目、葶苈子等药。

【用量用法】5~10g,煎服。

【使用注意】脾胃虚寒、食欲不振、阴虚体弱当慎用。

> **知识链接**
>
> 汉防己和木防己的区别:汉防己为防己科植物粉防己的干燥根,以利水消肿见长,多用于痹证关节积水、水肿、腹水及脚气浮肿等;木防己为马兜铃科植物广防己的根,长于祛风止痛,多用于治痹证关节肿痛。

### (三)祛风湿强筋骨药

祛风湿强筋骨药的性味多为甘苦温,主归肝肾二经,既能祛风湿,又有补肝肾、强筋骨之效,主治风湿寒痹日久未愈,肝肾不足,痹痛不止者,还可用于肾虚筋骨不健者。

## 五加皮 Wujiapi
### 《神农本草经》

【来源】本品系五加科植物细柱五加的干燥根皮。生用。

【性味归经】辛、苦,温。归肝、肾经。

【功效主治】

1. 祛风湿，补肝肾，用于风湿痹痛及四肢拘挛。本品既能祛风除湿，又可温补肝肾。风湿痹证兼有肝肾不足者宜用，单用浸酒，或配以木瓜、松节等药。

2. 补肝肾，强筋骨，用于肝肾不足、腰膝软弱及小儿行迟。凡肝肾亏虚之筋骨痿软不用者均可用之。多配牛膝和补肝肾强筋骨之药。

3. 利水，用于水肿及脚气浮肿。治水肿，多配茯苓皮、陈皮、大腹皮等利水渗湿、利尿消肿之药；治脚气浮肿，多配木瓜、薏苡仁等利湿消肿之药。

【用量用法】5～10g，煎服。

【使用注意】凡阴虚火旺、舌干口燥者当忌用。

知识拓展

刺五加具有抵抗疲劳和恢复精力的功效，刺五加苷显示出可提高敏锐度和物理耐力，却没有含咖啡因产品具有的效力减退。研究显示刺五加苷可改善运动肌肉对氧的使用，这意味着人体可维持更久的有氧运动并更快从运动疲劳中恢复。

## 桑寄生 Sangjisheng

*《神农本草经》*

【来源】本品系桑寄生科植物桑寄生的干燥带叶茎枝。生用。

【性味归经】苦、甘，平。归肝、肾经。

【功效主治】

1. 祛风湿，补肝肾，强筋骨，用于风湿痹证、腰膝酸痛。本品既能治风湿痹阻的腰膝酸痛，亦可治肝肾不足的腰膝酸软，尤适于风湿痹痛与肝肾不足互见者。多配独活、杜仲、当归等药。

2. 补肝肾，安胎，用于肝肾虚损之胎漏下血及胎动不安。可分别与补血止血、补肝肾安胎之药配用。

【配伍】独活配桑寄生：独活性温，功主祛风散寒，胜湿止痛；而桑寄生性平，功主祛风湿，强筋骨。两药合用，既祛风寒湿，又能强腰膝，尤宜于风湿痹痛兼腰膝酸软者。

【用量用法】9～15g，煎服。

## 狗脊 Gouji

*《神农本草经》*

【来源】本品系蚌壳蕨科植物金毛狗脊的干燥根茎。蒸后切片晒干或砂烫用。

【性味归经】苦、甘，温。归肝、肾经。

【功效主治】

1. 祛风湿，补肝肾，强腰膝，用于风湿腰痛脊强及肾虚腰膝软弱。本品善于祛腰脊之风寒湿邪，亦善于补肝肾，为强腰膝要药。治风湿腰痛脊强，多配独活、桑寄生、五加皮等药；治肾虚腰膝软弱，多配以菟丝子、杜仲、续断等药。

2. 收敛固涩，用于肾虚尿频及遗尿。多配山药、益智仁等药。

【用量用法】6~12g，煎服。

【使用注意】凡肾虚有热之小便不利，口苦口干者当忌用。

其他祛风湿药见表6-8。

表6-8 其他祛风湿药

| 药名 | 功效 | 主治 | 要点 | 使用注意 |
|---|---|---|---|---|
| 乌梢蛇 | 祛风通络，定惊止痉 | 风湿痹痛；一切干湿癣证；小儿急慢惊风，破伤风 | 性平专入肝经，风疾不论内外均可；为治疗惊风抽搐之要药 | 血虚生风者当慎用 |
| 伸筋草 | 祛风除湿舒筋活血 | 风湿痹痛，筋脉拘挛，肌肤不仁；跌打损伤 | 为治疗痛拘挛及损伤瘀肿之要药 | 孕妇及月经过多者当慎用 |
| 臭梧桐 | 祛风湿，通络，平肝 | 风湿痹痛；肝阳上亢 | 治风湿痹痛，降血压常用品 | 用于降压不宜高温久煎 |
| 络石藤 | 祛风通络，凉血消肿 | 风湿痹痛，筋脉拘挛；喉痹，疮肿 | 善治风湿热痹及筋脉拘挛兼热者 | 畏菖蒲、贝母，虚寒者当忌用 |
| 桑枝 | 祛风通络，行水消肿 | 风湿痹痛，四肢拘挛；水肿，脚气浮肿 | 以上肢肩臂疼痛者最佳 | 孕妇当忌用 |

# 任务五　化湿药

## 任务导入

李某，男性，43岁。时值炎热夏天，天气闷热潮湿，数日前患者自晨起赴田间劳作，因天气炎热汗出，饮入了大量冷水，并于树荫下休息，至午后感身体不适，并有恶寒发热、头痛昏重、呕恶吐泻等症。患者自行购买了藿香正气软胶囊服用。

请您完成以下任务：

1. 通过本案例分析，患者所患是何病证？

2. 您认为患者服用藿香正气软胶囊合适吗？为什么？

凡是以化湿运脾为主要功效，主治湿阻中焦的药物，称为芳香化湿药，亦即化湿药。

本类药物辛香温燥，多归脾胃经，功主化湿醒脾或燥湿运脾，即前人所言"醒脾"、"醒脾化湿"等。同时，辛香具行气通气之效，能行中焦之气机，以解湿浊所致的脾胃气滞之病机。主要用于脾为湿困，运化失职而致的脘腹痞满、呕吐泛酸、大便溏泻、食少倦怠、口甘多涎、舌苔白腻等中焦湿阻诸证。此外，部分药物具芳香解暑之功，可用于湿温、暑湿、阴寒闭暑等证。

应用时根据不同的湿证及兼夹证进行配伍使用。寒湿困脾者，当配温里药；里湿化热者，当配清热燥湿药；脾虚湿阻者，常配补气健脾药；湿阻伴气滞者，常配行气药。

本类药多属辛香温燥之品，易耗气劫阴，故阴虚血燥及气虚者应当慎用；且其气芳香，富含挥发油，不宜久煎，如入汤剂多后下，避免降低疗效。

## 广藿香 Guanghuoxiang
### 《名医别录》

【来源】本品系唇形科多年生草本植物广藿香的干燥地上部分。生用，或鲜用。

【性味归经】辛，微温。归脾、胃、肺经。

【功效主治】

1. 化湿，用于湿阻中焦证。本品作用温和，为芳香化湿之要药。每配其他化湿药、行气药。

2. 解暑，用于暑湿及湿温初起等病证。本品气味芳香，辛散而不峻，微温化湿而不燥，宜治暑月外感风寒，内伤生冷所致的恶寒发热、头痛脘闷、呕恶吐泻、舌苔白腻等阴暑证，常配紫苏、厚朴等药物；治湿温初起，湿热并重者，常配滑石、茵陈等清利湿热药。

3. 止呕，用于多种呕吐。不论寒热虚实之呕吐皆可随证配伍，对湿浊中阻之呕吐最为适宜，单用或配半夏使用。

**考点提示**：藿香的主治病证是什么？

【用量用法】3~10g，煎服。鲜品加倍。

【使用注意】本品芳香温散，阴虚火旺者当忌用。

## 佩兰 Peilan
### 《神农本草经》

【来源】本品系菊科多年生草本植物佩兰的干燥地上部分。生用，或鲜用。

【性味归经】辛，平。归脾、胃、肺经。

【功效主治】

1. 化湿，用于湿阻中焦证。功似广藿香但作用稍次，同为化湿和中之要药，常相须合用；性平而善治脾经湿热之口甜腻、多涎口苦的脾瘅证。常配藿香、厚朴等药。

2. 解暑，用于外感暑湿及湿温初起等病证。本品化湿又兼解暑，治外感暑湿证常配藿香、青蒿等药；治湿温初起证，常配滑石、薏苡仁、藿香等药。

【用量用法】3~10g，煎服，鲜品加倍，不宜久煎。

## 苍术 Cangzhu
### 《神农本草经》

【来源】本品系菊科多年生草本植物茅苍术或北苍术的干燥根茎。生用，或炒用。

【性味归经】辛、苦，温。归脾、胃、肝经。

【功效主治】

1. 燥湿健脾，用于湿滞中焦证。湿阻中焦之重证，常由脾气虚不能运化水湿引起，本品燥湿健脾之力强，为治湿滞中焦证之要药，常配厚朴、陈皮等药。

2. 祛风散寒，用于风寒湿痹证。本品内能燥脾湿，外能祛风湿，尤宜于寒湿偏胜者，常配羌活、独活等祛风湿药。

3. 解表，用于外感风寒夹湿之证。常配解表药。

此外，本品还能明目，可用于夜盲症及眼目昏涩等。单用或与猪肝、羊肝蒸煮同食。

【用量用法】3~9g，煎服。

【使用注意】本品苦温燥烈，阴虚内热、气虚多汗者当忌用。

知识拓展

苍术中含有丰富的胡萝卜素，可转化为维生素A，对于维生素A缺乏所致的夜盲症和角膜软化症单用既可奏效，但应加大剂量，每天用苍术50g煎水分3次服。若能与猪肝、羊肝等蒸煮食用，则效力更佳。研究者发现，对经常使用电脑的患人如眼目昏糊，采用本法可取得满意效果。

## 厚朴 Houpo
### 《神农本草经》

【来源】本品系木兰科落叶乔木厚朴或凹叶厚朴的干燥干皮、根皮和枝皮。生用，或姜汁制用。

【性味归经】苦、辛，温。归脾、胃、肺、大肠经。

【功效主治】

1. 燥湿，行气，消积，用于湿阻中焦、胃肠积滞证。本品善燥湿、行气，既下有形实满，又除无形湿满，实为消除湿滞痞满之要药。常与其他化湿药及泻下药配伍。

2. 平喘，用于痰饮喘咳。本品既具燥湿化痰之功，又具下气平喘之效，可治痰壅所致之喘咳诸证。可与止咳化痰平喘药配伍应用。

【用量用法】3~10g，煎服。

【使用注意】本品辛苦温燥，体虚及孕妇当慎用。

知识链接

厚朴花：为厚朴的花蕾，味辛苦，性微温。入脾胃经。以芳香化湿，行气宽中为主要功效，适用于脾胃湿阻气滞，胸脘痞闷胀满、纳谷不香等症，湿邪较轻而气滞显著者尤宜。用量为3~9g，煎服。

## 砂仁 Sharen

《药性本草》

【来源】本品系姜科多年生草本植物阳春砂、绿壳砂或海南砂的干燥成熟果实。生用，用时打碎。

【性味归经】辛，温。归脾、胃、肾经。

【功效主治】

1. 化湿行气，用于湿阻中焦及脾胃气滞证。本品功专中焦脾胃，为醒脾和胃之良药，可治脾胃湿阻或气滞所致之脾胃不和诸证，更宜于寒湿气滞者，常与厚朴、枳实等化湿行气药配伍同用。

2. 温中止泻，用于脾胃虚寒之吐泻。可单用或研末吞服，亦可配干姜、附子等温里散寒药同用。

3. 安胎，用于妊娠气滞恶阻及胎动不安等病证。本品能行气和中而具有止呕及安胎之功，为治妊娠恶阻及胎动不安的良药，常与陈皮、白术等药配伍同用。

【用量用法】3~6g，煎服。宜后下。

【使用注意】本品辛香温燥，阴虚火旺者当慎服。

其他化湿药见表6-9。

表6-9　其他化湿药

| 药名 | 功效 | 主治 | 要点 | 使用注意 |
|---|---|---|---|---|
| 白豆蔻 | 化湿行气，温中止呕 | 湿阻中焦证及脾胃气滞证；胃寒呕吐 | 偏于中上二焦，既治湿阻中焦及寒湿气滞呕吐，又治湿温初起胸闷等证 | 阴虚血燥者当慎用 |
| 草豆蔻 | 燥湿行气，温中止呕 | 寒湿中阻气滞证；脾虚有寒夹湿久泻 | 长于燥湿化浊，温中散寒，且能行气消胀 | 不宜久煎，阴虚血少者当忌用 |
| 草果 | 燥湿散寒，除痰截疟 | 寒湿中阻证；疟疾 | 燥湿、温中之力强与草豆蔻，尤宜于寒湿盛者 | 阴虚血少者当忌用 |

# 任务六　利水渗湿药

## 任务导入

张某，男性，48岁。近来身体不适，小便淋漓不尽，倦怠无力，食少便溏，且伴健忘，心悸，失眠多梦等症，遂前往医院就诊，医生开了以茯苓等为主的药物予以服用。

请您完成以下任务：

1. 医生为何开出以茯苓为主的汤剂给患者服用？

2. 医生为何没有选用利水作用更强的猪苓组方给患者服用？

凡是以通利水道、渗泄水湿为主要功效，主治水湿内停病证的药物，称为利水渗湿药，亦即利湿药。

本类药物味多甘淡，主入肾、膀胱及小肠经。功主利水渗湿、利尿通淋、利湿退黄。主要用于水肿、小便不利、泄泻、痰饮、淋证、黄疸、带下、湿疹、湿疮、湿温及湿痹等水湿所致的诸病证。

应用时根据不同病证选择相对应的药物配伍使用。若水肿骤起而兼有表证者，配发汗解表药；水肿日久而见脾肾阳虚者，可配温补脾肾药；湿热交蒸者，可配清热泻火药；热伤血络并见尿血者，可配凉血止血药；湿热蕴结肝胆而见黄疸者，可配清热燥湿药；湿痹者，当配祛风湿药。因水湿为有形之邪，易阻遏气机，故本类药物还常配行气药以收行气利水之效。

本类药物易耗伤阴津，故阴亏津少、肾虚遗精遗尿者，应慎用或忌用。

## 茯苓 Fuling
### 《神农本草经》

【来源】本品系多孔菌科真菌茯苓的干燥菌核。生用。

【性味归经】甘、淡，平。归心、肺、脾、肾经。

【功效主治】

1. 利水渗湿，用于水肿、小便不利等病证。本品甘补淡渗，药性平和，利水而不伤正，为利水渗湿之要药，寒热虚实各种水肿均可应用。尤宜于脾虚湿盛者，常配猪苓、泽泻等；治脾肾阳虚水肿者，可配附子、生姜等；治阴虚小便不利、水肿者，当配阿胶、滑石等。

2. 健脾，用于脾虚诸证。本品健脾作用不是很强，常与人参、白术等补益脾气的药物配伍同用。

3. 安神，用于心悸、失眠等病证。多用于心脾两虚、气血不足之心悸怔忡、健忘失眠者，常与益气补血药、安神药配伍同用。

【用量用法】10~15g，煎服。

---

**知识链接**

茯苓全身都是宝，黑色外皮部称为"茯苓皮"，皮层下的赤色部分称为"赤茯苓"，菌核内部的白色部分称为"白茯苓"，带有松根的白色部分被称为"茯神"。其不同部位功效各异，其中茯神长于宁心安神，白茯苓长于利水健脾，赤茯苓长于清热利湿，而茯苓皮则专攻于利水消肿。

---

## 猪苓 Zhuling
### 《神农本草经》

【来源】本品系多孔菌科真菌猪苓的干燥菌核。生用。

【性味归经】甘、淡，平。归肾、膀胱经。

【功效主治】利水渗湿，用于水肿、小便不利、泄泻及湿热淋浊等病证。本品甘淡渗泄而功专利水，其利水之力优于茯苓而无补益之效，常相须配伍。尤善渗利下焦湿热，可与其他利水渗湿药或清热燥湿药配伍同用。

【用量用法】6～12g，煎服。

【使用注意】无水湿者当忌服。

# 薏苡仁 Yiyiren
## 《神农本草经》

【来源】本品系禾本科植物薏苡的干燥成熟种仁。生用，或炒用。

【性味归经】甘、淡，微寒。归脾、胃、肺经。

【功效主治】

1. 利水渗湿，用于水肿、小便不利及脚气等病证。本品甘补淡渗，功似茯苓而不及，利而不峻，凡水湿滞留者均可应用，尤宜于脾虚湿滞者，常与利水消肿、健脾益气、燥湿利水等药物配伍。

2. 健脾止泻，用于脾虚泄泻等病证。常炒后与其他健脾益气药配伍。

3. 除痹，用于湿痹筋脉拘挛等病证。多配祛风湿、利湿等药物。亦可单用煮粥长期服用。

4. 清热排脓，用于肺痈或肠痈等病证。多配清热解毒消痈散结等药物。

【用量用法】9～30g，煎服。渗利湿热宜生用；健脾止泻宜炒用。

考点提示：薏苡仁生用与炒用功效之异同？

【使用注意】孕妇当慎用。

# 泽泻 Zexie
## 《神农本草经》

【来源】本品系泽泻科植物泽泻的干燥块茎。切片，生用；麸炒或盐水炒用。

【性味归经】甘、淡，寒。归肾、膀胱经。

【功效主治】

1. 利水渗湿，用于小便不利、水肿、泄泻及痰饮等病证。本品甘淡渗泄，利水渗湿之力较猪苓、茯苓强，治疗水湿内停之水肿，小便不利，多与茯苓、猪苓等药配伍。

2. 泄热，用于湿热带下及淋浊等病证。本品性寒能除肾与膀胱湿热，善治下焦湿热证，常配清热燥湿、利水渗湿等药物。

此外，本品尚具泻相火而保真阴之效，用治肾阴不足，阴虚火旺等证，多配熟地、山药和山萸肉等滋阴药，如六味地黄丸。

【用量用法】6～10g，煎服。

【使用注意】肾虚精滑无湿热者当慎用。

## 车前子 Cheqianzi
《神农本草经》

【来源】本品系车前科植物车前或平车前的干燥成熟种子。生用或盐水炙用。

【性味归经】甘，寒。归肾、肝、肺、小肠经。

【功效主治】

1. 利尿通淋，用于湿热淋痛、水肿及小便不利等病证。本品甘寒滑利，性专降泄，善利尿通淋清热，用治湿热下注，尤宜于热结膀胱导致的小便淋沥涩痛者，多与其他利尿通淋药配伍；治水肿、小便不利者，常配茯苓、猪苓等其他利水渗湿药。

2. 渗湿止泻，用于暑湿泄泻。本品能利水湿、分清浊而止泻，即所谓之"利小便而实大便"。可研末用米汤送服，或配伍白术、茯苓等健脾利湿药。

3. 清肝明目，用于目赤肿痛或目暗昏花等症。常配清补肝肾之品。

4. 清肺化痰，用于痰热咳嗽等症。多配清肺化痰止咳药。

【用量用法】9~15g，宜包煎。

【使用注意】孕妇当忌用。

## 滑石 Huashi
《神农本草经》

【来源】本品系硅酸盐类矿物滑石族滑石，主要含水硅酸镁 $[Mg_3(Si_4O_{10})(OH)_2]$。研粉或水飞用。

【性味归经】甘、淡，寒。归胃、肺、膀胱经。

【功效主治】

1. 利尿通淋，用于热淋，石淋等证。本品性寒而滑，功善利尿通淋，且质重降泄兼排石，是治湿热淋证的要药，尤善治石淋。用治湿热淋痛，常配车前子、木通等药物；用治石淋，常配金钱草、海金沙等药物。

2. 清热解暑，用于暑热烦渴及湿温初起等病证。用治暑热烦渴，常与甘草同用；用治湿温初起，常与杏仁、薏苡仁等同用。

3. 外用收湿敛疮，用于湿疮，湿疹及痱子等皮肤病。可单用或配清热药等外用。

【用量用法】10~20g，包煎。外用适量。

### 知识拓展

滑石粉是由氧化镁、氧化硅及硅酸镁等成分组成的无机化合物，其中硅酸镁亦即石棉，是易于诱发癌症的一种物质，一些如爽身粉、痱子粉等的主要成分即为滑石粉。

研究发现，如果妇女及女婴长时间在外阴部、大腿内侧及下腹部等处搽涂爽身粉，可以导致卵巢癌发病的危险性增达4倍。这是由于搽涂的爽身粉可轻易的通过外阴、阴道、宫颈、宫腔以及开放的输卵管到达腹腔，并粘附积聚在输卵管及卵巢表面，进而刺激卵巢上皮细胞引发其增生，这种长期慢性反复刺激极易诱发卵巢癌。故而妇女及女婴应尽量避免在这些部位使用以滑石粉为主要原料的爽身粉、痱子粉等相关粉剂。

# 木通 Mutong
### 《神农本草经》

【来源】本品系马兜铃科植物木通、三叶木通、或白木通的干燥藤茎。生用。

【性味归经】苦，寒。归心、小肠、膀胱经。

【功效主治】

1. 利尿通淋，用于热淋涩痛及水肿脚气等病证。本品可入膀胱而利水通淋，是治湿热淋痛的要药。治热淋涩痛，多配其他利尿通淋药；治水肿脚气，多配猪苓、槟榔等利水消肿药。

2. 清心除烦，用于口舌生疮及心烦尿赤等症。本品上可清心火、下能泄小肠之热，是治心火上炎所致口舌生疮或下移小肠所致心烦尿赤之要药。常与生地黄、竹叶等药同用。

3. 通经，下乳，用于血瘀经闭、湿热痹痛、产后乳汁不通或乳少等病证。用治上述病证时可分别与活血通经、祛风湿清热和通经下乳药配伍。

【用量用法】3~6g，煎服。

【使用注意】本品有毒，不宜久服、多服；心肾功能不全者及孕妇当忌用。

## 知识拓展

古代木通与通草混淆，古书所称通草，即今之木通，古书称之为通脱木者，亦即今之通草，必须予以区别。

# 茵陈蒿 Yinchenhao
### 《神农本草经》

【来源】本品系菊科植物滨蒿或茵陈蒿等的干燥地上部分。生用。

【性味归经】苦，微寒。归脾、胃、肝、胆经。

【功效主治】

1. 清利湿热，利胆退黄，用于黄疸。本品味苦性寒，苦泄下降，功善清利脾胃肝胆湿热，并使之从小便而解，是治疗黄疸的要药，且尤宜于肝胆湿热之阳黄。用治阳黄证，常与栀子、大黄等泻火解毒药配伍；用治阴黄证，则常配附子、干姜等温里散寒药。

2. 清利湿热，用于湿温、湿疮、湿疹瘙痒等病证。用治湿温病邪在气分者，多配黄芩、滑石等药物；用治湿疮湿疹，多配黄柏、苦参等药物，亦可煎汤熏洗。

【用量用法】6~15g，煎服。外用适量。

**知识拓展**

《中国药典》规定茵陈有两个采收期，春季幼苗高 6~10 厘米时或秋季花蕾长成时采收，前者称"绵茵陈"，后者称"茵陈蒿"。茵陈过去只用幼苗，故有"三月茵陈四月蒿，五月砍来当柴烧"之说。后来研究发现，茵陈的三个主要利胆有效成分蒿属香豆精、对羟基苯乙酮和茵陈香豆酸 A、B 以秋季的花前期和花果期含量为高，幼苗中则含利胆成分绿原酸和对羟基苯乙酮。

## 金钱草 Jinqiancao
《本草纲目拾遗》

【来源】本品系报春花科植物过路黄的全草。生用。

【性味归经】甘、淡，微寒。归肝、胆、肾、膀胱经。

【功效主治】

1. 除湿退黄，用于湿热黄疸。本品性寒，善清肝胆湿热而退黄，是治疗湿热黄疸的佳品。常与茵陈、栀子等药同用。

2. 利尿通淋，用于石淋、热淋等证。本品善利水道而排石，为治疗石淋之要药。可单用大剂量煎煮后代茶饮，或与鸡内金、海金砂、滑石等药同用。

3. 解毒消肿，用于恶疮肿毒，毒蛇咬伤等证。可鲜品捣烂取汁饮，且药渣外敷；亦可配清热解毒药同用。

【用量用法】15~60g，煎服。鲜者加倍。外用适量，捣敷。

【使用注意】脾胃虚寒者当慎用。

## 虎杖 Huzhang
《名医别录》

【来源】本品系蓼科植物虎杖的干燥根茎和根。生用。

【性味归经】苦，微寒。归肝、胆、肺经。

【功效主治】

1. 利湿退黄，用于湿热黄疸，淋浊带下等病证。本品苦寒，长于清泄中焦湿热，驱除肝胆之瘀滞，为清热利湿之良药。用治湿热黄疸，常与茵陈、栀子等药相配；用治淋浊带下，常与萆薢、薏苡仁等药相伍。

2. 清热解毒，用于烧烫伤、疮痈肿毒及毒蛇咬伤等病证。用治烧烫伤，多研末麻油调敷；用治疮痈肿毒，烧灰外用，或单煎内服；用治毒蛇咬伤，鲜品捣烂外敷，或单煎内服。

3. 活血祛瘀，用于血瘀经闭、痛经、跌打损伤及癥瘕等病证。用治血瘀经闭及痛经，常配益母草、当归等药；用治跌打损伤及癥瘕，常配乳香、莪术等药。

4. 祛痰止咳，用于肺热咳嗽。可单味煎服，或与黄芩、枇杷叶等药同用。

【用量用法】9~15g，煎服。外用适量，宜制成煎液或油膏涂敷。

【使用注意】孕妇当忌用。

其他利水渗湿药见表 6-10。

**表 6-10  其他利水渗湿药**

| 药名 | 功效 | 主治 | 要点 | 使用注意 |
|------|------|------|------|---------|
| 香加皮 | 利水消肿，祛风湿，强筋骨 | 水肿；风湿痹痛；筋骨痿软 | 为风湿痹证常用药 | 有毒不宜多用久用 |
| 通草 | 利尿通淋，通气下乳 | 湿热淋证；产后乳汁不通或乳少 | 药力缓，通利但不伤正 | 孕妇当慎用 |
| 萆薢 | 利湿浊，祛风湿 | 膏淋、白浊；风湿痹证 | 为治膏淋之要药 | 肾阴亏虚遗精滑泄者当慎用 |
| 海金沙 | 利尿通淋 | 各种淋证及水肿 | 为治诸淋尿道涩痛之要药 | 包煎；肾阴亏虚者当慎用 |
| 石韦 | 利尿通淋，清肺止咳，凉血止血 | 淋证；肺热咳喘；血热出血证 | 为治血淋和石淋之要药 | 阴虚及无湿热者当禁用 |
| 瞿麦 | 利尿通淋，破血通经 | 热淋；血热瘀阻经闭 | 为治热淋和血淋的常用药 | 孕妇当忌用 |
| 萹蓄 | 利尿通淋，杀虫止痒 | 热淋血淋；湿疹虫积 | 清利膀胱湿热而利尿通淋，善治湿热淋痛 | 脾胃虚寒者当慎用 |
| 地肤子 | 清热利湿，止痒 | 热淋；湿疮风疹；皮肤瘙痒，阴痒 | 为皮肤科常用药 | 内无湿热、小便过多者当忌用 |

# 任务七　温里药

## 任务导入

谢某，女性，57岁。素食生冷后觉腹部不适，且天气稍冷即感四肢不温。自今年入冬以来，时感脘腹绵绵作痛，喜温喜按，大便稀溏，脘痞食少，畏寒肢冷，舌淡苔白润，脉沉细。遂前来就诊。

请您完成以下任务：

1. 该患者主要是何脏腑的病变，主要证型是什么？
2. 你认为该患者应该怎样用药比较合适？为什么？

凡是以温里散寒为主要功效，主治里寒证的药物，称为温里药，亦称祛寒药。

本类药味辛而性温热，主入脾、胃经，兼入肺、肝、肾或心经。功主温里散寒、温经止痛，兼能助阳、回阳。主要用于外寒直中脏腑或经脉、或自身阳虚而阴寒内生所致的诸里寒证。

本类药物因其归经不同而效用各异。主入脾胃经者，可用治脾胃受寒或脾胃虚证；主入肺经者，可用治肺寒痰饮证；主入肝经者，可用治寒滞肝经的少腹痛、寒疝腹痛或厥阴头痛等；主入肾经者，可用治肾阳不足证；主入心肾两经者，可用治心肾阳虚证；此外，亦可用治亡阳厥逆证。

应用时根据不同证候选择相对应的药物配伍使用。若外寒内侵、表邪未解者，当配解表药；寒凝气滞血瘀者，当配理气活血药；寒湿内阻者，当配化湿燥湿药；脾肾阳虚者，当配温补脾肾药；阳气脱失者，当配大补元气药用。

本类药物多辛热燥烈，易动火劫阴，故凡实热证、阴虚火旺或津血亏少者当忌用，孕妇及气候炎热时宜慎用。

## 附子 Fuzi
### 《神农本草经》

【来源】本品系毛茛科植物乌头子根的加工品。可加工炮制为盐附子、黑附子（即黑顺片）、白附片及淡附片等。

【性味归经】辛、甘，大热。有毒。归心、肾、脾经。

【功效主治】

1. 回阳救逆，用于亡阳证。本品大辛大热，纯阳燥烈，为"回阳救逆第一品药"。常与干姜、甘草等同用；若用治久病气虚欲脱，或因出血过多而气随血脱者，当配人参用。

2. 补火助阳，用于阳虚证。本品大热，上可助心阳、中能温脾阳、下善补肾阳，凡阳虚者无不适宜，遂为治三脏阳虚诸证的佳品。常为方中主药。

3. 散寒止痛，用于寒痹证。本品辛散温通之力强，为散阴寒、祛风湿、止疼痛之猛药，尤善治寒痹痛甚者。常与白术、桂枝等药相伍。

【用量用法】3~15g，煎服。先煎、久煎，至口尝无麻辣为度。

【使用注意】阴虚阳亢及孕妇当忌用。不宜与半夏、瓜蒌、天花粉、贝母、白蔹、白及同用。

### 知识拓展

附子在用法上要求是先煎、久煎，主要原因是附子中含有多种乌头碱类化合物，虽表现出明显的强心作用，但也具有较强的毒性，尤其是对心脏的毒性；实验证明，随着附子煎煮时间的延长，乌头碱经水解后，其毒性则大大下降，故附子在使用时宜先煎、久煎。

## 干姜 Ganjiang
### 《神农本草经》

【来源】本品系姜科姜的干燥根茎。生用。

【性味归经】辛，热。归脾、胃、肾、心、肺经。

【功效主治】

1. 温中散寒，用于脾胃寒证。本品辛温燥烈，主入脾胃经既能祛脾胃寒邪，又能助运脾阳，为温暖中焦之主药。用治脾胃寒证所致的脘腹冷痛、呕吐、泄泻，常与高良姜等其他温中散寒药相伍；用治脾胃虚寒证，多与党参、白术等药相伍。

2. 回阳通脉，用于亡阳证。本品辛热，温阳守中，回阳通脉，但回阳之力弱，常与附子相伍以增效。

3. 温肺化饮，用于寒饮咳喘。常与麻黄、细辛等药相伍。

**考点提示**：附子与干姜共同的功效是什么？

【用量用法】3~10g，煎服。

【使用注意】孕妇当慎用；阴虚内热或血热出血者当忌用。

---

**知识链接**

干姜与生姜二药同出一源，一为干品，一为鲜品，二者既能温中散寒止呕，用治脾胃寒证之腹痛、呕吐等；又能温肺，用治肺寒之证。但干姜性热，善祛里寒，散寒止痛之力强，常用治虚寒腹痛等病证；而其温肺之功，重在化饮，用治寒饮伏肺喘咳证；此外，又兼能回阳通脉，用治亡阳证。生姜性温，主散表寒，温中止呕之力佳，常用治胃寒呕吐；而其温肺之功，重在止咳，用治肺寒咳嗽证；此外，又兼能解除表寒，用治风寒表证。

---

## 肉桂 Rougui
### 《神农本草经》

【来源】本品系樟科植物肉桂的干燥树皮。生用。

【性味归经】辛、甘，热。归肾、脾、心、肝经。

【功效主治】

1. 补火助阳，用于肾阳衰弱阳痿或宫寒等病证。本品辛甘大热，善补命门之火，为治命门火衰之要药。用治肾阳衰弱阳痿或宫寒者，常与附子、山萸肉等同用。本品尚能引火归源，为治下元虚衰所致虚阳上浮诸证之要药。治下元虚衰所致虚阳上浮者，常与山萸肉、五味子等药相伍。

2. 散寒止痛，用于多种寒凝疼痛病证。根据具体病证的不同，可分别配伍相应的药物用治脘腹冷痛、寒湿痹痛、胸痹心痛及寒疝腹痛等。

3. 温通经脉，用于痛经、闭经及阴疽等病证。用治寒凝血滞之痛经或闭经，常与活血调经、温经散寒等药相伍；治阴疽，常与鹿角胶、炮姜及麻黄等药相伍。

【用量用法】1~5g，煎服。入汤剂应后下或焗服。研末冲服，每次1~2g。

【使用注意】阴虚火旺、内有实热、血热妄行者及孕妇当忌用。不宜与赤石脂同用。

---

## 吴茱萸 Wuzhuyu
### 《神农本草经》

【来源】本品系芸香科植物吴茱萸、石虎或疏毛吴茱萸的干燥近成熟果实。生用或醋炙用。

【性味归经】辛、苦，热。有小毒。归肝、脾、胃、肾经。

【功效主治】

1. 散寒止痛，用于寒滞肝脉诸痛证。本品辛散苦泄，性热入肝，既可散肝经之寒邪，又可疏肝之郁滞，为治寒郁肝脉诸痛之要药。用治厥阴头痛，常与人参、生姜等药相伍；用治寒疝腹痛，常与小茴香、木香等药相伍；用治冲任虚寒、瘀血阻滞的痛经，常与桂枝、当归及川芎等药相伍。

2. 降逆止呕，用于呕吐。本品辛苦性热，能温中散寒，疏肝降逆止呕，为治胃寒、脾胃虚寒及肝胃不和之呕吐的常用药。用治胃寒呕吐，多与半夏、生姜等药相伍。用治肝火犯胃之呕吐吞酸，常与黄连等药相伍。

3. 助阳止泻，用于虚寒泄泻。本品温脾益肾，为脾肾阳虚之五更泄之常用药，常与补骨脂、五味子及肉豆蔻等药相伍。

【用量用法】2~5g，煎服。外用适量。

【使用注意】不宜多服久服，阴虚火旺者当忌用。

# 丁香 Dingxiang
《雷公炮炙论》

【来源】本品系桃金娘科植物丁香的干燥花蕾。生用。

【性味归经】辛，温。归脾、胃、肾经。

【功效主治】

1. 温中降逆，用于胃寒呕吐、呃逆等病证。本品具有温脾暖胃散寒降逆之功，为治胃寒呕呃之要药。用治虚寒呃逆，常与柿蒂、生姜等药相伍；用治胃寒呕吐，常与半夏、生姜等药相伍；用治脾胃虚寒呕吐，常与砂仁、白术等药相伍。

2. 散寒止痛，用于胃寒脘腹冷痛。常与延胡索、五灵脂及橘红等药相伍。

3. 温肾助阳，用于肾虚阳痿，宫冷等病证。常与附子、肉桂及淫羊藿等药相伍。

考点提示：丁香的功效有哪些？

【用量用法】1~3g，煎服。研末外敷。

【使用注意】热证及阴虚内热者当忌用。不宜与郁金同用。

其他温里药见表6-11。

表6-11　其他温里药

| 药名 | 功效 | 主治 | 要点 | 使用注意 |
|---|---|---|---|---|
| 小茴香 | 散寒止痛，理气和胃 | 寒疝腹痛、痛经；中焦寒凝气滞证 | 为治寒凝气滞之要药 | 阴虚火旺者当慎用 |
| 高良姜 | 散寒止痛，温中止呕 | 胃寒冷痛；胃寒呕吐 | 善温中焦之寒而止痛止呕 | 热病及阴虚火旺者当忌用，孕妇当慎用 |
| 花椒 | 温中止痛，杀虫止痒 | 中寒腹痛、寒湿吐泻；虫积腹痛；湿疹、阴痒 | 长于温中燥湿、散寒止痛，且具止呕止泻之功 | |
| 胡椒 | 温中散寒，下气消痰 | 脾胃寒证；癫痫症 | 温中散寒力强，常用于胃寒呕吐、腹痛泄泻；并善治癫痫痰多者 | |

# 任务八　理气药

## 任务导入

　　任某，女性，34 岁。产后 3 月余，乳汁量不足，倦怠乏力，嗜卧，纳少，进而出现子宫脱垂。患者家属自行购买了补中益气丸，服用半月余患者自觉体力渐增，但随后又出现脘腹痞满，不思饮食等症状。

　　请您完成以下任务：

　　1. 该患者自行服用本丸剂后出现的病情改善作何解释？

　　2. 该患者随后出现的症状如何处理？为什么？

　　凡是以疏畅气机为主要功效，主治气滞或气逆证的药物，称为理气药，亦称行气药。部分行气力强者，则称破气药。

　　本类药味大多辛苦性温，气味芳香，主入脾、胃、肝、肺经，功主理气健脾、疏肝解郁、理气宽胸、行气止痛、破气散结。具有理气健脾功效的药物，主要用治脾胃气滞所引起的脘腹胀痛、不思饮食、呕恶吞酸，便秘或溏泻等；具有疏肝解郁功效的药物，主要用治肝郁气滞所引起的胸胁满胀、乳房胀痛、疝气疼痛、月经不调、急躁多怒或抑郁不乐等；具有理气宽胸功效的药物，主要用治肺失宣降所引起的胸闷不畅、咳嗽气喘等。

　　应用时根据不同证候选择相应的药物配伍使用。脾胃气滞若是由于饮食积滞者，当配消食药或泻下药；由于湿热阻滞者，当配清热燥湿药；由于寒湿困脾者，当配苦温燥湿药；由于脾胃气虚者，当配补中益气药。肝郁气滞若是由于肝经受寒者，当配暖肝散寒药；由于瘀血阻滞者，当配活血化瘀药；由于肝血不足者，当配补血养肝药。肺气壅滞若是由于痰饮阻肺者，当配化痰止咳平喘药；由于外邪袭肺者，当配宣肺解表药。

　　本类药性多辛温香燥，易耗气伤阴，故气虚阴亏者当慎用。破气药孕妇应当忌用。且本类药物气味多芳香，故不宜久煎。

### 陈皮 Chenpi
《神农本草经》

　　【来源】本品系芸香科植物橘或其栽培变种的干燥成熟果皮。药材可分为"陈皮"和"广陈皮"。生用。

　　【性味归经】辛、苦，温。归脾、肺经。

　　【功效主治】

　　1. 理气健脾，用于脾胃气滞证。本品辛行温通、芳香醒脾，为理气健脾之要药。尤宜用治脾胃气滞之呕泻及湿阻气滞者，常与苍术、厚朴等药相伍；用治脾虚气滞所致的脘腹胀满、腹痛喜按者，常与党参、白术、茯苓等药相伍；用治胃虚夹热所致的呕恶脘胀者，常与竹茹、半夏及党参等药相伍。

2. 燥湿化痰，用于湿痰、寒痰咳嗽等病证。本品为治痰之要药。用治湿痰壅滞所致的胸膈满闷、咳嗽痰多色白者，常与半夏、茯苓等药相伍；用治寒痰咳嗽所致的痰多清稀者，常与干姜、细辛等药相伍。

【用量用法】3~10g，煎服。

**知识拓展**

橘皮自古以来以陈久者为佳，故名陈皮。橘皮鲜品较为辛辣，气燥而烈，久置之后辛辣之味减弱，行而不峻，温而不燥，故而临床每每多用陈皮。中药中常有"六陈"之说，即除陈皮外，还有半夏、枳实、麻黄、吴茱萸及狼毒，上述六药在使用前均需放置。

## 枳实 Zhishi
*《神农本草经》*

【来源】本品系芸香科常绿小乔木植物酸橙或其栽培变种或甜橙的干燥幼果。生用或麸炒用。

【性味归经】苦、辛，微寒。归脾、胃、大肠经。

【功效主治】

1. 破气消积，用于胃肠食积、热结气滞等证。本品辛行苦降，气锐力猛，为破气除痞、消积导滞之要药。用治饮食积滞者，常与山楂、麦芽等药相伍；用治热结便秘者，常与大黄、厚朴等药相伍；用治湿热积滞之泻痢后重者，常与神曲、黄连等药相伍；用治脾虚食积者，可配白术等药。

2. 化痰除痞，用于痰热结胸、胸痹心痛等病证。用治胸阳不振之痰阻胸痹者，常与薤白、桂枝及瓜蒌等药相伍。用治痰热结胸者，常与黄连、半夏等药相伍。

此外，本品尚可用治中气下陷之胃扩张，胃下垂，脱肛，子宫脱垂等病证，常与补气、升阳药相伍。

【用量用法】3~10g，量大可至30g，煎服。炒后性较平和。

【使用注意】孕妇及脾胃虚弱者当慎用。

**知识链接**

枳壳：系芸香科常绿小乔木植物酸橙及其栽培变种的干燥未成熟果实（去瓤）。生用或麸炒用。性能功效与枳实相类似，但作用较缓，且长于理气宽胸，消胀除痞。用法用量与枳实相同。

## 木香 Muxiang
*《神农本草经》*

【来源】本品系菊科多年生草本植物木香的干燥根。生用或煨用。

【性味归经】辛、苦，温。归脾、胃、大肠、三焦、胆经。

【功效主治】

行气止痛，用于多种气滞证。本品可升可降，通调三焦，尤善行脾胃大肠之气滞，为行气止痛之要药。用治脾胃气滞证，常与理气健脾等药相伍；用治大肠气滞证，常与清热燥湿、行气导滞等药相伍；用于肝胆气滞证，常与疏肝理气、清热利湿退黄药相伍。

【用量用法】3~6g，煎服。生用行气力强，煨用则力缓而用于止泻。

考点提示：木香生用与煨用功效之异同。

【使用注意】阴虚火旺者当慎用。

# 香附 Xiangfu

《名医别录》

【来源】本品系莎草科多年生草本植物莎草的干燥根茎。生用或醋炙用。用时碾碎。

【性味归经】辛、微苦、微甘，平。归肝、三焦经。

【功效主治】

1. 疏肝理气，用于肝郁气滞诸痛证。本品为疏肝解郁、行气止痛之要药，无论寒热虚实皆可应用。用治肝郁气滞之胁肋胀痛者，常与柴胡、枳壳等疏肝行气药相伍；用治寒疝腹痛者，常与乌药、小茴香等行气散寒止痛药相伍；用治寒凝气滞、肝郁犯胃之脘腹胀痛者，常与高良姜相伍。

2. 调经止痛，用于肝郁月经不调、痛经及乳房胀痛等病证。本品为调经止痛之要药。常与当归、柴胡及青皮等药相伍。

【用量用法】6~10g，煎服。醋炙止痛作用增强。

# 沉香 Chenxiang

《名医别录》

【来源】本品系瑞香科植物白木香含有树脂的木材。锉末。生用。

【性味归经】辛、苦，温。归脾、胃、肾经。

【功效主治】

1. 行气止痛，用于胸腹胀闷疼痛。本品辛香性温，能散胸腹阴寒，行气止痛。用治寒凝气滞之胸腹胀痛者，常与乌药、槟榔及木香等药相伍；用治脾胃虚寒之脘腹冷痛者，常与肉桂、附子及干姜等药相伍。

2. 降逆止呕，用于胃寒呕吐、呃逆等病证。本品为温中降逆止呕呃之良药。用治寒邪犯胃、呕吐清水者，常与陈皮、胡椒等药相伍；用治胃寒久呃者，常与柿蒂、白豆蔻及紫苏叶等药相伍。

3. 温肾纳气，用于虚喘证。本品为治下元虚寒、气逆喘息之要药。用治下元虚冷、肾不纳气之气逆喘急者，常与肉桂、补骨脂及熟地等药相伍；用治上盛下虚之痰饮咳喘者，常与厚朴、苏子及半夏等药相伍。

【用量用法】1~5g，煎服，后下。或磨汁冲服；亦或入丸散剂，每次 0.5~1g。

【使用注意】气虚下陷、阴虚火旺者当慎用。

## 川楝子 Chuanlianzi
### 《神农本草经》

【来源】本品系楝科落叶乔木植物川楝的干燥成熟果实。生用或麸炒用。用时打碎。

【性味归经】苦，寒。有小毒。归肝、胃、小肠、膀胱经。

【功效主治】

1. 行气止痛，用于肝郁化火所致诸痛证。本品苦寒降泄，能疏肝泄热，行气止痛。常配延胡索同用。用治肝胃不和之胁肋作痛及疝痛属肝经有热者，常与柴胡、白芍等药相伍；用治寒疝腹痛者，单用本品炒用，或与小茴香、吴茱萸等药配伍使用。

2. 杀虫疗癣，用于虫积腹痛。本品既能驱虫，又可止痛。尤宜于蛔虫腹痛，常与槟榔、使君子等其他驱虫药相伍。

此外，本品经焙黄研末后制成软膏，涂敷患处，可用治头癣。

【用量用法】5~10g，煎服。外用适量，研末涂敷。

【使用注意】不宜过量或持久服用；脾胃虚寒者不宜用。

## 薤白 Xiebai
### 《神农本草经》

【来源】本品系百合科多年生草本植物小根蒜或薤的干燥鳞茎。生用。

【性味归经】辛、苦，温。归肺、胃、大肠经。

【功效主治】

1. 通阳散结，用于胸痹证。本品辛散苦降，温通滑利，既能温通胸阳，又善散阴寒痰湿之凝滞，为治胸痹之要药。用治寒痰阻滞，胸阳不振所引起的胸痹证，常与瓜蒌、半夏及枳实等药相伍；用治痰瘀胸痹，常与川芎、丹参及瓜蒌等药相伍。

2. 行气导滞，用于脘腹胀痛及泻痢后重等病证。用治胃寒气滞之脘腹胀痛者，常与木香、砂仁等药相伍；用治胃肠气滞之湿热泻痢后重者，常与黄连、枳实等药相伍。

【用量用法】5~10g，煎服。

【使用注意】气虚无滞者当忌用，阴虚及内热者当慎用，不耐蒜味者则不宜用。

其他行气药见表 6-12。

### 表 6-12 其他行气药

| 药名 | 功效 | 主治 | 要点 | 备注 |
|------|------|------|------|------|
| 青皮 | 疏肝破气，消积化滞 | 肝气郁滞诸证；食积腹痛；气滞血瘀证 | 长于疏肝胆，破结气，为治肝气郁结之要药 | 气虚津伤者当慎用 |

续表

| 药名 | 功效 | 主治 | 要点 | 备注 |
|---|---|---|---|---|
| 乌药 | 行气止痛，温肾散寒 | 寒凝气滞之胸腹诸痛证；尿频遗尿 | 为治寒郁气滞胸腹诸痛之要药 | 气阴不足或有内热者当慎用 |
| 佛手 | 疏肝解郁，理气和中，燥湿化痰 | 肝郁气滞证；脾胃气滞证；痰涎壅肺证 | 醒脾和胃、理气快膈之效较佳，为药食两用之佳品 | 生用 |
| 荔枝核 | 行气散结，散寒止痛 | 疝气腹痛、睾丸胀痛；痛经、产后腹痛 | 善行血中之气 | 生用或盐水炙用。用时打碎 |

# 任务九　消 食 药

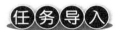

赵某，男，65 岁。2013 年 5 月初次来诊。患者自诉近半年来胃脘疼痛，食后加剧，胀满拒按，嗳腐吞酸，时有呕吐，呕吐物多为不消化食物，其味腐臭，吐后则疼痛减缓，得矢气或便后稍舒，大便不爽，不思饮食，舌苔厚腻，脉滑。

请您完成以下任务：

1. 本案中患者出现食积并伴有气滞的表现，应选用哪味消食药比较适宜？
2. 在治疗此类病证时，除了应用消食药还可以配伍哪类中药？

凡以消化食物积滞为主要功效，治疗饮食积滞证的药物，称为消食药，又称消导药。

本类药多为甘平或微温之品，归脾、胃二经，具有消化食积、健脾开胃的作用。主要适用于食积停滞证，症见脘腹胀满、食少纳呆，嗳气吞酸、恶心呕吐、大便秘结或溏泻等。

应用本类药物要根据不同的病情，选择相应的药物进行配伍治疗。一般情况下，饮食积滞于中焦，阻滞气机，导致脘腹出现胀满，应配伍行气药以助行气消积；若脾虚，运化不利者应配伍补气药，以健脾助运；若兼湿阻中焦者，应配伍芳香化湿药以化湿醒脾；若食滞兼有寒者，应配伍温里散寒药；若食积化热者，应配伍清热药以清热化积。

消食药药性虽然平缓，但部分药也有耗气之弊，对素体脾胃虚弱者，当调养为主，不宜长期应用消食药，以免再伤脾胃。

## 山楂 Shanzha
### 《神农本草经集注》

【来源】本品系蔷薇科植物山里红或山楂的干燥成熟果实，秋季果实成熟时采收。生用或炒用。

【性味归经】酸、甘，微温。归脾、胃、肝经。

【功效主治】

1. 消食化积，用于饮食积滞证等。本品能消食化积，用于各种食积证，尤以消油腻肉积见长。本品可单用煎服，亦可配伍神曲、麦芽等消导药以增强消积化食之功。若食积气滞之脘腹胀满痛甚者，应与枳实、砂仁、青皮等行气药配伍使用。

2. 行气散瘀，用于泻痢腹痛、疝气痛及瘀血证所致胸痹心痛，瘀血闭经，产后瘀阻腹痛等。山楂入肝经，能行气、活血、止痛。用于泻痢腹痛，可单用本品炒制后煎水或研末服用；用于疝气痛，可与小茴香、橘核、荔枝核同用；用于瘀阻胸痹心痛，可与川芎、桃仁、红花同用；用于瘀血闭经，产后瘀阻腹痛，可与香附、当归、川芎等同用。

3. 化浊降脂，用于高血压病，冠心病，高脂血症等。生用泡茶饮或制剂均有较好的效果，亦可与银杏叶、丹参同用。

【用量用法】9~15g，煎服，大剂量可用至30g；消食化积炒焦用，止泻止痢炒碳用，行气散瘀宜生用。

【使用注意】脾胃虚弱而无食积者，胃酸分泌过多者均当慎用。

---

**知识拓展**

山楂含有酒石酸、柠檬酸、山楂酸及多种黄酮类化合物、糖类等，能增强胃中消化酶的分泌，促进消化；因山楂中含有多种酸性物质，故胃酸分泌过多者应慎用；所含脂肪酶可促进体内脂肪代谢分解；所含各种有机酸能提高蛋白酶的活性，增强消化肉类食物能力。山楂提取物能强收缩子宫、强心、降压、降血脂、防止动脉粥样硬化、增加冠状动脉流量、扩张血管及抗心律失常等作用；实验表明山楂对痢疾杆菌及大肠杆菌有较强的抑制作用。

---

## 莱菔子 Laifuzi

*《日华子本草》*

【来源】本品系十字花科草本植物萝卜的干燥成熟种子。多在夏季采收。生用，或炒用。

【性味归经】辛、甘，平。归脾、胃、肺经。

【功效主治】

1. 消食化积，行气除胀，用于食积气滞证。症见脘腹胀满、嗳气吞酸、腹痛等，常与神曲、山楂、陈皮等消食药和行气药同用，如保和丸。

2. 降气化痰，用于喘咳痰盛、胸闷食少者。本品入肺经能降气平喘，兼能化痰，常与白芥子、紫苏子同用，如三子养亲汤。

此外，本品除消食外，又长于行气，故善治食积兼气滞腹胀明显者。

【用量用法】5~12g，捣碎煎服。

【使用注意】因本品辛散耗气，故气虚而无食积者当慎用，且不宜与人参同用。

# 鸡内金 Jineijin
《神农本草金》

【来源】本品系雉科动物家鸡的干燥沙囊内壁。炒用。

【性味归经】甘、平。归脾、胃、小肠、膀胱经。

【功效主治】

1. 健胃消食，用于消化不良，饮食积滞，小儿疳积之证。本品消食力强，可用于多种食积证。轻证可单用，重证可与白术、山楂等同用。用于治疗脾虚运化失职，食少纳呆，小儿疳积等，常配山药，白术等。

2. 涩精止遗，用于肾虚遗尿，遗精。用于肾虚遗尿，常与桑螵蛸、益智仁、覆盆子等配伍；用于肾虚遗精，常配芡实、莲子、菟丝子等。

3. 通淋化石，用于尿道结石或胆结石等，常与海金沙、金钱草等同用。

【用量用法】3~10g，煎服；研末服，效果较煎剂好，每次1.5~3g。

# 神曲 Shenqu
《药性论》

【来源】本品系面粉和其他药物混合后经发酵而成的加工品，全国均产。又名六神曲、六曲。炒用或生用。

【性味归经】甘、辛，温。归脾、胃经。

【功效主治】

消食和胃，用于饮食积滞证。本品具有辛味，能行气导滞。常与炒山楂、炒麦芽同用，用于脘腹胀满、食少纳呆、肠鸣腹泻等饮食积滞证。本品对米面消化不良所引起的脘腹胀闷、嗳腐吞酸，甚至泻痢，常与山楂、莱菔子、陈皮同用，如保和丸。

此外，本品兼有较弱的解表作用，故对外感食滞证尤为适宜。

【用量用法】6~15g，煎服。

# 麦芽 Maiya
《药性论》

【来源】本品系禾本科植物大麦的成熟果实经发芽干燥的炮制加工品。生用或炒用。

【性味归经】甘，平。归脾、胃经。

【功效主治】

1. 消食健脾，用于食积证。本品消食力佳，尤能促进如米、面类等淀粉性食物的消化，故本品被称为消食积腹胀之良药，可单用或与山楂、神曲等同用。若与白术、陈皮等同用，可治脾虚食少、食后腹胀之证，如健脾丸。

2. 回乳消胀，用于断乳和乳房胀痛。本品有一定的回乳作用，用于妇女哺乳期断乳或乳汁郁积所致乳房胀痛，可大剂量单用本品。

【用量用法】 10~15g，煎服。回乳炒用60g。生麦芽功偏消食和中，炒用麦芽多用于回乳。

【使用注意】 妇女哺乳期当忌用。

# 任务十　驱 虫 药

**任务导入**

刘某，男，3岁。发育不良，面黄肌瘦，腹大筋显，食欲不振，嗜食沙石，口干喜饮，大便干燥。苔光剥，舌红。

请您完成以下任务：

1. 治疗小儿肠道寄生虫首选哪位中药？

2. 该患儿使用驱虫药时应注意什么？

凡以驱除或杀灭人体寄生虫为主要功效的药物，称为驱虫药。

本类药物多归大肠及脾胃经，多数有毒，主要对人体内的肠道寄生虫如蛔虫、绦虫、蛲虫、姜片虫等有麻痹、杀灭和促使其排出体外的作用。肠道寄生虫在肠道中干扰宿主的肠道功能或夺食营养，宿主往往会出现以下症状：绕脐腹痛，不思饮食、多食善饥，甚者嗜食异物、肛门、耳、鼻瘙痒，久则出现面色萎黄，形体消瘦，甚至腹大青筋暴露，浮肿等。患者应根据症状及诊断结果，应及时服用驱虫药进行治疗。

应用驱虫药时，应根据寄生虫的种类、患者体质强弱、证情的轻重缓急等不同，选用适当的药物进行配伍应用；如体质壮实者，常配伍泻下药促进虫体及残存驱虫药的排除；如有积滞者，配以消积导滞药；脾胃虚弱者，配伍补益脾胃药；体质虚弱者，可先补后攻，或先攻后补，或攻补兼施。

为了使药物直接作用于人体，服用驱虫药时一般以空腹为宜；应用毒性较大的驱虫药时应注意用法用量，以免中毒或损伤正气，同时孕妇、年老体弱者应当慎用。其次，患者应当养成良好的个人卫生习惯，避免重复感染。

## 使君子 Shijunzi
### 《开宝本草》

【来源】 本品系使君子科植物使君子的干燥成熟果实。去壳，取种仁生用，或炒香用。

【性味归经】 甘，温。归脾、胃经。

【功效主治】

1. 杀虫，用于蛔虫证、蛲虫证。本品气香味甘甜，入脾胃经，长于驱蛔虫、蛲虫，故为驱蛔虫的首选药，尤适宜于小儿虫证的治疗。轻证可单味研末或炒香嚼服；重证应与苦楝皮、槟榔等配伍。

2. 消积，用于小儿疳积证。本品除驱虫外，兼有健脾消积的作用，尤其适于小儿疳积之毛发枯槁、面色萎黄、形瘦腹大、腹中有虫者。若证属轻者，可单用炒香嚼食；若证属重者，应与党参、白术、鸡内金、神曲、槟榔、苦楝皮等配伍，以健脾益气、驱虫消积。

【用量用法】宜空腹服用。9~12g，捣碎入煎剂。使君子仁单用炒香嚼服，6~9g。小儿每岁顿服 1~1.5 粒，炒香嚼服，一日总量不超过 20 粒。

【使用注意】服药时当忌饮浓茶。

## 苦楝皮 Kulianpi
《名医别录》

【来源】本品系楝科植物楝或川楝的干燥树皮或根皮。鲜用，或切片生用。

【性味归经】苦，寒。有毒。归肝、脾、胃经。

【功效主治】

1. 杀虫，用于蛔虫病，钩虫病，蛲虫病。本品苦寒有毒，杀虫作用较强，善治蛔虫、蛲虫、钩虫病等多种肠道寄生虫。可单味水煎服用，或与槟榔、使君子、雷丸等驱虫药配伍，本品还可以用于小儿蛔虫性肠梗阻的治疗，采用本品同类药物鲜苦楝根适量，熬成 100% 水煎剂进行内服。与百部、乌梅共煎，取浓液灌肠，可治蛲虫病。与石榴皮同煎服用，可治钩虫病。

2. 疗癣，用于疥癣湿疮。本品有清热燥湿、杀虫止痒的作用，常单用本品研末，以醋或猪脂调敷于患处，用治疥疮、头或体癣、湿疹、湿疮等多种皮肤病，亦可配伍苦参、蛇床子、硫黄等煎水外洗。

【用量用法】3~6g，煎服。单用 15~30g，外用适量。

【使用注意】本品有毒，孕妇及肝肾功能不全者当慎用。

## 槟榔 Binglang
《名医别录》

【来源】本品系棕榈科植物槟榔的干燥成熟种子。主产于海南，浸透切片，或捣碎用。

【性味归经】辛、苦，温。归胃、大肠经。

【功效主治】

1. 杀虫，用于多种肠道寄生虫病，如绦虫、姜片虫、钩虫、蛔虫、蛲虫等。其中最善杀绦虫，可单用本品，或配伍南瓜子相须为用，效果更佳；对于蛔虫病、蛲虫病，可单味使用，或与使君子、苦楝皮、雷丸等驱虫药同用；对姜片虫病，常与牵牛子、乌梅、甘草等配伍；对钩虫病，常与榧子、雷丸等配伍。

2. 消积，用于食积气滞，泻痢后重。本品味辛，长于行胃肠之气，缓泻而消积导滞，故善治饮食积滞、痢疾等证，治前者常与木香、青皮、大黄等配伍，代表方如木香槟榔丸；治后者常配黄连、黄柏等清热燥湿药。

3. 行气利水，用于水肿，脚气浮肿。对于水肿实证，本品常与泽泻、木通、商陆等利水渗湿药同用，如疏凿饮子；对于寒湿脚气肿痛，本品常与木瓜、吴茱萸、陈皮、紫苏、桔梗等配伍，如鸡鸣散。

4. 截疟，常与常山配伍，能减轻常山的催吐作用。

【用量用法】3～10g，煎服。单用驱杀绦虫、姜片虫时，可用至30～60g。

【使用注意】脾虚便溏者、气虚下陷者当慎用。

其他驱虫药见表6-13。

表6-13　其他驱虫药

| 药名 | 功效 | 主治 | 要点 | 使用注意 |
|---|---|---|---|---|
| 榧子 | 杀虫消积，润肠通便，滋阴润肺 | 虫积腹痛；肠燥便秘；肺燥喘咳 | 本品具有缓泻的作用，驱虫时可不加服泻下药 | 入煎剂宜大量生用，大便溏薄者不宜用 |
| 南瓜子 | 杀虫 | 绦虫、血吸虫、蛔虫、蛲虫 | 甘平不伤正，善杀绦虫 | 60～120g，研粉用，冷开水调服 |
| 雷丸 | 杀虫 | 钩虫、蛔虫、蛲虫、脑囊虫 | 最善杀绦虫，亦可杀脑囊虫 | 6～15g，不入煎剂，只入丸散 |

# 任务十一　止血药

## 任务导入

患者李某，男，32岁。大便呈咖啡色两天余，面色苍白，神萎疲乏，脘腹部隐隐不舒，苔薄白腻，舌淡胖，脉沉细。

请您完成以下任务：

1. 患者的大便为什么会出现咖啡色？

2. 运用中药治疗时首先应当注意什么？

凡以制止体内外出血为主要作用，用于治疗出血证的药物，称为止血药。

本类药物以止血为主要功效，能加速凝血，缩短出血时间，主要适用于各种内外出血证，如吐血、咯血、咳血、衄血、尿血、便血、崩漏、紫癜及外伤出血等。其药味多以酸、涩为主，主归心、肝二经，药性有寒、热之别，故根据其药性的不同，分为凉血止血、化瘀止血、收敛止血及温经止血等四类。

使用止血药应从病因、病情出发，选择适当的止血药进行配伍应用。如血热妄行者，应选用具有凉血止血功效的止血药，同时配清热凉血之品；若阴虚火旺、阴虚阳亢者引起的出血证，在选用止血药同时，同时配以滋阴降火潜阳之品；若瘀血内阻或出血兼瘀者，应选用具有化瘀止血功效的止血药，同时配以行气活血之品；若虚寒性出血者，应选用具有温经止血、收敛止血功效的止血药，同时配以益气、健脾、温阳之品；若见出血过多，气血虚脱者，则应视病情紧急，速予大补元气之品以益气固脱。

使用止血药时应注意止血而不留瘀，尤其是使用具有凉血止血、收敛止血功效的止血药，必须注意有无瘀血，不能一味止血，应酌情适当配伍行气活血之品。依据前人"下血必升举，吐衄必降气"的理论，故在治疗下部出血证时，应当配以升阳举陷药；而在治疗上部出血证时，应当配以降气药。

《本草纲目》称："烧炭诸黑药皆能止血"，故前人认为，止血药在炒炭后其苦、涩之性增强，增强其收敛和吸附止血的作用。但也有少数止血药以鲜品入药止血作用更强，因此止血药是否要炒炭用，应根据具体病性和药性，具体问题具体分析。

## 大蓟 Daji
### 《名医别录》

【来源】 本品系菊科植物蓟的干燥地上部分或根。生用，或炒炭用。

【性味归经】 苦、甘，凉。归心、肝经。

【功效主治】

1. 凉血止血，用于血热出血证。本品寒凉，善于清泄血分热邪而凉血止血，被喻为"治血热出血之要药"，尤其适用于咯血、吐血、崩漏下血等血热妄行诸证，可单味应用，亦可配伍小蓟、侧柏叶等其他凉血止血之品相须为用，如十灰散。

2. 散瘀解毒消痈，用于热毒痈肿等。本品能凉血解毒，散瘀消痈，在临床上常被用治痈肿疮毒。可单味内服或捣烂外敷，尤其以鲜品捣汁为佳，亦可与清热解毒药同用，以增强解毒消痈的作用。

【用量用法】 9~15g，煎服；鲜品可用 30~60g，外用捣敷患处。

**知识链接**

大蓟还具有消炎、利尿及抑制心脏功能等作用。

## 小蓟 Xiaoji
### 《名医别录》

【来源】 本品系菊科植物刺儿菜的干燥地上部分。生用，或炒炭用。

【性味归经】 苦、甘，凉。归心、肝经。

【功效主治】

1. 凉血止血，用于血热出血证。本品善凉血止血，但力较大蓟稍弱，也是治疗血热出血的常用药，常与大蓟相须为用。本品尤其擅于治疗尿血及血淋，常与蒲黄、栀子、生地黄等配伍，如小蓟饮子。

2. 散瘀解毒消痈，用于热毒痈肿等证。可单味，以鲜品捣汁内服或捣烂外敷；亦可与清热解毒药同用。

【用量用法】 5~12g，煎服；鲜品可用 30~60g，鲜品煎汁内服适量，外用捣敷患处。

## 地榆 Diyu
《神农本草经》

【来源】 本品为蔷薇科植物地榆或长叶地榆的干燥根。生用，或炒炭用。
【性味归经】 苦、酸、涩，微寒。归肝、大肠经。
【功效主治】
1. 凉血止血，用于各种血热出血证。本品苦寒入血分，味酸涩收敛。既能凉血泄热，又能收敛止血，用治各种出血证，尤其适应于下焦之各种出血证。对于痔血、便血，血色鲜红者，常与槐花、山栀子配伍；对于血痢，常与白头翁、木香、黄连等配伍；对于崩漏，常与蒲黄、黄芩、生地等配伍。
2. 解毒敛疮，用于烧烫伤、湿疹、皮肤溃烂及疮疡肿毒等。本品能泻火解毒、敛疮，为治烫伤之要药。对于烧烫伤，可单味研末用麻油调成软膏外涂，或配大黄粉同用；对于湿疹及皮肤溃烂，用鲜地榆煎汁外洗或用纱布湿敷配患处，或配伍大黄、煅石膏、枯矾制膏外涂；对于疮疡肿毒，可单味捣敷外用，亦可配伍金银花、大青叶等清热解毒药。
【用量用法】 9~15g，煎服。外用适量，研末涂敷患处。解毒敛疮多生用，止血多炒炭用。
【使用注意】 本品中含有鞣质，其容易被体内大量吸收，导致中毒性肝炎，因此对于大面积烧伤患者，不宜使用地榆制剂外涂。本品酸涩，故虚寒性便血、下痢、崩漏及出血有瘀者当慎用。

## 槐花 Huaihua
《日华子本草》

【来源】 本品系豆科植物槐的干燥花及花蕾。夏季花开放或花蕾形成时采收。生用，或炒炭用。
【性味归经】 苦，微寒。归肝、大肠经。
【功效主治】
1. 凉血止血，用于血热出血证。本品归大肠经，本品寒凉苦降，善清泄肝、胃、大肠之火热，且能凉血止血，故擅长于治疗便血、痔血。对于便血、痔血，常与地榆配伍；对于上焦之吐血、衄血等证，常与荆芥、白茅根、蒲黄等同用。
2. 清肝明目，用于肝火上炎所致的头痛、目赤肿痛等证。可单用煎汤代茶，用于预防和治疗肝阳上亢型高血压，配伍黄芩、菊花、夏枯草等清肝明目药，以增强降压效果。
【用量用法】 5~10g，煎服。清热泻火宜生用，止血宜炒炭用。

**知识链接**
槐角为豆科植物槐成熟的果实，又称之为槐实。性味归经、功效主治与槐花类似，但止血作用较槐花弱，而清热作用强于槐花，并能润肠泻火，善治肠热所致便血、痔血等证。用法用量同槐花，孕妇慎用。

## 白茅根 Baimaogen
《神农本草经》

【来源】 本品系禾本科多年生草本植物白茅的根茎。生用或炒炭用。

【性味归经】 甘，寒。归肺、胃、膀胱经。

【功效主治】

1. 凉血止血，本品性味甘寒，用治咳血、吐血、衄血、尿血等血热妄行所致出血证。善清肺、胃、膀胱之火而凉血止血。可单用，或与其他凉血止血药同用。

2. 清热利尿，用于热淋，水肿等。治热淋，常配木通、滑石等清热通淋药。治水肿，小便不利，与车前子等同用。

【用法用量】 煎服，9~30g，以鲜品为佳，可捣汁服。凉血宜生用，止血可炒炭用。

【使用注意】 本品药性寒凉，故脾胃虚寒者及孕妇当慎用。

## 三七 Sanqi
《本草纲目》

【来源】 本品系五加科多年生植物三七的干燥根和根茎。生用或研细粉用。

【性味归经】 甘、微苦，温。归肝、胃、心经。

【功效主治】

1. 化瘀止血，用于体内外各种出血病证。本品能化瘀、止血，且具有"止血而不留瘀、化瘀而不伤正"的特点，被广泛用于各种出血证，无论有无瘀滞均可应用，尤善治出血夹瘀者，可单味内服或外敷，或与血余炭、花蕊石等配伍，如化血丹。

2. 消肿定痛，用于跌打损伤，瘀血肿痛等证。本品还具有活血而消肿定痛，临床上被誉为"伤科之要药"。对于伤科跌打损伤、瘀血肿痛等证，可单味内服或外敷，或与乳香、没药、延胡索、木香等活血行气止痛之品配伍同用。

临床上还用三七粉与琥珀粉、人参粉等配伍，用于防治冠心病心绞痛、缺血性脑血管疾病、脑出血后遗症及妇科血瘀经闭、痛经等瘀血证；另外，本品单味研末，温水送服，用于降低血脂。

考点提示：三七的主治病证是什么？

【用量用法】 3~9g，煎服。研末，温水冲服，每次1~3g。外用适量，研末外掺或调敷。

【使用注意】 孕妇当慎用。

**知识拓展**

三七主要成分有三七皂苷、黄酮苷等。三七止血活性成分为三七氨酸通过增加血小板数量、增强血小板功能，还与收缩局部血管、增加血液中凝血酶含量，从而使三七有显著的止血和抗凝作用。由于三七氨酸加热易被破坏，故三七止血宜生用。三七还能抑制血小板聚集、促进纤溶，使其具有较好的抗血栓的作用。

三七还具有促进造血、扩血管、降血压、抗心肌缺血、抗脑缺血、抗心律失常、抗动脉粥样硬化、抗炎、保肝、抗肿瘤、镇痛、调节糖代谢、延缓衰老、增强免疫力等作用。

## 茜草 Qiancao
### 《神农本草经》

【来源】 本品系茜草科植物茜草的干燥根及根茎。

【性味归经】 苦，寒。归肝经。

【功效主治】

1. 凉血止血，用于衄血、吐血、咯血、尿血、便血、崩漏等证，尤其以血热夹瘀或血热妄行之出血证为宜。本品苦寒降泄，主入肝经血分；且止血不留瘀，更适用于血热夹瘀出血证。对于上述出血证治疗，可配大蓟、小蓟、侧柏叶等止血药同用。

2. 祛瘀通经，用于妇女血瘀经闭，跌打损伤以及风湿痹痛等证。对于妇女血瘀经闭，常与桃仁、红花、当归、丹参等配伍；对于外伤治跌打损伤及风湿痹痛，可用本品单味泡酒服，或与鸡血藤、桑枝、海风藤等同用。

【用量用法】 6~10g，煎服。止血多炒炭用，祛瘀活血通经多生用。

## 白及 Baiji
### 《神农本草经》

【来源】 本品系兰科植物白及的干燥块茎。生用。

【性味归经】 苦、甘、涩，微寒。归肺、肝、胃经。

【功效主治】

1. 收敛止血，用于体内外各种出血证。本品味涩质黏，收敛止血力强，且主入肺、胃二经，因此临床上多应用于肺胃出血之证。对于肺胃出血证，可单味研末，米汤送服，亦可配三七同用，以增强止血；对于胃出血所引起的吐血、便血，本品常与乌贼骨相配制成散剂，如乌及散。

2. 消肿生肌，本品药性苦寒味涩，能散血热痈肿，又能敛疮生肌，为消疮生肌的常用药。可用于疮疡肿毒、烫伤以及手足皲裂、肛裂等证。对于疮疡初起，可配金银花、大青叶等清热解毒药同用；对于疮疡痈毒久溃不敛者，可单味研末外涂，亦可配石膏、贝母等收敛生肌之品同用；对于烫伤、手足皲裂以及肛裂等证，单用研末调以麻油外涂。

【用量用法】 6~15g，煎服。研末吞服，每次3~6g。外用适量。

【使用注意】 本品反乌头，不宜与川乌、制川乌、草乌、制草乌、附子同用。

## 仙鹤草 Xianhecao
### 《滇南本草》

【来源】 本品系蔷薇科植物龙芽草的干燥地上部分。生用，或炒炭用。

【性味归经】 苦、涩，平。归肺、肝、脾经。

【功效主治】

1. 收敛止血，用于多种出血证如吐血、咯血、衄血，尿血，便血、崩漏等。本品味涩性平，有较强的收敛止血的作用，不论寒热虚实的出血证均可使用。若为血热妄行之出血者，应配伍生地黄、侧柏叶等凉血止血药；若为虚寒性出血者，应配伍黄芪、艾叶等以补气摄血、温经止血。

2. 止痢，本品能涩肠而止泻痢。用于治疗血痢或久病久痢，可单用，或与白头翁、地榆、黄连等配伍。

3. 杀虫，用于滴虫性阴道炎。本品对滴虫性阴道炎治疗具有良好效果，可单味浓煎汁外洗。

4. 截疟，用于疟疾。单用煎服与发作 2 小时前服用，或配伍青蒿等。

5. 解毒，用于疮痈肿毒等。单味外用即可，亦可配金银花、蒲公英等清热解毒之品同用。

【用量用法】 煎服，6~12g，大剂量可用 30~60g。外用适量。

## 艾叶 Aiye
### 《名医别录》

【来源】 本品系菊科植物艾的干燥叶。生用，捣绒，或制炭用。

【性味归经】 苦、辛，温；有小毒。归肝、脾、肾经。

【功效主治】

1. 温经止血，用于虚寒性出血证。本品药性温热，善于温通经脉而止血，为温经止血之要药，故长于治疗虚寒性出血，多用治妇女崩漏、胎漏下血等证，常与阿胶、生地黄等配伍，如《金匮要略》胶艾汤。

2. 散寒止痛，用于下焦虚寒性脘腹冷痛等证。对于虚寒性腹痛，既可单用内服，也可与干姜、香附、肉桂等温经散寒止痛之品配伍使用。民间常用熟艾叶入布兜于脐部用于治疗虚寒性脘腹冷痛。临床上现已将艾绒制成艾条或艾炷来对穴位或经络进行热敏灸，达到温通经络气血的作用。

3. 调经安胎，用于寒客胞宫所致的痛经、月经不调以及胎漏下血、胎动不安等证。对于寒客胞宫所致的痛经、月经不调、宫寒不孕等证，常与当归、香附、肉桂等温经补血之品同用；对于胎漏下血、胎动不安等证，常与桑寄生、川断、阿胶等养血安胎之品配伍为用。

此外，本品还可用于湿疹瘙痒、疥癣以及泻痢霍乱、妇女带下等证。单用煎汤外洗或配伍相应药物内服。

【用量用法】 3~9g，煎服。生用、捣绒或制炭用。外用适量，供灸治或熏洗用，或将艾绒制成艾条、艾炷供热敏灸用。

**知识链接**

艾叶具有抗炎、利胆和抑制心脏等作用；艾叶炭具有止血作用；艾灸有促进免疫功能、改善微循环等作用。

## 蒲黄 Puhuang
*《神农本草经》*

【**来源**】本品系香蒲科水烛香蒲、东方香蒲或同属植物的干燥花粉。生用，或炒用。

【**性味归经**】甘，平。归肝、心包经。

【**功效主治**】

1. 止血，用于吐血、咯血、衄血，尿血，便血、崩漏等出血证。可单味应用，或随证选用其他药物。若治疗虚寒性出血，可与艾叶、炮姜等配伍。对于创伤出血，可单味研末外敷患处。

2. 化瘀，用治瘀血阻滞之心腹疼痛、跌打损伤以及痛经、产后腹痛等证。常与五灵脂配伍，如失笑散。

3. 利尿，用于血淋证。本品能化瘀止血，又能利尿通淋，故对于血淋尿血证尤为适宜，常与生地、冬葵子、白茅根等配伍。

【**用量用法**】5~10g，包煎。外用适量，敷于患处。止血宜炒炭用，活血宜生用。

【**使用注意**】孕妇当忌用。

其他止血药见表6-14。

表6-14　其他止血药

| 药名 | 功效 | 主治 | 要点 | 使用注意 |
|---|---|---|---|---|
| 苎麻根 | 凉血止血，清热解毒，安胎，利尿 | 血热出血证，热毒痈肿，丹毒 | 为热盛胎动不安、胎漏下血之要药 | 外用适量，捣汁外敷或煎汤熏洗 |
| 侧柏叶 | 凉血止血，祛痰止咳 | 血热出血证，咳喘痰多证 | 善治血热出血证 | 外用适量 |
| 藕节 | 收敛止血，散瘀 | 多种出血证 | 止血而不留瘀 | 炒炭长于收敛止血，生用长于散瘀 |
| 炮姜 | 温经止血，止痛 | 虚寒性出血证 | 温中止血常用药 | 未成炭之炮姜偏于温中散寒，炮姜炭偏于温经止血 |

# 任务十二　活血化瘀药

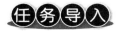

患者张某，女，45岁。头痛病史已有20余年，每次经前多发。头痛时呈刺痛状，

且固定在右侧头部。服药能缓解，痛止时一切如常。苔薄，舌暗有瘀斑，脉细涩。

请您完成以下任务：

1. 从疼痛特点上看该患者所患何证。

2. 头痛为什么都发生在经前？

3. 试分析该患者适合应用本任务中哪些药物治疗。

凡以通利血脉、消除瘀血为主要作用，治疗血瘀证的药物，称为活血化瘀药或活血祛瘀药，简称活血药或化瘀药。其中活血祛瘀作用强者，称为破血药或逐瘀药。

本章节药味多辛、苦，主归心、肝经，入血分，具有活血祛瘀的作用，从而达到活血止痛、活血调经、活血疗伤、破血消癥等作用。主要适用于各种瘀血阻滞血脉所引起的多种疾病，如瘀血头痛、胸胁脘腹痛、风湿痹痛、体内癥瘕积聚等内科病证；血滞所致经闭、痛经、产后瘀阻、月经不调等妇科病证；跌打损伤、瘀血肿痛、筋伤骨折、外伤所致出血或瘀血阻滞所致的出血等外伤科病证。其中部分性偏寒凉，善治血热而瘀滞证。

本章节药物按照其作用特点及主治特点的不同，可分为活血止痛药、活血调经药、活血疗伤药及破血消癥药四类。

使用本章节药物，应针对病因病情需要进行随证配伍。因"气为血之帅""气行则血行""气滞则血滞"，故活血祛瘀药应常与行气药同用，以增强活血化瘀的作用；如寒凝血瘀之证，当配伍温里散寒、温通经脉药；如热灼营血而致血瘀之证，当配伍清热凉血药；如风湿痹阻、经脉不通之证，当配伍祛风湿、止痹痛药；如癥瘕积聚之证，当配软坚散结药；如痈疽肿痛、瘀热互结之证，当配伍清热解毒之药；如久瘀体虚或因虚致瘀者，当配伍补虚药。

本章节药大多易耗血动血，故妇女月经过多、血虚经闭无瘀及出血无瘀者当忌用；部分药物有堕胎作用，孕妇当慎用或忌用。

## 川芎 Chuanxiong
### 《神农本草经》

【来源】本品系伞形科植物川芎的干燥根茎。主产于四川。生用或酒炙。

【性味归经】辛，温。归肝、胆、心包经。

【功效主治】

1. 活血行气，用于血瘀气滞诸痛证。本品辛香行散，温通血脉，既能活血，又能行气止痛，为"血中之气药"，用于各种血瘀气滞之证，如用于胸痹脘腹刺痛及癥瘕所引起痛证等；如肝郁气滞之胸胁疼痛，常与柴胡、白芍、香附同用，如柴胡疏肝散；如肝血瘀阻，癥瘕痞块、胸胁刺痛，常与桃仁、红花等同用，如血府逐瘀汤。此外，本品能"下行血海"，可以调经，为"妇科要药"。善治女子月经不调、痛经、闭经、产后瘀滞腹痛等证。

2. 祛风止痛，用于头痛，风湿痹痛。本品能"上行头目"而善治头痛，无论风寒、风热、风湿、血瘀、血虚所致头痛，皆可应用，故有"头痛不离川芎"之说。本品能

"旁通络脉"而祛风活血止痛，用治风湿痹痛，常配羌活、独活等同用，如羌活胜湿汤。

【用量用法】3~10g，煎服。

【使用注意】阴虚阳亢之头痛忌用；月经过多、气虚多汗、出血性疾病慎用。

考点提示：为什么医家常有"头痛不离川芎"的说法？

## 延胡索 Yanhusuo

《雷公炮炙论》

【来源】本品系罂粟科植物延胡索的干燥块茎，夏初茎叶枯萎时采挖。又名元胡。生用或醋炙用。

【性味归经】辛、苦，温。归肝、脾经。

【功效主治】活血，行气，止痛，用于气血瘀滞诸痛证。本品辛散苦泄温通，既善于活血，又长于行气，尤善止痛，故"延胡索能行血中气滞，气中血滞，专治一身上下之诸痛"。其止痛效果较佳，无论何种痛证，均可配伍应用。如心血瘀阻所致胸痹心痛，常与丹参、川芎、瓜蒌、蒲黄等同用；如肝郁气滞之胸胁胀痛，常配柴胡、香附、川芎等药；如寒邪之胃脘冷痛，常与桂枝、高良姜等同用；如女子气滞血瘀之痛经、产后瘀滞腹痛，常配当归、红花、香附等；如寒疝腹痛，常配橘核、小茴香、吴茱萸等；如外伤科跌打损伤引起痛证，常与乳香、没药等同用；对于风湿痹痛，常配秦艽、桑枝等。

此外，临床上报道延胡索用于治疗多种内脏痉挛性或非痉挛性疼痛及麻风病引起的神经痛，均有良好疗效。

【用量用法】煎服，3~10g；研末吞服，每次1.5~3g。醋制可增强止痛作用。

### 知识拓展

现代临床多用生延胡索及醋制品，醋制后止痛作用增强。延胡索起止痛作用的有效成分为生物碱（延胡索乙素等）。醋制后，游离的生物碱与醋酸结合生成易溶于水的醋酸盐，使醋制延胡索饮片的煎液中，总生物碱含量明显提高，故增强了止痛作用。

## 郁金 Yujin

《药性论》

【来源】本品系姜科植物温郁金、姜黄、广西莪术或蓬莪术的干燥块根。生用或矾水炙用。

【性味归经】辛、苦，寒。归肝、心、胆经。

【功效主治】

1. 活血止痛，用于气滞血瘀之胸、胁、腹痛等诸痛证。本品辛散苦降，寒能清热，既能行气解郁，又可活血定痛。善治血瘀气滞兼有郁热之证，如治肝郁气滞之胸胁刺痛，常配丹参、柴胡、香附等药；如治心血瘀阻之心胸痹痛，常配瓜蒌、薤白、丹参等药。

2. 行气解郁，用于热病神昏，癫痫痰闭之证。本品能辛散、解郁开窍醒神，性寒入心经，能清心火。对于湿温病，痰浊蒙闭心窍者，常配石菖蒲、山栀子、牡丹皮等药，如菖蒲郁金汤；对于痰浊蒙蔽心窍之癫痫、癫狂证，常与白矾配伍，以化痰开窍，如白金丸。

3. 清心凉血，用于气血上逆之各种出血证。本品性寒能清热，味苦能降泄，入肝经，故能降气清热而凉血止血。临床上常用治吐血、衄血及妇女倒经，常与生地黄、山栀子、牡丹皮等凉血止血药同用，如生地黄汤。

4. 利胆退黄，用于肝胆湿热证。治疗湿热型黄疸，常与茵陈蒿、山栀子等配伍使用；治疗胆石症，常与金钱草、虎杖等同用。

【用量用法】3~10g，煎服。

【使用注意】不宜与丁香、母丁香同用。

**知识链接**

郁金分广郁金和川郁金两种，但其名称与产地并不相符。广郁金（黄丝郁金）主产四川，川郁金（黑郁金）主产浙江温州（瑞安县），故又名温郁金，二者功用相似。

## 丹参 Danshen
### 《神农本草经》

【来源】本品系唇形科植物丹参的干燥根或根茎。生用，或酒炙用。

【性味归经】苦，微寒。归心、肝经。

【功效主治】

1. 活血祛瘀，用于瘀血或血行不畅之证。本品苦寒清泄，主入血分，善于活血祛瘀，被誉为"活血祛瘀之要药"，且古代医家有"一味丹参散，功同四物汤"之说，广泛用于各种瘀血病证。常应用于瘀血引起的胸痹刺痛、脘腹疼痛、癥瘕痞块、痹痛等证，常配川芎、当归等药。

2. 调经止痛，用于妇科血滞瘀阻诸证。本品既能活血祛瘀而又能调经止痛，且有"祛瘀生新而不伤正"之特点，被称为"妇科活血调经之要药"；善治妇女月经不调、痛经、经闭，产后瘀血阻滞腹痛等证，可单味研末，温黄酒送服，或配伍其他活血调经养血之品应用，如当归、益母草、泽兰等同用。

3. 凉血消痈，用于热毒瘀阻引起的疮疡肿毒。常与金银花、穿心莲、蒲公英等清热解毒药同用。

4. 清心安神，用于热病伤及营分之烦躁神昏或心悸失眠。本品能入血分，能清心凉血，又可除烦安神，善治热病邪热入心营所致烦躁不安及心悸失眠之证，常配生地黄、酸枣仁、玄参等，如天王补心丹。

此外，现代临床上用丹参治疗冠心病心绞痛、病毒性心肌炎、缺血性脑血管疾病、血栓闭塞性脉管炎、急慢性肝炎、肝脾肿大等疾病，主要以丹参为主的制成复方丹参滴丸、复方丹参注射液等，均疗效较佳。

【用量用法】10~15g，煎服。活血祛瘀宜酒炙。

【使用注意】不宜与藜芦同用。

**知识拓展**

丹参主要含有脂溶性非醌类成分，能扩张冠脉，增加冠脉血流量，改善心肌缺血，能提高心肌细胞耐缺氧能力；能扩张血管，降低血压。亦能改善血液流变性，降低血液黏度，抑制血小板和凝血功能，防止血栓形成；能保护红细胞膜。能调节血脂，抑制动脉粥样硬化斑块的形成。

## 桃仁 Taoren
《神农本草经》

【来源】本品系蔷薇科植物桃或山桃的成熟种子。生用，或炒用。

【性味归经】苦、甘，平；有小毒。归心、肝、肺、大肠经。

【功效主治】

1. 活血祛瘀，用于多种血瘀证以及肠痈、肺痈。本品苦甘性平，主入心肝血分，活血祛瘀力较强，故称为破血药。常用治血瘀所致的闭经、痛经、癥瘕积聚、产后瘀滞腹痛及跌打损伤等证，常配当归、川芎、红花等，如桃红四物汤。用治肠痈，常与大黄、牡丹皮等同用，如桃核承气汤；用治肺痈，常配苇茎、冬瓜仁等，如苇茎汤。

2. 止咳平喘，用于咳嗽气喘证。本品味苦，能降气平喘，常与杏仁配伍，如双仁丸。

3. 润肠通便，用于肠燥便秘。由于本品富含油脂，能滑肠润燥。常配当归、火麻仁、郁李仁等润肠之品同用。

【用量用法】5~10g，宜捣碎入煎。

【使用注意】孕妇忌服，便溏者当慎用。

## 红花 Honghua
《新修本草》

【来源】本品为菊科植物红花的筒状花冠。夏季花黄变红时采收，阴干或晒干。生用。

【性味归经】辛，温。归心、肝经。

【功效主治】

1. 活血通经，用于妇科瘀血阻滞所致的闭经、痛经、产后腹痛等证。由于本品辛散温通，主入心肝血分，能活血通经止痛，临床上常用治妇产科血瘀病证。或与桃仁、当归、川芎配伍应用。

2. 祛瘀止痛，用于血瘀诸痛证。本品能够散瘀消癥，多用治血瘀阻滞等证，尤善于血瘀有寒用证，常配川芎、延胡索等。本品亦能通利血脉止痛，为伤科要药，对于外伤跌打损伤、血瘀肿痛，常配乳香、没药等，或制成红花油、红花酊外用涂擦。

3. 凉血解毒，用于血热瘀滞，斑疹等证。因本品性凉而具有凉血解毒消斑的作用，故常与大青叶、紫草、牡丹皮、当归等配伍应用。

【用量用法】3~10g，煎服。

【使用注意】月经量多者及孕妇当忌用。

**知识拓展**

红花主要含有红花黄素、红花苷、新红花苷、少量糖类及油酸等。具有降低冠脉阻力、增加冠脉流量和心肌营养性血流量的作用；同时红黄色素分离物能对抗心律失常，扩张周围血管、降低血压。能抑制血小板聚集，降低全血黏度，防止血栓的形成。

## 益母草 Yimucao
《神农本草经》

【来源】 本品系形科一年生或二年生植物益母草的新鲜或干燥的地上部分。鲜品于春季幼苗期至初夏花前期进行采割；干品于夏季茎叶茂盛、花未开或初开时采割。又名茺蔚草。生用或膏用。

【性味归经】 苦、辛，微寒。归肝、心、膀胱经。

【功效主治】

1. 活血调经，用于妇科血瘀经产诸证。本品苦泄辛散，主入心肝二经，善于活血化瘀调经，被誉为"妇科经产要药"，故名益母。常用治妇科瘀滞所致的月经不调、经闭、痛经、瘀滞腹痛、产后恶露不尽等证。治疗妇科瘀滞经闭、痛经、月经不调，可单用熬膏服用，如益母膏；亦可与当归、川芎、赤芍等同用。

2. 利尿消肿，用于水肿，小便不利。本品兼入膀胱经，既能利尿消肿，又能活血化瘀，善治水瘀互结之水肿。可单用，或与车前子、白茅根等同用，以增强其利水消肿的作用。

3. 清热解毒，用于疮痈肿毒，皮肤瘾疹。本品能活血祛瘀、清热解毒，治疮痈肿毒，可单用鲜品捣敷或煎汤外洗，或配伍苦参、黄连、黄柏等清热燥湿药。

此外，益母草还可用于跌打损伤所致血瘀肿痛，常配乳香、没药、川芎等。

考点提示：**"妇科经产要药"指的是哪味药？**

【用量用法】 干品 9～30g，煎服。鲜品 12～40g。亦可熬膏用。外用捣敷或煎汤外洗。

【使用注意】 孕妇当慎用或忌用。

## 牛膝 Niuxi
《神农本草经》

【来源】 本品系苋科多年生植物牛膝的干燥根。主产于河南、四川，其中以产于河南省怀庆县者为道地药材，被称为怀牛膝，产于四川的称为川牛膝。生用，或酒炙用。

【性味归经】 苦、甘、酸。平。归肝、肾经。

【功效主治】

1. 逐瘀通经，用于瘀血阻滞所致的经闭、痛经、经产瘀血诸证及跌打损伤等证。本品苦泄下行，逐瘀活血通经力强，有疏利降泄的特点，多用于妇科血瘀经产诸证及跌打损伤等证。对于经闭、痛经、月经不调、产后腹痛等证，常与当归、熟地、桃仁、红花等同用，如血府逐瘀汤；治伤科跌打损伤等证，常与续断、乳香、没药等同用。

2. 补肝肾，强筋骨。本品味甘，主归肝肾二经，故能补益肝肾、强健筋骨，兼能祛除风湿，主要用治腰膝酸痛，下肢痿软之证。如肝肾虚损之腰膝酸痛者，常配伍杜仲、续断等补益肝肾之品；如久痹及肾所致腰膝疼痛者，常与独活、桑寄生、威灵仙等同用，如独活寄生汤。

3. 引火（血）下行，用于阴虚火旺所致上部的火热病证。本品具有引上炎之火（血）下行的作用。如气火上逆，血热妄行之吐血、衄血等证，常配白茅根、藕节、山栀子等凉血止血药；如胃火上炎所致口舌生疮、齿龈肿痛，常配石膏、知母、麦门冬等药，如玉女煎；如肝阳上亢所致头痛眩晕、目赤等证，常与代赭石、牡蛎、龙骨等平肝潜阳药配伍，如镇肝熄风汤。

4. 利尿通淋，用于淋证，水肿，小便不利等证。对湿热下注所致热淋、石淋、血淋等，常配车前子、滑石、瞿麦等利水渗湿药；对于水肿、小便不利等，常与泽泻、车前子、生地黄等同用，如济生肾气丸。

【用量用法】5～12g，煎服。祛瘀通经、引火（血）下行、利尿通淋宜生用；补益肝肾、强健筋骨多酒炙用。怀牛膝长于补肝肾，强筋骨；川牛膝长于活血通经。

【使用注意】孕妇及月经量过多者当忌用；肾虚之遗精、滑精及气虚下陷者当慎用。

## 土鳖虫 Tubiechong
### 《神农本草经》

【来源】本品系鳖蠊科昆虫地鳖或冀地鳖的雌虫干燥体。捕捉后，将其置于沸水烫死，晒干或烘干入药。

【性味归经】咸，寒；有小毒。归肝经。

【功效主治】

1. 破血逐瘀，用于血瘀阻滞所致经闭，产后瘀滞之腹痛，癥瘕积聚等证。本品主入肝经血分，长于破血逐瘀，消积通经。用治血瘀经闭、产后瘀血阻滞之腹痛等，常配大黄、桃仁等药，如下瘀血汤；对于癥瘕痞块之证，常与鳖甲、柴胡、桃仁等配伍，如鳖甲煎丸。

2. 续筋接骨，用于伤科跌损瘀肿，骨折筋伤等证。本品长于活血疗伤，续筋接骨，为骨伤科常用药。对于骨折筋伤之证，可单用研末外敷，或研末后用黄酒送服，或与骨碎补、自然铜、乳香、没药等配伍。

【用量用法】3～10g，煎服。研末服，每次1～1.5g，以黄酒送服。

【使用注意】孕妇当忌用。

## 莪术 Ezhu
### 《药性论》

【来源】本品系姜科植物蓬莪术、广西莪术或温郁金的干燥根茎。生用或醋炙用。

【性味归经】辛、苦，温。归肝、脾经。

**【功效主治】**

1. 行气破血，用于气血瘀滞所致的癥瘕积聚，经闭，产后腹痛、心腹疼痛及跌打损伤等证。本品入血分，既能破血消癥，又能行气止痛，为破血消癥的代表药。用治血瘀经闭、痛经，常配当归、红花、牡丹皮等；用治癥瘕积聚，经闭，产后腹痛、心腹疼痛及跌打损伤等证，常与三棱、川芎等同用，如莪术散；对上述病证若属正气虚者，应与黄芪、人参、当归等扶正之品同用，以求攻补兼施。

2. 消积止痛，用于食积气滞，脘腹胀满之证。本品亦入气分，长于行气化瘀，消积止痛，常配青皮、木香、枳实、槟榔等行气药，增强行气消积的作用，如莪术丸。

**【用量用法】** 6~9g，煎服。祛瘀止痛应醋制用。

**【使用注意】** 孕妇及月经量过多者忌用。

# 水蛭 Shuizhi
## 《神农本草经》

**【来源】** 本品系水蛭科动物蚂蟥、水蛭及柳叶蚂蟥等的干燥体。夏秋季捕捉。捕捉后洗净，用沸水烫死，晒干或低温干燥，生用或用滑石粉烫后用。

**【性能特点】** 咸、苦，平。有小毒。归肝经。

**【功效主治】**

破血逐瘀消癥，用于癥瘕积聚，血瘀经闭，跌打损伤等证。本品破血逐瘀力峻猛，且疗效极佳，为破血消癥之良药。对于癥瘕积聚证，常与莪术、三棱、虻虫等同用；若兼体虚者，应与人参、熟地、当归等益气养血之品同用，以免伤其正气；对跌打损伤等证，常与骨碎补、自然铜等同用。

**【用量用法】** 1~3g，煎服。焙干研末吞服，每次0.3~0.5g。

**【使用注意】** 孕妇及月经过多者当忌用。

其他活血化瘀药见表6-15。

表6-15　其他活血化瘀药

| 药名 | 功效 | 主治 | 要点 | 使用注意 |
| --- | --- | --- | --- | --- |
| 乳香 | 行气止痛，消肿生肌 | 血瘀诸痛证；痈肿疮毒 | 伤科常用药，常与没药同用 | 脾胃虚弱及孕妇当慎用 |
| 没药 | 活血止痛，消肿生肌 | 与乳香相似 | 伤科常用药，活血化瘀作用强于乳香 | |
| 姜黄 | 活血行气，通经止痛，祛风疗痹 | 胸胁刺痛、经闭、痛经、跌打瘀痛；风湿肩臂疼痛；痈肿疮疡 | 善于行肢臂而通痹止痛 | 煎服，外用适量 |
| 五灵脂 | 活血止痛，化瘀止血 | 血瘀阻滞诸痛证；出血证 | 为治疗血瘀诸痛之要药 | 入煎剂宜包煎，外用适量 |
| 鸡血藤 | 行血补血，调经，舒筋活络 | 血瘀经闭证；风湿痹痛，手足麻木，中风瘫痪 | 本品既能活血，又能补血，善治血虚血瘀证 | 10~15g，大剂量可用至30g，可煎膏服用 |

续表

| 药名 | 功效 | 主治 | 要点 | 使用注意 |
|---|---|---|---|---|
| 王不留行 | 活血通经，下乳消痈，利尿通淋 | 血瘀经闭、痛经；产后乳汁不下及乳痈；热淋、石淋、血淋等证 | 具有"通利血脉，行而不住"的特点。 | 孕妇慎用 |
| 骨碎补 | 活血续伤，补肾强骨 | 跌打损伤，瘀肿疼痛；肾虚腰膝痛、牙痛等证 | 伤科常用药 | 阴虚内热及无瘀血者当慎用 |
| 自然铜 | 散瘀止痛，接骨疗伤 | 跌打损伤，骨折筋断，瘀肿疼痛；瘿瘤、疮疡、烫伤等 | 能促进骨折的愈合，伤科接骨续筋要药 | 不宜久服，阴虚火旺及血虚无瘀者当慎用 |
| 三棱 | 破血行气，消积止痛 | 血瘀气滞之癥瘕积聚、经闭腹痛等；食积气滞脘腹胀痛 | 常与莪术同用，本品偏于破血，莪术偏于破气 | 醋制增强止痛的作用，月经过多及孕妇当禁用 |
| 穿山甲 | 活血消癥，通经下乳，消肿排脓 | 癥瘕积聚、血瘀经闭、及风湿痹痛等；产后乳汁不通及偏少；疮疡等 | 长于活血消癥通经下乳、消肿排脓 | 痈疽已溃及孕妇当忌服 |

# 任务十三　化痰止咳平喘药

## 任务导入

患者魏某，男，34岁。发热胸痛5天余，咳痰带有血块，并伴腥臭味，舌红，苔黄腻，脉滑数。

请您完成以下任务：

1. 通过本案例分析，该患者应辨证诊断为何证？
2. 试分析该患者适合应用本任务中哪些药物治疗。

凡以祛痰和消痰为主要作用，用以治疗痰证的药物，称为化痰药；以减轻或制止咳嗽、喘息为主要作用，主治咳喘证的药物，称为止咳平喘药。上三者在临床表现上往往相互兼杂，咳嗽多夹痰，痰多又导致咳喘，且化痰药大多有止咳、平喘之功，止咳、平喘药又兼有化痰的作用，故将两者结合，合称化痰止咳平喘药。

痰是人体中津液代谢或运行出现障碍所形成的一种病理产物，同时又是一种致病因素，痰证发病的部位多变，病因病情也较为复杂，一般根据痰形成的原因大致分为寒痰、湿痰、热痰、燥痰等，所以化痰药可分为温化寒痰药、清化热痰药两大类，前者药性温燥主要用于湿痰和寒痰，后者药性凉润，主要用于燥痰和热痰。因"肺为贮痰之器"，所以本章节药物主归肺经，药物多以辛味为主。

　　根据"气行则水行"的说法此类药物常与理气药共用，以达到行气化痰的目的，其次"脾为生痰之源"所以应用中还应注意与健脾燥湿药配伍，以标本兼顾。最后应根据病性和痰、咳、喘兼证的不同进行相应配伍。如属里热者，应配伍清热药；如偏里寒者，应配伍温里药；如属虚劳咳喘者，应配伍补虚药；如属脾虚者，应配伍健脾药；如属肺阴虚者，应配伍养阴清肺药；若咳喘兼有表证者，应配伍解表药；若咳喘兼有内风者，应配伍息风潜阳药。

　　使用化痰止咳平喘药时应注意以下几点：个别药物药性属温燥者，不宜用于热痰、燥痰、阴虚或痰中带血者；若其药性属凉润者，不宜用于寒痰、湿痰；刺激性较强的化痰药，则不宜用于咳嗽兼有咳血者，以免加重出血倾向；感冒或在麻疹初起若有表邪之咳嗽，不宜单用止咳药，并且忌用收敛性的止咳平喘药，以免恋邪致使麻疹透发不畅；个别有毒药物应注意用法用量。

# 半夏 Banxia
## 《神农本草经》

　　【来源】 本品系天南星科植物半夏的干燥块茎。夏、秋二季茎叶茂盛时采挖，除去外皮及须根。晒干，为生半夏；一般用姜汁、明矾制过入药。

　　【性味归经】 辛，温；有毒。归脾、胃、肺经。

　　【功效主治】

　　1. 燥湿化痰，用于湿痰，寒痰证。本品辛温而燥，善于燥湿化痰，被誉为"治疗湿痰、寒痰之要药"。对于湿痰壅滞胸闷，常与陈皮、茯苓配伍同用，如二陈汤；对于寒痰，常配细辛、干姜等，如小青龙汤；对于湿痰上蒙清窍之眩晕，常与天麻、白术等配伍，半夏白术天麻汤。

　　2. 降逆止呕，用于各种呕吐。半夏为止呕要药，不论各种原因之呕吐，均可随证配伍应用。尤善于治痰饮或胃寒呕吐，常配生姜相须为用，如小半夏汤；对胃热呕吐，常配黄连、陈皮、竹茹等；对胃阴虚之呕吐，常配麦冬、石斛等；对胃气虚呕吐，常配人参或党参等，如大半夏汤；对妊娠呕吐，常配紫苏梗、砂仁等。

　　3. 消痞散结，用于结胸，心下痞，梅核气等证。本品辛开散结，化痰消痞。对于痰热互结之结胸，常与瓜蒌、黄连、薤白等同用，小陷胸汤；对于痰热阻滞之心下痞满证，常配黄芩、干姜、黄连、人参等，如半夏泻心汤；对于梅核气，常与厚朴、紫苏、茯苓等配伍，如半夏厚朴汤。

　　4. 消肿止痛，用于瘿瘤、痰核、瘰疬，痈疽肿毒及毒蛇咬伤等。本品内服能消痞散结，外用能消肿止痛，对于痈疽肿毒及毒蛇咬伤、无名肿毒等，单用研末调敷，或鲜品捣敷；对于瘿瘤痰核瘰疬等证，常配海藻、昆布、川贝等，以增强消肿散结之功。

　　【用量用法】 内服一般为炮制后使用，3~9g，煎服。外用适量，磨汁涂或研末以酒调敷患处。

　　【使用注意】 反乌头，不宜与乌头类药材如川乌、制川乌、草乌、制草乌、附子等同用。本品药性温燥，对于热痰、阴虚燥咳、血证、燥痰等当慎用。

半夏块茎含挥发油、少量脂肪、淀粉、烟碱、生物碱、黏液质、多种氨基酸、皂苷、糖苷、辛辣性醇类等。其水煎液有镇咳、祛痰、解除支气管平滑肌痉挛作用；并能抑制呕吐中枢而止呕。

## 天南星 Tiannanxing
### 《神农本草经》

【来源】本品系天南星科植物天南星、异叶天南星或东北天南星的干燥块茎。秋、冬二季采挖，除去须根及外皮，晒干，即为生南星；用姜汁、明矾制过用，为制南星。

【性味归经】苦、辛，温；有毒。归肺、肝、脾经。

【功效主治】

1. 燥湿化痰，用于湿痰、寒痰、顽痰证。本品辛温苦燥之性强于半夏，有较强的燥湿化痰之功，除治疗寒痰、湿痰外，多用于治疗顽痰。对痰湿阻肺所致咳嗽痰多、胸闷咳喘之证，常配半夏、枳实、陈皮等，如导痰汤；对痰热咳嗽，常用胆南星，常配黄芩、竹茹、瓜蒌等，对于寒痰咳嗽，常配细辛、干姜等。

2. 祛风止痉，用治风痰证所致眩晕，中风，癫痫及破伤风等。本品入肝经能祛风痰而止痉挛，善于治疗风痰证。对风痰所致眩晕，常配半夏、天麻等；对中风之半身不遂、口眼㖞斜等，常配半夏、白附子、僵蚕等；对癫痫，常配牛黄、水牛角、石菖蒲等；对破伤风，常配白附子、防风、天麻等。

3. 消肿散结止痛，用于痈肿，虫蛇咬伤等。对于痈疽肿痛，单用研末调敷，也可鲜品捣敷；对虫蛇咬伤，可配伍雄黄捣敷。

【用量用法】3~9g，多制用，煎服。外用适量，研末以醋或酒调敷。

【使用注意】孕妇及阴虚燥痰者当忌服。

## 白芥子 Baijiezi
### 《名医别录》

【来源】本品系十字花科一年生或多年生草本植物白芥的种子。生用或炒用。

【性味归经】辛，温。归肺、胃经。

【功效与应用】

1. 温肺化痰，用于寒痰喘咳，悬饮等证。本品辛温走散，能行气化痰，逐饮邪，善治"皮里膜外之痰"。治寒痰壅肺，咳喘痰多兼胸闷，常配苏子、莱菔子等，如三子养亲汤。

2. 行气散结，用于阴疽流注或痰阻经络关节所致肢体麻木，关节肿痛等证。本品能祛经络之痰，能通络散结止痛。对阴疽流注，常配鹿角胶、肉桂、熟地等，以温阳消痰，通络散结，如阳和汤。对痰阻经络所致肢体麻木或关节肿痛等，常配马钱子、没药等。

【用量用法】3~6g，煎服。不宜久煎。外用适量，研末调敷。

【使用注意】本品辛温走散，能耗气伤阴，故久咳气虚及阴虚火旺者当忌用。因能刺激胃肠道，产生腹痛、腹泻故用量不宜过大。本品外敷对皮肤黏膜有刺激性，能发泡。有消化道溃疡、出血者当忌内服，且皮肤过敏者不宜外用。

## 旋覆花 Xuanfuhua
### 《神农本草经》

【来源】本品系菊科植物旋覆花或欧亚旋覆花的干燥头状花序。夏、秋二季花开时采收，除去杂质，阴干或晒干。生用，或蜜炙用。

【性味归经】苦、辛、咸，微温。归肺、脾、胃经。

【功效主治】

1. 降气化痰，用于痰浊壅肺或痰饮蓄结证。本品苦降辛开，降气化痰止咳，利水而消痞除满。对寒痰壅肺所致喘咳证，常配紫苏子、半夏、前胡等；对痰热壅肺所致喘咳证，常配桑白皮、瓜蒌等。对痰饮互结于胸膈所致痞满憋闷者，常配海浮石、海蛤壳等。

2. 降逆止呕，用于噫气，呕吐等证。本品入胃经，善于降胃气而止呕。常用治肺胃气逆之证。对痰浊中阻，胃气上逆所致噫气、呕吐等证，常配代赭石、法半夏、生姜等，如旋覆代赭汤。

【用量用法】3~9g，煎服，入汤剂应包煎。

## 白附子 Baifuzi
### 《中药志》

【来源】本品系天南星科植物独角莲的干燥块茎。

【性味归经】辛，温；有毒。归胃、肝经。

【功效主治】

1. 祛风痰、定惊搐，用于风痰之中风口眼歪斜、癫痫，破伤风，偏头痛等风痰证。本品药性辛温，善于上行，能燥湿化痰，祛风解痉，善治风痰所致头面部疾病，常用治头面风瘫。对于中风之口之眼歪斜，常配全蝎、僵蚕等，如牵正散；对风痰所致之惊风、癫痫等，常配天南星、天麻等；对破伤风证，常配天麻、防风、南星等，如玉真散；对偏头痛，常配白芷、川芎等。

2. 解毒散结止痛，用于瘰疬痰核及毒蛇咬伤等。单用或配野菊花等清热解毒药，捣汁内服或外敷。

【用量用法】3~6g，一般炮制后用，煎服；研末内服，0.5~1g，过量可致中毒。外用生品，制成膏剂或研末用酒调敷。

【使用注意】阴虚或血虚动风、热动肝风者、孕妇均当慎用。

## 川贝母 Chuanbeimu
### 《神农本草经》

【来源】本品系百合科植物川贝母、暗紫贝母、甘肃贝母、梭砂贝母、太白贝母或瓦布贝母的干燥鳞茎。前三者按不同性状习称"松贝"和"青贝";后者称"炉贝"。生用。

【性味归经】苦、甘,微寒。归肺、心经。

【功效主治】

1. 清热润肺、化痰止咳,用于肺热、肺燥及虚劳咳嗽。本品药性苦寒,能清泄肺热化痰;本品又味甘质润,能润肺止咳,故善治热痰、燥痰及内伤久咳等证。对肺虚、肺痨久咳,常与沙参、麦冬等养阴润肺之品配伍;对于肺热、肺燥之咳嗽,常配知母,如二母丸。

2. 散结消痈,用于瘰疬、乳痈、肺痈及疮痈。本品性寒味苦,能够清热解郁、化痰散结。对痰热郁结之瘰疬,常配玄参、牡蛎等以化痰软坚散结,如消瘰丸;对于热毒壅盛乳痈、肺痈、疮痈等证,常配蒲公英、鱼腥草、金银花等。

【用量用法】3~10g,煎服。研末冲服,1~2g。

【使用注意】反乌头,不宜与川乌、制川乌、草乌、制草乌、附子同用。脾胃虚寒及寒痰、湿痰者当忌用。

## 浙贝母 Zhebeimu
### 《本草正》

【来源】本品系百合科植物浙贝母的干燥鳞茎。

【性味归经】苦,寒。归肺、心经。

【功效主治】

1. 清热化痰止咳,用于风痰、热痰咳嗽。本品苦寒之性大于川贝母,善于清热化痰,故对热痰之咳嗽多用本品,但润肺止咳不及川贝母。对热痰咳嗽,常与瓜蒌、知母配伍。

2. 解毒散结消痈,瘰疬,瘿瘤,疮痈,肺痈等证。本品既能苦泄清热,又能散结消痈。对痰热互结之瘰疬,常配玄参、牡蛎等;治疗瘿瘤,常配海藻、昆布等软坚散结之品;对乳痈、肺痈、疮痈等,常配蒲公英、鱼腥草等清热解毒之品。

【用量用法】5~10g,煎服。

【使用注意】阴虚或血虚动风、热动肝风者、孕妇均当慎用。

## 桔梗 Jiegeng
### 《神农本草经》

【来源】本品系桔梗科植物桔梗的干燥根。生用或炒用。

【性味归经】苦、辛，平。归肺经。

【功效主治】

1. 宣肺祛痰，用于咳嗽痰多，胸闷不畅等证。本品辛散苦泄，药性平和，能宣开肺气而祛痰，故被称为"治疗肺经气分之要药"。对外感内伤以及寒热虚实引起的咳嗽皆可应用。对风寒咳嗽，常配伍紫苏、杏仁等，如杏苏散；对风热咳嗽，常配桑叶、菊花等，如桑菊饮；对痰滞胸痞，肺气阻滞者，常配枳壳等。此外，本品能够开宣肺气，根据"开宣肺气以通二便"的理论，临床上亦可用治癃闭、便秘等二便不通证。

2. 利咽开音，用于咽喉肿痛、失音等证。本品能宣肺而利咽开音，常配甘草、牛蒡子等，如桔梗汤；对热毒引起的咽喉肿痛者，常配射干、板蓝根、马勃等。

3. 祛痰排脓，用于肺痈吐脓等。本品能开肺气排脓痰，善治肺痈咳喘，常配鱼腥草、冬瓜仁等。

此外，本品具有"载药上行"的作用，本品在临床上可作为治疗上焦部位疾病的引经药。

【用量用法】3~10g，煎服。

【使用注意】本品药性升散，对于呕吐、眩晕、呛咳等气机上逆之证以及阴虚火旺者均当慎用。本品内服量过大易致恶心，不宜用量过大。

## 瓜蒌 Gualou
### 《神农本草经》

【来源】本品系葫芦科植物栝楼和双边栝楼的干燥成熟果实。生用，或以仁制霜用。

【性味归经】甘、微苦，寒。归肺、胃、大肠经。

【功效主治】

1. 清热化痰，用于痰热咳喘。本品甘寒质润，能够清肺润肺而化痰，善治热痰、燥痰。对于热痰咳嗽，胸膈满闷者，常配黄芩、胆南星、枳实等，如清气化痰丸；对于燥邪伤肺者，咳痰不爽者，常配桔梗、川贝母、天花粉等。

2. 散结消痈，用于肺痈、肠痈、乳痈等。对于肺痈咳吐脓血，常配鱼腥草、桃仁、芦根等；对于肠痈，常与败酱草、薏苡仁、大血藤等；对于乳痈初起，红肿热痛，常配蒲公英、金银花、乳香等。

3. 利气宽胸，用于胸痹、结胸等。本品能利气宽胸而通痹散结，故为"治胸痹之要药"。对于痰气郁结，胸阳不振之胸痹疼痛，常配半夏、薤白等，如瓜蒌薤白半夏汤、栝楼薤白白酒汤；对于痰热互结之结胸证，常配半夏、黄连等，如小陷胸汤。

4. 润肠通便，用于肠燥便秘。取本品之种仁，由于富含油脂，故能润肠通便，常配火麻仁、郁李仁等润肠通便药。

【用量用法】全瓜蒌，9~15g，煎服；瓜蒌皮6~12g；瓜蒌仁10~15g，打碎入药。

【使用注意】本品性甘寒而润，故脾虚便溏及寒痰、湿痰者当忌服。反乌头，不宜与川乌、制川乌、草乌、制草乌、附子同用。

**知识链接**

瓜蒌皮为瓜蒌的果皮，善于宽胸散结，多用治胸痹等证；瓜蒌仁为瓜蒌的成熟种子，因富含脂肪油而能润肠通便，多用治肠燥便秘证。

## 前胡 Qianhu
*《名医别录》*

【来源】本品系伞形科植物白花前胡的干燥根。生用，或蜜炙用。

【性味归经】苦、辛，微寒。归肺经。

【功效主治】

1. 降气化痰，用于咳喘痰多者。本品药性苦寒，既能降气止咳，又能清热化痰，独入肺经，故长于宣肺化痰降气，疏散风热；善治外感风热兼热痰所致之咳喘痰多。对热痰壅肺之咳喘，常配桑白皮、苦杏仁、贝母等，如前胡散；本品亦可用治寒痰湿痰证，常配白前、半夏等。

2. 宣散风热，用于外感风热兼咳嗽有痰者。本品具有疏散风热的作用，常与桑叶、牛蒡子、薄荷、桔梗等同用。

【用量用法】煎服，6~10g。

## 苦杏仁 Kuxingren
*《神农本草经》*

【来源】本品系蔷薇科植物山杏、西伯利亚杏、东北杏或杏的干燥成熟种子。生用，或炒用。

【性味归经】苦，微温；有小毒。归肺、大肠经。

【功效主治】

1. 止咳平喘，用于各种咳喘证。本品苦温降泄，兼宣发肺气而止咳平喘，被称为"治疗咳喘之要药"，可用治各种咳喘证。对风寒喘咳，常配麻黄、桂枝、甘草等，如麻黄汤；对于风热喘咳，常配桑叶、菊花、桔梗等，如桑菊饮；对燥热咳嗽，常配浙贝母、沙参、桑叶、栀子等，如桑杏汤；对肺热咳喘，常配石膏、麻黄、甘草等，如麻杏石甘汤。

2. 润肠通便，用于肠燥便秘。本品质润多脂，能润滑肠道而通便，常配柏子仁、郁李仁、松子仁、桃仁等，如五仁丸。

【用量用法】5~10g，煎服。生品应打碎入煎剂后下。

【使用注意】阴虚咳喘及大便溏泻者当忌用。有小毒，内服不宜过量。婴儿慎用。

　　甜杏仁为蔷薇科植物杏或山杏的部分栽培种而味甘甜的干燥种子。主产于河北、北京、山东等地。性味甘，平。功效类似于苦杏仁，偏于滋润，宜于虚劳咳嗽气喘。用量3～10g。

## 百部 Baibu

《名医别录》

【来源】本品系百部科植物直立百部、蔓生百部或对叶百部的干燥块根。生用或蜜炙用。

【性味归经】甘、苦，微温。归肺经。

【功效主治】

1. 润肺止咳，用于新久咳嗽、肺痨咳嗽、百日咳等多种咳嗽。本品甘润苦降，药性微温不燥，善于润肺止咳。对风寒咳嗽，常配荆芥、桔梗、紫菀等，如止咳散；对风热咳嗽，常与桑叶、薄荷等配伍；对气阴两虚之久咳不止者，常配黄芪、沙参、麦冬等；对肺痨咳嗽，常配阿胶、川贝母等；单味制糖浆，用治小儿百日咳。

2. 外用杀虫灭虱，用于蛲虫，阴道滴虫，头虱及疥癣等。对于蛲虫病，单品浓煎约50ml，睡前保留灌肠，连续10天；对于阴道滴虫，常配蛇床子、苦参等煎汤坐浴外洗或熏洗。

【用量用法】3～9g，煎服。外用适量，水煎或酒浸。久咳、虚咳宜蜜炙用。

【使用注意】脾虚食少，便溏者当忌用。

## 紫苏子 Zisuzi

《名医别录》

【来源】本品系唇形科植物紫苏的干燥成熟果实。生用或微炒。

【性味归经】辛，温。归肺经。

【功效主治】

1. 降气化痰、止咳平喘，用于痰壅气逆咳喘痰多等证。本品善于降气消痰而止咳平喘，常用治痰壅气逆之咳喘证。对风寒咳喘，常配苦杏仁、百部等；对于痰壅气逆之咳喘证，常与白芥子、莱菔子相配伍，如三子养亲汤。

2. 润肠通便，用于肠燥便秘。本品含有油脂有润滑肠道的作用，常配杏仁、火麻仁等润肠药。

【用量用法】3～10g，用时捣碎煎服。

【使用注意】阴虚咳喘及脾虚便溏者应慎用。

# 葶苈子 Tinglizi

## 《神农本草经》

【来源】本品系十字花科植物播娘蒿或独行菜的干燥成熟种子。前者称"北葶苈",后者称"南葶苈"。生用,或炒用。

【性味归经】辛、苦,大寒。归肺、膀胱经。

【功效主治】

1. 泻肺平喘,用于痰涎壅盛之咳喘证。本品药性大寒,苦降辛散,善于清泻肺之水饮而平喘,常配大枣,缓和药性,如葶苈大枣泻肺汤;亦常配紫苏子、桑白皮、苦杏仁等,增强其泻肺平喘的作用。

2. 利水消肿,用于胸腹积水实证。本品辛散,有利于宣泄肺气而通调水道,故能治疗上述病证,且本品药力峻猛,宜当慎用。对肺气壅实之水肿、小便不利,常与牵牛子等峻下逐水药相配;对痰热结胸之胸胁积水,常配大黄、芒硝、杏仁等,如大陷胸汤;对湿热蕴阻引起的腹水肿满,常配防己、椒目、大黄等,如已椒苈黄汤。

【用量用法】3~10g,包煎。研末服,3~6g。

其他化痰止咳平喘药见表6-16。

表6-16 其他化痰止咳平喘药

| 药名 | 功效 | 主治 | 要点 | 使用注意 |
|------|------|------|------|----------|
| 白前 | 降气消痰 | 咳嗽痰多,胸痞喘急 | 善治肺气上逆之咳喘症 | 胃溃疡、出血倾向者当慎用,阴虚劳嗽当忌用 |
| 竹茹 | 清热化痰,清胃止呕 | 热痰咳嗽;热痰内扰心神;胃热呕吐 | 善治痰热咳嗽、亦能清心、胃二经之热 | 寒痰者当慎用 |
| 竹沥 | 清热豁痰,定惊利窍 | 痰热咳喘;惊痫癫狂 | 善走窍逐痰,祛痰力强 | 寒痰咳喘及脾胃虚寒便溏者当慎用 |
| 天竺黄 | 清热化痰清心定惊 | 小儿痰热惊风,癫痫,热病神昏 | 治小儿痰热惊风要药 | 0.6~1g,研末吞服 |
| 海藻 | 消痰软坚,利水消肿 | 瘿瘤、瘰疬、睾丸肿痛;脚气浮肿、水肿 | 治瘿瘤、瘰疬要药 | 反甘草 |
| 昆布 | 消痰软坚,利水消肿 | 瘿瘤、瘰疬、睾丸肿痛;脚气浮肿、水肿 | 治瘿瘤、瘰疬要药 | / |
| 桑白皮 | 泻肺平喘,利水消肿 | 肺热咳喘;水肿实证 | 泻肺清热要药 | 泻肺清热宜生用;肺虚咳嗽宜蜜炙 |
| 枇杷叶 | 清肺化痰,降逆止呕 | 肺热咳喘;胃热呕吐呃逆 | 善治肺、胃之热所致咳嗽、呕吐等证 | 止咳宜蜜炙;止呕宜生用 |
| 紫菀 | 润肺化痰止咳 | 咳嗽痰多 | 善于化痰 | 外感暴咳宜生用;内伤久咳宜炙用 |
| 款冬花 | 润肺化痰止咳 | 咳嗽痰多 | 善于止咳 | / |

续表

| 药名 | 功效 | 主治 | 要点 | 使用注意 |
|---|---|---|---|---|
| 马兜铃 | 清肺化痰，止咳平喘，清热平肝 | 肺热咳喘痰多色黄；肝阳上亢；痔疮肿痛 | 本品善化痰止咳平喘作用，虚实喘咳均可应用 | 肺虚久咳宜蜜炙；寒喘及脾虚便溏当慎用 |
| 白果 | 敛肺定喘，缩尿止带 | 哮喘痰嗽；带下，白浊，小便频数，遗尿遗精等 | 善治带下白浊之证 | 有毒，忌生食；不可多用，小儿忌用 |
| 胖大海 | 清肺化痰，利咽开音，润肠通便 | 肺热所致咽喉肿痛、喑哑等证；肠燥便秘 | 善清肺热，亦能润下通便 | 2~4 枚，沸水泡服或煎服 |

# 任务十四　安　神　药

## 任务导入

　　患者赵某，女，36 岁。近半年来睡眠欠佳，多梦，易健忘。常伴有心悸，神疲。面色少华，唇甲苍白。苔薄，舌淡，脉细。

　　请您完成以下任务：

　　1. 从病症上分析该患者是实证还是虚证？

　　2. 治疗该患者的中药在配伍上应注意什么？

　　凡以安定神志为主要作用，用于治疗心神不宁等病证的药物，称安神药。

　　安神药大多数药性甘、平，个别药物药性寒凉兼有清热的作用，由于神志主要归心所掌管，又受"肝主疏泄"的影响，故安神药主归心、肝经，主要适用于神志失常等病证，如心神不宁、失眠、惊悸、健忘，癫狂、惊风、癫痫等，从病症上看主要以虚实两类为主，所以安神药主要分为重镇安神药和养心安神药。重镇安神药多为矿石贝壳类以及植物种子类，其中矿石贝壳类药物质重，具有镇静安神的作用，用治因心火亢盛、热扰心神、痰浊内阻、暴受惊恐等所致心神不安者；养心安神药多为植物种子类药物，药性质润性补而具养心安神的作用，用治阴血不足，心失濡养；心气不足，心阳虚衰所致心脉失养等证。

　　导致神志失常病证的诱因很多，因此使用此类药物应根据相应的病因病机，进行合理的配伍用药。如属心火亢盛者，应配伍清心降火药；如痰热内扰者，应配伍清热化痰药；如肝阳偏亢者，应配伍平肝潜阳药；如属心脾气虚者，应配伍健脾益气药；如属痰浊蒙蔽心窍者，应配与化痰开窍药。

## 酸枣仁 Suanzaoren

《神农本草经》

　　【来源】本品系鼠李科植物酸枣的干燥成熟种子。生用或炒用，用时捣碎。

　　【性味归经】甘、酸，平。归心、肝、胆经。

【功效主治】

1. 养心益肝安神，用于心悸失眠。本品味甘酸，主入心肝二经，能养心阴、益肝而安神，被誉为"养心安神之要药"。尤适于心肝血虚所致的心悸怔忡、失眠多梦等证，常配当归、龙眼肉、白芍等；对心脾气血两虚所致心悸、失眠多梦、体倦乏力等，常配人参、当归、黄芪、白术等，组成归脾汤；对心肾不交所致心悸、失眠多梦、健忘梦遗等，常配麦门冬、玄参、生地、远志等，如天王补心丹。对肝虚有热所致虚烦不眠，常配知母、茯苓、川芎等，如酸枣仁汤。

2. 敛汗生津，用于体虚、盗汗等证。本品味酸，又能敛汗止汗，常用治体虚多汗，常配五味子、牡蛎、黄芪、山茱萸等。

【用量用法】10~15g，煎服。研末冲服，每次1.5~3g。宜炒后用。

## 柏子仁 Baiziren
《神农本草经》

【来源】本品系柏科植物侧柏的干燥成熟种仁。生用。

【性味归经】甘，平。归心、肾、大肠经。

【功效主治】

1. 养心安神，用于心悸失眠。本品味甘质润，主入心肾二经，能补养阴血，交通心肾，善治疗心阴虚及心肾不交之心悸失眠等症。对心阴虚者，常配人参、牡蛎、五味子等，如柏子仁丸；对心肾不交者，常配熟地黄、麦门冬、石菖蒲等伍，如柏子养心丸。

2. 润肠通便，用于肠燥便秘。本品以种仁入药，富含油脂，故能润肠通便。对阴血亏虚、产后及老年性肠燥便秘、习惯性便秘，常配郁李仁、杏仁、桃仁、松子仁等，如五仁丸。

【用量用法】3~10g，煎服。

【使用注意】便溏及痰湿者当慎用。

## 远志 Yuanzhi
《神农本草经》

【来源】本品系远志科植物远志或卵叶远志的干燥根。生用，或炙用。

【性味归经】苦、辛，温。归心、肾、肺经。

【功效主治】

1. 宁心安神，用于惊悸、失眠健忘。本品主入心、肾二经，向上可开心气而宁心安神，向下可通肾气而强志不忘，故有"交通心肾"的特点。常用治心肾不交之心悸、失眠健忘等证，常配茯神、人参、龙齿、朱砂等，如安神定志丸。

2. 祛痰开窍，用于痰阻心窍，癫痫发狂。本品味辛性温，能祛痰而利心窍，善治痰阻心窍之癫痫狂躁等证，常配石菖蒲、郁金、白矾等；治疗咳嗽痰多，常配杏仁、贝母、瓜蒌、桔梗等。

241

3. 消散痈肿，用于痈疽疮毒，乳房痈肿。可单用研末以黄酒送服，或捣烂后外敷于患处即可。

【用量用法】3~10g，煎服。

【使用注意】有胃炎及胃溃疡者当慎用。

# 朱砂 Zhusha
## 《神农本草经》

【来源】本品系硫化物类矿物辰砂族辰砂，主含硫化汞（HgS）。

【性味归经】甘，寒；有毒。归心经。

【功效主治】

1. 镇心安神，用于心神不安、心悸、失眠、惊风、癫狂等证。本品药性甘寒，专入心经，能降火重镇，常用治心火亢盛之心神不安、惊悸失眠或高热神昏惊厥、小儿急惊风、癫痫等证。对心火亢盛之心神不宁，惊悸失眠之证，本品常配莲子心、黄连、酸枣仁等；对高热神昏惊厥之证，常配牛黄、麝香、郁金等，如安宫牛黄丸；对小儿急惊风，常配牛黄、麝香、防风、僵蚕等，如牛黄散；对癫痫抽搐神昏，常配磁石、六神曲等，如磁朱丸。

2. 清热解毒，用于疮疡肿毒，咽喉肿痛，口舌生疮等。本品具有较强的清热解毒的作用，常用治疮疡肿毒，咽喉肿痛，口舌生疮等证，内服、外用均可。对于疮疡肿毒，常配麝香、雄黄、五倍子等，如紫金锭；对于口舌生疮、咽喉肿痛等，常配冰片、硼砂等伍，制成外用散剂，如冰硼散。

【用量用法】0.1~0.5g，研末冲服，或入丸散剂，不宜入煎剂。外用适量。

【使用注意】本品有毒，内服不易过量或久服，以免汞中毒；孕妇及肝肾功能不全者当禁用。因本品火煅后则析出水银，有剧毒，当忌火煅。

# 龙骨 Longgu
## 《神农本草经》

【来源】本品系古代哺乳动物如三趾马、犀类、鹿类、牛类、象类等的骨骼化石或象类门齿的化石。生用，或煅用。

【性味归经】甘、涩，平。归心、肝、肾经。

【功效主治】

1. 镇惊安神，用于神志不安，心悸失眠，惊痫癫狂。本品质重镇潜，善于镇惊安神，被誉为"镇惊安神之要药"，常用治多种神志不安证。对神志不安、心悸怔忡、失眠多梦，常配朱砂、酸枣仁、柏子仁等；对癫痫发作、惊痫抽搐等，常配牛黄、礞石、胆南星等。

2. 平肝潜阳，用于肝阳上亢之眩晕、急躁易怒等。本品质重，入肝经，具有较强的平肝潜阳作用，常用治肝阳上亢之烦躁易怒、眩晕等。常配怀牛膝、代赭石、生牡蛎、白芍等伍，如镇肝熄风汤。

3. 收敛固涩，用于滑脱诸证。本品味涩，煅后可用治因肾气不固所致的诸多滑脱病证，如遗精、滑精、尿频、遗尿、崩漏、带下等，亦可治表虚不固所导致之自汗、盗汗等证。对肾气不固所致滑脱之证，常配牡蛎、五味子、芡实、桑螵蛸、乌贼骨等以增强其固摄之力；对表虚不固所致滑脱之证，常配黄芪、浮小麦、牡蛎、五味子等，以增强其收敛固表止汗之力。

4. 外用收湿敛疮，用于湿疮痒疹，疮疡久溃不愈。本品经煅后外用，有较好的吸湿、敛疮、生肌的作用，常配枯矾、珍珠、黄柏、石膏等，共同研末，调敷于患处。

【用量用法】15～30g，煎服，入汤剂宜先煎。外用适量。镇惊安神、平肝潜阳宜生用，收敛固涩、收湿敛疮宜煅用。

# 磁石 Cishi
## 《神农本草经》

【来源】本品系氧化物类矿物尖晶石族磁铁矿，主含四氧化三铁。

【性味归经】咸，寒。归肝、心、肾经。

【功效主治】

1. 镇惊安神，用于心神不宁，惊悸，癫痫。本品质重沉降味咸，入心肾二经，能镇惊安神兼有益肾之功，常治肾阴虚而肝火旺所致的心神不安、惊悸，癫痫等证，常配朱砂、神曲等，如磁朱丸。

2. 平肝潜阳，用于肝阳上亢眩晕。本品入肝肾二经，既平肝潜阳，又因其味咸而益肾阴，故常用治肝阳上亢之眩晕、性情暴躁等症，常配石决明、牡蛎、芍药等。

3. 聪耳明目，用于肝肾阴虚，目暗耳聋。对肝肾阴虚所致之耳鸣、耳聋等症，常配熟地黄、山茱萸、五味子等以补肾聪耳；对肝肾阴虚所致之目暗不明、视物不清等症，常配枸杞子、菟丝子、女贞子等滋补肝肾阴之品以达明目。

4. 纳气平喘，用于肾不纳气之虚喘。本品入肾经，质重而降，有纳气平喘的作用，常配蛤蚧、五味子、胡桃肉等以助归纳肾气。

【用量用法】9～30g，煎服，须打碎先煎。入丸、散，每次1～3g。生用长于潜阳安神，醋淬后用长于聪耳明目、纳气定喘。

【使用注意】脾胃虚弱者当慎用。

其他安神药见表6-17

表6-17 其他安神药

| 药名 | 功效 | 主治 | 要点 | 使用注意 |
|---|---|---|---|---|
| 合欢皮 | 安神解郁，活血消肿 | 愤怒忧郁，烦躁失眠；血瘀肿痛及痈肿疮毒 | 善于舒肝解郁、清心安神 | 有兴奋子宫作用，孕妇当慎用 |
| 琥珀 | 镇惊安神，活血散瘀，利尿通淋 | 心神不宁，心悸失眠，惊风癫痫；瘀血阻滞证；淋证，癃闭 | 既能安神，又能活血；亦善治诸淋证 | 研末冲服，不入煎剂 |

# 任务十五　平肝息风药

## 任务导入

李某，男，36 岁，2014 年 3 月初次来诊。素有高血压，头目晕眩，耳鸣，头胀痛，口苦，失眠多梦，遇烦劳郁怒而加重，夜寐时手足麻木，急躁易怒，脉弦。医生开了以石决明、羚羊角等为主的药物予以服用。

请您完成以下任务：

1. 试分析该患者适合应用本任务中哪些药物治疗。
2. 石决明、羚羊角量味药物的功效主治特点是什么？

凡以息风止痉或平肝潜阳为主，治疗肝风内动或肝阳上亢病证的药物，称为平肝息风药。

故本类药物多为昆虫、介类等动物药物及矿石类药物，皆入肝经，具有息风止痉、平肝潜阳之功效。虫类药长于息风止痉，而介类及矿物药其质地较沉重，长于平肝潜阳。临床上主要用于治肝阳上亢、肝风内动等证。部分药物又可用于治疗心神不宁、呕吐、目赤肿痛、呃逆、血热出血、喘息以及中风中经络之口眼歪斜、痹痛等证。

使用平肝息风药时，应根据不同的病因、病机及兼证，进行相应的配伍。如属肝火上炎者，多配清肝泻火药物；阴虚阳亢者，多配滋养肾阴药物，益阴以制阳；如兼心神不宁、失眠多梦者，常配安神药物；阴血亏虚之肝风内动者，常配补养阴血药物；热极生风之肝风内动者，常配清热泻火解毒之品；如兼窍闭神昏者，常配开窍药；兼痰邪者，常与祛痰药配伍。

应用本类药须注意脾虚慢惊、血虚生风以及气血不足之头晕目眩等证应慎用或忌用；其中虫类息风药大多有毒，用量宜轻，矿物类及贝壳类平肝药，用量宜重，且入汤剂宜先煎。

## 石决明 Shijueming
### 《名医别录》

【来源】本品系鲍科动物杂色鲍、皱纹盘鲍、羊鲍、澳洲鲍、耳鲍或白鲍的贝壳。生用或煅用。

【性味归经】咸，寒。归肝经。

【功效主治】

1. 平肝潜阳，用于肝阳上亢，头晕目眩等。本品咸寒清热，质重潜阳，专走肝经，有清泄肝热，镇潜肝阳之特点，故被称为"凉肝、镇肝之要药"。临床上常与钩藤、羚羊角、夏枯草等配伍，用于治疗肝阳上亢所致的头痛、头晕目眩等症；也可与生地黄、牡蛎、杭白菊、白芍等配伍，用于治疗肝肾阴虚，阴不制阳所致的头晕目眩。

2. 清肝明目，用于目赤，翳障，视物昏花，青盲雀目等。本品善于清肝明目，为眼科常用药，临床上被广泛应用于肝阳上亢或肝火上攻所致的目赤、翳障、视物昏花等眼科疾病。对于肝火上炎所致的目赤肿痛，常配夏枯草、菊花、决明子等同用；对于外感风热所致的目赤、翳障，常配蝉蜕、菊花等清热之品同用；对于肝肾阴虚血少所致的目暗不明、青盲雀目，常配熟地黄、枸杞子、菟丝子等滋阴之品同用。

【用量用法】6~20g，煎服，入煎剂应打碎先煎。

**知识链接**

石决明与决明子两者均有清肝明目之效，皆可用于治目赤肿痛、翳障等偏于肝热者。但石决明咸寒质重，滋养肝阴，凉肝镇肝，所以无论实证、虚证的目疾都可应用，常用于血虚肝热所致的羞明、目暗、青盲等；决明子苦寒，功偏清泻肝火而明目，常用于治疗肝经实火所致的目赤肿痛。

## 牡蛎 Muli
### 《神农本草经》

【来源】本品系牡蛎科动物长牡蛎、大连湾牡蛎或近江牡蛎的贝壳。生用或煅用。

【性味归经】咸，寒。归肝、肾经。

【功效主治】

1. 平肝潜阳，用于肝阳上亢，头晕目眩等。本品咸寒质重，善入肝经，被称为"平肝潜阳之要药"。对于肝肾阴虚，阴不制阳，肝阳上亢所致的眩晕耳鸣等证，常与怀牛膝、龙骨、龟板等配伍，如镇肝熄风汤。

2. 软坚散结，用于痰核，瘰疬，癥瘕积聚等。本品味咸，功擅软坚散结。对于痰火互结所导致的痰核，瘰疬，常配昆布、浙贝母、玄参等同用；对于血瘀气滞所导致的癥瘕痞块，常配莪术、三棱、鳖甲等同用。

3. 收敛固涩，用于滑脱诸证。本品味涩，煅后有与煅龙骨相似的收敛固涩作用，常与其相须为用，一般临床上通过不同配伍可治疗自汗，盗汗，遗精，滑精，尿频，遗尿，崩漏，带下等滑脱之证。

【用量用法】9~30g，煎服，入煎剂应打碎先煎。收敛固涩宜煅用，其他宜生用。

**知识链接**

龙骨与牡蛎两者均有重镇安神、平肝潜阳、收敛固涩之效，皆可用于治疗心神不安、惊悸失眠、阴虚阳亢、头晕目眩以及各种滑脱证。但龙骨长于镇惊安神，并且收敛固涩之力优于牡蛎；牡蛎平肝潜阳之效显著，又有软坚散结之功。

## 赭石 Zheshi

《神农本草经》

【来源】本品系氧化物类矿物刚玉族赤铁矿，主要含三氧化二铁。打碎生用或醋淬研粉用。

【性味归经】苦，寒。归肝、心经。

【功效主治】

1. 平肝潜阳，用于肝阳上亢，头晕目眩等。本品为矿石类药，质重沉降，功擅镇潜肝阳，临床上被作为治疗肝阳上亢头晕目眩之佳品。对于阴虚阳亢所致的头晕目眩等证，多与白芍、牡蛎、龟板等配伍；对于肝阳上亢兼肝火盛的头晕目眩，常配夏枯草、怀牛膝、石决明等同用。

2. 重镇降逆，用于呕吐，呃逆，噫气及肺气上逆之喘息。本品质重性降，功擅潜降上逆之气。对于胃气上逆所致的呕吐、呃逆、噫气等，常配半夏、生姜、旋覆花等同用，如旋覆代赭石汤；对于肺气上逆所致的喘息证，若属肺肾阴阳两虚者，常配胡桃肉、五味子、山茱萸、党参等同用；若兼哮喘有声、卧睡不宁者，可与白前、紫苏子等配伍，也可用本品单味研末，以醋调服，但应注意顾护胃气。

3. 凉血止血，用于血热吐衄，崩漏等。对于气火上逆所致的血热妄行之吐衄，常配生地黄、地榆、牛蒡子、大蓟等清热凉血止血之品同用；对于血热之崩漏，常配赤石脂、五灵脂等同用。

【用量用法】9～30g，煎服，入煎剂应打碎先煎。降逆、平肝宜生用，止血宜煅用。

【使用注意】孕妇当慎用。本品中含有微量砷，不宜长期服用。

## 羚羊角 Lingyangjiao

《神农本草经》

【来源】本品系牛科动物赛加羚羊的角。镑片或粉碎成细粉。

【性味归经】咸，寒。归肝、心经。

【功效主治】

1. 平肝息风，用于肝风内动，惊痫抽搐，肝阳上亢，头晕目眩等。本品咸寒质重，入肝经，功擅清泄肝热，平息肝风而止痉，被称为"治肝风内动、惊痫抽搐之要药"。对于热极生风、高热惊厥抽搐等，常配白芍、桑叶、生地、钩藤等同用，如羚角钩藤汤；对于癫痫惊悸，常配朱砂、钩藤、郁金等同用；对于肝阳上亢所致的头晕目眩、头痛等证，常配赭石、牡蛎、天麻等平肝潜阳之品同用。

2. 清肝明目，用于肝火上炎之目赤，头痛等。本品善清泻肝火而明目，对于肝阳上亢或肝火上炎之目赤，头痛等，常与黄芩、决明子、龙胆草等配伍。

3. 清热解毒，用于温病热毒炽盛所致壮热、神昏、热毒发斑等。本品具清热解毒之效，常用于温病热毒炽盛之证及肺热喘咳等症。对于热毒发斑，常用本品与丹皮、银花、连翘、赤芍、生地黄等配伍，如清营解毒汤。

**考点提示：** 羚羊角的主治病证是什么？

【用量用法】1~3g，入煎剂宜另煎 2 小时以上。磨汁或研粉末服，每次 0.3~0.6g。

## 牛黄 Niuhuang
### 《本经》

【来源】本品系牛科动物牛干燥的胆结石。

【性味归经】苦，凉。入肝、心经。

【功效主治】

1. 息风止痉，用于温病热极生风及小儿惊风等肝风内动证。本品擅清心凉肝，息风止痉，临床对于热盛动风之痉挛抽搐等，常与全蝎、钩藤、朱砂等息风止痉定惊之品相配。

2. 化痰开窍，用于温病热入心包，中风，惊风，癫痫等症。本品入心肝二经，功擅化痰开窍，对于痰热蒙蔽所致的神昏口噤，常配朱砂、郁金、黄芩、栀子、麝香等同用，组成开窍醒神代表方安宫牛黄丸；对于痰蒙清窍所致的癫痫发作，症见突然仆倒，昏不知人，四肢抽搐，口吐涎沫者，可配胆南星、远志、珍珠等豁痰、开窍醒神、止痉药同用，如痫证镇心丹。

3. 清热解毒，用于热毒郁结所致的口舌生疮，咽喉肿痛，痈疽疔毒，牙痛等。对于口舌生疮，常配雄黄、大黄、黄芩等同用；对于咽喉肿痛、溃烂，常配珍珠同用研末吹咽喉；对于痈疽疔毒等，常配连翘、乳香、麝香等同用。

【用量用法】0.15~0.35g，多入丸散剂。外用适量，研末敷于患处。

【使用注意】孕妇慎用。

> **知识拓展**
>
> 牛黄使用过多可致中毒，表现为胃肠活动增加，如腹泻，骨骼肌活动增加，如搐搦、痉挛，严重时则可能导致血压下降、红细胞及血红蛋白减少、心律失常等，最后病人会呈半昏迷或昏迷状态，抢救措施不当会因呼吸循环衰竭而死亡。

## 钩藤 Gouteng
### 《名医别录》

【来源】本品系茜草科植物钩藤、毛钩藤、大叶钩藤、华钩藤或无柄果钩藤的带钩茎枝。

【性味归经】甘，微寒。归肝、心包经。

【功效主治】

1. 息风止痉，用于肝风内动，惊痫抽搐。本品主入肝、心包二经，功擅清肝热、平肝阳。临床常作为治肝风内动，惊痫抽搐等症的常用药，尤适应于小儿急惊风之证。

对于温病热病热盛生风之痉挛抽搐等，常配白芍、全蝎、羚羊角、天麻等同用；对于小儿急惊风证所致的神昏、高热抽搐等，常配菊花、羚羊角、全蝎、天麻等同用。

2. 清热平肝，用于肝阳上亢之头痛，眩晕等症。本品主入肝经，为治疗肝阳上亢头痛眩晕的常用药。对于头痛、眩晕属于肝阳上亢者，常配野菊花、石决明、天麻等同用；对于头痛、眩晕属肝火上炎者，常配夏枯草、栀子、黄芩等同用。

【用量用法】3~12g，煎服。入煎剂宜后下，不宜久煎。

## 天麻 Tianma
### 《神农本草经》

【来源】本品系兰科植物天麻的干燥块茎。

【性味归经】甘，平。归肝经。

【功效主治】

1. 息风止痉，用于肝风内动，惊痫抽搐。本品专入肝经，味甘质润，性平，功擅息风止痉，故可治各种病因之肝风内动，尤擅于治疗内风，被称为"治内风之圣药"。对于破伤风之痉挛抽搐、角弓反张等，常与蜈蚣、防风、白附子、天南星等同用；对于急惊风，常配僵蚕、羚羊角、钩藤、全蝎等同用；对于脾虚慢惊风，常配茯苓、白术、人参等同用。

2. 平抑肝阳，用于肝阳上亢之头痛，眩晕。本品主入肝经，功擅平肝阳息肝风，又被称为"治眩晕之要药"。对于风痰上扰之眩晕头痛，常配茯苓、陈皮、半夏、白术等同用，组成半夏白术天麻汤；对于肝阳上亢之眩晕头痛，常配人参、怀牛膝、蝉蜕、防风、钩藤等同用，如天麻钩藤汤；若头痛症状表现为偏正头痛，可配川芎、白芷等同用。

3. 祛风通络，用于肢体麻木，痉挛抽搐，风湿痹痛等。本品能祛外风，通经络，对于风湿痹痛及肢麻痉挛抽搐，常配川芎、桑枝、独活、秦艽等同用。

【用量用法】3~10g，煎服。研末冲服，每次1~1.5g。

其他平肝息风药见表6-18。

表6-18　其他平肝息风药

| 药名 | 功效 | 主治 | 要点 | 使用注意 |
|---|---|---|---|---|
| 珍珠母 | 平肝潜阳，清肝明目，镇心安神 | 肝阳上亢证；目赤肿痛；惊悸失眠，心神不宁 | 既平肝潜阳、清肝明目，又有镇心安神之效 | 宜打碎先煎 |
| 蒺藜 | 平抑肝阳，疏肝解郁，祛风明目 | 肝阳上亢，头晕目眩；肝郁气滞，胸胁胀痛；风热上攻，目赤翳障；风疹瘙痒 | 既能平肝，又能疏肝，且能祛风明目。为治肝经疾患常用药品 | / |
| 全蝎 蜈蚣 | 息风止痉，解毒散结，通络止痛 | 痉挛抽搐；疮痈肿毒，瘰疬结核；风湿顽痹，顽固性偏正头痛 | 性善走窜，既息内风，又祛外风，为治痉挛抽搐之要药 | 有毒。孕妇及血虚生风者当慎用 |
| 地龙 | 清热息风，通络平喘，利尿 | 高热惊痫、癫狂；气虚血滞，半身不遂；肺热咳喘；热结膀胱，小便不利或尿闭不通 | 性善走窜，清热力强，所治病证，均以热邪为患为佳；长于通络 | 煎服，5~15g；研末吞服，每次1~2g |

续表

| 药名 | 功效 | 主治 | 要点 | 使用注意 |
|------|------|------|------|----------|
| 僵蚕 | 息风止痉，祛风止痛，化痰散结 | 惊痫抽搐；风中经络，口眼㖞斜；风热头痛、目赤、咽肿或风疹瘙痒 | 可治多种原因所致的惊痫抽搐 | 研末吞服，每次1~1.5g；散风热宜生用 |

# 任务十六　开窍药

## 任务导入

李某，男性，43岁。去年5月突然昏倒，四肢抽筋，不吐白沫。起初1~2月发作一次，以后逐渐加剧，每2~3天发作一次，经中西医治疗，效果不显，前来就诊。目前神疲乏力，头昏目糊，夜寐易醒，食少纳呆。舌苔腻，脉弦滑。

请您完成以下任务：

1. 通过本案例分析，对患者病情进行辨证。

2. 试分析该患者适合应用本任务中哪些药物治疗。

凡具辛香走窜之性，以开窍醒神为主要作用，用以治疗闭证神昏的药物，称开窍药，又称芳香开窍药。

心藏神，主神志，心窍开通则神明有主，神志清晰，思维敏捷。若心窍被阻、清窍被蒙，则神志不宁，神识昏迷，人事不省，治疗则须用辛香之品开通心窍。本类药味辛、气芳香，善走窜，皆入心经，具有"通关开窍，启闭回神"之功。部分药物以其辛香走窜之性，还兼活血、行气、止痛、辟秽、解毒等功效。

开窍药主要用以治疗温病热陷心包、痰浊蒙蔽清窍之神昏谵语，以及惊风、癫痫、中风等卒然昏厥、痉挛抽搐等症。也可以用治疗湿浊中阻，胸脘冷痛满闷、食少腹胀及目赤咽肿、痈疽疔疮等证。

神志昏迷有虚实之分，虚证即脱证，实证即闭证。脱证治疗当补虚固脱，非本章药物所宜；闭证治疗当通关开窍、启闭回神，宜用本类药物治疗。但是闭证从寒热属性来分，又有寒闭、热闭的不同。面青、身凉、苔白、脉迟之寒闭，须用"温开"之法，宜选辛温开窍药，配伍温里祛寒之品；面红、身热、苔黄、脉数之热闭，当用"凉开"之法，宜选辛凉开窍药，并可与清热泻火解毒之品配伍使用。若闭证神昏兼有惊厥抽搐者，还须配伍平肝息风止痉类药物；兼有烦躁不安者，须配伍宁心安神药物；如以疼痛为主者，则可配伍行气药或者活血化瘀药；痰浊壅盛者，宜配伍化湿、祛痰药物。

开窍药为急救、治标之品，其气辛香走窜，易伤耗正气，故只能暂服，不可久用，中病即止；又因本类药物性质辛香，有效成分易于挥发，故内服宜制成丸散剂，大多不入煎剂。

# 麝香 Shexiang
## 《神农本草经》

【来源】本品系鹿科动物林麝、马麝或原麝成熟雄体香囊中的干燥分泌物。

【性能特点】辛，温。归心、脾经。

【功效主治】

1. 开窍醒神，麝香辛温，气极香，走窜之性甚烈，有很强的开窍通闭、辟秽化浊作用，为醒神回苏之要药。可用于各种原因所致之闭证神昏，无论寒闭、热闭，用之皆效。对于温病热陷心包，痰热蒙蔽心窍，小儿惊风及中风痰厥等热闭神昏，本品与牛黄、朱砂、郁金、黄芩、栀子等同用，组成凉开之代表方剂安宫牛黄丸；对于中风卒昏，中恶胸腹满痛等寒浊或痰湿阻闭气机，蒙蔽神明之寒闭神昏，本品与苏合香、安息香、白术、青木香、乌犀屑、香附子、朱砂等配伍，组成温开之代表方剂苏合香丸。

2. 活血通经，用于血瘀经闭、癥瘕、心腹暴痛、跌打损伤、头痛、风寒湿痹等。对于经闭、癥瘕，常与丹参、桃仁、红花、川芎等配伍；对于心腹暴痛，常与延胡索、木香等配伍；对于跌打损伤、骨折扭伤，常与乳香、没药、续断等配伍；对于偏正头痛，日久不愈者，常与赤芍、川芎、桃仁等合用；对于风寒湿痹，常配独活、威灵仙、桑枝等同用。

3. 消肿止痛，用于疮疡肿毒，咽喉肿痛。本品内服、外用均有良效，对于疮疡肿毒，常与雄黄、乳香、没药等同用，如醒消丸；对于咽喉肿痛，常与牛黄、蟾酥、珍珠等配伍，如六神丸。

4. 催产，用于难产、死胎、胞衣不下。本品辛香走窜，活血通经，力达胞宫具有催生下胎之效，常与肉桂、川芎、当归等配伍，组成香桂散。亦有以本品与猪牙皂、天花粉同用，葱汁为丸，外用取效，如堕胎丸。

【用量用法】每次 0.03~0.1g，入丸、散剂。外用适量，不入煎剂。

【使用注意】孕妇当禁用。

# 冰片 Bingpian
## 《新修本草》

【来源】本品系龙脑香科植物龙脑香树脂加工品，或龙脑香树的树干、树枝切碎，经蒸馏冷却而得的结晶，称"龙脑冰片"，亦称"梅片"。由菊科植物艾纳香（大艾）叶的升华物经加工劈削而成，称"艾片"。现多用松节油、樟脑等，经化学方法合成，称"机制冰片"。

【性味归经】辛、苦，微寒。归心、脾、肺经。

【功效主治】

1. 开窍醒神，用于闭证神昏。本品味辛气香，功似麝香但力较弱，药性偏寒，为凉开常用药，更宜用于热病神昏，常与牛黄、麝香、黄连等配伍，如安宫牛黄丸；若闭证属寒，常与苏合香、安息香、丁香等温开药配伍。

2. 清热止痛，用于目赤肿痛，喉痛口疮。治疗目赤肿痛，可以单味研细末滴眼，也可与炉甘石、硼砂、珍珠粉等配伍制成滴眼药水；对于咽喉肿痛、口舌生疮，常与硼砂、朱砂、玄明粉共研细末，制成冰硼散，吹敷患处。

3. 外用清热消肿、防腐生肌，用于疮疡肿痛，溃后不敛，水火烫伤。对于疮疡溃后日久不敛，常配伍牛黄、珍珠、炉甘石等，如八宝丹；治水火烫伤，可用本品与银朱、香油制成药膏外用。本品还常作为五官科常用药，治疗急慢性化脓性中耳炎，可用本品搅溶于核桃油中滴耳。

【用量用法】每次 0.15~0.3g，入丸、散剂。外用适量，不入煎剂。

【使用注意】孕妇当慎用。

# 石菖蒲 Shichangpu
## 《神农本草经》

【来源】本品系天南星科植物石菖蒲的根茎。秋、冬二季采挖，除去须根及泥砂，晒干。生用。

【性味归经】辛、苦，温。归心、胃经。

【功效主治】

1. 开窍醒神，用于痰蒙清窍，神志昏迷。本品辛开苦燥温通，芳香走窜，不仅有开窍醒神之功，且具化湿，豁痰，辟秽之效。擅长治疗痰湿秽浊之邪蒙蔽清窍所致之神志昏乱。对于中风痰迷心窍，神志昏乱、舌强不能言者，通常与半夏、天南星、橘红等药配伍，如涤痰汤；对于痰热蒙蔽，高热、神昏谵语者，通常与郁金、半夏、竹沥等药配伍，如菖蒲郁金汤；对于痰热癫痫抽搐者，常与枳实、竹茹、黄连等药配伍，如清心温胆汤；对于癫狂痰热内盛者，常与远志、朱砂、生铁落等药配伍，如生铁落饮；对于湿浊蒙蔽，头晕，嗜睡，健忘，耳鸣，耳聋等症，常与茯苓、远志、龙骨等药配伍，如安神定志丸。

2. 化湿和胃，用于湿阻中焦，脘腹痞满，胀闷疼痛。本品辛温芳香，善化湿浊、醒脾胃、行气滞、消胀满；对于湿浊中阻，脘闷腹胀、痞满疼痛者，常与苍术、厚朴、砂仁等药配伍；对于湿从热化、湿热蕴伏、身热吐利、胸脘痞闷、舌苔黄腻者，常与黄连、厚朴等药配伍，如连朴饮；对于湿浊、热毒蕴结肠中所致之水谷不纳，里急后重等，常与黄连、茯苓、石莲子等药配伍，如开噤散。

3. 宁神益智，用于健忘，失眠，耳鸣，耳聋。本品入心经，开心窍、益心智、安心神、聪耳明目。对于健忘证，常与人参、茯苓、菖蒲等药配伍，如不忘散、开心散；对于劳心过度、心神失养所致的失眠、多梦、心悸怔忡，通常与人参、白术、朱砂、酸枣仁、茯神、龙眼肉等药配伍，如安神定志丸；对于心肾两虚、耳鸣耳聋、头昏、心悸者，常与菟丝子、女贞子、旱莲草、丹参、夜交藤等药配伍，如安神补心丸。

【用量用法】3~10g，煎服。鲜品加倍。

古代文献称菖蒲以"一寸九节者良",故本品亦称为九节菖蒲。但现代所用之九节菖蒲为毛茛科植物阿尔泰银莲花的根茎,不得与石菖蒲相混淆。

# 苏合香 Suhexiang

《名医别录》

【来源】本品系金缕梅科植物苏合香树的树脂经加工精制而成。

【性味归经】辛,温。归心、脾经。

【功效主治】

1. 开窍醒神,用于寒闭神昏。本品辛香气烈,有开窍醒神之效,作用与麝香相似而力稍逊,且长于温通、辟秽,被称为"治疗寒闭的要药"。对于寒邪、痰浊内闭所致的中风痰厥、惊痫,本品与安息香、苏合香、白术、青木香、乌犀屑、朱砂、香附子等配伍,组成温开之代表方剂苏合香丸。

2. 辟秽止痛,用于胸腹冷痛,满闷。本品温通、走窜,可收化浊开郁,祛寒止痛之效,治疗痰浊、瘀血、寒凝气滞所引起的胸脘痞满、冷痛等症,本品与冰片等配伍使用。

【用量用法】每次 0.3~1g,入丸散剂。外用适量,不入煎剂。

其他开窍药见表 6-19。

表 6-19　其他开窍药

| 药名 | 功效 | 主治 | 要点 | 使用注意 |
|------|------|------|------|---------|
| 安息香 | 开窍醒神,祛痰辟秽,行气活血,止痛 | 闭证神昏;心腹疼痛;产后血晕,口噤垂死;外用促溃疡疮面愈合 | 长于治疗痰湿秽浊蒙蔽心窍之闭证神昏 | 不入煎剂;阴虚火旺者当慎服 |
| 蟾酥 | 开窍醒神,解毒止痛 | 痧胀腹痛、吐泻,神昏;恶疮、瘰疬、咽喉肿痛等;各种癌肿 | 治痧胀腹痛、吐泻、神昏之佳品 | 有毒,外用不可入目,孕妇当忌用 |

# 任务十七　补虚药

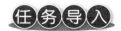

陈某,男性,63 岁。三年来常出现身热,劳累后发作或加剧,体温常达 37.7~38.8℃,伴有头晕、倦怠乏力,气短懒言,自汗出,畏风,易于感冒,食少便溏,舌质淡,苔薄白,脉细弱。

请您完成以下任务:

1. 试分析此患者适合选用本任务中哪些药物治疗?

2. 此患者在用药配伍中需要注意什么问题。

　　凡以补益人体气、血、阴、阳之不足，增强体质，提高抗病能力，消除虚弱证候为主要作用的药物，称为补虚药，又称补益药或补养药。

　　本类药物能扶助正气，补益精微，对于正气虚弱、精微物质亏耗引起的精神萎靡，身体倦怠乏力，面色淡白或萎黄、心悸气短、脉象虚弱等均能治疗。根据补虚药的药性、功效、适应证的不同，一般又分为补气药、补血药、补阴药、补阳药四类。此外，有的补虚药还分别兼有清热、生津、祛寒、润燥及收涩等功效，还有其相应的主治病证。

　　补虚药具有补益作用，大多具有甘味。补气药、补血药、补阳药药性多偏温，补阴药性多偏寒凉。在升降浮沉方面不具共性。补气药以补脾肺之气的药为主，主归脾、肺经。补血药以补血，治血虚心肝失养诸证的药为主，主归心、肝经。补阴药中，部分药物长于补肺胃之阴，主归肺、胃经；部分药物长于补肝肾之阴，主归肝肾经。补阳药以补肾阳的药为主，主归肾经。

　　使用补虚药，要因证选药，根据气虚、血虚、阴虚与阳虚的证候不同，选择相应的对证药物。此外，由于人体气血阴阳之间存在着相互联系，相互依存的关系，因此，一类虚证的治疗，有时候可能不仅使用一类补虚药，而常常还辅以其他类补虚药；另外，由于气血阴阳之间，在病理上也常相互影响，因此，临床上单一的虚证并不多见，而往往是两种或者两种以上的虚证并见，因此，需要将两种或两种以上的补虚药物配伍使用。如气虚可以发展为阳虚；"阳虚者，其气必虚"，故补气药常与补阳药配伍。有形之血生于无形之气，气虚生化无力，可致血虚；血能载气，血虚则气无所依，血虚亦可导致气虚，故补气药常与补血药配伍使用。气能生津，津能载气。气属阳，津液属阴。气虚可影响津液的生成，而使津液不足；津液大量流失、亏耗，也可导致气随津脱。热病不仅易伤阴，而且壮火亦会伤气，以致气阴两虚，所以补气药也常与补阴药配伍使用。津血同源，津液为血液的重要组成部分，血亦属于阴的范畴。失血血虚可导致阴虚，阴津大量耗损又可导致津亏血燥，血虚与阴亏并呈之证颇为常见，故补血药常与补阴药配伍使用。阴阳互根，无阴则阳无以生，无阳则阴无以长，故阴阳之中任何一方虚损到一定程度，常可致对方的不足，而出现阴损及阳或者阳损及阴的情况，导致最后形成阴阳两虚的证候，此时需要滋阴药与补阳药同用。

　　由于补虚药在临床上应用非常广泛，因此配伍应用也相当复杂，可以和其他任何一章的药物配伍使用。其中，由于"阳虚则寒"，寒盛易伤阳，因此，补阳药尤其常和温里药同用；"阴虚则热"，热盛易伤阴，故补阴药尤其常与清热药同用。

　　使用补虚药时还应注意：一要防止误补。邪实而正不虚者，误用补虚药会有"误补益疾"之弊。本类药是以补虚扶弱为主要作用的，其作用原理在于用其性之偏纠正人体气血阴阳的病理偏向。滥用补虚药强身健体，可能破坏机体阴阳的相对平衡，导致新的病理偏向。二应避免补之不当。如不分阴阳，不别气血，不辨寒热，不明脏腑，盲目的使用补虚药，不仅不能收到预期的效果，而且还可能导致不良后果。如阳虚有寒者误用寒凉的补阴药，会助寒伤阳；阴虚有热者误用温热的补阳药，会助热伤阴。三是补虚药用于扶正祛邪，不仅要分清主次，处理好祛邪和扶正的关系，而且应避免使用可能妨碍祛邪的补虚药，使补虚而不留邪，祛邪而不伤正。四应注意补而兼行，使补而不滞。有的补虚药药性滋腻，不易消化，过用或用于脾运不健者可能妨碍脾胃的运化，应掌握好用药的分寸，或者适当配伍健脾消食药顾护脾胃，同时辅以行气、除湿或化痰。此外，补虚药如作汤剂，一般要适当久煎，使药味尽出。虚弱证一般病程较长，补虚药宜采用口服液、煎膏（膏滋）、蜜丸等便于保存、服用，并可增效的剂型。

## （一）补气药

凡以补益脏气，纠正脏气虚衰的病理偏向为主要功效，用以治疗气虚证的药物，称为补气药，又称益气药。补气又包括补脾气、补肺气、补心气、补元气等，因此，补气药的主治有：脾气虚，症见食欲不振，神疲倦怠，脘腹虚胀，血失统摄，面色萎黄，消瘦或一身虚浮，脏器下垂，大便溏薄等。肺气虚，症见气少不足以息，动则益甚，易出虚汗，声音低怯，咳嗽无力，喘促，体倦神疲等。心气虚，症见心悸怔忡，胸闷气短，动则加剧等。元气虽封藏于肾，但元气依赖三焦通达全身。全身脏腑器官得到元气的激发和推动，才能够发挥各自的功能。脏腑之气的产生依赖元气的资助，故元气虚之轻症，常表现为某些脏气虚；元气虚极欲脱，可见呼吸短促，脉微欲绝。

本类药中部分味甘性多壅滞，为碍气助湿之品，对湿盛中满者应慎用，必要时应辅以理气除湿之品。

## 人参 Renshen
### 《神农本草经》

【来源】本品系五加科多年生草本人参的干燥根。野生者名"山参"；栽培者称"园参"园参洗净经晒干后称"生晒参"；蒸制干燥后称"红参"。

【性味归经】甘、微苦，微温。归心、肺、脾经。

【功效主治】

1. 大补元气，用于元气虚极欲脱证。本品功擅大补元气，被称为"补气第一之要药"。适用于因大汗、大泻、大失血或大病、久病所致元气虚极欲脱，气短神疲，脉微欲绝的重危证候。单用人参大量浓煎服用，即有大补元气，复脉固脱之效，如独参汤。若气虚欲脱兼见汗出，四肢逆冷者，常与附子、干姜、甘草等配伍，以补气固脱与回阳救逆，如四逆汤。若气虚欲脱兼见汗出身暖，渴喜冷饮，舌红干燥者，本品兼能生津，常与五味子、麦冬同用，以补气养阴，敛汗固脱，如生脉散。

2. 补脾益肺，用于肺脾气虚证。本品为补脾益气和补肺气的常用药。对于短气喘促，懒言声微、咳喘、痰多等肺气虚衰者，常与五味子、苏子、杏仁等药配伍，如补肺汤。对于倦怠乏力，食少便溏等脾气虚衰者，因脾虚不运常兼湿滞，故常与茯苓、白术等健脾利湿药配伍，如四君子汤。对于脾气虚弱，不能统血，致长期失血者，本品又能补气以摄血，常与白术、黄芪等补中益气之品同用，如归脾汤。对于脾气虚衰，气虚不能生血，以致气血两虚者，本品还能补气生血，可与熟地、当归等药物配伍，如八珍汤。

3. 生津止渴，用于热病气虚津伤之口渴及消渴病。热邪不仅容易伤津，而且易耗气，对于热病气津两伤，口渴，脉大无力者，本品既能补气，又能生津。常与清热泻火之知母、石膏、甘草、粳米等药配伍，组成清热益气生津代表方白虎加人参汤；消渴一病，虽有在肺、肾、脾（胃）的不同，但常相互影响，其病理变化主要是阴虚和燥热，且往往存在气阴两伤的情况，本品既能补益肺脾肾之气，又能生津止渴，常与天花粉、山药、玉竹等药配伍。

4. 安神益智，用于气血亏虚之失眠、健忘、心悸等。元气充沛，则神安智增，本品长于大补元气，故能安神益智。对于心悸怔忡，胸闷气短，失眠多梦，健忘，脉虚等心气虚衰症状，常与酸枣仁、柏子仁等药配伍，组成补心安神之代表方天王补心丹。

【用量用法】3~9g，用于急重证，可酌增为15~30g。宜文火另煎兑服。也可研末吞服，每次2g，每日2次。

【使用注意】不宜与五灵脂、藜芦同用。服用人参时不宜同时吃萝卜或饮茶，以免影响药力。

**知识拓展**

如何服用人参？人参在中医养生文化中占据有重要的地位，国人对它的神奇功效也是推崇备至。那么怎样服用人参，才更为科学合理，下面介绍几种常见服法，以供参考。一是泡酒。将完整的人参一支，浸泡在60°纯高粱酒500ml中，浸泡十五天后，即可每晚饭后饮用15ml"人参酒"。二是炖服。将人参切成薄片，每次用五克放在有盖的瓷杯中，加适量的水泡3小时左右，然后置锅中隔水蒸炖30分钟左右，早饭前半小时服之。三是泡茶饮。把人参研成细粉末，每次用纱布或滤纸包上5g，置于茶杯中，冲入沸水，加盖闷泡五分钟后即可饮用。四是嚼服。直接将人参切成3g左右的小节或块状备用，每天早、晚取一节放在口中，细细咀嚼嚼化。

## 西洋参 Xiyangshen
*《本草从新》*

【来源】本品系五加科植物西洋参的根。秋季采挖生长3~6年的根，生用。

【性味归经】甘、微苦，凉。归心、肺、肾经。

【功效主治】

1. 补气养阴，用于阴虚火旺之咳喘痰血证。本品味苦性凉，能够养阴清火。对于热病或大汗、大泻、大失血，耗伤元气及阴津所致神疲乏力，心烦口渴，气短息促，自汗热黏，大便干结，尿短赤涩，舌燥，脉细数无力等证，常与麦冬、五味子等养阴生津，敛汗之品配伍。

2. 清火生津，用于热病气虚津伤口渴及消渴。对于热伤气津所致身热汗多，口渴心烦，体倦少气，脉虚数者。常与麦冬、西瓜翠衣、竹叶等品同用，如清暑益气汤。

【用量用法】3~6g，另煎兑服。

【使用注意】不宜与藜芦同用。

知识链接

人参与西洋参的区别。人参与西洋参均有补益元气之效,都可用于气虚欲脱之气短神疲、脉细无力等症。但人参益气救脱之力较强,单用即可奏效;西洋参偏于苦寒,兼可补阴,较宜于热病等所致的气阴两脱之症。二药又皆能补肺脾之气,可以治疗脾肺气虚症,其中也以人参作用较强;但西洋参多用于肺脾气阴两虚之证。此二药还有益气生津的作用,均可用于津伤口渴和消渴证。此外,人参尚能补益心肾之气,安神益智,还常用于失眠、健忘、心悸怔忡及肾不纳气之虚喘气短。

## 党参 Dangshen

《本草从新》

【来源】本品系桔梗科植物党参、素花党参或川党参的根。切厚片,生用。

【性味归经】甘,平。归脾、肺经。

【功效主治】

1. 补益脾肺,用于脾肺气虚所致气短喘促、食欲不振、脉虚自汗、呕吐泄泻等症。本品性平味甘,补气力缓,其补益脾肺之功与人参相似而力较弱,临床常用以代替古方中的人参,用以治疗脾肺气虚的轻证。对于脾气不足的食少便溏,体虚倦怠等症,常与补气健脾除湿的茯苓、白术等同用;对于肺气亏虚之语声低弱,咳嗽气促等症,可与蛤蚧、黄芪等药同用,以补益肺气,止咳定喘。

2. 生津养血,用于气血两亏及热病伤津等证。对于气血两亏,常与熟地黄、川芎、当归、白术等气血双补之品同用,如八珍汤;对于热病伤津,常与石膏、麦冬、竹叶等清热生津之品同用,如竹叶石膏汤。

【用量用法】9~30g,煎服。

【使用注意】不宜与藜芦同用。

知识链接

人参与党参的区别。人参与党参均具补脾气、补肺气、益气生津、益气生血及扶正祛邪之效,都可用于脾气虚、肺气虚、消渴、津伤口渴、血虚及气虚邪实之证。但党参味甘性平,作用缓和,药力偏弱,古方用来治疗以上轻症及慢性疾患者,可用党参加大剂量代替,而急症、危症仍以人参为宜。但党参不具人参益气救脱之功,故凡元气虚脱之证,应以人参急救虚脱,不能用党参代替。此外,人参还善于益气助阳,安神增智,而党参则此作用不明显。但党参兼有补血之功。

## 太子参 Taizishen

《本草从新》

【来源】本品系石竹科植物孩儿参的块根。晒干,生用。

【性味归经】甘、微苦，平。归脾、肺经。

【功效主治】

本品为清补之品，多用于脾肺亏虚、气阴不足轻证；尤其适宜热病后期气阴不足，热势已平，症情较轻微的病人。多用于小儿。

1. 补气健脾，用于脾气虚弱、胃阴不足的食少倦怠。本品可益气健脾，但其益气健脾之力逊于党参；味甘能养胃阴，为清补之品，故善于治疗脾气虚弱、胃阴不足之证。常配山药、石斛、黄芪等以增强补气健脾之功。

2. 生津润肺，用于气虚津伤所致的肺虚燥咳、心悸不眠及虚热汗多等症。对于气虚津伤所致的肺燥咳嗽，常配枇杷叶、麦冬、北沙参等药物。对于气阴两伤所致的心悸不眠、多汗，常配五味子、柏子仁、酸枣仁等药物。

【用量用法】9~30g，煎服。

## 黄芪 Huangqi
### 《神农本草经》

【来源】本品系豆科植物蒙古黄芪或膜荚黄芪的根。生用或蜜炙用。

【性味归经】甘，微温。归脾、肺经。

【功效主治】

1. 补气升阳，用于脾胃气虚及中气下陷诸证。对于脾胃气虚之食少便溏，倦怠乏力等，可单用本品或配伍其他补气药白术等而成芪术膏。本品甘温升补，长于补气升阳，被称为"补气升阳之要药"。对于脾虚中气下陷所致诸证如胃下垂、肾下垂、久泻脱肛、子宫脱垂等脏器下垂证，常与升麻、当归、人参、柴胡等药物配伍，组成补中益气，升阳举陷的代表方补中益气汤。

2. 益卫固表，用于肺气虚及表虚自汗，气虚外感诸证。本品能补益肺气，对于咳喘日久，肺气虚弱，气短神疲者，因其只能补益肺气以治本，故常配伍紫菀、款冬花、杏仁等祛痰止咳平喘之品以标本兼顾；卫气由水谷精气所化生，肺合皮毛，脾肺气虚可导致卫气不固，表虚自汗。对于表虚自汗者，常与收敛止汗之品牡蛎、麻黄根等配伍，如牡蛎散；对于卫气不固，表虚自汗而易感风邪者，常与补气固表、祛风之白术、防风配伍，以固表御邪，如玉屏风散。

3. 托毒生肌，用于气血不足所致疮痈不溃或溃久不敛等证。本品能补气托毒，排脓生肌。对于疮疡中期，正虚毒盛不能托毒外达，疮形平塌，难溃难腐者，常用与人参、当归、升麻、白芷等药同用扶助正气，托脓毒外出，如托里透脓汤；对于溃疡后期，毒势已去，脓水清稀，疮口难敛者，常用本品与人参、当归、肉桂等品配伍，补气生血，生肌敛疮，如十全大补汤以之。

4. 利水消肿，用于脾虚水肿，小便不利。黄芪为治疗脾虚水肿，风水在表之要药。对于脾气虚，水湿失运的浮肿，常与白术、甘草、防己等配伍，如防己黄芪汤。

此外，因气为血帅，故痹证、中风后遗证等由气虚而致血滞，肌肤、筋脉失养，症见肌肤麻木或半身不遂者，亦常用本品补气以行血。

考点提示："补气升阳之要药"指的是哪味药？

【用量用法】9~30g，煎服。补气升阳宜蜜炙用，其余方面宜生用。

【使用注意】表实邪盛、内有积滞、阴虚阳亢、阳证疮疡及疮疡初起者，均忌当用。

## 知识拓展

黄芪在中医临床上使用十分广泛。黄芪泡水饮用，可治疗身体困倦，乏力，气短；取黄芪加大枣、白术、甘草、生姜、防风适量煎服，防治免疫功能低下，反复感冒；取黄芪配伍麻黄根、浮小麦、牡蛎，可治盗汗。

# 白术 Baizhu
## 《神农本草经》

【来源】本品系菊科植物白术的根茎。冬季采收，晒干或烘干，除去须根，切厚片，生用或土炒、麸炒用。

【性味归经】苦、甘，温。归脾、胃经。

【功效主治】

1. 补气健脾，用于脾胃气虚所致诸证。本品甘温补气，功擅健运脾胃，被称为"补气健脾之要药"，常与黄芪、人参、茯苓等其他补脾益气药配伍来治疗脾气虚诸证。

2. 燥湿利水，用于脾虚水停所致的水肿，痰饮等证。本品通过补气健脾而燥湿利水，故对于脾虚水停所致的痰饮、水肿最为适宜，故又被称为"治痰饮、水肿之良药"，常与桂枝、甘草、茯苓等药配伍，组成治痰饮病的基础代表方苓桂术甘汤。

3. 固表止汗，用于表虚自汗。本品对于脾气虚弱，卫气不固，表虚自汗者，其作用与黄芪相似而力稍逊，也能补脾益气，固表止汗。《千金方》中单用本品治汗出不止。对于脾肺气虚，卫气不固，表虚自汗，易感风邪者，常与黄芪、防风等药配伍，以固表御邪，如玉屏风散。

4. 安胎，用于脾虚气弱之胎动不安。本品能补益脾气，化生气血，使胎得所养而自安，常与砂仁、当归等药配伍。

【用量用法】6~12g，煎服。炒用长于补气健脾，生用长于燥湿利水。

【使用注意】本品性偏温燥，热病伤津及阴虚燥渴者不宜使用。

## 知识链接

白术与苍术的区别。白术与苍术，古时统称为"术"，后世逐渐分别入药。二药均具健脾与燥湿之效。然白术以健脾益气为主，适于脾虚湿困而偏于虚证者；苍术以苦温燥湿为主，适于湿浊内阻而偏于实证者。此外，白术还有止汗、安胎、利尿之功，苍术有发汗解表、祛风湿及明目的作用，分别还有其相应的主治病证。

## 山药 Shanyao
### 《神农本草经》

【来源】本品系薯蓣科植物薯蓣的根茎。润透，切厚片，生用或麸炒用。

【性味归经】甘，平。归脾、肺、肾经。

【功效】

1. 益气养阴，用于脾虚气弱证。本品性味甘平，可补益脾气，滋养脾阴，且性兼涩而长于止泻，故对脾虚食少便溏、小儿消化不良之泄泻等证尤为适宜，常与茯苓、白术、人参等药配伍，组成参苓白术散。

2. 补脾肺肾，用于肺肾虚弱之喘咳、虚劳痰嗽等证。本品主入脾、肺、肾三经。既能补脾肺之气，又能养肺肾之阴，被称为"平补脾肺肾三脏之佳品"。对于肺肾两虚之咳喘，常与山茱萸、五味子、麦冬等药物配伍。

3. 固精止带，用于肾虚不固所致之遗精、尿频、带下等证。本品常和熟地黄、山茱萸、五味子等同用。

此外，本品通过益气养阴而能生津止渴，也可用于消渴证。常与天花粉、生地黄、黄芪等药物配伍。

【用量用法】15~30g，煎服。

## 甘草 Gancao
### 《神农本草经》

【来源】本品系豆科植物甘草、胀果甘草或光果甘草的根及根茎。春、秋季采挖，以秋采者为佳。除去须根，晒干，要厚片，生用或蜜炙用。

【性味归经】甘，平。归心、肺、脾、胃经。

【功效主治】

1. 益气补中，用于心气不足及脾气虚证。本品蜜炙后功擅补益心气，益气复脉，对于心气不足所引起的心动悸，脉结代等症，常配阿胶、桂枝、麦冬、人参等同用，组成炙甘草汤；对于脾气虚证所致的倦怠乏力、面黄、食少、便溏等，常配茯苓、白术、人参等药，组成四君子汤。

2. 祛痰止咳，用于痰多咳嗽。本品药性平和，对各型咳喘均可随证配伍使用。对于风寒咳嗽，常和麻黄、桂枝、杏仁等配伍，组成麻黄桂枝汤；对于肺热咳喘，常和杏仁、石膏等配伍，组成麻杏石甘汤。

3. 清热解毒，用于热毒疮疡，食物或药物中毒。本品还长于解毒，应用十分广泛，生品药性微寒，能清解热毒。用治热毒疮疡，可单用煎汤浸渍，也可熬膏内服。对于热毒咽喉肿痛，可与牛蒡子、桔梗、板蓝根等清热解毒利咽之品配伍；对于附子等多种药物所致的中毒，或者多种食物所致的中毒，有一定解毒作用；对于药物或食物中毒的患者，在积极送医院抢救的同时，也可用本品辅助解毒救急。

4. 缓急止痛，用于脘腹或四肢挛急作痛。本品味甘能缓急，善于缓急止痛。对于脾虚肝旺之脘腹挛急作痛或者阴血不足之四肢挛急作痛，均常配伍白芍同用，即芍药甘草汤；对于脘腹疼痛属脾胃虚寒证者，可与白芍、桂枝等配伍，如小建中汤。

5. 调和药性，本品甜味浓郁，可矫正方中药物的滋味，在许多方剂中都发挥调和药性的作用。通过解毒，可降低方中某些药（如大黄、附子）的毒烈之性。通过缓急止痛，可缓解方中某些药物（如大黄）刺激胃肠引起的腹痛。

【用量用法】2~10g，煎服。蜜炙用偏于补心脾、缓急止痛，生用偏于清热解毒。

【使用注意】不宜与甘遂、芫花、海藻、大戟同用；本品有助湿壅气之弊，湿盛中满腹胀者不宜用；大剂量久服可导致水钠潴留，易引起浮肿。

其他补虚药见表6-20。

表6-20　其他补虚药

| 药名 | 功效 | 主治 | 要点 | 备注 |
|---|---|---|---|---|
| 大枣 | 补中益气，养血安神，缓和药性 | 脾气虚证；血虚证、妇女脏躁证；缓和峻烈药的药性 | 常为补脾益气的辅助药 | 味甘助湿，湿盛阻滞胀满者当忌服 |
| 白扁豆 | 健脾运湿，和中消暑，解毒 | 脾虚湿盛，运化失常；暑湿吐泻；食物中毒 | 为治疗脾虚挟湿常用之品 | 健脾止泻宜炒用；消暑解毒宜生用。生用研末内服当慎用 |

### （二）补阳药

凡以补助阳气，纠正阳气虚衰的病理偏向为主要功效，用以治疗阳虚证的药物，称为补阳药。补阳包括补肾阳、补脾阳、补心阳等。分别具有纠正肾阳虚、脾阳虚、心阳虚等病理偏向的治疗作用。因补助脾阳、心阳的药物长于温里散寒，按其主要功效分类，已在温里药一节中介绍，本节收载的主要是补肾阳的药物，故补阳药主治肾阳虚证。肾阳虚可出现多方面临床表现：肾阳虚不能温煦形体，可见畏寒肢冷。肾阳虚，筋骨不健，可见腰膝酸软，步履乏力。肾阳虚，生殖机能低下，可见男子阳痿不育，女子宫寒不孕，性欲淡漠。肾阳虚，精关不固可见早泄、遗精、滑精。肾阳虚，二便失司，可见小便频数、夜尿增多、遗尿、便溏、五更泄泻或肾虚便秘。肾为冲任之源，肾阳不足，冲任不摄，下元虚冷，可见带下清稀，崩漏不止。肾阳虚，气化失常，水液代谢障碍，可见小便不利、水肿。肾阳虚，肾不纳气，可见短气喘咳，呼多吸少，呼吸无力。肾阳虚，生化不足，导致精亏血虚，小儿可见囟门迟合、行迟、齿迟等生长发育迟缓之症；成年人可见生殖器官发育不良，或见筋骨痿软、须发早白、头晕眼花、步履乏力、耳鸣耳聋等早衰之症。

补阳药性多偏温燥，易助火伤阴，故阴虚火旺者不宜使用。

## 鹿茸 Lurong
### 《神农本草经》

【来源】本品系鹿科动物梅花鹿或马鹿的雄鹿头上未骨化的幼角。切片后阴干或烘干入药。

【性味归经】甘、咸，温。归肾、肝经。

**【功效主治】**

1. 补肾阳、益精血，用于肾阳不足，精血亏虚所致诸证。本品甘温补阳，甘咸滋肾，禀纯阳之性，具生发之气，故能壮肾阳，益精血，被称为"温肾壮阳，补督脉，益精血之要药"。对于肾阳不足、精血亏虚所致畏寒肢冷，阳痿早泄，腰膝酸软或冷痛，筋骨不健，女子宫寒不孕，虚寒崩漏，尿频等症。可单用本品研末服用，或泡酒服用；常与熟地黄、人参、巴戟天、肉苁蓉等配伍。

2. 强筋骨，用于肝肾不足所致诸证。本品既长于峻补元阳、填精益髓，又能强筋健骨，临床上常用来治疗肝肾不足所致的筋骨痿软无力、齿迟、行迟、小儿发育不良、囟门过期不合等证，常配伍山药、熟地黄、山茱萸等同用。

3. 调冲任、固带脉，用于冲任虚寒，带脉不固的崩漏不止，带下过多。本品能补肝肾、益精血，调冲任，用以治疗冲任虚寒所致诸证。对于崩漏不止，可与蒲黄、当归、阿胶等药配伍；对于白带过多，可与狗脊、白蔹等药配伍。

4. 托疮毒，用于疮疡久溃不敛或阴疽疮肿内陷不起等。本品具有托毒生肌之功，为治疗阴疽疮毒之良药。常与当归、肉桂等配伍，如阳和汤。

**【用量用法】** 每次 1~2g，入丸、散剂，或研末冲服。

**【使用注意】** 服用本品，宜从小量开始，缓缓加至治疗量，切不可骤用大剂量，以伤阴动血或升阳动风，甚至出现吐血、衄血、头晕、目赤等。

## 巴戟天 Bajitian
*《神农本草经》*

**【来源】** 本品系茜草科植物巴戟天的根。全年均可采挖。去须根略晒，压扁晒干。用时润透或者蒸过，除去木质心，切片或盐水炒用。

**【性味归经】** 辛、甘，微温。归肾、肝经。

**【功效主治】**

1. 补肾阳、益精血，用于肾阳虚所致的阳痿早泄、宫寒不孕、少腹冷痛、月经不调等。对于阳痿早泄、不孕等，常与仙茅、鹿茸、淫羊藿等补肾壮阳之品相配伍；对于少腹冷痛、月经不调等，常与吴茱萸、肉桂、高良姜等配伍。

2. 强筋骨、祛风湿，用于肝肾不足所致的筋骨痿软，腰膝作痛或风湿久痹等。本品补肾阳、强筋骨、祛风湿，对肾阳虚兼风湿之证尤为适宜，多与补肝肾、祛风湿药同用。对于肾虚骨痿，腰膝酸软，常与菟丝子、杜仲、肉苁蓉等同用，如金刚丸。

**【用量用法】** 3~10g，煎服。

**【使用注意】** 阴虚火旺或内有湿热者应不宜用。

## 淫羊藿 Yinyanghuo
*《神农本草经》*

**【来源】** 本品系小檗科多年生草本淫羊藿、箭叶淫羊藿、柔毛淫羊藿、巫山淫羊藿或朝鲜淫羊藿的全草。生用或以羊脂油炙用。

**【性味归经】** 辛、甘，温。归肾、肝经。

【功效主治】

1. 补肾阳，用于肾阳虚衰所致的阳痿不举，宫寒不孕及尿频等证。本品辛甘性温燥烈，长于补肾壮阳，被称为"益精起痿，暖宫助孕之良品"。可单味浸酒服用，也可与枸杞子、巴戟天、熟地黄、鹿茸等配伍。

2. 祛风湿、强筋骨，用于肝肾不足之筋骨痹痛日久，四肢拘挛麻木，半身不遂等证。本品辛温散寒，祛风除湿，入肝肾强筋骨。对于风湿痹痛，筋骨不利及肢体麻木，可与肉桂、苍耳子、川芎、威灵仙同用，如仙灵脾散；对于风湿痹证日久、肝肾不足之筋骨不健甚至半身不遂者，可与巴戟天、五加皮、杜仲、桑寄生等补益肝肾、祛风湿之品配伍。

【用量用法】6~10g，煎服。或入丸、散、酒剂。

【使用注意】阴虚火旺者当忌用。

## 补骨脂 Buguzhi

《雷公炮炙论》

【来源】本品系豆科植物补骨脂的成熟果实。生用，炒或盐水炒用。

【性味归经】苦、辛，温。归肾、脾经。

【功效主治】

1. 补肾壮阳，用于肾阳不足，命门火衰之腰膝冷痛，阳痿等证，本品苦辛温燥，功擅温补命门之火，被称为"治脾肾阳不足、下元不固之要药"。对于肾阳不足所致的腰膝冷痛，常与杜仲、胡桃肉、菟丝子等配伍；对于肾阳不足、命门火衰所致的阳痿，常与胡桃肉、巴戟天、鹿茸等配伍。

2. 固精缩尿，用于肾虚之遗精，遗尿，尿频等证。本品兼有涩味，能补肾助阳，固精缩尿，单用即有效，亦可随证配伍它药。对于治遗精，以补骨脂、青盐等分同炒为末服用；对于肾气虚冷，小便无度，可与小茴香等分为丸，如破故纸丸。

3. 温脾止泻，用于脾肾阳虚之泄泻。本品能壮肾阳、暖脾阳、收涩止泻。对于脾肾阳虚之五更泄，可与吴茱萸、肉豆蔻、生姜、大枣、五味子等药相配伍，如四神丸。

4. 纳气平喘，用于肾不纳气之虚寒喘咳。本品能补肾助阳，纳气平喘，常配伍蜂蜜、胡桃肉等，可治虚寒性喘咳，如治喘方。

【用量用法】6~10g，煎服。外用适量。

【使用注意】阴虚内热及肠燥津亏便秘者当忌用。

## 肉苁蓉 Roucongrong

《神农本草经》

【来源】本品系列当科植物肉苁蓉带鳞叶的肉质茎。生用或酒制用。

【性味归经】甘、咸，温。归肾、大肠经。

【功效主治】

1. 补肾阳、益精血，用于肾阳不足，精血亏虚所致的阳痿、宫冷不孕及筋骨无力等证。本品味甘能补，甘温可助阳，质润能滋养，咸以入肾经，为补肾阳，益精血之良药。对于阳痿、筋骨无力等，常与菟丝子、五味子、熟地等药配伍；对于宫冷不孕等，可与淫羊藿、紫河车、鹿茸等配伍。

2. 润肠通便，用于精血津液亏虚之肠燥津亏便秘。本品甘咸质润入大肠，能润肠通便。对于平素体虚之人、老人肠燥津亏便秘、阳虚便秘，常与麻子仁、生地黄、当归等配伍。

【用量用法】6~10g，煎服。

# 冬虫夏草 Dongchongxiacao
## 《月王药诊》

【来源】本品系麦角菌科真菌冬虫夏草寄生在蝙蝠科昆虫幼虫上的子座及幼虫尸体的复合体。生用。

【性味归经】甘，平。归肾、肺经。

【功效主治】

1. 益肾壮阳，用于肾虚腰痛，阳痿遗精。本品补肾益精，有兴阳起痿之功。对于肾虚精亏之腰痛、阳痿等，可单用浸酒，或与巴戟天、菟丝子、淫羊藿等药配伍。

2. 益肺平喘、止血化痰，用于肺虚或肺肾两虚之久咳虚喘，劳嗽痰血等证。本品性甘平，为平补肺肾之佳品，功擅止咳平喘、补肾益肺、止血化痰，尤为劳嗽痰血多用。既能补肺气，又能益肺阴，同时还兼有止血化痰之功，故能治疗肺肾两虚之虚喘或劳嗽痰血之证，单用即效，或与川贝母、人参、胡桃肉、蛤蚧等配伍。

此外，本品还是补虚扶弱的常用佳品。对于病后体虚不复或自汗、畏寒等证，能较好促进机体功能恢复，单用本品制丸、散剂服用，或与鸡、鸭、猪肉等炖服，有补肾固本，补肺益卫之功。

【用量用法】3~9g，煎汤或炖服。或入丸、散、酒剂。

# 杜仲 Duzhong
## 《神农本草经》

【来源】本品系杜仲科植物杜仲的树皮。切块或丝，生用或盐水炙用。

【性味归经】甘，温。归肾、肝经。

【功效主治】

1. 补肝肾，强筋骨，用于肝肾不足所致的筋骨痿软，腰膝酸痛，遗尿，阳痿等证。本品具有温补肝肾、强筋健骨之功效，药力较强，被称为"治肝肾不足之腰膝酸痛、筋骨痿软的要药"。对于肝肾不足所致的下肢痿软无力，腰膝酸软或疼痛等证，可以本品单味泡酒服用，也可与胡桃肉、补骨脂、肉苁蓉等药配伍。对于肾虚阳痿，遗尿等症，可与覆盆子、桑螵蛸、山茱萸等配伍。

2. 安胎，用于肝肾亏虚，下元虚冷之胎漏下血，胎动不安，习惯性流产等证。本品味甘性温，入肝肾二经，具有补肝肾安胎之效，尤适宜于肝肾亏虚之胎动不安等证，常与当归、砂仁、桑寄生等配伍。

此外，近年来单用或配入复方治疗高血压病有较好的效果，多与菊花、桑寄生、夏枯草等同用。

**考点提示：**"治肝肾不足之腰膝酸痛、筋骨痿软的要药"指的是哪味药？

【用量用法】6~10g，煎服。盐水炙用疗效较生用为佳。

【使用注意】故阴虚火旺者慎用。

## 续断 Xuduan
*《神农本草经》*

【来源】本品系川续断科植物川续断的干燥根。切片用。

【性味归经】苦、辛，微温。归肝、肾经。

【功效主治】

1. 补肝肾、强筋骨、续折伤，用于肝肾不足，腰痛脚弱，风湿痹痛及跌扑损伤，骨折等。本品有"补中有行，补而不滞"之特点，既能补肝肾，又能行血脉，还能续筋强骨，是骨伤科疗伤续折之常用药。对于腰膝酸痛，软弱无力，常与怀牛膝、补骨脂、杜仲等药配伍；对于风寒湿痹，可与桑枝、怀牛膝、独活等药配伍；对于跌扑损伤及骨折等，可与地鳖虫、骨碎补、自然铜等药配伍。

2. 止血安胎，用于肝肾虚弱，冲任失调的胎动不安，胎漏下血或崩漏。对于胎漏下血、胎动不安或习惯性流产等证，常与砂仁、桑寄生、杜仲等药同用；对于崩漏经多等证，常与炮姜、艾叶、地榆、黄芪等配伍。

【用量用法】9~15g，煎服。外用适量研末敷。

其他补阳药见表6-21。

表6-21 其他补阳药

| 药名 | 功效 | 主治 | 要点 | 使用注意 |
|---|---|---|---|---|
| 菟丝子 | 补肾固精，养肝明目，止泻安胎 | 脾肾虚泻；目昏目暗，视力减退之证；肾虚失固诸证；肝肾不足的胎动不安 | 为平补肝肾脾三经之良药 | 阴虚火旺、大便燥结、小便短赤者当忌用 |
| 沙苑子 | 补肾固精，养肝明目 | 肾虚阳痿，遗精早泄，白带过多及腰痛；肝肾不足所致的眩晕目昏 | 既能补肾固精，又长于固涩 | 温补固涩，阴虚火旺及小便不利者当慎服 |
| 益智仁 | 暖肾固精缩尿，温脾止泻摄唾 | 肾虚失固诸证；脾寒泄泻，腹中冷痛，涎唾自流 | 为温脾止泻、暖肾固精缩尿之常用药 | 阴虚火旺及内有湿热者当忌服 |
| 紫河车 | 温肾补精，益气养血 | 肾气不足，精血亏虚所致诸证；肺肾两虚的喘嗽；气血不足，痿黄消瘦等 | 凡气血不足，阴阳亏虚之证皆可用之 | 1.5~3g，研末装入胶囊，或入丸、散剂 |
| 蛤蚧 | 助肾阳益精血，补肺气定喘嗽 | 肾阳不足，精血亏虚的阳痿；肺肾两虚，肾不纳气之虚喘久嗽 | 为治肾阳不足、精血亏虚之佳品 | 1~2g，煎服。亦可浸酒服，或入丸、散剂 |

### （三）补血药

凡能滋养营血，以纠正营血亏虚的病理偏向为主要功效，用来治疗血虚证的药物，称为补血药。血虚证一般表现为面色苍白无华或萎黄，舌质淡，脉细或细数无力。血虚证包括多种具体证型，不同的证型因所涉及脏腑不同，还各有特殊表现。血虚心失所养者，可见心悸、怔忡；心神不宁者，可见健忘、失眠、心烦；血虚肝失所养者，可见眩晕，耳鸣；血虚目失所养者，可见两目干涩，视力减退，或雀盲；血虚筋脉失养者，可见肢体麻木、震颤、拘急；妇女肝血不足，不能充盈冲任之脉，可见量少色淡、月经愆期，甚至经闭。本类药物具有补益心脾之气，滋阴润肺，滋肾养肝等功效，可用于治疗肝肾阴虚证，阴虚肺燥证，心脾气虚证等，尤其适宜于阴血俱虚或者气血不足之证。

本类药物的性味以甘温或甘平为主，大多有一定的滋腻性，可能妨碍脾胃的运化，故湿滞脾胃，脘腹胀满及食少便溏者应慎用。必要时，可以配伍健脾消食药，以助运化。

## 当归 Danggui
### 《神农本草经》

【来源】本品系伞形科植物当归的干燥根。切薄片，生用，或酒炒用。

【性味归经】辛、甘，温。归肝、心、脾经。

【功效主治】

1. 补血，用于血虚诸证。本品既能补血又能活血，具"补中有动，行中有补"之特点，被称为"为补血之要药"。对于心肝血虚所致面色萎黄，眩晕，心悸，失眠等症，常与熟地黄、川芎、白芍等药配伍，组成补血之基础方四物汤。

2. 调经，用于血虚血瘀之月经不调，经闭等证。本品既能散寒止痛，又能调经，为补血调经止痛之良药，又被称为"妇科调经之要药"。对于气滞血瘀症，常配伍红花、桃仁，组成桃红四物汤。

3. 活血、止痛，用于血虚，寒凝血滞，跌打损伤及风湿痹阻的疼痛证。本品辛行温通，对于血虚血瘀寒凝之腹痛，常配桂枝、芍药、生姜等同用，如当归建中汤；对于跌打损伤瘀血作痛，常与桃仁、红花、乳香、没药等同用，如复元活血汤；对于风寒痹痛、肢体麻木，可活血、散寒、止痛，常与黄芪、防风、羌活等药同用，如蠲痹汤。

4. 润肠，用于血虚肠燥便秘。常与熟地黄、肉苁蓉、火麻仁等配伍。

此外，本品还可用于治疗痈疽疮疡。本品既能活血消肿止痛，又能补血生肌，故也为外科常用之品。对于疮疡初起，常与连翘、金银花等配伍以消肿止痛；对于痈疽疮疡溃后，常配伍熟地黄、黄芪、人参等药以补血托毒生肌。

考点提示："妇科调经之要药"指的是哪味药？

【用量用法】6~12g，煎服。

【使用注意】湿盛中满、大便泄泻者忌用。

# 熟地黄 Shudihuang

《本草图经》

【来源】本品系玄参科植物地黄的块根，经加黄酒拌蒸至内外色黑、油润，或直接蒸至黑润而成。切厚片用。

【性味归经】甘，微温。归肝、肾经。

【功效主治】

1. 补血滋阴，用于血虚及肾阴不足所致诸证。本品甘温质润，主归肝肾二经，功擅补血滋阴，被称为"滋补肝肾阴血之要药"。对于血虚所致面色萎黄，月经不调，崩漏，眩晕，心悸失眠等证，常与川芎、白芍、当归等配伍，组成四物汤；对于肾阴不足所致骨蒸、潮热、盗汗、消渴、遗精等，常与山药、山茱萸等配伍，组成滋阴补肾基础方六味地黄丸。

2. 益精填髓，用于肝肾精血亏虚之须发早白，眩晕耳鸣，腰膝酸软等。对于须发早白，常与菟丝子、枸杞子、补骨脂、白茯苓、何首乌等补益精血之品配伍，组成七宝美髯丹。对于真阴不足，不能滋养润泽清窍，髓海空虚，头目眩晕，腰膝酸软者，常与枸杞子、鹿角胶等滋阴补肾之品同用，如左归丸。

【用量用法】9~15g，煎服。

【使用注意】脾胃虚弱者当慎用。

## 知识链接

比较生地黄与熟地黄功效之异同。相同之处：两者均有滋阴生津之功效，均可用于阴血津液亏虚诸证。不同之处：生地黄长于滋阴而清热凉血力较熟地黄强，故常用于血热津伤或阴液亏虚有热之证，还可以润肠，用于肠燥便秘等。而熟地黄长于养血滋阴，填精益髓，故适宜于血虚以及肾阴不足所致诸证，亦可用于肝肾精血亏虚的腰膝酸软，眩晕耳鸣，须发早白等。

# 何首乌 Heshouwu

《何首乌录》

【来源】本品系蓼科植物何首乌的干燥块根。生用或黑豆汁炙用。

【性味归经】生首乌苦、甘，平；归心、肝、大肠经。制首乌甘、涩，微温；归肾、肝经。

【功效主治】

1. 生首乌解毒截疟，润肠通便，用于久疟、肠燥便秘及痈疽、瘰疬等证。生首乌味苦行泄。对于疟疾日久，气血虚弱者，常与陈皮、当归、人参等配伍；对于年老体弱之血虚肠燥便秘，可润肠通便，常与肉苁蓉、当归、火麻仁等药配伍；对于痈疽疮疡初起，多与夏枯草、连翘、金银花等药配伍；对于瘰疬结核，常配昆布、香附、橘核等同用。

2. 制首乌补益精血、固肾乌须，用于血虚之头晕目眩，心悸，健忘失眠，面色萎黄及肝肾精血亏虚之耳鸣耳聋，腰膝酸软，遗精早泄，须发早白等证。本品经过炮制后味甘兼涩，不寒不腻不燥，能补肝肾、益精血，被称为"治须发早白、早衰滋补之要药"。单味药泡酒服用即效，也可与白茯苓、枸杞子、补骨脂、菟丝子、熟地黄等配伍，组成七宝美髯丹。

**考点提示**："治须发早白、早衰滋补之要药"指的是哪味药？

【**用量用法**】3~6g，煎服。

【**使用注意**】大便溏薄及痰湿较重者当忌用。

## 阿胶 Ejiao
*《神农本草经》*

【**来源**】本品系马科动物驴的皮经煎煮浓缩制成的固体胶。

【**性味归经**】甘，平。归肺、肝、肾经。

【**功效主治**】

1. 补血，用于血虚诸证。本品为血肉有情之品，甘平质润，功擅补血滋阴，被称为"补血之要药"。对于血虚所致的面色萎黄，眩晕，心悸失眠等证。可与黄酒炖服，也可与黄芪、当归、熟地、人参等药配伍，以补益气血。

2. 止血，用于多种出血证。本品味甘质黏，为止血要药。对于阴虚血热之吐衄，常与地榆、蒲黄、生地黄等配伍；对于脾气虚寒便血或吐血等证，常配白术、灶心土、附子等同用，如黄土汤；也可单味炒黄为末服，治疗妊娠尿血。

3. 滋阴润燥，用于肺阴虚燥咳证。对于肺热阴虚之燥咳少痰，痰中带血者，常与石斛、杏仁、麦冬等药配伍；对于燥邪伤肺之干咳无痰，鼻燥咽干者，常与麦冬、石膏、枇杷叶、桑叶等配伍，如清燥救肺汤。

【**用量用法**】3~9g，入汤剂烊化兑服。

【**使用注意**】脾胃虚弱者当忌用。

## 白芍 Baishao
*《神农本草经》*

【**来源**】本品系毛茛科植物芍药的根。切片，生用。

【**性味归经**】甘、苦、酸，微寒。归肝、脾经。

【**功效主治**】

1. 养血调经，用于血虚或阴虚有热诸证。本品亦属补血之常用药，临床上广泛配伍用于治疗血虚心肝失养诸证。对于阴虚有热的崩漏，月经不调等证，常与阿胶、黄柏、地骨皮等药配伍；对于血虚之崩漏，月经不调等证，常与熟地黄、川芎、当归等药配伍，组成四物汤。

2. 平抑肝阳，用于肝阳偏亢，肝阴不足的眩晕、头痛。常与石决明、生地、龙骨、牡蛎等滋阴潜阳之品配伍。

3. 柔肝止痛，用于肝气不舒诸症。本品补血之力逊于阿胶、当归、熟地等补血药，但能柔肝养血而安神，对于肝气不舒之胁肋疼痛，脘腹四肢挛急疼痛等，常与陈皮、柴胡、当归等配伍。

4. 敛阴止汗，用于盗汗、自汗。对于阴虚盗汗证，常与黄柏、知母等药配伍；对于营卫不和的表虚自汗证，常与防风、白术、黄芪等药配伍。

【用量用法】6~15g；大剂量 15~30g。煎服。

【使用注意】反藜芦。阳衰虚寒之证不宜用。

其他补血药见表 6-22。

表 6-22　其他补血药

| 药名 | 功效 | 主治 | 要点 | 使用注意 |
| --- | --- | --- | --- | --- |
| 龙眼肉 | 补益心脾，养血安神 | 心脾虚损，气血不足之心悸、失眠、健忘等症 | 为性质平和的滋补之良药 | 痰饮气滞，湿阻中满，内有郁火者当忌服 |

## （四）补阴药

凡能滋养阴液，以纠正阴虚的病理偏向为主要功效，用来治疗阴虚证的药物，称为补阴药。补阴包括补肝阴、补心阴、补脾阴、补胃阴、补肺阴、补肾阴等分别纠正肝阴虚、心阴虚、脾阴虚、胃阴虚、肺阴虚、肾阴虚等的病理偏向。补阴主治阴虚证，阴虚证主要表现两类见症：一是阴津不足，不能滋养濡润，而出现的咽喉、口鼻、皮肤、眼目干燥及肠燥便秘等症。二是阴虚不能制阳，而生内热，症见五心烦热、两颧发红、午后潮热、盗汗；或阴虚阳亢，而出现的头晕目眩。不同脏腑的阴虚证各不相同。肝阴虚可出现爪甲不荣、两目干涩、肢麻筋挛、头晕耳鸣等。心阴虚可出现失眠多梦、心悸怔忡等。本类药物中兼有清热或潜阳功效者，对阴虚不能制阳所致阴虚内热证或阴虚阳亢证有标本兼顾之效。脾阴虚多为脾的气阴两虚，由于脾不运化津液，导致津液不足而致。脾气虚，脾失健运可出现食少纳呆、便秘、食后腹胀；脾津不足可出现舌干苔少、口唇干燥少津等症。脾阴虚者胃阴亦虚，胃失脾助，升降失司，胃气上逆，又可出现呕吐、呃逆、干呕等。胃阴虚，可出现胃脘隐痛、饥不欲食、脘痞不舒、干呕呃逆、口燥咽干等。肺阴虚，可出现干咳少痰或无痰、咯血及声音嘶哑等。肾阴虚可出现腰膝酸软、遗精盗汗、头晕目眩、耳鸣耳聋、牙齿松动等。

本类药性多滋腻，痰湿内阻，腹满便溏，脾胃虚弱者慎用。

## 北沙参 Beishashen

《本草汇言》

【来源】本品系伞形科植物珊瑚菜的根。洗净，干燥，切厚片。

【性味归经】甘、微苦，微寒。归肺、胃经。

【功效主治】

1. 清肺养阴，用于肺阴虚证。本品入肺胃二经，甘润而偏于苦寒，功擅养阴清肺，被称为"治疗肺胃阴虚有热之良药"。对于肺阴虚所致之干咳少痰，肺热燥咳证，常配桑叶、玉竹、川贝母、麦冬等同用，如沙参麦冬汤；对于久咳咯血，阴虚劳热等，常配天花粉、知母、贝母、熟地黄等同用。

2. 益胃生津，用于胃阴虚或热邪伤胃，津液不足所致胃痛、胃胀、嘈杂、饥不欲食、口干多饮、大便干结、舌苔光剥或舌红少津等证。单用本品煎汤服用即效，也常配玉竹、石斛、麦冬等同用。

【用量用法】5~12g，煎服。

【使用注意】反藜芦。

## 南沙参 Nanshashen

《神农本草经》

【来源】本品系桔梗科植物轮叶沙参或杏叶沙参的根。切厚片或短段生用。

【性味归经】甘，微寒。归肺、胃经。

【功效主治】

1. 清肺养阴祛痰，用于肺阴虚之燥热咳嗽，痰黏不易咯出或干咳少痰者。本品甘润而微寒，入肺胃二经，能清肺养阴，益胃生津，还具祛痰之效。常与桑叶、川贝母、知母、麦冬等相配，用来治疗肺热燥咳。

2. 清胃益气生津，用于热病后期脾胃虚弱或气津不足所引致的饥不欲食，咽干口燥，舌红少津等症。本品养胃阴、清胃热之力逊于北沙参，但兼能补益脾气，对脾胃气阴俱虚之证，有气阴双补之效。故适于热病后期脾胃虚弱或气津不足所致诸证，常配玉竹、麦冬、山药、石斛等同用。

【用量用法】9~15g，煎服。

【使用注意】反藜芦。

---

**知识链接**

北沙参与南沙参的区别。北沙参与南沙参来自于两种不同的植物，只因二者功效相似，均能养阴清肺，益胃生津（或清肺胃之热，补肺胃之阴），故都有沙参之名。但北沙参清肺养胃作用较强，肺胃阴虚有热之证较为适用。而南沙参兼益气及祛痰之效，较宜于燥痰咳嗽及气阴两伤者。

---

## 麦冬 Maidong

《神农本草经》

【来源】本品系百合科植物麦冬的块根。干燥。生用。

【性味归经】甘、微苦，微寒。归心、肺、胃经。

【功效主治】

1. 滋阴润肺，用于肺阴不足症。本品味甘质润，性偏苦寒，被称为"滋阴清肺润燥之要药"。对于肺胃阴虚有热而见劳嗽咳血或干咳痰粘等症，常配贝母、沙参、生地黄、桑叶、百合等药同用。

2. 益胃生津，用于胃阴虚或热伤胃阴，大便燥结，口渴咽干等症。本品质润甘寒，功擅养胃阴，清胃热。对于胃阴虚有热之证，常配沙参、生地、石斛等同用；对于热结阴亏之肠燥便秘证，常配芒硝、玄参、大黄、生地黄等同用，组成增液承气汤。

3. 清心除烦，用于心阴虚及温病热入心营，心烦不眠。本品入心经，能清心热，养心阴，略具安神除烦躁之效。对于心阴虚有热之健忘、失眠多梦、心悸怔忡、心烦等症，常配柏子仁、酸枣仁、生地等同用，如天王补心丹。

【用量用法】6~12g，煎服。

## 枸杞子 Gouqizi
### 《神农本草经》

【来源】本品系茄科植物宁夏枸杞的成熟果实。生用。

【性味归经】甘，平。归肝、肾经。

【功效主治】

1. 滋补肝肾，用于肝肾阴亏所致诸症。对于腰膝酸软，遗精滑泄等证，单用本品泡水代茶饮即效，也可配沙苑子、蒺藜、熟地黄等同用；对于阴虚劳嗽燥咳证，常配枇杷叶、知母、贝母、麦冬等同用；对于消渴证，常配天花粉、麦冬、生地黄、山药等同用。

2. 养肝明目，用于肝肾精血不足所致头目眩晕，视物模糊或视力减退等。本品质润甘平，平补肝肾，被称为"补肝肾，益精血，明目之良药"。对于肝肾阴虚所致视物模糊、视力减退等症，常配山药、地黄、山萸肉、菊花等同用，组成枸菊地黄丸。

【用量用法】6~12g，煎服。

## 百合 Baihe
### 《神农本草经》

【来源】本品系百合科植物百合或细叶百合的肉质鳞叶。生用或蜜炙用。

【性味归经】甘，微寒。归心、肺经。

【功效主治】

1. 养阴润肺止咳，用于阴虚肺燥证。本品味甘性寒，质地润滑，润肺清肺之力虽逊于北沙参、麦冬等药，但具止咳祛痰之效。对于阴虚肺燥有热之干咳少痰、咽干音哑或咳血等症，常配川贝母、玄参、桔梗、生地等药同用，如百合固金汤。

2. 清心安神，用于热病后期余热未清所致的虚烦不眠、多梦易惊、精神恍惚等症。本品味甘性寒，入心经，能清心安神除烦躁，常配地黄、淡竹叶、知母、莲子心等同用。

【用量用法】6~12g，煎服。清心安神宜生用；润肺止咳宜蜜炙用。

# 龟甲 Guijia

*《神农本草经》*

【来源】本品系龟科动物乌龟的腹甲及背甲。晒干，以砂炒后醋淬用。

【性味归经】咸、甘，寒。归肝、肾、心经。

【功效主治】

1. 滋阴潜阳，用于肾阴不足所致的阴虚内热，阴虚阳亢，阴虚风动等证。本品味甘性寒，入肝肾二经，功擅补肾阴、清虚热、潜肝阳，被称为"滋阴清热潜阳之要药"。对于阴虚内热证所致的遗精盗汗、骨蒸潮热等证，常配熟地、黄柏、知母等同用，组成大补阴丸；对于阴虚阳亢所致的头痛、头晕目眩等证，常配代赭石、石决明、菊花等同用；对于阴虚动风所致的神倦乏力、手足抽搐等，常配阿胶、生地黄、鳖甲、牡蛎等同用。

2. 益肾健骨，用于肾虚骨痿及小儿囟门不合等。常配补骨脂、牛膝、人参、鹿茸、熟地等同用。

3. 固经止血，用于阴虚血热，冲任不固崩漏不止或月经过多等。本品为治疗阴虚血热崩漏不止或月经过多之常用药，常配香附、白芍、椿根皮、黄柏、黄芩等同用，组成固经丸。

4. 养血补心，用于心虚惊悸，健忘，失眠等。本品有养血补心之效，常配龙骨、远志、酸枣仁等同用。

【用量用法】9~24g，煎服。入汤剂须打碎先煎。

---

**知识链接**

比较龟甲与鳖甲功效之异同。相同之处：两者均能滋养肝肾之阴，平肝潜阳，且都可用于肾阴虚及阴虚火旺所致的骨蒸潮热、遗精、盗汗及肝阳上亢所致的头痛眩晕等证。不同之处：龟甲偏于滋养肾阴，兼有养心补血、固经止血、益肾健骨等功效，常用于冲任不固所致的崩漏不止或月经过多，肾虚骨痿，心虚惊悸，失眠，健忘及小儿囟门不合等证；而鳖甲偏于软坚散结，多用于阴虚风动，癥瘕积聚，疟母，阴虚发热，阴虚阳亢等。

---

其他补阴药见表6-23。

表6-23 其他补阴药物

| 药名 | 功效 | 主治 | 要点 | 使用注意 |
|---|---|---|---|---|
| 鳖甲 | 滋阴潜阳，软坚散结 | 阴虚发热，阴虚阳亢，阴虚风动等证；癥瘕积聚等 | 功似龟甲，为治疗阴虚风动之要药 | 脾虚食少便溏及孕妇当慎用 |
| 黄精 | 滋肾润肺，补脾益气 | 阴虚肺燥证；脾胃虚弱证；肾虚精亏所致诸证 | 为平补脾肺肾三经且可久服之滋补佳品 | 脾虚有湿及中寒便溏者当忌用 |
| 天冬 | 养阴润燥，清火生津 | 阴虚肺热证；肾阴不足，阴虚火旺证 | 为治肺、肾阴虚有热之良药 | 脾胃虚寒，食少便溏者当忌用 |
| 女贞子 | 补肝肾阴，乌须明目 | 肝肾阴虚所致诸证 | 为清补之品，可长期服用 | 脾胃虚寒泄泻及阳虚者当忌用 |

续表

| 药名 | 功效 | 主治 | 要点 | 使用注意 |
|------|------|------|------|----------|
| 墨旱莲 | 补肝益肾，凉血止血 | 肝肾阴虚证；阴虚血热之各种出血证 | 功似女贞子，常与之相须为用 | 脾胃虚寒及大便泄泻者当忌用 |
| 石斛 | 养阴清热，益胃生津 | 热病伤津所致诸症；胃阴不足证 | 为治疗胃阴不足之佳品 | 湿热尚未化燥者当忌用 |
| 玉竹 | 养阴润燥，生津止渴 | 阴虚肺燥证；热病烦渴及消渴等 | 长于治疗阴虚外感 | 脾虚湿痰者当忌用 |
| 桑椹 | 滋阴补血，生津润肠 | 肝肾阴血亏虚诸证；津伤口渴，肠燥便秘等 | 长于生津止渴，润燥滑肠 | 脾胃虚寒，大便溏泄者当忌用 |

# 任务十八 收 涩 药

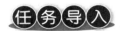

周某，女，65岁。有慢性胃肠炎病史，近1年来，腹痛隐隐，缠绵不愈，喜温喜按，大便清稀，无臭，肛门坠胀，便后更甚，形体消瘦，纳差神疲，口淡不渴，四肢欠温，腰膝酸软乏力，舌淡红苔薄白，脉细弱。

请您完成以下任务：

1. 通过本案例分析，该患者应辨证诊断为何证？
2. 试分析该患者适合应用本任务中哪些药物治疗。

凡以收敛固涩为主要功效，用来治疗滑脱不禁证的药物，称为收涩药。

收涩药均有收敛固涩之效，收敛固涩包括止汗，止泻，固精，缩尿，止带等。收涩药主治由于久病体虚或过服攻伐，而致正气耗散，脏腑衰退，某些脏器对物质的控制能力降低，向体外无节制地排出物质的滑脱不禁证。其证既有正气亏虚，脏腑功能减退的表现，又有无节制地排出物质的表现，但尚未发展到虚脱阶段。本类药物分别适用于遗精、滑精、遗尿、尿频、自汗、盗汗、久泻、久痢等滑脱不禁证。部分药物还分别兼止血、止咳的作用，可分别用于失血、咳嗽诸证。因收敛固涩作用大多有敛邪之弊，故不宜用于邪实之证，而以用于肺肾虚损的久咳虚喘或肝肾亏虚，冲任不固的崩漏等证更为适宜。

收涩药能收能涩，所以一般具酸味或涩味。个别药物兼有补益的作用，可有甘味。本类药药性多具温性或平性。部分药物兼具清热降火之效，可有寒凉药性。本类药物的作用趋向向内，所以均具沉降之性。肺在体合皮毛，咳为肺病，具有固表止汗或止咳功效的药物可归肺经；汗为心之液，能益气养心止汗的药物可入心经；具有止泻作用的药物可归大肠经；涩精药、缩尿药可入肾经；止带药可入肾经或脾经。毒性方面，除罂粟壳外，其余药物在常用剂量内均可视为无毒。

收涩药有敛邪之弊，故凡湿热方盛或表邪未解者不宜过早的使用，以免闭门留寇。

滑脱不禁而余邪未清者，需兼清余邪，不宜单独使用收涩药，以免敛邪。

## 麻黄根 Mahuanggen
### 《名医别录》

【来源】本品系麻黄科植物草麻黄或中麻黄的根或根茎。生用。

【性味归经】甘、微涩，平。归肺经。

【功效主治】

收敛止汗，用于盗汗，自汗。本品味平性涩，专入肺经，能行肌表、实卫气、固腠理、闭毛窍，被称为"敛肺固表止汗之专品"。治疗气虚自汗，常配白术、党参、黄芪等同用；治疗阴虚盗汗，常配五味子、白芍、牡蛎、生地黄等同用。

【用量用法】3~9g，煎服。外用适量，研粉扑撒。

【使用注意】有表邪者不宜用。

> ### 知识链接
>
> 麻黄与麻黄根的区别。二药虽同出一源，但功效主治相去甚远：麻黄功擅发汗解表，通过发汗以发散表邪，常用于外感风寒表实证；麻黄根功擅收敛止汗，刚好与麻黄相反，其是通过敛肺固表而止汗，是为止汗之专品，可用于多种原因所致的盗汗、自汗。

## 浮小麦 Fuxiaomai
### 《名医别录》

【来源】本品系为禾本科植物小麦未成熟的颖果。

【性味归经】甘，凉。归心经。

【功效主治】

1. 益气敛汗，用于盗汗，自汗。本品甘凉，能敛虚汗，并有益气养心、养阴除热之效。对于阳虚自汗和阴虚盗汗均可使用。单用本品炒焦研末，米汤调服即效；也可配黄芪、牡蛎、五味子、麻黄根等药同用。

2. 除热，用于骨蒸劳热。常与银柴胡、地骨皮、鳖甲等退热除蒸之品配伍。

【用量用法】15~30g，煎服。研末服，3~5g。

【使用注意】表邪汗出者当忌用。

## 五味子 Wuweizi
### 《神农本草经》

【来源】本品系木兰科植物五味子或华中五味子的成熟果实。晒干，生用或用醋拌蒸晒干用。

【性味归经】酸、甘，温。归肺、心、肾经。

**【功效主治】**

1. 敛肺滋肾，用于肺虚久咳，肺肾两虚之咳喘。本品味酸收敛，甘温而润，具有"上敛肺气，下滋肾阴"之效，为治疗久咳虚喘之要药。对于肺虚久咳者，常与麦冬、五倍子等补肺之品同用；对于肺肾两虚之喘咳者，常配山药、山茱萸、熟地等同用。

2. 生津敛汗，用于津伤口渴，消渴及盗汗，自汗。对于热伤气阴者，常配麦冬、人参等同用，如生脉散；对于治消渴病，可配天花粉、山药、黄芪等同用；对于自汗者，常配防风、麻黄根、黄芪等同用；对于盗汗者，常配白芍、麦冬、生地黄、玄参等同用。

3. 涩精止泻，用于脾肾阳虚之五更泄及肾虚遗精、滑精。对于五更泄，常配肉豆蔻、补骨脂、吴茱萸等同用，组成四神丸；对于肾虚遗精、滑精等，常配桑螵蛸、覆盆子、金樱子等固涩之品同用。

4. 宁心安神，用于心肾阴血虚亏所致的失眠多梦，虚烦心悸等。常用本品配当归、远志、人参、生地黄、酸枣仁等同用，如天王补心丹。

**【用量用法】** 2~6g，煎服。研末服，每次1~3g。

**【使用注意】** 凡表邪未解，内有实热，麻疹未透，咳嗽初起等，均当忌用。

## 五倍子 Wubeizi
《本草拾遗》

**【来源】** 本品系漆树科植物盐肤木、青麸杨或红麸杨叶上寄生的虫瘿。生用。

**【性味归经】** 酸、涩，寒。归肺、大肠、肾经。

**【功效主治】**

1. 敛肺降火，用于肺热咳嗽或肺虚久咳。本品味酸性寒，既能清降肺热，又能敛肺止咳。对于肺热咳嗽，常配瓜蒌、贝母、黄芩等清热化痰之品同用；对于肺虚久咳，常配诃子、罂粟壳、五味子等敛肺止咳之品同用。

2. 涩肠止泻，用于久泻、久痢。常配五味子、诃子等涩肠止泻之品同用。

3. 固精止遗，用于遗精、滑精。常配桑螵蛸、覆盆子、金樱子等固涩之品同用。

4. 敛汗，用于盗汗、自汗。常配黄芪、牡蛎、五味子、麻黄根等药同用。

5. 止血，用于便血痔血或崩漏下血。对于便血痔血，可配槐花、地榆等止血之品同用；对于崩漏下血，可配藕节、棕榈炭、血余炭等同用。

6. 收湿敛疮，用治疮疖肿毒，湿疮流水，溃疡不敛，肛脱不收，子宫下垂等病证。可单用本品研末外敷或煎汤外洗。

**【用量用法】** 3~6g，煎服。入丸散剂，1~1.5g。外用适量。

**【使用注意】** 湿热泻痢者当忌用。

---

**知识链接**

五倍子与五味子的区别。五倍子与五味子，二药味酸收敛，均具有敛肺止咳、敛汗止汗、涩精止遗、涩肠止泻的作用。均可用于肺虚久咳、自汗盗汗、遗精滑精、久泻不止等病证。然五倍子于敛肺之中又有清肺降火及收敛止血作用，故又可用于肺热痰嗽及咳嗽咯血者；而五味子则又能滋肾，多用于肺肾二虚之虚喘及肾虚精关不固之遗精滑精等。

## 乌梅 Wumei
《神农本草经》

【来源】本品系蔷薇科植物梅的近成熟果实。去核生用或炒炭用。

【性味归经】酸、涩，平。归肝、脾、肺、大肠经。

【功效主治】

1. 敛肺止咳、涩肠止泻，用于肺虚久咳及久泻、久痢。本品味酸且涩，长于收涩，入肺经能敛肺气以止咳，入大肠经又能涩大肠以止泻。尤宜于久泻久痢，肺虚久咳，阴虚燥咳等证。对于久泻、久痢，常与诃子、党参、罂粟壳、肉豆蔻等配伍，如固肠丸；对于肺虚久咳，常与阿胶、杏仁、罂粟壳等配伍。

2. 生津止渴，用于虚热消渴。本品善生津液，止烦渴。对于虚热消渴之证，可单用煎服，也可与麦冬、人参、山药、天花粉等配伍。

3. 安蛔止痛，用于蛔厥腹痛。因"蛔得酸则静"，本品味酸，能安蛔止痛，被称为"安蛔之良药"。常配黄连、附子、蜀椒、细辛、干姜、当归等同用伍，组成乌梅丸，用治蛔厥证。

【用量用法】6~12g，煎服。

【使用注意】内有实热郁滞及表邪未解者均当忌用。

## 山茱萸 Shanzhuyu
《神农本草经》

【来源】本品系山茱萸科植物山茱萸的成熟果肉。晒干或烘干用。

【性味归经】酸、涩，微温。归肝、肾经。

【功效主治】

1. 补益肝肾，用于肝肾不足所致之腰膝酸软、头晕目眩等。本品功擅补肾阳、益肾精，被称为"补益肝肾之要药"。对于肾阳虚所致之腰膝酸软、头晕目眩、小便不利，常配肉桂、附子同用，组成肾气丸；对于肝肾阴虚之腰膝酸软、头晕目眩，常配泽泻、熟地黄、山药等同用，组成六味地黄丸。

2. 收敛固涩，用于体虚自汗、盗汗，肾虚所致之遗精滑精、小便不禁以及冲任不固之月经过多及崩漏不止等证。对于自汗、盗汗，常配龙骨、牡蛎、黄芪、五味子等同用；若大汗欲脱者，常与人参、附子等配伍以加强敛汗固脱之功；对于肾虚所致之遗精滑精、小便不禁等，常配覆盆子、桑螵蛸、熟地、补骨脂、金樱子等补肾固涩之品；对于冲任不固之月经过多及崩漏不止等证，常配熟地、当归、白芍等同用。

【用量用法】6~12g，煎服。

【使用注意】素有湿热及小便淋涩者，均当忌用。

# 桑螵蛸 Sangpiaoxiao

## 《神农本草经》

【来源】 本品系螳螂科昆虫大刀螂、小刀螂或巨斧螳螂的干燥卵鞘。

【性味归经】 甘、咸,平。入肝、肾经。

【功效主治】

1. 固精缩尿,用于肾阳虚所致之遗尿尿频、遗精滑精、带下等证。本品味甘咸性收敛,入肝肾二经,功擅补肾气,固精关,缩小便,被称为"肾虚不固滑脱诸证之要药"。对于肾阳虚之遗尿尿频、带下白浊等证,常配石菖蒲、远志、龙骨、龟板、人参等同用,组成桑螵蛸散;对于肾虚之遗精、滑精等证,常配菟丝子、补骨脂、山茱萸等同用。

2. 补肾助阳,用于肾虚阳痿。常配巴戟天、淫羊藿、鹿茸、锁阳等补肾助阳之品同用。

【用量用法】 5~10g,煎服。

【使用注意】 阴虚火旺及膀胱有热者当忌用。

其他收涩药见表6-24。

表 6-24　其他收涩药

| 药名 | 功效 | 主治 | 要点 | 使用注意 |
|---|---|---|---|---|
| 肉豆蔻 | 涩肠止泻,温中行气 | 脾肾虚寒,久泻久痢;胃寒胀痛,食少呕吐 | 为治虚寒泻痢之要药 | 湿热泻痢者当忌服 |
| 罂粟壳 | 敛肺止咳,涩肠止泻,止痛 | 久泻,久痢;肺虚久咳;腹痛及筋骨疼痛 | 上敛肺气,中固肠气,下涩肾气,并长于止痛 | 有毒,并易成瘾,不宜久服多服 |
| 莲子 | 补脾养心,益肾固精,止泻止带 | 脾虚久泻,食欲不振;肾虚遗精、遗尿;虚烦、惊悸、失眠;带下病 | 本品性平力缓,为药食两用之佳品 | 去心后打碎用 |
| 诃子 | 涩肠止泻,敛肺止咳,利咽开音 | 久泻,久痢,脱肛;肺虚久咳或久咳失音 | 为久泻久痢及肺虚久咳、久咳失音之常用药 | 敛肺清火开音宜生用,涩肠止泻宜煨用 |
| 赤石脂 | 涩肠止泻,收敛止血,敛疮生肌 | 久泻,久痢;崩漏,带下,便血等;疮疡不敛,湿疮 | 治虚寒性久泻久痢的常用药 | 畏肉桂;包煎;孕妇当慎用 |
| 金樱子 | 固精缩尿,涩肠止泻 | 肾虚不固所致诸症;久泻,久痢 | 固涩力较强 | 邪盛者当忌用 |
| 芡实 | 补脾止泻,益肾固精,除湿止带 | 脾虚久泻;遗精滑精,遗尿,白浊;带下病 | 具有补益、固涩之双重作用,故可标本兼治 | 性质平和,为药食两用佳品 |
| 海螵蛸 | 固精止带,收敛止血,收湿敛疮 | 遗精,带下;崩漏下血及外伤出血;胃痛吐酸;疮疡不敛 | 为治妇女崩漏带下之常药 | 阴虚有热者当忌用 |
| 覆盆子 | 益肾明目,固精缩尿 | 肾虚不固证;肝肾不足证 | 为治疗遗尿、尿频之要药 | 阴虚内热及内有湿热者当忌用 |

# 任务十九　涌 吐 药

### 任务导入

《伤寒论》："患者发热、恶风、自汗，头不痛，项不强，寸脉比较有力，胸中自觉痞硬，气上冲咽喉，呼吸困难，这是胸膈停滞痰饮的病证，当用吐法，宜瓜蒂散。"

请您完成以下任务：

1. 通过本案例分析，该患者应辨证诊断为何证？
2. 该患者适合用中医治疗八法中的何法来治疗？

凡能促使呕吐，用以治疗宿食、痰涎、毒物等停滞在胃脘、胸膈以上所导致病证的药物，称为涌吐药，又称催吐药。

涌吐作为一种功效，是通过诱发呕吐来排出体内蓄积的宿食、痰涎、毒物等有形实邪。涌吐药主要用于误食毒物，尚留胃中，未被充分的吸收；或宿食积滞，尚未入肠，胃脘胀痛；或痰涎壅滞于咽喉，呼吸不畅；或痰邪壅滞胸膈，痰蒙心窍，癫痫发狂等证。本类药物还兼有祛湿退黄、截疟，外用蚀疮去腐、解毒收湿等不同功效，分别还可主治黄疸，疟疾及风眼赤烂、牙疳及肿毒不溃等皮肤或五官疾患。由于本类药物作用峻猛，药后患者反应强烈且痛苦不堪，现代在临床上吐法已较少采用，所以本类药物作为涌吐药应用的机会不是很多。相对而言，涌吐药物的其他功效在临床应用的机会更多。

吐后要适当休息，不宜立刻进食。待胃肠功能恢复之后，再进食流质或易消化的食物，以养护胃气，忌食油腻、辛辣及不易消化之品。凡年老体弱、婴幼儿及素体失血、劳嗽喘咳、头晕、心悸等，均当忌用。

## 常山 Changshan
### 《神农本草经》

【来源】本品系虎耳草科植物常山的根。切片生用或酒炙用。

【性味归经】苦、辛，寒。有毒。归肺、胃、肝经。

【功效主治】

1. 涌吐痰涎，用于胸中痰饮证。本品辛开苦泄，性善上行涌吐，能引吐胸中痰饮。对于痰饮停聚，欲吐而不能吐，胸膈壅塞，不欲饮食者，常配甘草，水煎调蜜温服。

2. 截疟，用于疟疾。古有"无痰不成疟"的说法。本品善祛痰截疟，适用于各种疟疾，被称为"治疟之要药"。本品单用浸酒或煎服治疟，即获良效。临床也常配伍应用，对于疟疾，寒热往来，发作有时者，常与槟榔共研末，糊丸服之，如胜金丸；对于疟疾寒热或二、三日一发者，常与肉豆蔻、槟榔、厚朴、草豆蔻等配伍，如常山饮；对于虚人久疟不止者，常与乌梅、人参、黄芪等配伍，如截疟饮；对于疟久不愈，而成疟母者，常与莪术、三棱、鳖甲等配伍，如截疟常山饮。

【用量用法】5~9g，煎服；入丸、散剂酌减。涌吐可生用，截疟宜酒制用。

【使用注意】 因能催吐，且有毒，故用量不宜过大，孕妇及体虚者不宜用。

其他涌吐药见表6-25。

**表6-25 其他涌吐药**

| 药名 | 功效 | 主治 | 要点 | 使用注意 |
|------|------|------|------|----------|
| 瓜蒂 | 涌吐痰食，祛湿退黄 | 宿食停滞及食物中毒诸证；湿热黄疸 | 本品为临床较常用的涌吐药 | 体虚、吐血、胃弱、孕妇及上部无实邪者当忌用 |
| 胆矾 | 涌吐痰涎，解毒收湿，祛腐蚀疮 | 喉痹、癫痫、误食毒物；风眼赤烂、口疮、牙疳；胬肉、疮疡 | 本品少量外用，有解毒收湿之功 | 体虚者当忌用 |

# 任务二十　解毒杀虫燥湿止痒药

## 任务导入

李某，男，29岁。间歇性双脚糜烂三年。三年来，双脚脚趾间及足底部潮湿起米粒样小水泡，瘙痒难耐，甚或肿胀糜烂、浸淫流黄水，平素嗜酒，舌红，苔黄腻，脉弦数。

请您完成以下任务：

1. 通过本案例分析，该患者应辨证诊断为何证？

2. 试分析该患者适合应用本任务中哪些药物治疗。

凡以解毒疗疮，杀虫止痒，燥湿为主要作用的药物，称为解毒杀虫燥湿止痒药。

本类药物外用为主。主要适用于外科、皮肤科及五官科病证，如聍耳、梅毒及虫蛇咬伤、癌肿、疮痈疔毒、疥癣、湿疹等。外用的方法因病因药而异，如作成药捻、栓剂栓塞，或用油脂及水调敷，或煎汤洗渍及热敷、浴泡、含漱，或制成软膏涂抹，或研末外撒等。内服使用时，宜作丸、散剂应用，使其缓慢吸收，并且便于掌握剂量。

本类药物所谓"攻毒"即以毒制毒之意，多具不同程度的毒性，无论外用或内服，均应严格控制剂量及用法，不能过量或持续使用，以防止毒副作用。制剂时要严格遵守炮制和制剂要求，以减低毒性而确保用药安全。脓毒未清，腐肉未尽时，不宜使用敛疮收口药。

## 雄黄 Xionghuang

《神农本草经》

【来源】 本品系硫化物类在矿物雄黄的矿石，主含二硫化二砷。生用。切忌火煅。

【性味归经】 辛，温；有毒。归心、肝、胃经。

【功效主治】

1. 解毒，用于虫蛇咬伤，湿疹疥癣，痈肿疔疮。本品温燥有毒，具以毒制毒之意，有良好的解毒作用，被称为"治疗毒蛇咬伤之要药"。对于虫蛇咬伤，单用本品研末即效，加适当香油或植物油调和外敷，或用黄酒冲服；对于湿疹疥癣，常配白矾同用，共同研末外敷患处；对于痈肿疔疮，常配乳香、没药等同用。

2. 杀虫，用于虫积腹痛。本品具有良好的杀虫作用，治疗肠道寄生虫尤其是蛔虫引起的腹痛效果甚佳，常配使君子、牵牛子、槟榔等同用。

此外，本品还具有祛痰燥湿，截疟的功效，临床常用于治疗疟疾、哮喘、癫痫等证。

**考点提示：**"治疗毒蛇咬伤之要药"指的是哪味药？

【用量用法】0.05~0.1g，入丸散用。外用适量，研末敷或香油调敷患处。

【使用注意】内服宜慎，不可久用。孕妇当禁用。切忌火煅。

# 硫黄 Liuhuang

《神农本草经》

【来源】本品系天然硫矿物经提炼的加工品。

【性味归经】酸，温。有毒。归肾、大肠经。

【功效主治】

1. 外用解毒杀虫止痒，用于疥癣，湿疹，皮肤瘙痒等。本品性温而燥，有解毒杀虫，燥湿止痒诸功效，被称为"治疥疮之要药"。对于疥疮，常用本品单味研末，加以麻油调匀外涂；对于湿癣等，常与铅丹、石灰等同用，研末外撒于湿癣患处；对于皮肤瘙痒等，单用本品研末外撒即效，也可与其他祛湿杀虫止痒药如蛇床子等配伍外用。

2. 内服补火助阳通便，用于肾阳虚所致之虚寒性便秘、阳痿、寒喘等。对于虚寒性便秘，常配半夏同用，组成半硫丸以温肾通便；对于阳痿，常配补骨脂、肉苁蓉、鹿茸等补肾壮阳之品同用；对于寒喘，本品可与附子、肉桂等温里药配伍。

【用量用法】1.5~3g，炮制后入丸散剂。外用适量，研末香油调涂敷于患处。

【使用注意】不宜与芒硝、玄明粉同用。孕妇及阴虚阳亢者忌用。

其他杀虫燥湿止痒药见表6-26。

表6-26 其他解毒杀虫燥湿止痒药

| 药名 | 功效 | 主治 | 要点 | 使用注意 |
|---|---|---|---|---|
| 白矾 | 外用解毒杀虫止痒，内服化痰止血止泻 | 湿疹，湿疮，湿癣；久泻久痢、吐衄下血；风痰所致昏厥、癫痫等 | 外用尤长于治疮面湿烂或瘙痒 | 外用适量，研末撒布或调敷或水洗 |
| 蛇床子 | 杀虫止痒，温肾壮阳 | 阴部湿痒，湿疹，疥癣；阳痿不孕 | 为皮肤及妇科常用药 | 下焦湿热及阴虚火旺者当忌用 |
| 土荆皮 | 杀虫止痒 | 体癣，手足癣，头癣等各种癣病 | 有毒，只供外用 | 外用适量，浸酒涂擦 |
| 大蒜 | 解毒杀虫，消肿，止痢 | 用于痈肿疔毒，疥癣；痢疾，泄泻，肺痨，顿咳；钩虫病，蛲虫病 | 有良好的解毒，杀虫，消肿作用 | 阴虚火旺及有目、舌、喉、口齿诸疾当忌用 |

# 任务二十一　拔毒化腐生肌药

## 任务导入

韩某，男，72岁。中风偏瘫卧床病史五年，患者常年卧床，生活不能自理，左髋部皮肤破损，见一4~5cm大小的创面，创面内见皮下脂肪暴露，有腐肉，有臭味。

请您完成以下任务：

1. 通过本案例分析，该患者应辨证诊断为何证？
2. 适合选用本任务中哪些药物治疗？

凡具有外用拔毒化腐，生肌敛疮功效的药物，称拔毒化腐生肌药。

本类药物主要用于溃后腐肉不去，伤口难以生肌愈合，或痈疽疮疡溃后脓出不畅及梅毒、癌肿之证。有些还用于治疗皮肤湿疹瘙痒，五官科的目赤翳障、喉证、口疮等。本类药物以外用为主。外用方法，可据病情及用途而定，如点眼、吹喉、鼻、滴耳，或外用膏药敷贴，或加油调敷，或制成药捻，或研末外撒等。

本类药物多具剧烈毒性或强大刺激性。使用时应严格控制剂量，外用亦不可过量或过久使用，部分药还不宜在头面及角膜、黏膜上使用，以防止毒副作用，确保用药安全。

### 升药 Shengyao
《外科大成》

【来源】本品系由水银、火硝、白矾各等分混合升华制成。

【性味归经】辛，热。有大毒。归肺、脾经。

【功效主治】

1. 拔毒去腐，用于腐肉不去，新肉难生，或痈疽溃后，脓出不畅。本品具有良好的拔毒化腐排脓之效，是为只供外用的外科专药之一。常配收湿敛疮的煅石膏同用，并可随病情不同，调整二药的比例，如煅石膏与升药的用量比例为9：1者称为九一丹，拔毒之力较轻而收湿生肌之力较强，8：2者称为八二丹，7：3者称为七三丹，1：1者称为五五丹，1：9者称为九转丹，拔毒化脓之力逐步增强。

此外，升药也可用治顽癣及梅毒、黄水疮、湿疮等。

【用量用法】本品只供外用，不能内服。外用适量，且不用纯品，而多配煅石膏外用。

【使用注意】本品有大毒，外疡腐肉已去或脓水已尽者，当忌用。

## 轻粉 Qingfen

*《本草拾遗》*

【来源】本品系水银、白矾、食盐等用升华法制成的氯化亚汞结晶性粉末。

【性味归经】辛，寒。有大毒。归小肠、大肠经。

【功效主治】

1. 外用攻毒杀虫，敛疮，用于湿疹，酒齄鼻，疥癣瘙痒，梅毒下疳，疮疡溃烂。本品辛寒燥烈，具有较强的攻毒杀虫止痒，生肌敛疮的作用。对于臁疮不合，常配黄连末，猪胆汁调涂；对于酒齄鼻、痤疮，常配硫黄、大黄加凉水调涂，如加味颠倒散；对于干湿癣，常配硫黄、铅丹、风化石灰为细末，生油调涂，如如圣散；对于黄水疮痒痛，常配煅石膏、蛤粉、黄柏共为细末，凉水或香油调涂，如蛤粉散。

2. 内服逐水通便，用于水肿胀满，二便不利。本品能逐水退肿，通利二便。常与大戟、甘遂、大黄等配伍，用以治水肿便秘实证，如舟车丸。

【用法用量】　内服 0.1~0.2g，入丸、散服。外用适量，研末调涂或制膏外贴。

【使用注意】本品有毒（可致汞中毒），内服宜慎。体虚及孕妇当忌服。

其他拔毒化腐生肌药见表 6-27。

**表 6-27　其他拔毒化腐生肌药**

| 药名 | 功效 | 主治 | 要点 | 使用注意 |
|---|---|---|---|---|
| 炉甘石 | 解毒明目退翳，收湿生肌敛疮 | 目赤翳障，烂弦风眼；疮疡不敛，皮肤湿疮 | 为眼科外用之要药 | 宜炮制后用，且专作外用 |
| 砒石 | 外用蚀疮去腐，内服劫痰平喘 | 癣疮，瘰疬，牙疳，痔疮；寒痰哮喘 | 长于攻毒杀虫，蚀疮去腐 | 本品剧毒；孕妇当禁用；畏水银 |
| 铅丹 | 拔毒生肌，杀虫止痒 | 疮疡溃烂，湿疮；惊痫癫狂，疟疾 | 为外科常用药 | 本品有毒，不可久服 |

# 任务二十二　中药功用实训

## 一、实训目的

（一）掌握常用中药的功效主治和功效相似药物的鉴别。

（二）熟悉常用中药的配伍规律。

（三）了解常用中药的使用注意。

## 二、实训方法

要求学生课余时间背诵常用重点药物的功效，特殊称谓，功效相似的药物的异同点，并能填写出相应的表格。

## 三、实训内容

### （一）常用中药功效练习，例：

| 中　药 | 功　效 |
|---|---|
| 桂枝 | |
| 石膏 | |

### （二）特殊称谓与中药对应关系练习，例：

| 特殊称谓 | 中　药 |
|---|---|
| 呕家圣药 | |
| 疮家圣药 | |
| 治疗黄疸要药 | |
| 回阳救逆第一要药 | |
| 治头痛之要药 | |

### （三）中药配伍关系练习，例：

| 配伍关系 | 药　物 |
|---|---|
| 相须 | 甘遂与大枣 |
| 相使 | 生姜与半夏 |
| 相畏 | 黄芪与茯苓 |
| 相杀 | 半夏与乌头 |
| 相恶 | 麻黄与桂枝 |
| 相反 | 人参与莱菔子 |

### （四）中药功效鉴别练习

#### 1. 功效相似药物鉴别练习，例：

| 功效相似中药 | 相　同　点 | 区　别 |
|---|---|---|
| 桑叶 | | |
| 菊花 | | |

#### 2. 安胎药鉴别练习，例：

| 药　物 | 功　效 |
|---|---|
| 白术 | 行气安胎 |
| 砂仁 | 清热安胎 |
| 杜仲 | 止血安胎 |
| 续断 | 固经安胎 |
| 黄芩 | 健脾安胎 |

3. 止血药鉴别练习，例：

| 药　物 | 功　效 |
|---|---|
| 小蓟 | 收敛止血 |
| 艾叶 | 温经止血 |
| 三七 | 凉血止血 |
| 白及 | 化瘀止血 |

## 四、实训时间

4 学时。

## 五、实训小结

根据交流讨论的结果，书写练写报告及体会。

# 目标检测

## 一、单项选择题

1. 既能发汗解表又能利尿平喘的药物是（　　　）
   A. 麻黄　　　　　B. 桂枝　　　　　C. 生姜
   D. 紫苏　　　　　E. 荆芥

2. 清热药的主要作用是（　　　）
   A. 发散表热　　　B. 清解里热　　　C. 解表清里
   D. 清热利湿　　　E. 活血散瘀

3. 兼入血分的泻下药是（　　　）
   A. 大黄　　　　　B. 芒硝　　　　　C. 巴豆
   D. 番泻叶　　　　E. 甘遂

4. 广藿香尤宜于治疗以下何种呕吐（　　　）
   A. 肝胃不和呕吐　B. 妊娠呕吐　　　C. 胃寒呕吐
   D. 湿阻中焦呕吐　E. 胃热呕吐

5. 能利水湿、分清浊而止泻，尤宜于小便不利之水泻的药物是（　　　）
   A. 滑石　　　　　B. 车前子　　　　C. 木通
   D. 金钱草　　　　E. 萹蓄

6. 肉桂可用于治疗虚阳上浮证，主要是由于其具有以下哪项功能（　　　）
   A. 引火归源　　　B. 补火助阳　　　C. 散寒止痛
   D. 温经通脉　　　E. 峻补元阳

7. 既能够理气健脾，又可以和胃止呕、燥湿化痰的药物是（　　　）
   A. 川楝子　　　　B. 陈皮　　　　　C. 沉香

D. 青皮　　　　　E. 乌药

8. 消化油腻肉食积滞的要药是（　　）

　　A. 山楂　　　　　B. 麦芽　　　　　C. 莱菔子

　　D. 鸡内金　　　　E. 厚朴

9. 下列药物中，性善"上行头目"，为治头痛的要药是（　　）

　　A. 羌活　　　　　B. 川芎　　　　　C. 细辛

　　D. 白芷　　　　　E. 吴茱萸

10. 大补元气的药物首推（　　）

　　A. 人参　　　　　B. 黄芪　　　　　C. 党参

　　D. 太子参　　　　E. 西洋参

## 二、简答题

1. 比较黄芩、黄连、黄柏的功效主治异同。

2. 如何理解"附子无姜不热"？

3. 为什么三七具有"伤科圣药"的说法？

4. 简述川贝母与浙贝母的区别。

5. 试述补虚药的含义、功效、适应范围与配伍方法。

（成国春　喻松仁　乔继峰　孙　涛　田　丹）

# 项目七　方剂基础

## 学习目标

**知识要求**

1. 掌握方剂组成的基本知识；君臣佐使药物的含义；汤散丸剂的特点与优势；特殊的煎药方法。
2. 熟悉方剂的变化形式；常规的煎药与服药方法。
3. 了解除汤散丸以外的其他剂型。

**技能要求**

1. 能够掌握汤剂的一般煎煮方法和特殊煎煮方法，能进行中药处方的合理煎煮。
2. 能够依据药力与主证判断药物在方中的地位；依据症状变化进行适宜的方剂变化，依据疾病特点选择适宜的剂型。
3. 能够指导患者进行正确的服药。

## 任务一　方剂的组成与变化

### 任务导入

李某，男性，36岁。脱肛1年，一年半前因暴食生冷出现腹泻1月余，未系统治疗，此后经常大便溏稀，继而出现脱肛。现症：大便稀溏，肛门脱垂，便后可还纳，食欲不振，头晕乏力。查体：舌淡，边有齿痕，脉缓而无力。

请您完成以下任务：

1. 通过本案例分析，选用何种治法呢？
2. 依据所选治法可选择哪类药物为主治疗？又可以配伍哪类药物协助治疗？

方是由药物组成的，徐灵胎指出："药有个性之专长，方有合群之妙用"。方剂不是随意的药物选择叠加，也不是简单的药物堆砌，而是按照一定的规律，通过合理的药物配伍组合而成。所谓"配伍"，就是指根据病情的需要和药物的性能，按照一定的辨证方式，目的明确地选择两味以上的药物组合在一起使用的用药形式。中药的药性各有所偏，功用各有所长。一味中药少则两、三个功用，多则七、八个功用，通过药物的配伍可以使中药的作用方向更为专一；中药在治病过程中，既有其治疗作用的一面，也有因其药性偏胜导致不同程度毒副作用的一面，通过合理的药物配伍，可以纠正药物的偏性，制约其毒性。从而使各具特性的群药组合成一个新的有机整体，达到增强药效或产生新的功用、扩大治疗范围、适应复杂病情、减少毒副作用的配伍目的。

## 一、方剂的组成

方剂的组成一般由君药、臣药、佐药、使药四部分构成。"君臣佐使"的组成原则最早见于《素问·至真要大论》，即"主病之谓君，佐君之谓臣，应臣之谓使"。明代何柏斋《医学管见》中对君臣佐使的具体涵义作了进一步阐明："大抵药之治病，各有所主。主治者，君也；辅治者，臣也；与君相反而相助者，佐也；引经及引治病之药至于病所者，使也。"组方理论经过历代医家的不断补充而逐渐完善。

君药：针对主病或主证起主要治疗作用的药物称为君药。君药在方中必不可少，药力最强，药味较少，一般用量比方中臣、佐、使药要大。

臣药：一是辅助君药加强其治疗主病或主证作用的药物；二是针对主要兼病或兼证起主要治疗作用的药物。一般臣药药味较君药为多，与君药协同增效或产生新的治疗作用，构成方剂的主要配伍关系。

佐药：一是佐助药，协助君、臣药以加强治疗作用，或治疗次要兼证的药物；二是佐制药，消除或减弱君、臣药的毒性或烈性的药物；三是反佐药，病重邪甚，可能拒药之时，配用与君药药性相反而又能在治疗中起相成作用的药物。

使药：一是引经药，引导方中药物直达病所的药物；二是调和药，调和方中诸药药性、协调诸药相互作用的药物。

**知识拓展**

方剂中药物的君、臣、佐、使设定，主要是以所选药物在方中所起作用的主次地位为依据。临证遣药组方并没有固定的模式，既不是每一种意义的臣、佐、使药都必须具备，也不是每味药只任一职。但是，君药是方剂中的核心部分，不可缺少。现结合病证，以麻黄汤为例进一步说明君、臣、佐、使的涵义及其具体运用。

麻黄汤主治外感风寒表实证（太阳伤寒证），根据恶寒发热、头身疼痛、无汗而喘、苔薄白、脉浮紧等症状，辨证为风寒束表、肺气不利，治疗从发汗解表、宣肺平喘立法。其方义分析如下：

麻黄汤
- 君药——麻黄：辛温，发汗解表，宣肺平喘。
- 臣药——桂枝：辛甘温，解肌发表，助麻黄发汗；温通经脉，以解头身疼痛。
- 佐药——杏仁：苦平，降利肺气，与麻黄配伍，宣降肺气。
- 使药——炙甘草：甘温，调和诸药。

通过对麻黄汤的分析，可知遣药组方时要针对病机确定治法，依据治法选择合理的方剂，从而将不同性味的药物配伍应用。医生按照方剂结构要周密设计，做到主次分明、层次清楚、结构严谨。由此可见，"以法统方"与方剂"君臣佐使"组成原则的理论是一致的，治法是指导遣药组方的原则，是保证方剂针对病机，切合病情的基本前提；组方原则是组方的结构和形式，是体现治法、确保疗效的手段。

## 二、方剂的变化

方剂按照一定结构组成后，在临床运用过程中还必须根据病证的不同阶段，病情的轻重缓急，外界环境的变化，以及患者的年龄、性别、职业等方面的差异作相应的加减变化，这样才能切合病情、提高疗效。成方的变化运用，归纳起来主要有以下三种形式。

### （一）药味加减变化

当方剂中药物有增加或减少时，必然要导致方剂的组成配伍关系发生变化，从而导致方剂的功用与主治病证也发生改变。这种药物加减变化的目的是为了更加适应患者的病情需要。需要注意的是这种变化应当在主证病机、君药不变的前提下，随着兼证或次要病证的变化而相应地增加或减少方中次要药物的一种变化形式，也称为"随证加减"。例如，针对外感风寒、肺气不利所致的恶寒发热、头身痛疼、无汗而喘、苔薄白、脉浮紧，可直接投与麻黄汤原方（麻黄、桂枝、杏仁、甘草），发挥其发汗解表、宣肺平喘之功。如风寒挟湿，兼见身疼烦重、苔白微腻等湿证表现者，可加白术，即麻黄加术汤，取其发汗解表、散寒祛湿作用，方中白术与桂枝同为臣药；若风寒表证不明显，而突出表现为风寒犯肺，表现为咳嗽胸满，或鼻塞声重，音哑等，可去桂枝加生姜，且杏仁变为臣药，即三拗汤，以宣肺散寒、止咳平喘。上述举例都是在所治病证的基本病机为外感风寒证，君药均为麻黄不变的前提下，根据兼证以及病机侧重的不同，相应改变麻黄汤原方中的臣药或佐药，以适合病情变化的需要。

> **知识拓展**
>
> 药物是决定方剂功用的主要因素。在选用成方加减时，一定要注意所治病证的基本病机与原方相符；不可减去君药，否则就不能说是某方加减，而是另组新方了。

### （二）药量增减变化

在方剂的组成药物不变的前提下，通过增大或减小方中药物的用量，以改变原方功用强弱，甚至改变原方功用、主治的一种变化形式。

1. 药量增减可改变原方功用的强弱。如四逆汤与通脉四逆汤，两方都是由附子、干姜、炙甘草三味组成。四逆汤主治阳衰寒厥证，症见：四肢厥逆、恶寒蜷卧、下利、脉微细或沉迟细弱，方中用生附子一枚、干姜一两半，具有回阳救逆的功用；通脉四逆汤主治阴盛格阳证，症见：四肢厥逆、身反不恶寒、下利清谷、脉微欲绝，方中附子为大者一枚，干姜用至三两（强人可四两），具有回阳逐阴、通脉救逆的功用。

2. 药量增减可改变原方的功用和主治。如桂枝汤与桂枝加桂汤、桂枝加芍药汤，三方均由桂枝、芍药、生姜、大枣、炙甘草组成。桂枝汤主治风寒表虚证，方中桂枝、芍药等量配伍，具有解肌发表、调和营卫的功用。桂枝加桂汤用于治疗心阳虚弱、寒水凌心之奔豚证，症见自觉气从少腹上冲心胸甚或咽喉，此时桂枝加至五两，取其温通心阳、平冲降逆之功；桂枝加芍药汤主治太阳病误下伤中，脾胃气血不和、筋脉挛急之证，症见腹满时痛喜按，方中芍药用量可加倍至六两，取其调和脾胃、缓急止痛之功。

药物的用量直接决定药力的大小。上述举例是在组成药物不变的前提下，随着主证轻重以及主证病机的改变，相应增大或减小原方的药物用量，以适合病情变化的需要。

**（三）剂型更换变化**

在方剂组成药物及其用量配比不变的基础上，随着主证轻重缓急的变化而配制不同的剂型，以改变功效快慢与作用峻缓的一种变化形式。如理中丸是治疗中焦不足，脾胃虚寒证的方剂，病证较缓，若证情较急、较重时，可改为汤剂内服，则作用快而药力增强。因此仲景在《伤寒论》理中丸服法中指出"然不及汤"。这种根据主证轻重缓急变化的需要，采取丸剂缓治、汤剂急治的更换方式，在方剂运用中较为普遍。

**知识拓展**

药味加减、药量增减、剂型更换三种变化形式，既可以单独应用，也可以联合使用，如三承气汤、三泻心汤均属于药味加减与药量增减变化的联合使用。通过这些变化形式，能充分体现出方剂在临床中的具体运用特点，只有掌握这些特点和变化精髓，才能制裁随心，以应万变之病情，从而达到预期的治疗目的。

# 任务二　方剂的剂型

**任务导入**

蔡某，女性，19岁。腹痛4个月，慢性胃炎3年，餐后胃痛胃胀，大便稀溏。现症：胃脘绵绵作痛，喜温喜按，恶心，食少便溏，手足凉。舌淡苔白滑，脉沉细。

请您完成以下任务：

1. 通过本案例分析，选用什么方剂进行治疗？
2. 何种剂型更适合此患者的病情？

在方剂组成之后，根据病情的需要、药物的性能以及给药的途径，将中药饮片加工制成适宜的形态，称为剂型。合适的剂型能发挥药物的最佳疗效，减少毒副作用，便于使用、贮存和运输。

中药剂型种类繁多。传统剂型有汤剂、散剂、丸剂、膏剂、丹剂、酒剂、锭剂、糖浆剂、浸膏剂、露剂、茶剂、栓剂、线剂等；现代创新剂型片剂、冲剂、口服液、胶囊、滴丸、气雾剂、针剂等。

**（一）汤剂**

中药饮片加水浸泡一段时间后煎煮，去渣取汁制成的液体剂型称为汤剂，又称煎剂，古称汤液。从周代至今，汤剂始终是中医临床应用最广泛的一种剂型，故也有"汤头"之称。汤剂可作内服用，如麻黄汤等；也可外用，如洗浴、熏蒸、含漱等。"汤者，荡也"，所以汤剂具有吸收快、迅速发挥药效的特点，同时对于病证较重或病情不稳定的患者，能随时根据病情的需要而灵活加减药物。不足之处是煎煮所需时间较长，不利于危重病人的抢救；某些药物的有效成分不易煎出或易挥发散失，药液含杂质较多；携带不方便，且口服量大，口感欠佳，儿童服用困难。

**（二）散剂**

中药饮片粉碎后，混合均匀而制成的粉末状剂型称为散剂。散剂具有吸收较快，制作简便，节省药材，便于服用及携带等特点。

散剂有内服和外用两种。内服散剂末细者可直接冲服，如川芎茶调散、七厘散；将中药饮片捣成粗末加水煮沸取汁服者称煮散，如银翘散。外用散剂应用一般不可用于破溃的创面上，可均匀涂抹在患处，如生肌散、金黄散等；还有吹喉、点眼等外用散剂，如冰硼散、八宝眼药等。

散剂要求粉碎细度适当，混合均匀，同时为了消除散剂的不良气味或刺激性，可装入胶囊，也可将药物粉末制成包衣片剂等。

**（三）丸剂**

将中药饮片研成细粉或药物提取物，加入黏合剂或赋型剂制成的球形固体剂型称为丸剂。"丸者，缓也"，丸剂与汤剂相比，具有吸收较慢，但药效持久，节省药材，便于服用、携带、贮存等特点。丸剂一般适用于慢性疾病或久病体虚者，如十全大补丸、金匮肾气丸等；也有取峻药缓治而用丸剂者，如大黄䗪虫丸等；还有因方剂中含较多气味芳香的药物，不宜入汤剂煎煮而制成丸剂的，如苏合香丸等。此外，一些药材贵重或难以入煎的药物，或经高温煎煮则破坏药效的药物，都可制成丸剂，如安宫牛黄丸等。缺点是生产流程长，污染机会多；有效成分标准较难掌握；有的服用剂量偏大，小儿服用困难等。

丸剂按加入的黏合剂或赋型剂的差异可分为蜜丸、水丸、浓缩丸和滴丸等。

**1. 蜜丸**　用蜂蜜作黏合剂制成，应用最广。蜂蜜具有养胃调补的作用，加入丸剂中既能缓慢释放药物有效成分，同时也可补益中焦，所以蜜丸适用于慢性或虚弱性疾病。根据丸粒大小和制法的不同，蜜丸又分为大蜜丸、小蜜丸和水蜜丸三种。大、小蜜丸均是将蜂蜜炼制后作为黏合剂做成的固体药剂，如大山楂丸等。水蜜丸则以蜜水为黏合剂，制成的干燥药剂，丸粒小，尤宜于气候较湿润的地区生产和应用，如大补阴丸等。

**2. 水丸**　用冷开水或药汁、酒、醋等作为黏合剂泛制而成，又称水泛丸。制备时，还可根据药物的性质、气味等分层泛入，这样可以掩盖不良气味，防止芳香性成分挥发散失。水丸较蜜丸、糊丸易于崩解溶散，吸收快，如防风通圣丸等。

**3. 浓缩丸**　将部分或全部药物提取液经浓缩制成清膏或浸膏，再加入其余药物的细粉或辅料混合，干燥后粉碎，以水、酒或部分药液作黏合剂制成，又称粉膏剂。浓缩丸是在蜜丸和水丸的基础上发展起来的，保持了丸剂的优势，同时又缩小了药剂的体积，较易溶散吸收，可提高药效，如六味地黄丸浓缩丸等。浓缩丸的制备、贮存、运输、保管和服用均方便，是丸剂中有发展前途的一种剂型。

**4. 滴丸**　用固体分散技术滴制而成的一种新型丸剂。采用熔点较低的水溶性基质或脂溶性基质，将固体或液体药物溶解、乳化或混悬于熔融的基质中，通过滴管滴入与之不相混溶的冷却液中，使熔融的液滴骤凝成丸粒。滴丸服用量少，特别适用于含液体药物或刺激性的药物制丸，可增加药物的稳定性，减少刺激性，掩盖不良气味等。常用品种有速效救心丸、复方丹参滴丸等。

其他尚有糊丸、蜡丸、微丸等。

## （四）膏剂

用水或植物油将药物煎熬浓缩而成的膏状剂型称为膏剂，也称膏方。膏剂分内服和外用两类，内服膏剂又有煎膏、流浸膏、浸膏三种；外用膏剂有硬膏、软膏两种。

**1. 煎膏** 药物加水反复煎煮，去渣浓缩后，加糖或炼蜜制成稠厚的半流体制剂，又称膏滋。其特点是体积小，含量高，便于服用，口味甜美，有滋润补益作用，一般用于慢性虚弱性患者，有利于较长时间用药，如十全大补膏、八珍益母膏等。

**2. 流浸膏** 用溶媒浸出药材中的有效成分后，加低温将部分溶媒蒸发而成的浓度较高的膏状制剂。流浸膏的有效成分中含量较酊剂高，因此剂量小，溶媒的副作用也小，如甘草流浸膏、益母草流浸膏等。流浸膏要装在棕色避光容器中，密封贮存于阴凉干燥处。

**3. 浸膏** 用溶媒将药材的有效成分浸出后，加低温将溶媒全部蒸发而成的粉状或膏状制剂。浸膏的浓度高、体积小，按干燥程度分为稠浸膏和干浸膏两种，稠浸膏为半固体状制品，多供制片剂或丸剂用，如毛冬青浸膏等；干浸膏为干燥粉状制品，可装入胶囊服用或直接冲服，如甘草浸膏、刺五加浸膏等。浸膏应装在密闭容器中，避光贮存于阴凉处。

**4. 软膏** 由药物细粉和适宜的基质混合制成，涂在皮肤、黏膜或创面的外用半固体制剂，又称药膏。软膏可使药物经局部皮肤或黏膜缓慢吸收而持久发挥疗效，或起保护、滑润的作用，适用于外科疮疡疖肿、烧烫伤等。常用软膏如金黄膏、生肌玉红膏等。软膏要贮存在锡管内，或棕色广口瓶、磁罐等密封容器中，放在阴凉干燥处。

**5. 硬膏** 将药物溶解或混合于黏性基质中，预先涂在裱背材料上，贴敷于皮肤的外用制剂，又称膏药，古称薄贴。在常温时为坚韧固体，用前预热软化，再粘贴在皮肤上。硬膏外用具有祛风散寒、舒筋活络、通络止痛、消肿止痛、去腐生肌等作用，可用于治疗局部或全身性疾病，如疮疡肿毒、跌打损伤、风湿痹证以及腰痛、腹痛等，如风湿膏、万应膏、止痛膏等。有些硬膏贴敷在穴位上可兼有针灸穴位的某些疗效，如咳喘膏、复方百部膏。硬膏的优点是药效持久、用法简单、携带贮存方便，但缺点是疗效缓慢，容易污染衣物。

## （五）丹剂

一般指含有水银、硝石、白矾、硫黄、雄黄等多种成分的矿石，经加热升华或熔合方法制成的不同结晶形状的制品。丹剂多作外用，可研粉涂撒疮面，亦可制成药条、药线和外用膏剂，主要用于疮疡、痈疽、瘿瘤等，如九一丹、白降丹、三仙丹等。也有将内服疗效显著的散剂、丸剂、锭剂等称为丹，取灵丹妙药之意，但并非丹剂剂型。如属散剂的有紫雪丹，属蜜丸剂的有大活络丹，属水丸剂的有梅花点舌丹，属糊丸剂的有人丹、小金丹，属蜡丸剂的有黍米寸金丹等。

**知识拓展**

丹剂由于是矿物药材加热升华的不同结晶体，所以丹剂是没有固定形状的剂型。

**（六）酒剂**

用白酒或黄酒浸出药物有效成分的澄清液体剂型，又称药酒，古称酒醴。酒剂具有温经散寒、活血通络、容易吸收、易于发散的特点，内服外用均可。药酒多用于体虚补养、风湿痹痛或跌打扭伤等，如十全大补酒、风湿药酒等。酒剂对于小儿、孕妇和心脏病、高血压及阴虚火旺的患者不宜应用。

酒剂制备方法有冷浸法、热浸法、渗漉法、回流法等。制备酒剂的药材一般切成片状或压碎，有些药需先行炮制。酒剂除用石棉板滤器进行除菌过滤外，须经微孔滤膜过滤，阻截杂质以保证质量，要求色泽均匀、酒液澄清。

**（七）片剂**

药材细粉或药材提取物与辅料混合压制而成的片状剂型，主要供内服，适用于多种疾病。味苦或有臭味的药物经压片后可再包糖衣；遇胃酸易被破坏或需要在肠道内起作用的药物可包肠溶衣，以便在肠道中崩解而发挥药效。此外，尚有含片、泡腾片等。

片剂具有用量准确、质量稳定、产量高成本低、便于服用、贮存和运输等特点，但容易吸潮、霉变，久贮后药效会降低，且儿童及昏迷病人不易吞服。常用的中药片剂如复方丹参片、银翘解毒片等。

**（八）冲剂**

冲剂是将药材提取物加适量赋型剂或部分药物细粉制成的干燥颗粒状制剂，用时以开水冲服。冲剂具有体积较小、味道可口、作用迅速、服用方便等特点，深受患者欢迎。常用的有清热解毒颗粒冲剂、复方羚角冲剂等。

**（九）口服液**

将药物用水或其他溶剂提取，精制而成的内服液体制剂。口服液始于 20 世纪 60 年代初期，起初因常使用安瓿为罐装容器，故亦称为"口服安瓿剂"。口服液具有剂量较少、吸收较快、服用方便、口感适宜等优点，因其集汤剂、糖浆剂、注射剂等多种剂型特点于一身，近年来发展很快，尤其是保健与滋补性口服液日益增多，如蜂王浆口服液、杞菊地黄口服液等，多供慢性疾病或久病体虚者服用，也有适用于急性病的，如生脉饮口服液等。

**（十）胶囊剂**

将药物研成粉末，并按剂量装入胶囊中而成的制剂。胶囊剂分硬胶囊剂、软胶囊剂（胶丸）和肠溶胶囊剂，大多供口服用。硬胶囊剂是将一定量的药材提取物与药粉或辅料制成均匀的粉末或颗粒，填充于空心胶囊中制成；或将药材粉末直接分装于空心胶囊中制成，如羚羊感冒胶囊、全天麻胶囊等。软胶囊剂是将一定量的药材提取物密封于球形或椭圆形的软质胶囊中，可用滴制法或压制法制备。软胶囊剂外观整洁，易于服用，可掩盖药物不良气味，提高药物稳定性，有些还能定时定位释放药物。常用的中药软胶囊有藿香正气胶囊、麻仁软胶囊等。肠溶胶囊剂是硬胶囊或软胶囊经药用高分子材料处理或用其他适宜方法加工而成，其囊壳不溶于胃液，但能在肠液中崩解而释放活性成分。

**（十一）注射剂**

注射剂也称为针剂，是将药物经过提取、精制、配制等制成的灭菌溶液、无菌混悬液或供配制成液体的无菌粉末，供皮下、肌肉、静脉等注射的一种制剂。注射剂具有剂量准确、药效迅速、适于急救、不受消化系统影响的特点，对于神志昏迷，难于口服用药的患者尤为适宜，如清开灵注射液、生脉注射液等。

以上剂型，各有特点，临证应根据病情与方剂特点酌情选用。

# 任务三 方剂的煎服法

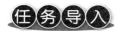

张某，女性，52岁。失眠16年，加重1周。16年前由于工作压力较大经常失眠，此后睡眠质量较差，入睡难，睡后易惊醒。一周前因家中琐事2夜未眠。现症：难以入睡，睡后多梦，每日睡眠3~4小时，醒后头晕头胀，健忘心烦，心悸。查体：舌尖红，脉细数。处方：朱砂5g、煅龙骨10g、煅牡蛎10g、黄连5g、生地10g、当归5g、炙甘草5g。

请您完成以下任务：

1. 本案例属于中医"不寐"范畴，患者何时服药对病情缓解最好？
2. 此方应如何煎煮？朱砂如何服用？

## 一、煎药法

汤剂是临床最为常用的剂型，汤剂的煎煮直接影响中药的治疗效果。制备汤剂时应根据病情的需要以及药物的性质而采取适当的煎煮方法。

**（一）煎药用具**

古人常有"银者为上，瓷者次之"的说法，多以有盖的瓦器、砂锅为好，搪瓷器具亦可，忌用铜、铁等器皿，因为铜、铁等金属较为活泼，易与某些药物成分在一起加热后发生化学反应，产生沉淀，降低药效，甚至引起中毒等不良反应。

**（二）煎药用水**

以水质纯净为原则，如自来水、井水、矿泉水、纯净水等，也有根据疾病的性质和药物的特点用酒或水酒合煎的。每剂药一般煎2~3次，用水量可根据药量、药物吸水程度及煎煮时间而定，第一煎水量可稍多一些，通常以漫过药面3~5cm为宜，第二、三煎可略少，每次取药汁100~150ml左右。如无特殊要求，将煎取的药液混合均匀后，再分2~3次温服。

**（三）煎药火候**

火候有"武火""文火"之分，"武火"即急火大火煎煮，"文火"即慢火小火煎煮。一般煎药先用武火将药液煮至沸腾，转为文火慢慢煎煮。临证应根据药物的性味、质地及所需时间的要求，酌定火候，如煎煮解表剂、泻下剂，水量宜少，火候宜急，煎煮时间宜短，可煮 2 次，第一煎约 15~20 分钟，第二煎约 10~15 分钟；若补益剂与质地坚实的药物，水量可略多，火候宜慢，煎煮时间宜长，一般第一煎大约 40~50 分钟，第二煎 30~40 分钟，第三煎 20~30 分钟。

**（四）煎药方法**

先将药物放入煎药器皿内，加冷水漫过药面，浸泡 20 分钟后，严格按照上述要求，完成煎煮程序。煎药时不可频频打开锅盖，以减少挥发成分损失。如不慎煎糊药物，必须倒掉，不能服用。某些药物还有入煎次序和特殊处理的要求，如先煎、后下、包煎、单煎、烊化、泡服等，应在处方药物右上方加以注明。

**1. 先煎**　介壳与矿物类药物由于质地坚硬，有效成分难以煎出，应打碎先煎，煮沸后 20 分钟左右，再下其他药，如龟甲、鳖甲、石决明、生牡蛎、生石膏、磁石等；有的药物由于含有泥沙，或药物质轻量大，也可先煎取汁，以其药汁代水煎药，如灶心土、竹茹等。其他，尚有乌头、附子先煎以降低毒性等。

**2. 后下**　气味芳香的药物多含有挥发油成分，煎 5~10 分钟即可，以免气味走散，如薄荷、金银花、砂仁等。若用大黄取其攻下时，一般煎 10~15 分钟即可，煎煮时间超过 30 分钟，则泻下力量减弱。

**3. 包煎**　某些药物含有纤毛或体积较小的外壳，煎煮后可致药液混浊或对咽喉有刺激作用，如旋覆花、车前子、菟丝子等，应用纱布包好，放入锅内与其他药同煎。

**4. 单煎**　某些贵重药物，为了避免其有效成分被其他药物吸收，可切片另煎取汁，再与其他药液混合后服用，亦可单独服用，如人参、西洋参、羚羊角等。

**5. 烊化（溶化）**　某些胶质药物容易粘锅糊锅，以免与其他药物同煎时熬焦甚至黏粘他药而浪费药材、影响疗效，可加热后与其他药物的药液混合服用，如阿胶、鹿角胶等。有些药物易于溶解，可直接投入药汤溶化服用，如芒硝等。

**6. 泡服**　某些不需经过煎煮，直接开水冲泡即可起效，如胖大海、番泻叶等。

**考点提示：**特殊的煎煮方法的适用范围、要求与注意事项。

## 二、服药法

清·徐灵胎在《医学源流论》指出："病之愈不愈，不但方必中病，方虽中病，而服之不得法，则非特无功，而反有害，此不可不知也。"所以，方剂的服法恰当与否，对疗效有一定影响。

**（一）服药时间**

**1. 空腹服**　驱虫剂和泻下剂大多空腹服，以便迅速进入肠内充分发挥疗效。

**2. 饭前服**　补益剂、和胃制酸类方药，以及病在胸膈以下者，一般宜饭前服。一般来说，宜在饭前 1 小时服药，以利于药物尽快吸收。

**3. 饭后服**　对胃肠有刺激的方药、消食剂、缓下剂，以及病在胸膈以上者，一般宜饭后服用。一般来说饭后半小时以后再服用药物。

**4. 定时服**　如安神方药宜睡前半小时至 1 小时服；治疟方药于发病前 2~3 小时服；慢性病应定时服用，使之能持续发挥药效；鸡鸣散在天明前空腹冷服等。

**5. 不定时服**　对于急证重病、呕吐、惊厥，以及石淋、咽喉病须煎汤代茶饮者，当不定时服。

**（二）服药方法**

**1. 服药次数**

（1）汤剂通常是 1 日 1 剂或 3 日 2 剂，将 1 剂药液分 2~3 次口服，1 日 2 次或 3 次。但特殊情况下，也可 1 日连服 2 剂，以增强药力。病较轻缓者可上、下午各服 1 次；急重者可每隔 4 小时左右服 1 次，昼夜不停，使药力持续；咽喉疾患宜缓慢频服；服用解表剂时取全身持续微汗为度，而服泻下剂应以得下即止，慎勿过剂。

（2）慢性病服用散、丸、膏、酒等剂型时，一般 1 日服 2~3 次。

**2. 服药温度**

（1）汤剂一般宜温服。若热证用寒药，宜冷服以助其清热；寒证用热药，宜热服以助其散寒。

（2）丸剂、散剂等剂型除特殊规定外，一般用温开水送服。

**3. 特殊服法**

（1）反佐服药法　如为真寒假热证则宜热药冷服，而真热假寒证则宜寒药热服，以防病势拒药不受。

（2）一般服药呕吐患者，宜先服少许姜汁，然后再服汤药；或采用少量频饮的方法。

（3）对于昏迷病人及吞咽困难者，现多用鼻饲法给药。

（4）使用峻烈药或毒性药，应审慎从事，宜先小量，而后逐渐增大，至有效即止，不可过量，以免发生中毒。

**考点提示**：*汤剂的服用方法。*

# 任务四　方剂的煎煮方法实训

## 一、实训目的

（一）掌握方剂煎煮过程中煎药器具、煎药用水的选择。

（二）熟悉方剂煎煮过程中煎煮火候、煎煮次数、煎药量。

（三）学会常见中药的入药方法。

## 二、实训方法

**（一）实训准备**

1. 班级进行分组，每个训练小组 3 名学生，每 4 个训练小组由一名专业教师或训练教师（兼职教师）进行指导。

2. 训练场所　能具备多名学生同时进行煎煮中药并能进行指导教学的炮制车间。

**（二）过程步骤**

1. 教师讲解方剂煎煮的意义、方法及注意事项。

2. 教师示范方剂煎煮过程。

3. 学生依据所给处方选择一定量的药物。

4. 进行特殊药物煎服法鉴别。

5. 在教师指导下在进行方剂煎煮。

6. 总结训练过程，分析讨论。

## 三、实训内容

1. 特殊药物煎煮方法鉴别，例：

龟甲、砂仁、代赭石、附子、芒硝、朱砂、川乌、车前子、人参、阿胶、薄荷、胖大海

| 序　号 | 特殊煎服法 | 药　物 |
|:---:|:---:|:---:|
| 1 | 先煎 | |
| 2 | 后下 | |
| 3 | 包煎 | |
| 4 | 另煎 | |
| 5 | 烊化 | |
| 6 | 冲服 | |
| 7 | 泡服 | |

2. 学生依据处方煎煮药物。

## 四、实训时间

4 学时。

## 五、实训小结

根据不同类方剂的煎煮方法的操作，书写实训心得体会。

# 目标检测

**一、单项选择题**

1. 在方中针对主病或主证起主要治疗作用的药物是（　　　）

    A. 君药　　　　　　　B. 臣药　　　　　　　C. 佐助药

    D. 佐制药　　　　　　E. 使药

2. 辅助君药加强治疗主病或主证的药物是（　　　）

    A. 臣药　　　　　　　B. 佐助药　　　　　　C. 佐制药

    D. 反佐药　　　　　　E. 使药

3. 针对重要兼病或兼症起主要治疗作用的药物是（　　　）

    A. 佐助药　　　　　　B. 佐制药　　　　　　C. 反佐药

    D. 臣药　　　　　　　E. 使药

4. 不属于散剂特点的是（　　　）

A. 节省药材　　　　B. 便于携带与服用　C. 制作简单

D. 药效持久　　　　E. 迅速发挥药效

5. 不属于汤剂特点的是（　　　）

A. 制作简单　　　　B. 随证加减

C. 吸收快　　　　　D. 适用于病证较重或病情不稳定的患者

E. 迅速发挥药效

6. 安神药适宜什么时间服用（　　　）

A. 早晨　　　　　　B. 中午　　　　　　C. 傍晚

D. 睡前　　　　　　E. 醒后

7. 补益药最佳服用方法是（　　　）

A. 餐后　　　　　　B. 餐前　　　　　　C. 代茶饮

D. 与食物同服　　　E. 运动后

8. 龙骨、牡蛎在方剂中常使用的煎药法是（　　　）

A. 先煎　　　　　　B. 后下　　　　　　C. 包煎

D. 研末冲服　　　　E. 单煎

9. 薄荷在方剂中常使用的煎药法是（　　　）

A. 先煎　　　　　　B. 后下　　　　　　C. 包煎

D. 研末冲服　　　　E. 单煎

10. 一般采用包煎的药物有（　　　）

A. 桑叶　　　　　　B. 车前子　　　　　C. 皂角刺

D. 羚羊角片　　　　E. 蝉蜕

二、简答题

1. 方剂的变化形式有哪些？

2. 汤、散、丸三种剂型的特点有哪些？

3. 药物煎煮的特殊方法有哪些？

4. 常规的服药方式有哪些？

5. 特殊的服药方式有哪些？

（苏　鑫　孙　涛）

# 项目八　常用方剂及中成药

　　中成药是中医方剂学的重要组成部分。是以中药材为原料，在中医药基本理论指导下，按规定的处方和方法加工制成一定的剂型，供临床医生辨证使用或患者根据需要直接购用的一类药物。中成药的选用亦从属于治法。根据药剂人员职业特性，很少配制中药汤剂，但接触中成药则是职业要求。故必须熟悉常用中成药的药名、组成、规格、功效、主治及用法、用量和注意事项，才能正确的指导临床用药。

## 任务一　解表剂及中成药

### 任务导入

　　王某，男性，20 岁。恶寒发热、头痛 2 天。2 日前因淋雨，即感恶寒。次日体温升高，头痛，无汗出，鼻塞，流清涕，咽痒，微咳，无痰，周身酸痛。体温 38.6℃，脉搏 97 次/分，血压 110/80mmHg。神志清，双肺呼吸音清，未闻及干湿啰音，舌淡红，苔薄白，脉浮。血常规：白细胞 $6.0 \times 10^9$/L，中性粒细胞 67%。甲医生用银翘解毒丸治疗两天，未见好转。乙医生用青霉素治疗也未见好转。

　　请您完成以下任务：

　　1. 通过本案例分析，患者为哪一类型的表证？

　　2. 应如何诊治？

　　凡以解表药为主组成，具有发汗、解肌、透疹等作用，用来治疗表证的方剂，统称解表剂。

外感六淫之邪，侵犯人体肌表，出现表证。表现为恶寒发热，头身疼痛，脉浮等。表证的性质有寒、热之分，其中，表寒证治宜辛温解表，表热证治宜辛凉解表。另外，若患者兼见气、血、阴、阳不足者，治宜解表与补益结合应用。因此，解表剂分为辛温解表、辛凉解表、扶正解表和表里双解四类。

解表剂及解表中成药多选用辛散轻扬之品，不宜久煎，以免药性耗散，作用减弱。此外，服用该类药物后，宜避风寒，或加衣盖被，以助发汗。汗出以遍身微汗为佳，汗出太过或汗出不透，都不适宜。因汗出太过，则易耗气伤津；汗出不透，则病邪不解。药后忌食生冷、油腻之品，以防影响药物的吸收及药效的发挥。

## 一、辛温解表

辛温解表剂及中成药，适用于外感风寒表证，表现为恶寒发热，头项强痛，肢体酸痛，口不渴，无汗或汗出不畅，舌苔薄白，脉浮紧或浮缓等。常用发散风寒药如麻黄、桂枝、防风、荆芥、苏叶等为主，配伍清热、止咳平喘、敛阴和营等药组成此类方剂与中成药。如麻黄汤、桂枝汤、九味羌活丸、小青龙颗粒等。

### 麻 黄 汤
《伤寒论》

【组成】麻黄（去节，三两）9g　桂枝（二两）6g　杏仁（去皮尖，七十个）6g　炙甘草（一两）3g

【用法】水煎服。服药后宜增加衣被，以微汗为宜。

【功效主治】发汗解表，宣肺平喘。主治外感风寒表实证。症见恶寒发热，头身疼痛，无汗而喘，舌苔薄白，脉浮紧。

【分析】本方治证为外感风寒表实证。风寒之邪，侵袭肌表，邪正相争，故恶寒发热，头身疼痛；肺主气，外合皮毛，因风寒袭表，皮毛闭塞，肺气失宣，故无汗而喘。治宜发汗解表，宣肺平喘，以驱除在表之风寒，使表邪得解，肺气宣通，诸症可除。

【临床应用】本方为治疗外感风寒表实证的基础方。现代临床常用于治疗感冒、流行性感冒，以及急性支气管炎、支气管哮喘属风寒表实证者。

### 桂 枝 汤
《伤寒论》

【组成】桂枝（三两）9g　芍药（三两）9g　炙甘草（二两）6g　生姜（三两）9g　大枣（十二枚）3枚

【用法】水煎服。服药后片刻，喝少量热稀粥或开水，以助药力；再增衣被，取微汗为宜。

【功效主治】解肌发表，调和营卫。主治外感风寒表虚证。症见发热头痛，汗出恶风，鼻鸣干呕，舌苔薄白，脉浮缓。

【分析】本方治证为外感风寒表虚证。外感风寒，邪在肌表，应见恶寒发热而无汗等症状，今发热汗出而恶风，是腠理不固，营卫不和所致。治宜解肌发表，调和营卫，使风寒外散，营卫调和，则病可愈。

【临床应用】本方为治疗外感风寒表虚证的基础方，又是和营卫、调阴阳的代表方。现代临床常用本方加减治疗感冒、流行性感冒、原因不明的低热，或荨麻疹、红斑、皮肤瘙痒、冬季皮炎、冻疮以及妊娠呕吐、产后病后低热等病，属阴阳营卫不和者。

## 小青龙颗粒

*《中国药典》*

【组成】麻黄 154g　桂枝 154g　芍药 154g　干姜 154g　细辛 77g　炙甘草 154g　法半夏 231g　五味子 154g

【剂型规格】颗粒剂，每袋 6g（无蔗糖）或 13g。

【功效主治】解表化饮，止咳平喘。主治外寒里饮证。症见恶寒发热，头身疼痛，无汗，喘咳，痰涎清稀而量多。

【用法用量】开水冲服，一次 6g（无蔗糖）或一次 13g，一日 3 次。

【使用注意】风热咳喘及正气不足的虚喘不宜使用，阴虚干咳无痰者禁用。

> **知识链接**
>
> 小青龙颗粒处方来源于《伤寒论》小青龙汤，《中国药典》2005 年版已收载。本品为内科咳嗽类非处方药，有含糖型和无糖型。相关的剂型有糖浆剂、口服液、胶囊剂、合剂、冲剂等。现代研究表明，小青龙颗粒的大部分组成药物对离体豚鼠气管平滑肌有松弛作用。小青龙汤煎剂的豚鼠血清具有显著抗组胺引起的离体豚鼠气管平滑肌收缩作用。此外，本方具有抗过敏作用，可提高血浆皮质醇浓度，因此现代临床亦用之治疗过敏性鼻炎。

## 九味羌活丸

*《中国药典》*

【组成】羌活 150g　防风 150g　苍术 150g　细辛 50g　川芎 100g　白芷 100g　黄芩 100g　甘草 100g　地黄 100g

【剂型规格】水丸；每袋 6g、18g。

【功效主治】祛风散寒，除湿止痛，兼清里热。主治外感风寒湿邪，内有蕴热证。症见恶寒发热，无汗，头痛项强，肢体酸楚疼痛，口苦微渴，舌苔白或微黄，脉浮。

【用法用量】姜葱汤或温开水送服，一次 6~9g，一日 2~3 次。

【使用注意】本方为辛温之剂，故风热表证及阴虚内热者不宜使用。

## 感冒清热颗粒
### 《中国药典》

【组成】荆芥穗200g　薄荷60g　防风100g　柴胡100g　紫苏叶60g　葛根100g　桔梗60g　苦杏仁80g　白芷60g　苦地丁200g　芦根160g

【剂型规格】颗粒剂；每袋12g、6g（无糖型）。

【功效主治】疏风散寒，解表清热。用于风寒感冒，头痛发热，恶寒身痛，鼻流清涕，咳嗽咽干。

【用法用量】开水冲服，一次一袋，一日2次。

【使用注意】本方为辛温之剂，故风热表证及阴虚内热者不宜使用。

## 二、辛凉解表

辛凉解表剂及中成药，适用于外感风热表证，表现为发热，微恶风寒，头痛咽痛，口渴，咳嗽，舌苔薄白或兼微黄，脉浮数。常用发散风热药如薄荷、牛蒡子、桑叶、菊花、升麻等为主，配伍化痰止咳、清热生津之品组成此类方剂及中成药。如银翘散、桑菊饮、小儿感冒颗粒、双黄连颗粒等。

## 银 翘 散
### 《温病条辨》

【组成】连翘（一两）15g　银花（一两）15g　桔梗（六钱）6g　薄荷（六钱）6g　竹叶（四钱）4g　生甘草（五钱）5g　荆芥穗（四钱）4g　淡豆豉（五钱）5g　牛蒡子（六钱）6g

【用法】共为粗末，每服18g，加芦根15g，水煎服。亦可作汤剂，用量按原方比例酌减。现有制成丸剂或片剂者，名银翘解毒丸（片），每次一丸（或四片），日二次。

【功效主治】辛凉解表，清热解毒。用于温病初起，风热表证。症见发热，微恶风寒，无汗或有汗不畅，头痛口渴，咳嗽咽痛，舌尖红，苔薄白或薄黄，脉浮数。

【分析】本方治证为温病初起，风热表证。表证宜散，热邪宜清，故治宜辛凉解表，清热解毒。

【临床应用】本方为治疗风热表证的常用方。现代临床常用于治疗流行性感冒、急性扁桃体炎、麻疹初起，以及乙型脑炎、流行性脑膜炎、腮腺炎等初起属卫分风热证候者。皮肤病如风疹、荨麻疹、疮痈疖肿，亦多用之。

**知识拓展**

维C银翘片是在银翘解毒片的基础上加入扑尔敏、扑热息痛和维生素C的中西结合制剂。方中配以扑尔敏抗鼻黏膜过敏，扑热息痛解热镇痛，维生素C增强身体抵抗力，疗效更佳。该药与银翘解毒片一样仍仅对风热型感冒有效，如果患者感冒为风寒型，使用维C银翘片等于寒上加寒，不符合寒者热之的治疗原则，故治疗无效。

# 桑 菊 饮
## 《温病条辨》

【组成】桑叶（二钱五分）7.5g　菊花（一钱）3g　杏仁（二钱）6g　连翘（一钱五分）5g　薄荷（八分）2.5g　桔梗（二钱）6g　生甘草（八分）2.5g　芦根（二钱）6g

【用法】水煎服。如制成丸剂或片剂，每次3~5丸或4~8片，日二次。

【功效主治】疏风清热，宣肺止咳。用于风温初起，表热轻证。症见咳嗽，身热不甚，微渴，舌尖红苔薄黄，脉浮数。

【分析】本方治证为风温初起，表热轻证。治宜外散风热，内宣肺气。

【临床应用】本方为治疗风热犯肺之咳嗽证的常用方剂。现代临床常用于治疗流行性感冒、急性支气管炎、急性扁桃体炎、上呼吸道感染等属风热犯肺之轻证者。

考点提示：风寒表证和风热表证的区别是什么。

# 小儿感冒颗粒
## 《中国药典》

【组成】广藿香75g　菊花75g　连翘75g　大青叶125g　板蓝根75g　地黄75g　地骨皮75g　白薇75g　薄荷50g　石膏125g

【剂型规格】颗粒剂；每袋12g。

【功效主治】疏风散表，清热解毒。用于小儿风热感冒，发热重，头胀痛，咳嗽痰粘，咽喉肿痛，流感见上述证候者。

【用法用量】开水冲服，1岁以内每次服6g，1~3岁每次服6~12g，4~7岁每次服12~18g，8~12岁每次服24g，一日2次。

【使用注意】忌辛辣、生冷、油腻食物；不宜在服药期间同时服用滋补性中药。

---

**知识链接**

风寒感冒与风热感冒的鉴别。中医认为感冒可分为风寒感冒与风热感冒两大类。风寒感冒是风寒之邪外袭、肺气失宣所致。症状可见：恶寒重、发热轻、无汗、头痛身痛、鼻塞流清涕、咳嗽吐稀白痰、口不渴或渴喜热饮、苔薄白。治以辛温解表为主。常选用麻黄、荆芥、防风等解表散寒药。中成药可选用感冒清热冲剂、正柴胡饮冲剂、感冒软胶囊、川芎茶调散、通宣理肺丸等。风热感冒是风热之邪犯表、肺气失和所致。症状表现为发热重、微恶风、头胀痛、有汗、咽喉肿痛、咳嗽、痰黏或黄、鼻塞流黄涕、口渴喜饮、舌尖边红、苔薄白微黄。治法应以辛凉解表为主。常选用菊花、薄荷、桑叶等。中成药可选用银翘解毒丸、羚翘解毒丸、桑菊感冒片、板兰根冲剂等。

## 双黄连颗粒
### 《中国药典》

【组成】 金银花 1500g　黄芩 1500g　连翘 3000g

【剂型规格】 颗粒剂；每袋 5g。

【功效主治】 疏风解表，清热解毒。主治风热感冒。症见发热，咳嗽，咽喉疼痛。

【用法用量】 口服或温开水冲服。一次 5g，一日 3 次，6 个月以下，一次 1.0~1.5g；6 个月~1 岁，一次 1.5~2.0g；1~3 岁，一次 2.0~2.5g；3 岁以上儿童酌量或遵医嘱。

【使用注意】 风寒感冒不适用。脾胃虚寒者，症见腹痛、喜暖、泄泻者慎用。

## 银黄颗粒
### 《中国药典》

【组成】 金银花提取物 2.4g　黄芩提取物 24g

【剂型规格】 口服液，每支 10ml。

【功效主治】 清热解毒，消炎。用于上呼吸道感染，急性扁桃体炎，咽炎。

【用法用量】 口服，每次 10~20ml，每日 3 次，小儿酌减。

【使用注意】 忌烟酒、辛辣、鱼腥食物；不宜在服药期间同时服用滋补性中药。

# 三、扶正解表

扶正解表剂及中成药，适用于正气虚弱又感受外邪所致的表证。既要解表，又要扶正，因此常用解表药配伍益气助阳或滋阴养血药组成此类方剂及中成药，使表证得解，如败毒散、参苏丸等。

## 败 毒 散
### 《小儿药证直诀》

【组成】 柴胡　前胡　川芎　枳壳　羌活　独活　茯苓　炒桔梗　人参（各一两）各 9g　甘草（半两）5g

【用法】 共为粗末，每次 6g，另加生姜、薄荷少量，水煎服。亦可作汤剂，用量按原方比例适当减量。

【功效主治】 散寒祛湿，益气解表。用于气虚外感证。症见恶寒发热，无汗，头项强痛，肢体酸痛，胸膈痞满，鼻塞声重，咳嗽有痰，舌苔白腻，脉浮而按之无力。

【分析】 本方治证为素体气虚，复感风寒湿邪所致的气虚外感证。

【临床应用】 现代临床常用于治疗感冒、支气管炎、过敏性皮炎、荨麻疹、湿疹、皮肤瘙痒等属气虚复感风寒湿邪者。

## 参 苏 丸
《中国药典》

【组成】党参75g　紫苏叶75g　葛根75g　前胡75g　茯苓75g　半夏（制）75g　陈皮50g　桔梗50g　枳壳（炒）50g　木香50g　甘草50g

【剂型规格】水丸，每袋6~9g。

【功效主治】疏风散寒，祛痰止咳。用于老年或病后、产后气虚而感受风寒者。见恶寒发热，头痛鼻塞，咳嗽痰多，胸闷呕逆，气短神疲，脉浮而弱。

【用法用量】口服，一次6~9g，一日2~3次。

【使用注意】寒湿证者慎用，单纯痰热型咳嗽、气喘者不宜使用。

### 四、表里双解

表里双解剂及中成药，适用于表里同病。必须既有表证，又有里证。用解表药配合清热、泻下、温里药，以治疗表里同病，如大柴胡汤、柴胡口服液、藿香正气水等。

## 大柴胡汤
《金匮要略》

【组成】柴胡（半斤）15g　黄芩（三两）9g　芍药（三两）9g　半夏（半升，洗）9g　生姜（五两，切）15g　枳实（四枚，炙）9g　大枣（十二枚，擘）4枚　大黄（二两）6g

【用法】水煎服。

【功效主治】和解少阳，内泻热结。用于少阳阳明合病。症见往来寒热，胸胁苦满，呕不止，郁郁微烦，心下痞硬，或心下满痛，大便不解或挟热下利，舌苔黄，脉弦数有力。

【分析】本方治证为少阳证与阳明腑证同时并见，但仍以少阳证为主。在治疗上，病在少阳，本当禁用下法，但与阳明腑证并见者，则应以和解与攻下并进。故治宜和解少阳，内泻热结。

【临床应用】现代临床常用于治疗急性胰腺炎、急性胆囊炎、胆石症、胆道蛔虫病、胃及十二指肠溃疡等属少阳阳明合病者。

## 柴胡口服液
《中国药典》

【处方】柴胡1000g

【剂型规格】口服液；每支10ml。针剂；每支装2ml，包装玻璃安瓿，每盒10支。

【功效主治】退热解表。用于外感发热。

【用法用量】口服。一次10~20ml，一日3次，小儿酌减。

【使用注意】放置期间会有少量振摇即散的细微沉淀产生，不影响疗效。

知识拓展

口服液吸收了中药注射剂的工艺特点，是将汤剂进一步精制、浓缩、灌封、灭菌而得到的。合剂是在汤剂基础上进行发展和改进，保持了汤剂用药特点，服用量较汤剂小，可以成批生产，省去临时配方和煎煮的麻烦。柴胡除了口服液外还有滴丸、注射剂两类剂型，这两种剂型均属于速释制剂。

# 保济丸
《中国药典》

【组成】钩藤 菊花 蒺藜 厚朴 木香 苍术 天花粉 广藿香 葛根 茯苓 薄荷 化橘红 白芷 薏苡仁 神曲茶 稻芽

【剂型规格】丸剂，每瓶 1.85g、3.7g

【功效主治】解表去湿，和中。用于腹痛腹泻，噎食嗳酸，恶心呕吐，肠胃不适，消化不良，舟车晕浪，四时感冒，发热头痛。

【用法用量】口服，一次 1.85~3.7g，一日 3 次。

【使用注意】外感燥热者不宜服用。

# 午时茶颗粒
《中国药典》

【组成】苍术 50g 柴胡 50g 羌活 50g 防风 50g 白芷 50g 川芎 50g 广藿香 50g 前胡 50g 连翘 50g 陈皮 50g 山楂 50g 枳实 50g 麦芽（炒）75g 甘草 50g 桔梗 75g 六神曲（炒）50g 紫苏叶 75g 厚朴 75g 红茶 1600g

【剂型规格】颗粒剂；每袋 6g。

【功效主治】祛风解表，化湿和中。主治外感风寒，内伤食积证。症见恶寒发热，胸闷吐泻，或食积脘胀，苔薄白腻等。

【用法用量】开水冲服，一次 6g，一日 1~2 次。

【使用注意】无饮食积滞或属风热感冒不宜服用。

# 防风通圣丸
《中国药典》

【组成】防风 50g 荆芥穗 25g 薄荷 50g 麻黄 50g 大黄 50g 芒硝 50g 栀子 25g 滑石 300g 桔梗 100g 石膏 100g 川芎 50g 当归 50g 白芍 50g 黄芩 100g 连翘 50g 甘草 200g 白术（炒）25g

【剂型规格】水丸每 20 丸重 1g；大蜜丸每丸重 9g；浓缩丸每八丸相当于原药材

6g；颗粒剂每袋装 3g。

【功效主治】解表通里，清热解毒。用于外寒内热，表里俱实，恶寒壮热，头痛咽干，小便短赤，大便秘结，瘰疬初起，风疹湿疮。

【用法用量】口服，1 次 6g，1 日 2 次。

【使用注意】虚寒证者不宜用。孕妇慎用。不宜久服。服药期间忌油腻、鱼虾海鲜类食物。

## 通宣理肺丸
### 《中国药典》

【组成】紫苏叶 144g　前胡 96g　桔梗 96g　苦杏仁 72g　麻黄 96g　甘草 72g　陈皮 96g　半夏（制）72g　茯苓 96g　枳壳（炒）96g　黄芩 96g

【剂型规格】水蜜丸；每 100 丸重 10g。大蜜丸；每丸重 6g。

【功效主治】解表散寒，宣肺止嗽。用于感冒咳嗽，发热恶寒，鼻塞流涕，头痛无汗，肢体酸痛。

【用法用量】口服，一次 2 丸，一日 2~3 次。

【使用注意】忌食油腻辛辣食物，风热感冒及阴虚咳嗽者忌用，孕妇慎用。

# 任务二　清热剂及中成药

## 任务导入

李某，女性，16 岁。咽喉口糜 3 天。10 日前恶寒发热头痛。三日前表证已解，出现咽喉疼痛，口腔溃疡，伴便秘，口干喜饮。神志清，舌尖红，苔微黄，脉数。医生给予牛黄上清丸，嘱其服用。

请您完成以下任务：

1. 通过本案例分析，患者为哪一类型的热证？

2. 医生嘱其服用牛黄上清丸，是否合适？

凡以清热药为主组成，具有清热、泻火、凉血、解毒等作用，用以治疗里热证的方剂，统称清热剂。

里热证的病因，不外内生和外感两类。即外感六淫，皆可入里化热；内伤久病，或汗吐下太过，阴液损伤，虚热内生；五志过极，脏腑偏盛，亦可化火。

里热证的临床表现，有在气分、血分、脏腑之分，实热虚热之异，轻重缓急之殊。本类方剂及中成药分为清气分热、清营凉血、清热解毒、清脏腑热、清热祛暑、清虚热六大类。

应用清热剂及中成药要注意以下几个方面：一是辨表里，本类方剂及中成药适用于表证已解，热已入里，且里热已盛，但尚未结实的情况。二是辨阶段，若热在气分，则清气分热，若治营血，将引邪深入。三是辨虚实，如是实热者，治宜用寒凉之品；

如是虚热者，治宜用甘寒之品以滋阴退热。四是勿过剂，本类方剂及中成药性质寒凉，用之太过，易伤中败胃，损伤阳气，故宜中病即止，切勿过剂。

## 一、清气分热

清气分热剂及中成药，具有清热除烦，生津止渴的作用。适用于热在气分，热盛伤津证。表现为壮热，烦渴，大汗出，脉洪大有力等。常用清热泻火药如石膏、知母、竹叶、栀子等为主组成方剂及中成药。如白虎汤、牛黄上清丸等。

## 白 虎 汤
### 《伤寒论》

【组成】石膏（一斤，碎）50g　知母（六两）18g　甘草（二两，炙）6g　粳米（六合）9g

【用法】水煎至米熟汤成，去渣温服。

【功效主治】清热生津。用于阳明气分热盛证。症见壮热面赤，烦渴引饮，汗出恶热，脉洪大有力。

【分析】本方原为伤寒阳明经热盛证而设，后世温病学家将其作为治疗温病气分热盛证的代表方剂。伤寒阳明经热盛证和温病气分热盛证病因虽异，其本则同，均属热盛津伤证，故皆可表现为上述见症，故称"阳明气分热盛证"。以大热、大渴、大汗出、脉洪大为辨证依据。在治疗上，因里热虽盛，但尚未形成腑实，故不可攻下；热盛津伤，更不可任用苦寒，惟有清热生津之法最宜，使热清烦除，津生渴止，里热炽盛之诸证自除。

【临床应用】现代临床常用于治疗感染性疾病，如大叶性肺炎、流行性乙型脑炎、流行性出血热、麻疹、牙龈炎、小儿夏季热、糖尿病、风湿性关节炎等属气分热盛者。

## 牛黄上清丸
### 《中国药典》

【组成】牛黄 2g　薄荷 30g　菊花 40g　荆芥穗 16g　白芷 16g　川芎 16g　栀子 50g　黄连 16g　黄柏 10g　黄芩 50g　大黄 80g　连翘 50g　赤芍 16g　当归 50g　地黄 64g　桔梗 16g　甘草 10g　石膏 80g　冰片 10g

【剂型规格】丸剂，每丸 6g。

【功效主治】清热泻火，散风止痛。用于中上焦火盛所致诸症，头痛眩晕，目赤耳鸣，咽喉肿痛，口舌生疮，牙龈肿痛，大便燥结。

【用法用量】口服，一次 1 丸，一日 2 次。

【使用注意】方中药多苦寒，易伤脾胃，故对脾胃虚寒和阴虚阳亢之证，皆非所宜，孕妇慎用。

**考点提示：** 1. 黄连上清丸与牛黄上清丸在功能主治上有何区别？ 2. 请问还有哪些

中成药在功能主治上类同于黄连上清丸与牛黄上清丸？

## 二、清营凉血

清营凉血剂及中成药，具有清营透热，凉血散瘀等作用。适用于温病热入营分，或热入血分证。热入营分证，表现为时有谵语，心烦不眠，或斑疹隐隐，舌绛而干，脉细数。热入血分证，表现为出血，发斑，昏狂，谵语，舌绛起刺，脉细数。其组方均以水牛角、生地等为主组成，如清营汤、犀角地黄丸。

### 清 营 汤
《温病条辨》

【组成】犀角（三钱，水牛角代）30g　生地黄（五钱）15g　元参（三钱）9g　竹叶心（一钱）3g　麦冬（三钱）9g　丹参（二钱）6g　黄连（一钱五分）5g　银花（三钱）9g　连翘（二钱，连心用）6g

【用法】作汤剂，水牛角镑片先煎，后下余药。

【功效主治】清营解毒，透热养阴。用于热入营分证。症见身热夜甚，口渴或不渴，时有谵语，心烦不眠，或斑疹隐隐，舌绛而干，脉细数。

【分析】本方治证乃温热病邪热内传营分，耗伤营阴。治宜清营解毒为主，辅以透热养阴。

【临床应用】现代临床常用于治疗乙型脑炎、流行性脑脊髓膜炎、败血症、肠伤寒或其他热性病属热入营分者。

### 犀角地黄丸
《部颁标准》

【组成】犀角粉　生地黄　丹皮　白芍　侧柏叶　荷叶　白茅根　栀子　大黄　水牛角浓缩粉

【制剂规格】蜜丸，每丸6克，每盒装10丸。

【功效主治】清肝肺热，凉血止咳。

【用法用量】口服，一次2丸，一日2次，温开水送服。

【使用注意】孕妇忌服；忌辛辣食物；阳虚失血者及脾胃虚弱者不宜使用；血分无热者禁用。

【临床应用】主治肺胃积热，肺经火旺所致咳嗽出血，鼻衄，咽干口渴，烦躁心悸，大便秘结。临证适用于热入血分所致的各种出血症。现代常用于急性黄色肝萎缩，肝昏迷，弥漫性血管内凝血，尿毒症，紫癜病，急性白血病，流行性脑炎，再生障碍性贫血，溃疡病出血，败血症，疔疮走黄等出现高热、出血者。

## 三、清热解毒

清热解毒剂及中成药，具有清热、泻火、解毒等作用，适用于热毒证。如三焦火毒炽盛证，表现为烦热错语，吐血衄血等；若热毒聚于胸膈，表现为身热面赤，胸膈烦热，口舌生疮等；若温毒上攻头面，气血壅滞，表现为头面红肿焮痛，咽喉不利，舌苔黄燥之大头瘟证；本类方剂及中成药，常以黄芩、黄连、连翘等清热泻火解毒药为主组成，如黄连解毒汤、牛黄解毒丸、板蓝根颗粒等。

## 黄连解毒汤
### 《肘后备急方》，名见《外台秘要》引崔氏方

【组成】黄连（三两）9g　黄芩　黄柏（各二两）各6g　栀子（十四枚，擘）9g

【用法】水煎服。

【功效主治】泻火解毒。用于三焦火毒热盛证。症见大热烦躁，口燥咽干，错语不眠；或热病吐衄，热甚发斑；或身热下利，湿热黄疸；或外科痈疡疔毒，小便黄赤，舌红苔黄，脉数有力。

【分析】本方治证为三焦火毒热盛证。火毒炽盛，上扰神明，则烦热错语；血为热迫，随火上逆，则为吐衄；热伤血络，血溢肌肤，则为发斑；火热伤津，则口燥咽干；热壅肌肤，则为疮疡。治宜泻火解毒。

【临床应用】现代临床常用于治疗败血症、脓毒血症、痢疾、肺炎、泌尿系感染、流行性脑脊髓膜炎、乙型脑炎等属火毒炽盛者。

## 牛黄解毒丸
### 《中国药典》

【组成】牛黄5g　大黄200g　黄芩150g　石膏200g　冰片25g　雄黄50g　桔梗100g　甘草50g

【剂型规格】片剂，大片每片相当于原药材0.78g，小片每片相当于原药材0.52g。

【功效主治】清热解毒。用于火热内盛，咽喉肿痛，牙龈肿痛，口舌生疮，目赤肿痛。

【用法用量】口服，小片一次3片，大片一次2片，一日2~3次。

【使用注意】孕妇禁用，脾胃虚弱者慎用。

---

**知识链接**

牛黄解毒片是临床常用的清热解毒类非处方中成药。素片或除去包衣后的片心显棕黄色；有冰片香气，味苦凉。近年来有临床报道，牛黄解毒片有引起中毒等不良反应，如过敏性皮疹、过敏性休克等。究其原因，处方中雄黄是矿物药，主要化学成分为硫化砷，遇热易分解氧化，变成有剧毒的三氧化二砷（俗称砒霜）。其毒害作用可影响神经系统、消化系统、造血系统等。对少数病人还会引起过敏反应，表现为药疹和休克。

## 板蓝根颗粒
《中国药典》

【组成】 板蓝根 1400g

【剂型规格】 颗粒剂，每袋 5g 或 10g。

【功效主治】 清热解毒，凉血利咽，消肿。用于热毒壅盛所致的扁桃腺炎、腮腺炎等。

【用法用量】 开水冲服，一次 5~10g（含蔗糖），或一次 3~6g（无蔗糖）；一日 3~4 次。

【使用注意】 忌烟酒、辛辣、鱼腥食物；不宜在服药期间同时服用滋补性中药。

**知识链接**

药用板蓝根有南板蓝根和北板蓝根之分，南板蓝根来源于爵床科植物马蓝的干燥根及根茎。北板蓝根是十字花科植物菘蓝的根，也是《中国药典》2005 版收载的品种。两种板蓝根在靛玉红、靛蓝以及抗病毒成分含量上有很大的差别，一般认为：靛玉红、靛蓝具有抗癌活性，南板蓝根较北板蓝根强，而抗病毒活性则反之。大青叶与板蓝根原植物相同，只是药用部位为叶。二者均具有清热解毒、凉血、消斑的功效，主治温病发热、发斑、发疹、风热感冒、咽喉肿痛、流行性脑脊髓膜炎、乙型脑炎、肝炎、腮腺炎、丹毒、痈肿等症。而复方板蓝根颗粒是由板蓝根和大青叶两味药物组成。

## 抗病毒口服液
《中国药典》

【组成】 板蓝根　忍冬藤　山豆根　鱼腥草　重楼　贯众　青蒿　白芷　土知母

【剂型规格】 口服液，每支 10ml。

【功效主治】 清热解毒。用于病毒性上呼吸道感染（病毒性感冒）。

【用法用量】 口服，一次 10ml，一日 3 次。小儿酌减。

【使用注意】 风寒感冒、脾胃虚寒者忌服。

## 感冒退热颗粒
《中国药典》

【组成】 大青叶 435g　板蓝根 435g　连翘 435g　拳参 217g

【剂型规格】 颗粒剂，每袋 18g。

【功效主治】 清热解毒。用于上呼吸道感染，急性扁桃体炎，咽喉炎。

【用法用量】 开水冲服，一次 1~2 袋，一日 3 次。

【使用注意】 风寒感冒、脾胃虚弱者慎用。

# 三 黄 片
《中国药典》

【组成】大黄 300g　盐酸小檗碱 5g　黄芩浸膏 21g（相当于黄芩苷 15g）

【剂型规格】糖衣片，每片含大黄 0.3g，盐酸小檗碱 5mg，黄芩苷 15mg。

【功效主治】清热解毒，泻火通便。用于三焦热盛，目赤肿痛，口舌生疮，咽喉肿痛，牙龈出血，心烦口渴，尿赤便秘。

【用法用量】口服，一次 4 片，一日 2 次，小儿酌减。

【使用注意】孕妇慎用。

# 紫 雪 散
《中国药典》

【组成】石膏 526g　北寒水石 526g　滑石 526g　磁石 526g　玄参 175g　木香 55g　沉香 55g　升麻 175g　甘草 88g　丁香 11g　玄明粉 1752g　硝石（精制）96g　水牛角浓缩粉 33g　羚羊角 16g　麝香 13g　朱砂 33g

【剂型规格】散剂，每瓶 1.5g。

【功效主治】清热解毒，止痉开窍。用于热病，高热烦躁，神昏谵语，惊风抽搐，斑疹吐衄，尿赤便秘。

【用法用量】口服，一次 1.5~3g，一日 2 次；周岁小儿一次 0.3g，五岁以内小儿每增一岁，递增 0.3g，一日一次；五岁以上小儿酌情服用。

【使用注意】孕妇禁用。

# 片 仔 癀
《中国药典》

【处方】牛黄、麝香、蛇胆、三七等

【剂型规格】锭剂，每粒 3g。

【功效主治】清热解毒，凉血化瘀，消肿止痛。用于热毒血瘀所致急、慢性病毒性肝炎，痈疽疔疮，无名肿毒，跌打损伤及各种炎症。

【用法用量】口服。1~8 岁每次服 0.15~0.3g，8 岁以上每次服 0.6g，每日 2~3 次。

【使用注意】忌辛辣刺激及肥甘厚味。

知识拓展

　　锭剂是指药材细粉与适量黏合剂（或利用药材本身的黏性）制成规定形状的固体制剂。片仔癀临床多用于治疗流行性结膜炎、急性咽炎、急性扁桃体炎、牙龈炎、耳道疖肿、中耳炎以及急慢性肝炎、黄疸型肝炎等。

## 清热消炎宁胶囊
### 《部颁标准》

【组成】 九节茶

【剂型规格】 胶囊剂,每粒含九节茶干浸膏0.5g。

【功效主治】 清热解毒,消炎止痛,舒筋活络。主治热毒证。症见发热头痛,咽喉肿痛,咳嗽,或伴胸痛,腹痛腹泻,疮疡肿痛,苔薄黄,脉浮数。

【用法用量】 口服,一次2~4粒,一日3次。外用,将内容物加温开水溶化后,按患处大小搽敷,一日2~3次。

【使用注意】 忌烟、酒及辛辣、生冷、油腻食物。不宜在服药期间同时服用滋补中药。

## 四、清脏腑热

清脏腑热剂及中成药,适用于热邪偏盛于某一脏腑所致的火热证候。如心经热盛,常用黄连、栀子、莲子心等以清泻心火;肺中有热,常用黄芩、桑白皮、石膏、知母等以清肺泻热;肝胆实火,常用龙胆草、夏枯草等以清泻肝火;热在胃腑,常用石膏、黄连以清胃泻热;热在大肠,常用白头翁、黄连、黄柏以清肠解毒。如龙胆泻肝汤、左金丸、二妙丸等。

## 龙胆泻肝丸
### 《中国药典》

【组成】 龙胆120g 黄芩60g 栀子(炒)60g 泽泻120g 木通60g 酒当归60g 地黄120g 柴胡120g 炙甘草60g 盐车前子60g

【用法】 以上十味,粉碎成细粉,过筛,混匀,用水泛丸,干燥,即得。

【功效主治】 清肝胆,利湿热。用于肝胆湿热,头晕目赤,耳鸣耳聋,耳肿疼痛,胁痛口苦,尿赤涩痛,湿热带下。

【临床应用】 现代临床常用于治疗顽固性偏头痛、头部湿疹、高血压病、急性结膜炎、虹膜睫状体炎、外耳道疖肿、鼻炎、急性黄疸性肝炎、急性胆囊炎,以及泌尿生殖系炎症、急性肾盂肾炎、急性膀胱炎、尿道炎、外阴炎、睾丸炎、腹股沟淋巴腺炎、急性盆腔炎、带状疱疹等病属肝经实火、湿热者。

> **知识链接**
>
> 北京20多名龙胆泻肝丸受害者,于2003年酝酿集体起诉拥有335年历史的老字号——同仁堂。原因是服用龙胆泻肝丸导致肾损害,有的甚至发展到尿毒症。国家药监部门紧急叫停含有关木通成分的中成药"龙胆泻肝丸",各地药店纷纷将此药物下架,此事引起了广大民众对中草药及中成药毒副作用的关注。龙胆泻肝丸中含有药材木通,2000年版的《中国药典》分别收载了关木通和川木通两个品种,关木通为马兜铃科植物东北马兜铃的干燥藤茎;川木通为毛茛科植物小木通或绣球藤的干燥藤茎。当时,全国大部分地区的商品木通是关木通,其中含有能导致人体急慢性肾功能衰竭的成分马兜铃酸,木通的肾毒性与其剂量密切相关,而川木通不含有。

# 左 金 丸
*《中国药典》*

【组成】黄连 600g　吴茱萸 100g

【剂型规格】水丸。

【功效主治】泻火，疏肝，和胃，止痛。用于肝火犯胃，脘胁疼痛，口苦嘈杂，呕吐酸水，不喜热饮。

【用法用量】口服，一次 3～6g，一日 2 次。

【使用注意】不适用于脾胃阴虚，主要表现为口干、舌红少津、大便干。

# 二 妙 丸
*《中国药典》*

【组成】苍术（炒）500g　黄柏（炒）500g

【剂型规格】水丸，每瓶 6g。

【功效主治】燥湿清热。用于湿热下注之足膝红肿热痛，下肢丹毒，白带，阴囊湿痒。

【用法用量】口服，一次 3～9g，一日 2 次。

【使用注意】阴虚者禁用。

# 黄连上清丸
*《中国药典》*

【组成】黄连 10g　栀子（姜制）80g　连翘 80g　蔓荆子（炒）80g　防风 40g　荆芥穗 80g　白芷 80g　黄芩 80g　菊花 160g　薄荷 40g　大黄（酒炒）320g　黄柏（酒炒）40g　桔梗 80g　川芎 40g　石膏 40g　旋覆花 20g　甘草 40g

【剂型规格】丸剂，每丸 6g。

【功效主治】清热通便，散风止痛。用于上焦风热，头晕脑胀，牙龈肿痛，口舌生疮，咽喉红肿，耳痛而鸣，暴发火眼，大便干燥，小便黄赤等。

【用法用量】每丸 6g。口服，一次 1～2 丸，一日 2 次。

【使用注意】忌食辛辣食物，孕妇慎用，脾胃虚寒者禁用。

# 六 神 丸
*《部颁标准》*

【组成】冰片　牛黄　珍珠　蟾酥　雄黄　麝香

【剂型规格】水丸，每 1000 粒重 3.125g。

【功效主治】清凉解毒，消炎止痛。用于烂喉丹痧，咽喉肿痛，喉风喉痛，单双乳蛾，小儿热疖，痈疡疔疮，乳痈发背，无名肿毒。

【用法用量】口服，一日 3 次，温开水吞服；1 岁每服 1 粒，2 岁每服 2 粒，3 岁每服 3~4 粒，4~8 岁每服 5~6 粒，9~10 岁每服 8~9 粒，成年每服 10 粒。另可外敷在皮肤红肿处，取丸十数粒，用冷开水或米醋少许，盛食匙中化散，敷搽四周，每日数次常保潮润，直至肿退为止。如红肿已将出脓或已穿烂，切勿再敷。

【使用注意】孕妇忌服。

---

**知识拓展**

　　六神丸是家庭常备良药之一，具易服、高效、速效等特点。现代药理研究发现六神丸还有强心、抗惊、镇静与增强免疫力等作用。六神丸含有蟾酥，其有效成分为蟾毒素等，过量服用、多次服用均会中毒，严重者还会危及生命，应对小儿慎用，新生儿禁用。六神丸所引起的过敏反应，与用量无关，无论内服、外用均会发生。六神丸含麝香等成分，能引起子宫收缩，故孕妇禁用。此外，六神丸不宜与助消化药多酶片及胃蛋白酶合用，也不宜与抗贫血药富马铁片同服，否则会降效或失效；更不宜与解痉止痛药阿托品等联用，否则会促使雄黄氧化，增加毒性反应。

---

## 西瓜霜润喉片
### 《中国药典》

【组成】西瓜霜　冰片　薄荷素油　薄荷脑
【剂型规格】含片，每片 0.6g 或 1.2g。
【功效主治】清音利咽，消肿止痛。用于防治咽喉肿痛，声音嘶哑，喉痹，喉痛，喉蛾，口糜，口舌生疮，牙痛；急、慢性咽喉炎，急性扁桃体炎，口腔溃疡，口腔炎，牙龈肿痛等病。
【用法用量】含服，每小时含化小片 2~4 片，大片 1~2 片。
【使用注意】孕妇禁用。

## 五、清热祛暑

　　清热祛暑剂及中成药，适用于夏月暑热证。因暑多挟湿；夏暑炎热，人多喜贪凉露卧，易兼表寒；暑为阳邪，其性升散，易伤气阴，故其表现为身热烦渴，汗出体倦，小便短赤，舌红，脉数或洪大等。其治疗宜随证而变。如六一散、十滴水、仁丹等。

## 六 一 散
### 《中国药典》

【组成】滑石粉 600g　甘草 100g
【剂型规格】散剂
【功效主治】清暑利湿。主治暑湿证。症见暑热身倦，口渴泄泻，小便黄少，痱子刺痒等。

【用法用量】每服 6~9g，包煎，或温开水调下，每日 1~2 次。亦常加入其他方药中煎服，入汤剂时按比例酌情增减。外用可扑撒于患处。

【使用注意】若阴虚，内无湿热，或小便清长者忌用。孕妇忌服。

**知识链接**

患者白某，女性，2 岁，皮肤皱折处红疹烂 1 周，其母到药店买药，药剂人员发现患儿较胖，而给予十滴水 1 支加水 5000ml 外洗，擦干后外用六一散，一天 1 次，用药 5 天而愈。

# 十 滴 水
### 《中国药典》

【组成】樟脑 25g　干姜 25g　大黄 20g　小茴香 10g　肉桂 10g　辣椒 5g　桉油 12.5ml

【剂型规格】酊剂，每瓶 5、10ml。

【功效主治】健胃、祛暑。主治中暑证。症见头晕，恶心，腹痛，胃肠不适。

【用法用量】口服，一次 2.5~5ml，儿童酌减。

【使用注意】不宜在服药期间同时服用滋补性中成药。孕妇忌服。

**知识拓展**

藿香正气水与十滴水是家庭中必备的防暑应急药品。由于这两种中成药均能治疗夏季暑热引起的胃肠不适、腹痛恶心等症状，所以不少人都误认为这两者功效相等，可以相互代替使用。但是冒然替用，必将引起不良后果。藿香正气水主要擅长治疗夏季风寒湿邪所引起的夏季感冒、胃肠炎等疾病，治疗范围较广泛，既可治疗夏秋的各种感冒及胃肠炎等，亦可用于中暑而引起的胃肠不适。而十滴水仅用于中暑证，即感受暑热引起的头晕昏迷、胃肠不适等。另外，十滴水所含的药物成分有一定毒性，故不宜多服。两者的功效主治截然不同，因此当对证选用。

# 六合定中丸
### 《中国药典》

【组成】广藿香 16g　紫苏叶 16g　香薷 16g　木香 36g　檀香 36g　厚朴（姜制）48g　枳壳（炒）48g　陈皮 48g　桔梗 48g　甘草 48g　茯苓 48g　木瓜 48g　白扁豆（炒）16g　山楂（炒）48g　六神曲（炒）192g　麦芽（炒）192g　稻芽（炒）192g

【剂型规格】水丸，每丸 9g。

【功效主治】祛暑除湿，和中消食。主治夏伤暑湿，宿食停滞证。症见恶寒头痛，胸闷恶心，吐泻腹痛等。

【用法用量】口服，一次 3~6g，一日 2~3 次。

【使用注意】不宜在服药期间同时服用滋补性中成药。

# 仁　丹
《部颁标准》

【组成】陈皮 50g　檀香 100g　砂仁 100g　豆蔻（去果皮）100g　甘草 80g　木香 30g　丁香 50g　广藿香叶 100g　儿茶 150g　肉桂 300g　薄荷脑 80g　冰片 20g　朱砂 100g

【剂型规格】水丸，每 10 粒重 0.3g。

【功效主治】清暑开窍，辟秽排浊。用于中暑呕吐，烦躁恶心，胸中满闷，头目眩晕，晕车晕船，水土不服。

【用法用量】含化或用温开水送服，一次 10~20 粒

【使用注意】不宜在服药期间同时服用滋补性中成药。

> **知识拓展**
>
> 　仁丹与十滴水均可用于治疗中暑。仁丹所治中暑，证为夏天感受暑湿，中焦阻遏，而十滴水所治之中暑，证为感受暑湿夹寒，从二者的药物组成看，前者更有陈皮、砂仁、豆蔻等健脾化湿和胃之品，因此仁丹所治之中暑，其食欲不振、胃纳不佳之症状较十滴水更为明显。

## 六、清虚热

清虚热剂及中成药，适用于热病后期，邪留未尽，阴液已伤或由肝肾阴虚所致的虚热证。临床表现为暮热早凉，舌红少苔；或骨蒸潮热或久热不退等。其治疗宜滋阴清热，如青蒿鳖甲汤、知柏地黄丸。

### 青蒿鳖甲汤
《温病条辨》

【组成】青蒿 6g　鳖甲 15g　细生地 12g　知母 6g　丹皮 9g

【剂型规格】汤剂

【功效主治】养阴透热。主治温病后期，邪伏阴分证。

【分析】本方所治证候为温病后期，阴虚邪伏。症见夜热早凉者。此邪气深伏阴分，阴气虽虚，但不能纯用养阴，滋腻太过则恋热留邪，更不得任用苦寒，苦寒则化燥伤阴。必须养阴与透热并进。

【临床应用】用于原因不明的发热、慢性肾盂肾炎、肾结核等，属阴虚内热，低热不退者。

## 知柏地黄丸
### 《中国药典》

【组成】知母 40g　熟地黄 160g　黄柏 40g　山茱萸（制）80g　山药 80g　牡丹皮 60g　茯苓 60g　泽泻 60g

【剂型规格】大蜜丸，每丸 9g。

【功效主治】滋阴清热。用于阴虚火旺，潮热盗汗，口干咽痛，耳鸣遗精，小便短赤。

【用法用量】口服，一次 1 丸，一日 2 次。

### 知识拓展

知柏地黄丸是在六味地黄丸的基础上，添加了知母和黄柏两味中药而成。其与六味地黄丸的区别主要在于：知柏地黄丸具有清热作用，对于治疗阴虚内热引起的盗汗效果，要优于六味地黄丸。

# 任务三　温里剂及中成药

### 任务导入

李某，男性，58 岁。腹痛 2 月。2 月前开始腹痛，时作时止，痛时拘急，喜热恶冷，痛时喜按，饥饿劳累后加重，进食休息后疼痛缓解，大便溏薄，怯寒。精神不振，舌淡，苔白，脉沉细。

请您完成以下任务：

1. 通过本案例分析，患者为哪一类型的寒证？

2. 若现有小建中合剂和理中丸，选择哪个方剂治疗更有效？两方的区别是什么？

凡以温热药为主组成，具有温里助阳、散寒通脉作用，治疗里寒证的方剂，统称温里剂。

外寒入里或寒从内生，阴寒之邪深入脏腑经络之间，阳气受损，而出现里寒证，表现为畏寒肢凉，喜温蜷卧，面色苍白，口淡不渴，小便清长，脉沉迟或缓等。治宜温里祛寒。里寒证因病位之异可分为中焦虚寒、亡阳欲脱、经脉寒凝等证，治宜分别采取温中散寒、回阳救逆、温经散寒等方法，故温里剂及中成药可分为温中祛寒、回阳救逆、温经散寒三类。

温里剂禁用于热证、真热假寒证；素体阴虚或失血之人及孕妇应慎用。少数药物有毒，应注意炮制、用法用量，以保证用药安全。

## 一、温中祛寒

温中祛寒剂及中成药，适用于中焦虚寒证。表现为脘腹胀痛，呕吐下利，不思饮食，肢体倦怠，手足不温，舌苔白滑，脉沉细或沉迟等。常用温中散寒药如干姜、吴茱萸等为主，配伍益气健脾药如人参、白术等组成方剂及中成药，如理中丸、附子理中丸、小建中合剂等。

## 理 中 丸
《伤寒论》

【组成】人参　干姜　炙甘草　白术（各三两）各9g

【用法】上药共为末，炼蜜为丸，每服9g（1丸），每日2~3次，温开水送服。或作汤剂，水煎服，用量按原方比例酌减。

【功效主治】温中祛寒，补气健脾。用于：①脾胃虚寒证。症见脘腹绵绵作痛，喜温喜按，呕吐食少，脘痞腹胀，大便稀溏，畏寒肢冷，舌淡苔白润，脉沉细或沉迟无力。②阳虚失血证。症见便血、吐血、衄血或崩漏等，血色黯淡，质清稀。③脾胃虚寒所致的胸痹；或病后多涎唾；或小儿慢惊。

【分析】本方所治为脾胃虚寒证。治宜温中祛寒，补气健脾。

【临床应用】现代临床常用本方加减治疗急慢性胃肠炎、胃及十二指肠溃疡、胃痉挛、胃下垂、胃扩张、慢性结肠炎等证属脾胃虚寒者。

知识拓展

附子理中丸是由理中丸加上附子组成，具有温中健脾的作用，用于脾胃虚寒，脘腹冷痛，呕吐泄泻，手足不温。

## 小建中合剂
《中国药典》

【组成】桂枝111g　白芍222g　甘草蜜炙74g　生姜111g　大枣111g

【剂型规格】合剂，每支10ml。

【功效主治】温中补虚，缓急止痛。主治脾胃虚寒所致脘腹挛痛，喜温喜按，按之则痛减，饮食减少，面色无华，舌淡苔白，脉弦细涩，或脾胃虚寒引起的虚劳发热，心悸不宁等。

【分析】诸药合用，既可温中补虚，建立中焦营气，以治其本，又可缓急止痛，制心悸，除烦热，以治其标，故方名"建中"。

【用法用量】口服，一次20~30ml，一日3次，用时摇匀。

【使用注意】阴虚火旺等有内热者不宜使用。

## 香砂养胃丸
《中国药典》

【组方】木香210g　砂仁210g　白术300g　陈皮300g　茯苓300g　半夏（制）

300g　香附（醋制）210g　枳实（炒）210g　豆蔻（去壳）210g　厚朴（姜制）210g　广藿香210g　甘草90g

【剂型规格】水丸。

【功效主治】温中和胃。用于不思饮食，呕吐酸水，胃脘满闷，四肢倦怠。

【用法用量】口服，一次9g，一日2次。

【使用注意】忌食生冷油腻食物。

## 二、回阳救逆

回阳救逆剂及中成药，适用于阳气衰微，阴寒内盛，甚或阴盛格阳的危重病证。表现为四肢厥逆，精神萎靡，恶寒踡卧，甚或冷汗淋漓，脉微欲绝等。常用附子、干姜、肉桂等组成方剂及中成药，如四逆汤口服液、参附注射液。

### 四逆汤
《中国药典》

【组成】附子（制）300g　干姜200g　炙甘草300g

【剂型规格】口服液，每支10ml。

【功效主治】温中祛寒，回阳救逆。用于阳虚欲脱，冷汗自出，四肢厥逆，下利清谷，脉微欲绝。

【用法用量】口服，一次10~20ml，一日3次，或遵医嘱。

【使用注意】若服药后出现呕吐拒药者，可将药液置凉后服用。本方纯用辛热之品，中病手足温和即止，不可久服。真热假寒者忌用。

考点提示：四逆汤的主治证是什么。

### 参附注射液
《部颁标准》

【组成】人参　附子

【剂型规格】注射液。每支10ml。

【功效主治】回阳救逆、益气固脱。用于阳气暴脱的厥脱证，阳虚所致的惊悸怔忡、咳喘、胃寒泄泻、痹证。

【用法用量】肌内注射一次2~4ml，一日1~2次。静脉滴注一次20~100ml，（用5%~10%葡萄糖注射液250~500ml稀释后使用）。静脉推注一次5~20ml（用5%~10%葡萄糖注射液20ml稀释后使用）。或遵医嘱。

【使用注意】本药为峻补阳气以救暴脱之剂，用于急救，病情稳定后不可多用，以免助火伤阴耗血。

## 三、温经散寒

温经散寒剂及中成药，适用于寒凝经脉证。表现为手足厥寒，或肢体疼痛等。多由阳气虚弱，营血不足，寒邪入侵经脉，血行不畅所致。常用温经散寒药如桂枝、细辛等为主，配伍补养气血药如当归、白芍、熟地等组成方剂及中成药，如艾附暖宫丸。

## 艾附暖宫丸
### 《中国药典》

【**组成**】艾叶（炭）120g　香附（醋制）240g　吴茱萸（制）80g　肉桂20g　当归120g　川芎80g　白芍（酒炒）80g　地黄40g　黄芪（蜜灸）80g　续断60g

【**剂型规格**】大蜜丸，每丸9g。

【**功效主治**】理气补血，暖宫调经。主治子宫虚寒，月经不调，经来腹痛，腰酸带下。

【**分析**】本方为阳气不足，胞宫失于温煦而致的月经不调而设。

【**用法用量**】口服。小蜜丸一次9g，大蜜丸一次1丸，一日2~3次。

【**使用注意**】服本药时不宜和感冒药同时服用。月经先期量多，色鲜红或紫，经行腹痛，得热痛不减或更甚，伴有心中烦热、口渴、大便干燥、小便短赤，不宜服用。

# 任务四　理气剂及中成药

## 任务导入

赵某，女性，48岁。近两年来月经量逐渐减少，周期间隔时间越来越长，有时40天，有时2个月行经一次。易烦闷、易暴躁，腰膝酸软，睡眠、食欲减低。医生给予加味逍遥丸治疗。

请您完成以下任务：

1. 通过本案例分析，患者属何病证？

2. 应用加味逍遥丸治疗是否对证？

气病是因脏腑功能失调，气机升降失常，而产生的病证。本任务中主要论述治疗气滞证和气逆证的方剂及中成药。气滞以肝气郁滞与脾胃气滞为主，治宜行气；气逆以肺气上逆与胃气上逆为主，治宜降气。因此理气剂及中成药分为行气和降气两类。

因理气药多属芳香辛燥之品，易伤津耗气，应勿使过剂，尤其是年老体弱、阴虚火旺、孕妇或素有崩漏吐衄者，更应慎用。

## 一、行气

行气剂及中成药，具有舒畅气机的作用，适用于脾胃气滞证及肝气郁滞证，脾胃气滞证表现为脘腹胀痛，嗳气吞酸，呕恶食少，大便失常等。常选用理气健脾药，如陈皮、厚朴、砂仁等为主组成方剂及中成药；肝气郁滞证表现为胸胁胀痛，或疝气痛，或月经不调，或痛经等，常选用疏肝理气药，如香附、青皮、郁金等为主组成方剂及中成药。代表剂及中成药为半夏厚朴汤、越鞠丸、气滞胃痛颗粒。

## 半夏厚朴汤
### 《金匮要略》

【组成】半夏（一升）12g　厚朴（三两）9g　茯苓（四两）12g　生姜（五两）15g　苏叶（二两）6g

【用法】水煎服。

【功效主治】行气散结，降逆化痰。用于梅核气。症见咽中如有物梗阻，咯吐不出，吞咽不下，胸膈满闷，胁肋胀痛，精神抑郁，或咳或呕，舌苔白润或白腻，脉弦缓或弦滑。

【分析】本方治证为气滞痰郁，痰气互结于胸膈之上所致。气不行则郁难解，痰不化则结难散，故宜行气化痰兼顾，采取行气散结，化痰降逆之法。

【临床应用】现代临床常用本方加减治疗癔病、胃神经官能症、慢性咽炎、慢性支气管炎、食道痉挛等证属气滞痰阻者。

### 知识链接

梅核气，是以咽喉中常有异物感如梅核阻于喉头，咯之不出，咽之不下，但不影响进食为特征的病症。多发于女性。相当于西医的慢性咽炎或癔病。治以疏肝理气，开郁化痰，方用半夏厚朴汤加减。

## 越 鞠 丸
### 《中国药典》

【组成】香附（醋制）200g　川芎 200g　栀子（炒）200g　苍术（炒）200g　神曲（炒）200g

【剂型规格】水丸，每袋18g。

【功效主治】理气解郁，宽中除满。用于胸脘痞闷，腹中胀满，饮食停滞，嗳气吞酸。

【用法用量】口服，一次6~9g，一日2次。

【使用注意】虚证郁滞者不宜单用。

### 知识拓展

因喜怒无常、忧思过度，饮食失节、寒温不适，而导致气、血、痰、火、湿、食"六郁"之证。越鞠丸是主治"六郁"的代表方。六郁以气郁为主，然而临证难得六郁并见。朱丹溪："凡郁皆在中焦"，其治重在调理中焦而升降气机。故宜行气解郁为主，使气行则血行，气行则诸郁自解。现代常用于胃神经官能症、胃及十二指肠溃疡、慢性胃炎、胆石症、胆囊炎、肝炎、肋间神经痛、痛经、月经不调等辨证属"六郁"者。

## 气滞胃痛颗粒
《中国药典》

【组成】柴胡　延胡索　枳壳　香附　白芍　炙甘草

【剂型规格】每袋装 5g。

【功效主治】疏肝理气，和胃止痛。用于肝胃气滞，胸痞胀满，胃脘疼痛。

【分析】本方证治为肝胃不和所致。肝气郁结，横逆犯胃，不通则痛，故见胸痞胀满，胃脘疼痛。

【用法用量】开水冲服。一次 5 克。一日 3 次。

【使用注意】孕妇慎用。

## 逍 遥 丸
《中国药典》

【组成】柴胡 100g　当归 100g　白芍 100g　白术（炒）100g　茯苓 100g　炙甘草 80g　薄荷 20g

【剂型规格】水丸。

【功效主治】疏肝健脾，养血调经。用于肝气不舒，胸胁胀痛，头晕目眩，食欲减退，月经不调。

【用法用量】口服，一次 6~9g，一日 1~2 次。

【使用注意】本药不宜与感冒药同时服用。孕妇慎用。

**考点提示：**逍遥丸为什么能用于月经不调。

## 复方田七胃痛胶囊
《部颁标准》

【组成】三七　延胡索　香附　吴茱萸　瓦楞子　枯矾　甘草　白芍　白及　川楝子　氧化镁　碳酸氢钠　颠茄流浸膏

【剂型规格】胶囊剂，每粒 0.5g。

【功效主治】制酸止痛，理气化瘀，温中健脾，收敛止血。用于胃酸过多，胃脘痛，胃溃疡，十二指肠球部溃疡及慢性胃炎。

【分析】本方用于肝脾胃气机郁滞，瘀血阻络或瘀血痰浊阻络证之胃痛。

【用法用量】口服，一次 3~4 粒，一日 3 次。维持用量：症状消失后，继续用药 15 天，一次 2 粒，一日 2 次。

## 二、降气

降气剂，具有降气平喘或降逆止呕作用，适用于肺气上逆证及胃气上逆证。肺气上逆症见咳喘等，常用降气平喘药如苏子、杏仁、沉香、款冬花、紫苑等为主组成方剂；胃气上逆症见呕吐、呃逆、嗳气等，常用降逆止呕药如旋覆花、代赭石、半夏、生姜、竹茹、丁香、柿蒂等为主组成方剂。代表方旋覆代赭汤、苏子降气汤（含丸剂）、木香顺气丸、蛤蚧定喘丸。

# 旋覆代赭汤
## 《伤寒论》

【组成】旋覆花　代赭石　清半夏各9g　人参　炙甘草各6g　生姜15g　大枣4枚

【用法】水煎服。

【功效主治】降逆化痰，益气和胃。用于胃气虚弱，痰浊内阻证。心下痞硬，噫气不除，或反胃呕逆，舌淡，苔白滑，脉弦而虚。

现代常用于胃精神官能症、慢性胃炎、胃扩张、消化性溃疡、幽门不全梗阻、神经性呃逆等属胃虚痰阻者。

【分析】本方原治伤寒经汗、吐、下后，表证虽解，但中气已伤，伏饮内动，胃失和降，上逆为噫，甚则反胃呕吐。痰饮与气，阻遏心下，故心下痞硬。治宜降逆化痰，益气和胃之法。

辨证要点：本方主治胃虚痰阻，气逆不降之证。以心下痞硬，噫气频作，呕呃，苔白滑，脉弦虚为辨证要点。

【临床应用】现代常用于胃神经官能症、慢性胃炎、胃扩张、消化性溃疡、幽门不全梗阻、神经性呃逆等属胃虚痰阻者。

# 苏子降气汤
## 《太平惠民和剂局方》

【组成】紫苏子（二两半）9g　半夏（汤洗七次，二两半）9g　川当归（去芦，两半）6g　炙甘草（二两）6g　前胡（去芦，一两）6g　厚朴（去粗皮，姜汁拌炒，一两）6g　肉桂（去皮，一两半）3g

【用法】加生姜2片，枣子1个，苏叶2g，水煎热服。

【功效主治】降气平喘，祛痰止咳。用于上实下虚之喘咳证。症见咳喘短气，痰多，胸膈满闷，或腰疼脚弱，肢体倦怠，或肢体浮肿，舌苔白滑或白腻，脉弦滑。

【分析】本方治证为上实下虚之喘咳证。上实即痰涎上壅于肺，肺失宣降，故见胸膈满闷，喘咳痰多；下虚即肾阳虚亏于下，不能纳气化饮，则腰痛脚弱，喘逆短气，肢体浮肿等。本证属上实下虚，但以上实为主，治宜降气平喘，祛痰止咳为主，兼温肾纳气。

【临床应用】现代临床常用本方加减治疗慢性支气管炎、肺气肿、支气管哮喘等证属上实下虚者。

【其他剂型】丸剂，每十三粒重1g。一次6g，一日1~2次。

## 木香顺气丸

《中国药典》

【组成】木香　枳壳　厚朴　陈皮　香附　砂仁　苍术　甘草　槟榔　青皮　鲜生姜

【剂型规格】水丸，每袋装6g。

【功效主治】行气化湿，健脾和胃。

【用法用量】口服，一次6~9g，一日2次，饭前服用。

【临床应用】主治湿阻气滞，胸膈胀闷，脘腹胀痛，恶心呕吐，嗳气纳呆。临床多用于消化不良，胃肠功能紊乱，不完全性肠梗阻，慢性肝炎，早期肝硬化。

# 任务五　理血剂及中成药

### 任务导入

刘某，女性，50岁。尿血、尿痛1天。伴尿频、尿急、排尿刺痛，四肢乏力、少腹微胀。苔薄黄，质淡，脉细滑。

请您完成以下任务：

1. 本例血尿应如何辨证？

2. 选用何方治疗？

凡以理血药为主组成，具有活血祛瘀或止血作用，用于治疗血瘀或出血病证的方剂，统称理血剂。

血是人体重要的营养物质，川流不息地循行于脉中。当某种原因导致血行不畅；或血不循经，离经妄行，均可造成血瘀、出血证。血瘀宜活血祛瘀，出血宜止血，因此将理血剂及中成药分为活血祛瘀和止血二类。

使用理血剂及中成药时，当辨清导致瘀血和出血的原因，以求急则治标，缓则治本，或标本兼治。止血剂及中成药有滞血留瘀之弊，活血祛瘀剂及中成药易于动血、伤胎，故妇女经期、月经过多及孕妇均当慎用或忌用。

## 一、活血化瘀

活血祛瘀剂及中成药，适用于各种血瘀证。表现为胸腹诸痛，瘀阻经脉之半身不遂，经闭，痛经，产后瘀阻腹痛，瘀积包块，外伤瘀肿，痛肿初起等。常用活血祛瘀药如川芎、丹参、桃仁、红花等为主，配伍理气、清热、益气养血等药组成方剂及中成药，如血府逐瘀汤（含口服液、丸剂、胶囊剂）、速效救心丸、麝香保心丸等。

# 血府逐瘀汤

*《伤寒论》*

【组成】桃仁（四钱）12g　红花（三钱）9g　当归（三钱）9g　生地黄（三钱）9g　川芎（一钱半）4.5g　赤芍（二钱）6g　牛膝（三钱）9g　桔梗（一钱半）4.5g　柴胡（一钱）3g　枳壳（二钱）6g　甘草（二钱）6g

【用法】水煎服。

【功效主治】活血化瘀，行气止痛。用于胸中血瘀证。症见胸痛，头痛，日久不愈，痛如针刺而有定处，舌质黯红，或舌有瘀斑，脉涩或弦紧。

【分析】本方治证为瘀血内阻胸部诸证。血瘀胸中，气机阻滞，清阳郁遏不升，则胸痛、头痛日久不愈，痛如针刺，痛有定处。治宜活血化瘀，行气止痛，使气机通畅，瘀血得解，诸证可除。

【临床应用】现代临床常用本方加减治疗冠心病心绞痛、风湿性心脏病、胸部挫伤及肋软骨炎之胸痛、脑血栓形成、高血压病、高脂血症、血栓闭塞性脉管炎、神经官能症等属瘀阻气滞者。

# 速效救心丸

*《部颁标准》*

【组成】川芎　冰片

【剂型规格】滴丸，每粒40mg。

【功效主治】行气活血，祛瘀止痛，增加冠脉血流量，缓解心绞痛。用于气滞血瘀型冠心病，心绞痛。

【分析】本方主用于气滞血瘀证之胸痹。

【用法用量】含服，一次4~6粒，一日3次；急性发作时，一次10~15粒。

【使用注意】过敏体质使用时应予注意。

---

**知识链接**

速效救心丸临床用于冠心病和胃腹疼痛。治疗冠心病与复方丹参滴丸在病因病机上有所不同。复方丹参滴丸所治之胸痹心痛，多为心脉瘀阻之证，疼痛剧烈，病人常感觉心痛欲死，而且伴有明显的舌质青紫、瘀斑，而速效救心丸所治之胸痹心痛为气滞血瘀之证，瘀血程度较轻，疼痛性质为闷痛。治疗胃腹疼痛与保和丸的区别在于保和丸是因食积内停而引起，常伴有脘腹胀满、嗳腐吞酸等症状，常见于西医之消化不良等疾病。速效救心丸所治胃腹疼痛，为气滞血瘀之证，其症可见腹痛兼胀闷不舒，常用于西医之急性胃肠痉挛性腹痛。

## 复方丹参片
### 《中国药典》

【组成】丹参450g　三七141g　冰片8g

【剂型规格】片剂。

【功效主治】活血化瘀，理气止痛。用于胸中憋闷，心绞痛。

【分析】本方主用于气滞血瘀之胸痹。

【用法用量】口服，一次3片，一日3次。

【使用注意】孕妇慎用。

## 二、止血

止血剂及中成药，适用于各种出血证。表现为血溢脉外，离经妄行而出现的吐血、衄血、尿血、便血、崩漏等。常用止血药为主组成，如大蓟、小蓟、侧柏叶、三七等，配伍清热、温阳益气、补益冲任等药组成方剂及中成药，如小蓟饮子、槐角丸等。

## 小蓟饮子
### 《济生方》

【组成】生地黄30g　小蓟　滑石　炒蒲黄　藕节　淡竹叶　酒当归　山栀子各9g
木通　炙甘草各6g

【用法】水煎，食前温服。

【功效主治】凉血止血，利水通淋。下焦瘀热之血淋、尿血。尿中带血，小便频数，赤涩热痛，或尿血，舌红，脉数。现代常用于急性泌尿系统感染，泌尿系结石，肾结核等属下焦瘀热，蓄聚膀胱者。

【分析】本方证因下焦瘀热，损伤膀胱血络，气化失司所致，治应凉血止血，利尿通淋。

辨证要点：本方为治疗血淋、尿血属实热证的代表方剂。临床应用以尿中带血，小便赤涩热痛，舌红，脉数为辨证要点。

## 云南白药
### 《中国药典》

【组成】三七　重楼　草乌等

【剂型规格】散剂，每瓶4g，保险子1粒。

【功效主治】化瘀止血，活血止痛，解毒消肿。用于跌打损伤，瘀血肿痛，吐血、咳血、便血、痔血、崩漏下血，疮疡肿毒及软组织挫伤，闭合性骨折，支气管扩张及肺结核咳血，溃疡病出血，以及皮肤感染性疾病。

【分析】云南白药又名"白药"，是伤科著名成药之一，具有良好活血消肿，止血止痛功效。瓶内装有"保险子"一枚,凡遇较重跌打损伤,或危急病症可先用黄酒送服。但轻症及其他病症不必服用。

**【用法用量】**

①刀、枪、跌打诸伤:无论轻重,出血者用温水送服;瘀血肿痛与未流血者用酒送服。

②妇科各证:用酒送服,但月经过多、红崩,用温开水送服。

③毒疮初起:服 0.25g,另取药粉,用酒调匀,敷患处,如已化脓,只需内服。其他内出血各症均可内服。

④凡遇较重之跌打损伤可先服保险子 1 粒,轻伤及其他病症不必服。

**【使用注意】**①孕妇忌用。②服药后 1 日内忌鱼腥、豆类、酸冷食物。③过敏体质及严重心律失常者慎用,对本药过敏者禁用。④服药后如感觉上腹不适、有烧心、恶心者应减量或停服。⑤伴有严重心率失常的患者忌服。

---

**知识链接**

云南白药目前除了散剂外,已开发为胶囊、酊剂、气雾剂、贴剂、片剂。是我国著名的伤科成药,属我国秘方类。该系列制剂在临床中已使用九十余年。它可祛瘀止血,直接作用于出血局部,还有消炎消肿,活血散瘀,排毒愈伤,祛腐生肌之功效。近几年来研究结果表明:云南白药能促进血小板凝聚,缩短凝血时间,增加肌营养血流量,显著增强吞噬细胞吞噬功能,促进皮质激素分泌,对炎症过程的介质释放、毛细血管渗透性增强及白细胞游走、结缔组织增生等环节有抑制作用,被广泛应用于内、外、妇、儿科以及皮肤科、五官科疾病,并获得满意的效果而深受欢迎。

---

其他理血剂及中成药见表 8-1。

**表 8-1 其他理血剂及中成药**

| 分类 | 中成药 | 药物组成 | 功效主治 | 用法用量 |
|------|--------|----------|----------|----------|
| 活血化瘀 | 舒心口服液 | 党参 黄芪 红花 当归 川芎 三棱 | 补益心气,活血化瘀。主治气虚血瘀,胸闷胸痛,气短乏力 | 口服,一次 20ml,一日 2 次 |
| | 心通口服液 | 黄芪 党参 麦冬 何首乌 淫羊藿 野葛 当归 丹参 皂角刺 海藻 昆布 牡蛎 枳实 | 益气活血,化痰通络。用于胸痹气虚痰瘀交阻证,心痛,心悸,胸闷气短。 | 口服,一次 10~20ml,一日 2~3 次 |
| | 冠心苏合丸 | 苏合香 冰片 乳香 檀香 青木香 | 理气宽胸,止痛。用于心绞痛,胸闷憋气 | 嚼碎服,一次 1 丸,一日 1~3 次 |
| | 地奥心血康胶囊 | 黄山药、穿龙薯蓣的根茎提取物——甾体总皂苷 | 活血化瘀,行气止痛。用于瘀血内阻之胸痹、眩晕、气短、心悸等 | 口服,一次 100~200mg,一日 3 次,或遵医嘱 |
| | 苏冰滴丸 | 苏合香酯 冰片 | 芳香开窍,理气止痛。用于胸闷、心绞痛、心肌梗死等 | 口服一次 2~4 粒,一日 3 次 |
| | 灯盏花素片 | 灯盏花素 | 活血化瘀,通络止痛。用于瘀血内阻所致的中风后遗症,冠心病等 | 口服,一次 2 片,一日 3 次 |

| 分类 | 中成药 | 药物组成 | 功效主治 | 用法用量 |
|---|---|---|---|---|
| 活血化瘀 | 元胡止痛片 | 延胡索 白芷 | 理气，活血，止痛。用于气滞血瘀的胃痛，胁痛，头痛及月经痛等 | 口服，一次4~6片，一日3次 |
| | 三七伤药片 | 三七 草乌液 雪上一枝蒿 冰片 骨碎补 红花 接骨木 赤芍 | 舒筋活血，散瘀止痛。用于跌打损伤，风湿瘀阻，关节痹痛 | 口服，一次3片，一日3次 |
| 止血 | 槐角丸 | 槐角（炒）地榆（炭）防风 黄芩 当归 枳壳 | 清肠疏风，凉血止血。用于血热所致的肠风便血、痔疮肿痛 | 口服，一次1丸，一日2次。 |
| | 断血流片 | 断血流浸膏片 | 凉血止血。用于血热妄行所致的尿血、便血、吐血、咯血、鼻衄、月经过多、产后出血等 | 口服，一次3~6片，一日3次 |

# 任务六 补益剂及中成药

## 任务导入

王某，女性，45岁。乏力2个月。自感身体不如以前，精力不再充沛，易疲劳，失眠多梦，健忘，心悸，头晕，耳鸣，腰酸背痛，手足心热。诊断为"慢性疲劳综合征"，属亚健康状态。

请您完成以下任务：

1. 是否可以服用六味地黄丸？
2. 很多中老年人，常自行服用六味地黄丸延缓衰老，此法是否得当？

凡以补益药为主组成，具有补养人体气、血、阴、阳等作用，治疗各种虚证的方剂，统称补益剂。

虚证有气虚、血虚、气血两虚、阴虚、阳虚、阴阳两虚之分。故补虚剂及中成药相应地分为补气、补血、气血双补、补阴、补阳、阴阳双补等六类。

使用补益剂及中成药须注意辨别虚实的真假；对虚而不受补的患者，宜先调理脾胃，可适当配合健脾、消导之品，以资运化，使之补而不滞。补虚剂及中成药的组成药物多味厚滋腻，宜用文火久煎，以充分发挥药效。服药时间以空腹或饭前服用为佳，急证则不受此限。

## 一、补气

补气剂及中成药，适用于脾肺气虚的病证。表现为肢体倦怠乏力，少气懒言，语音低微，动则气促，食少便溏，舌淡苔白，脉虚弱，甚或虚热自汗，或脱肛、子宫脱垂等。常用补气药如人参、党参、黄芪、甘草等，同时还应根据兼夹证的不同，分别配伍理气、补血、渗湿、升阳举陷之品组成方剂及中成药，如四君子汤（含丸剂：水丸）、参苓白术散、参麦注射液等。

# 四君子汤
## 《太平惠民和剂局方》

【组成】人参（去芦）　白术　茯苓（去皮）各9g　甘草（炙）6g

【用法】水煎服。

【功效主治】益气健脾。用于脾胃气虚证。症见面色苍白，语音低微，气短乏力，食少便溏，舌淡苔白，脉虚弱。

【分析】本方治证是由脾胃气虚，纳谷与运化乏力所致。治宜益气健脾。

【临床应用】本方为治疗脾胃气虚证的基础方，后世众多补脾益气方多由此方衍化而来。现代临床常用本方加减治疗慢性胃炎、胃及十二指肠溃疡等属脾胃气虚者。

> **知识链接**
>
> 　　四君子汤为益气健脾的平补剂。目前本品主要剂型有丸剂、片剂、合剂和颗粒剂。其中，四君子丸（《中药药典》）：为棕色的水丸；味微甜。口服，一次3~6g，一日3次。四君子颗粒（《部颁标准》）：为黄棕色的颗粒；味甜、微辛。口服，用开水冲服，每次15g，一日3次。

# 参苓白术散
## 《太平惠民和剂局方》

【组成】莲子肉（去皮，一斤）50g　薏苡仁（一斤）50g　缩砂仁（一斤）50g　桔梗（炒至深黄色，一斤）50g　甘草（炒，二斤）100g　白茯苓　人参　白术　山药（各二斤）100g　白扁豆（姜汁浸，去皮，微炒，一斤半）75g

【用法】水煎服，用量按原方比例酌减。

【功效主治】益气健脾，渗湿止泻。用于脾虚夹湿证。症见饮食不化，胸脘痞闷，肠鸣泄泻，四肢乏力，形体消瘦，面色萎黄，舌淡苔白腻，脉虚缓。

【分析】本方治证是由脾虚湿盛所致。治宜益气健脾，兼以渗湿止泻。

【临床应用】现代临床常用本方加减治疗慢性胃肠炎、贫血、慢性支气管炎、慢性肾炎以及妇女带下等属脾虚夹湿者。

# 补中益气丸
## 《中国药典》

【组成】炙黄芪200g　炙甘草100g　党参60g　当归60g　陈皮60g　升麻60g　柴胡60g　炒白术60g

【用法】以上八味，粉碎成细粉，过筛，混匀。另取生姜20g、大枣40g，加水煎煮二次，滤过，滤液浓缩。每 100g 粉末加炼蜜 100~120g 及生姜和大枣的浓缩煎液制成小蜜丸；或每 100g 粉末加炼蜜 100~120g 制成大蜜丸，即得。

【功效主治】补中益气，升阳举陷。用于：①脾胃虚弱、中气下陷所致的泄泻、脱肛、阴挺，症见体倦乏力、食少腹胀、便溏久泻、肛门下坠或脱肛、子宫脱垂。

【分析】本方为补气升阳，甘温除热的代表方。治证系由于饮食劳倦，损伤脾胃，以致脾胃气虚，清阳下陷。治宜补益脾胃中气，升提中阳，举其下陷。

【临床应用】现代临床常用本方加减治疗内脏下垂、久泻、久痢、脱肛、重症肌无力、乳糜尿、慢性肝炎等；妇科之子宫脱垂、胎动不安、月经过多；眼科之眼睑下垂、麻痹性斜视等属脾胃气虚或中气下陷者。

考点提示：四君子汤、参苓白术散和补中益气丸在补气方面有什么区别。

## 参麦注射液
### 《部颁标准》

【组成】红参、麦冬

【剂型规格】注射剂。每支 2、5、10、20、50、100ml。

【功效主治】益气固脱，养阴生津，生脉。用于治疗气阴两虚型之休克、冠心病、病毒性心肌炎、慢性肺心病、粒细胞减少症。

【用法用量】肌内注射，一次 2~4ml，一日 1 次。静脉滴注，一次 10~60ml（用 5% 葡萄糖注射液 250~500ml 稀释后应用）或遵医嘱。

【使用注意】不宜在同一容器中与其他药物混用。本品是纯中药制剂，保存不当可能影响产品质量，所以使用前必须对光检查，发现药液出现混浊、沉淀、变色、漏气等现象时不能使用。

## 生脉饮
### 《中国药典》

【组成】人参 100g　麦冬 200g　五味子 100g

【剂型规格】口服液，每支 10ml。

【功效主治】益气复脉，养阴生津。用于气阴两亏，心悸气短，脉微自汗。

【用法用量】口服，一次 10ml，一日 3 次。

【使用注意】本品为主治气阴两虚证的方剂，对外邪未解、暑病热盛或久咳肺虚、气阴未伤者均不宜用。

知识链接

中药注射剂是从传统中药制剂逐步发展起来的现代中药制剂。目前中药注射剂已成为临床常用药，如丹参、生脉、参麦注射液是治疗心脑血管疾病常用药，康莱特注射液和艾迪注射液在治疗肿瘤方面发挥了较好作用，双黄连注射液是医院临床常用的抗病毒产品，清开灵注射液等更是被列入中医医院急诊必备中成药目录。但是，随着中药注射剂的应用日益广泛，临床发生不良反应的报道也越来越多，安全性问题成为中药注射剂的首要问题。

中药注射剂的不良反应多为过敏反应，发生速度较快，病情发展迅速，容易造成死亡。造成中药注射剂不良反应的主要原因有中药材的质量、制备工艺、质量标准、临床不合理配伍运用等。

## 刺五加片
《中国药典》

【组成】刺五加浸膏 150g

【剂型规格】浸膏片，每片含 0.15g。

【功效主治】益气健脾，补肾安神。用于脾胃气虚、脾肾阳虚证。

【用法用量】口服，一次 2~3 片，一日 2 次。

【使用注意】凡阴虚内热的患者不宜服用。

## 二、补血

补血剂及中成药，适用于血虚的病证。血虚与心、肝、脾最为密切。表现为面色萎黄，头晕目眩，唇指色淡，心悸，失眠，舌淡，脉细，或妇女月经不调，量少色淡，或经闭不行等。常用补血药如熟地、当归、阿胶等为主，适当配伍活血、补气或理气之品组成方剂及中成药，如四物汤（含四物合剂）、归脾汤（含丸剂）等。

## 四 物 汤
《仙授理伤续断秘方》

【组成】熟地黄 12g　当归 9g　白芍 9g　川芎 6g

【用法】水煎服。

【功效主治】补血调血。用于营血虚证。症见心悸失眠，头晕目眩，面色无华，妇人月经不调，量少或经闭不行，脐腹作痛，口唇、指甲色淡，舌淡，脉细弦或细涩。

【分析】本方所治之证为营血亏虚，血行不畅所致。治宜补养营血为主，辅以调畅血脉。

【临床应用】本方是补血调经的基础方。现代临床常用本方加减治疗妇女月经不调、胎产疾病、荨麻疹、骨伤科疾病，以及过敏性紫癜、神经性头痛等属营血虚者。

## 归 脾 汤
《济生方》

【组成】白术 9g　茯神（去木）9g　黄芪（去芦）12g　龙眼肉 12g　酸枣仁（炒，去壳）（各一两）12g　人参 6g　木香（不见火）（各半两）6g　甘草（炙，二钱半）3g　当归 9g　远志（一钱）6g

【用法】加生姜 5 片，红枣 3~5 枚，水煎服。

【功效主治】益气补血，健脾养心。用于：①心脾气血两虚证。症见心悸怔忡，健忘失眠，盗汗虚热，体倦食少，面色萎黄，舌淡，苔薄白，脉细弱。②脾不统血证。症见便血，皮下紫癜，妇女崩漏，月经超前，量多色淡，或淋漓不止，舌淡，脉细者。

【分析】本方治证是因思虑过度，心脾两虚，气血不足所致。治宜益气补血与健脾养心兼顾。

【临床应用】本方是治疗心脾气血两虚证的常用方。现代临床常用本方加减治疗胃及十二指肠溃疡出血、功能性子宫出血、再生障碍性贫血、血小板减少性紫癜、神经衰弱、心脏病等属心脾气血两虚及脾不统血者。

## 三、气血双补

气血双补剂及中成药，适用于气血两虚的病证。表现为面色无华，头晕目眩，心悸气短，肢体倦怠，舌质淡，脉虚细等。常用补气之人参、黄芪、甘草，补血之熟地、当归、阿胶等组成方剂及中成药，如八珍汤（含丸剂）、乌鸡白凤丸等。

## 八 珍 丸
### 《中国药典》

【组成】党参100g　白术（炒）100g　茯苓100g　甘草50g　当归150g　白芍100g　川芎75g　熟地黄150g

【剂型规格】丸剂，大蜜丸每丸9g。

【功效主治】补气益血。用于气血两虚，面色萎黄，食欲不振，四肢乏力，月经过多。

【分析】本方为"四君子汤"（参、苓、术、草）与"四物汤"（归、芎、地、芍）组合的气血双补方剂，主用于气血两虚证。

【用法用量】口服，水蜜丸一次6g，大蜜丸一次1丸，一日2次。

【使用注意】热证忌服。慎房事，忌过劳、寒凉。

## 乌鸡白凤丸
### 《中国药典》

【组成】乌鸡（去毛爪肠）640g　鹿角胶128g　鳖甲（制）64g　牡蛎（煅）48g　桑螵蛸48g　人参128g　黄芪32g　当归144g　白芍128g　香附（醋制）128g　天冬64g　甘草32g　地黄256g　熟地黄256g　川芎64g　银柴胡26g　丹参128g　山药128g　芡实（炒）64g　鹿角霜48g

【剂型规格】大蜜丸，每丸重9g。

【功能主治】补气养血，调经止带。用于气血两虚，身体虚软，腰膝酸软，月经不调，崩漏带下。

【用法用量】口服，水蜜丸1次6g，小蜜丸1次9g，大蜜丸1次1丸，一日两次。

【使用注意】服药期间不宜喝茶和吃萝卜。不宜同时服用藜芦、五灵脂、皂荚或其制剂。忌食寒凉、生冷食物。

## 人参养荣丸
《中国药典》

【组成】人参100g 白术（土炒）100g 茯苓75g 甘草（蜜炙）100g 当归100g 熟地黄75g 白芍（麸炒）100g 黄芪（蜜炙）100g 陈皮100g 远志（制）50g 肉桂100g 五味子（酒蒸）75g

【剂型规格】丸剂，大蜜丸每丸9g。

【功效主治】温补气血。用于心脾不足，气血两亏、形瘦神疲、食少便溏、病后虚弱。

【用法用量】口服，1次1丸，1日1~2次

【使用注意】本方属温补药物，凡有风寒、风热感冒、消化不良、烦躁不安等症，均不宜服用。心悸失眠者忌服。

## 十全大补丸
《中国药典》

【组成】党参80g 白术（炒）80g 茯苓80g 甘草（蜜炙）40g 当归120g 川芎40g 白芍（酒炒）80g 熟地黄120g 黄芪（蜜炙）80g 肉桂20g

【剂型规格】丸剂，大蜜丸每丸9g。

【功效主治】温补气血。用于气血两虚，面色苍白，气短心悸，头晕自汗，体倦乏力，四肢不温，月经量多。

【用法用量】口服，水蜜丸一次6g，大蜜丸一次1丸，一日2~3次。

【使用注意】外感发热、内有实热者不宜服用。感冒病人暂停使用。

> **知识链接**
>
> 八珍丸与十全大补丸均属于气血双补剂，均具有补气养血的功能，主治虚劳、眩晕、月经不调等气血两虚证。从药味组成看，八珍丸由补气之四君合养血之四物组成，为治疗气血两虚的基本方，统治一切气血两虚的病证；而十全大补丸较八珍丸增加了黄芪、肉桂两味药物，对气血两虚较重或兼有虚寒之象者较八珍丸有更好的治疗作用，另外对体虚自汗、疮疡不溃或溃后久不收口者也可用十全大补丸治疗。

## 四、补阴剂

补阴剂及中成药，适用于阴虚的病证。表现为形体消瘦，腰酸遗精，头晕耳鸣，潮热颧红，盗汗失眠，干咳无痰，口燥咽干，舌红少苔，脉细数等。常用养阴药如北沙参、麦冬、鳖甲等为主，配伍清热、渗湿、理气、润肺化痰等组成方剂及中成药，如六味地黄丸、大补阴丸、百合固金丸等。

# 六味地黄丸

*《小儿药证直诀》*

【组成】熟地黄（八钱）24g 山萸肉 干山药（各四钱）各12g 泽泻 牡丹皮 茯苓（去皮）（各三钱）各9g

【用法】共研为细末，炼蜜为丸，每服9g，一日2次，空腹温开水送下。或作汤剂，用量按原方比例酌定。

【功效主治】滋补肝肾。用于肝肾阴虚证。症见腰膝酸软，牙齿动摇，头晕目眩，耳鸣耳聋，盗汗遗精，手足心热，消渴，骨蒸潮热，口燥咽干，以及小儿囟门不合，舌红少苔，脉沉细数。

【分析】本方所治诸证，皆因肝肾阴亏，虚火上炎所致。治宜滋补肝肾为主，适当配伍清虚热、泻湿浊之品。

全方配合三补三泻，以补为主，肝、脾、肾三阴并补，以补肾阴为主，相辅相成，构成通补开合之剂。

【临床应用】本方为治疗肝肾阴虚证的著名方剂。现代临床常用本方加减治疗慢性肾炎、高血压病、糖尿病、肺结核、肾结核、甲状腺功能亢进、中心性视网膜炎及无排卵性子宫出血、更年期综合征等属肾阴虚弱为主者。

> **知识拓展**
>
> 亚健康状态是一种整体功能失调的表现，中医学认为，肾为人体先天之本，六味地黄丸为滋补滋补肾阴的代表方剂和基础方，被医家称为"补肾要药"。是宋代著名儿科专家钱乙将《金匮要略》的肾气丸去除桂、附，用来治疗小儿先天不足，发育迟缓等病症的方剂。明代很多医家倡导补肾，如薛己主张，肾阴虚用六味地黄丸，肾阳虚用肾气丸，所倡导的补肾观点对后世的影响极大。六味地黄丸为肾、肝、脾三阴同补而以滋补肾阴为主，补中有泻以补为主。由此可以看出，六味地黄丸只适用于阴虚造成的亚健康状态，而不适用于阳虚。

# 大补阴丸

*《中国药典》*

【组成】熟地黄120g 知母（盐炒）80g 黄柏（盐炒）80g 龟甲（醋炙）120g 猪脊髓160g

【剂型规格】丸剂，大蜜丸每丸9g。

【功效主治】滋阴降火。主治阴虚火旺证。症见潮热盗汗，咳嗽咯血，耳鸣遗精。亦用于甲状腺功能亢进、肾结核、肺结核、糖尿病等属阴虚火旺症状者。

【用法用量】口服。水蜜丸一次6g，一日2~3次。大蜜丸一次1丸，一日2次。

【使用注意】脾胃虚弱、食少便溏，以及火热属于实证者不宜使用。不宜同时服用葱、蒜、萝卜。

## 百合固金丸
《中国药典》

【组成】百合 100g　地黄 200g　熟地黄 300g　麦冬 150g　玄参 80g　川贝母 100g　当归 100g　白芍 100g　桔梗 80g　甘草 100g

【剂型规格】丸剂，大蜜丸每丸 9g。

【功效主治】养阴润肺，化痰止咳。用于肺肾阴虚，燥咳少痰，痰中带血，咽干喉痛。

【用法用量】口服，水蜜丸一次 6g，大蜜丸一次 1 丸，一日 2 次。

【使用注意】风寒咳嗽，脾胃虚弱、食少腹胀、大便稀溏，痰湿壅盛患者不宜服用。

## 二 至 丸
《中国药典》

【组成】女贞子（蒸）500 克　墨旱莲 500g

【剂型规格】丸剂，每 40 粒重 3g。

【功效主治】补益肝肾，滋阴止血。用于肝肾阴虚，眩晕耳鸣，咽干鼻燥，腰膝酸痛，月经量多。

【用法用量】口服，一次 9g，一日 2 次。

【使用注意】脾胃虚寒、大便溏薄者慎用。

## 左 归 丸
《部颁标准》

【组成】熟地黄 200g　菟丝子 100g　牛膝 75g　龟板胶 100g　山药 100g　枸杞子 100g　山茱萸 100g　鹿角胶 100g

【剂型规格】水丸，每袋 9g。

【功效主治】滋阴补肾，填精益髓。主治真阴不足证。症见头晕目眩，腰酸腿软，遗精滑泄，自汗盗汗，口干舌燥，舌红少苔。

【用法用量】口服。一次 9g，一日 2~3 次。

【使用注意】久服常服，易滞脾碍胃，故脾虚泄泻者慎用。不宜同时服用葱、蒜、萝卜。

## 五、补阳

补阳剂及中成药，适用于肾阳虚的病证，表现为面色苍白，腰膝酸软，四肢不温，少腹拘急冷痛，小便或频数或不利，阳痿早泄，舌淡苔白，脉沉细无力等。常用补肾阳药如附子、肉桂、淫羊藿等为主，配伍补肾阴药组成方剂及中成药，如肾气丸、右归丸等。

## 肾 气 丸
《金匮要略》

【组成】干地黄（八两）24g　薯蓣（即山药）　山茱萸（各四两）各 12g　泽泻　茯苓　牡丹皮（各三两）各 9g　桂枝　附子（各一两）各 3g

【用法】共研为细末，炼蜜为丸，每服 9g，一日 2 次，温开水送服。亦可作汤剂，用量按原方比例酌定。

【功效主治】补肾助阳。用于肾阳不足证。症见腰痛脚软，身半以下常有冷感，少腹拘急，小便不利，或小便反多，入夜尤甚，阳痿早泄，舌淡而胖，脉虚弱，尺部沉细，以及痰饮，水肿，消渴，脚气等。

【临床应用】本方为补肾助阳的常用方。现代临床常用本方加减治疗慢性肾炎、糖尿病、醛固酮增多症、甲状腺功能低下、性神经衰弱、肾上腺皮质功能减退、慢性支气管哮喘、更年期综合征等属肾阳不足者。

## 右 归 丸
《中国药典》

【组成】熟地黄 240g　附子（炮附片）60g　肉桂 60g　山药 120g　山茱萸（酒炙）90g　菟丝子 120g　鹿角胶 120g　枸杞子 120g　当归 90g　杜仲（盐炒）120g

【剂型规格】大蜜丸，每丸 9g。

【功效主治】温补肾阳，填精止遗。用于肾阳不足，命门火衰，腰膝酸冷，精神不振，怯寒畏冷，阳痿遗精，大便溏薄，尿频而清。

【用法用量】口服，一次 1 丸，一日 3 次。

【使用注意】阴虚火旺者忌服。忌食生冷。

**知识链接**

右归丸与左归丸都是治疗肾虚的常用中成药，是流传已久的"经典名方"，二者主治证候不同。左归丸适用于肾阴虚，右归丸适用于肾阳虚。

## 龙牡壮骨冲剂
《部颁标准》

【组成】党参　黄芪　麦冬　龟甲（醋制）　白术（炒）　山药　五味子（醋制）龙骨　牡蛎（煅）茯苓　大枣　甘草　乳酸钙　鸡内金（炒）　维生素 $D_2$　葡萄糖

酸钙

【剂型规格】颗粒剂，每袋 5g。

【功效主治】强筋壮骨，和胃健脾。主治小儿多汗、夜惊、食欲不振、消化不良、发育迟缓等症。预防小儿佝偻病，软骨病。

【用法用量】开水冲服，二岁以下一次 5g，二岁至七岁一次 7g，七岁以上一次 10g，一日 3 次。

【使用注意】感冒发热时忌服。

---

**知识拓展**

目前我国市场上的钙制剂品牌除了本制剂外，还有三精葡萄糖酸钙、新盖中盖口服液、钙尔奇 D、盖天力、乐力等 400 多种。选择钙剂产品要把握"四高一低"的原则。即：含钙量高、溶解度（水溶性）高、肠道吸收度高、生物利用度高和重金属含量低。此外，还有两种钙制剂要特别注意。一种是活性钙，这是由近海的牡蛎、蚌、贝等的壳经过高温活化后，磨细而成。这种沿海软体动物吸附能力很强，能将近海的污染物，铅、汞等重金属吸附。因此这种活性钙中有重金属，pH 值又很高，偏碱，服后胃肠会有反应。用家畜动物的骨骼为原料磨粉制成的钙制剂，由于重金属如砷、镉，尤其是铅等，在动物体内不被代谢，容易沉积在骨骼中，因此服后也会受重金属污染。

---

## 六、阴阳双补

阴阳双补剂及中成药，适用于阴阳两虚证。表现为头晕目眩，腰膝酸软，阳痿遗精，畏寒肢冷，午后潮热等。常用补阴药如熟地、山茱萸等，和补阳药如附子、肉桂等共同组成方剂及中成药，如五子衍宗丸。

### 五子衍宗丸
《中国药典》

【组成】枸杞子 400g  菟丝子（炒）400g  覆盆子 200g  五味子（蒸）50g  车前子（盐炒）100g

【剂型规格】丸剂，大蜜丸每丸 9g。

【功效主治】补肾益精。主治肾虚精亏所致的阳痿不育，遗精早泄，腰痛，尿后余沥。

【用法用量】口服。水蜜丸一次 6g，小蜜丸一次 9g，大蜜丸一次 1 丸，一日 2 次。

【使用注意】忌生冷辛辣等刺激性食物。

# 任务七　安神剂及中成药

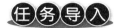

王某，女性，47 岁。失眠多梦一周。身体素虚，近日工作劳累后感觉心悸健忘、失眠多梦 1 周，午后发热，睡时汗出、醒时自止。体温 36.6℃，脉搏 80 次/分，血压 110/70mmHg。面色白，大便干燥，舌红苔白，脉细数。血常规：白细胞 $5.1×10^9/L$，中性粒细胞 63%。

请您完成以下任务：

1. 通过本案例分析，患者为哪一类型的病证？

2. 应如何诊治？

凡以安神药为主组成，具有安神定志作用，用以治疗神志不安病证的方剂，统称为安神剂。

神志不安证，多表现为心悸怔忡，烦躁惊狂，失眠健忘等。其中，表现惊狂易怒、烦躁不安者，多为实证，治宜重镇安神；表现为虚烦失眠、心悸健忘者，多属虚证，治宜养心安神。故本类方剂及中成药分为重镇安神和养心安神两大类。

造成神志不安的原因很多，安神剂及中成药主要适用于因情志内伤所致脏腑偏盛偏衰，以神志不安为主要表现者。神志不安证在临床上常虚实并见，因此，组方配伍时，常重镇安神与养心安神配合应用，以顾虚实。

重镇安神剂及中成药多由金石、贝壳类药物为主组成，故只宜暂用，不宜久服。另外，某些安神药，如朱砂等有一定的毒性，久服能引起慢性中毒，应用时须注意。

## 一、重镇安神

重镇安神剂及中成药，适用于外受惊恐，或心肝阳热亢盛，扰及心神所致的烦躁不安、惊恐、善怒等，多属实证，治宜重镇安神。常以重镇安神与清热药为主组成方剂及中成药，如朱砂安神丸。

### 朱砂安神丸
*《内外伤辨惑论》*

【组成】朱砂（五钱）15g　黄连（六钱）18g　炙甘草（五钱半）16g　生地（二钱半）8g　当归（二钱半）8g

【用法】上药为丸，每次服 6~9g，睡前温开水送下。亦可作汤剂，用量按原方比例酌减，朱砂水飞为细末，以汤药送服。

【功效主治】镇心安神，清热养血。用于心火亢盛，阴血不足证。症见失眠多梦，惊悸怔忡，心烦神乱，舌尖红，脉细数。

【分析】本方证由心火亢盛，灼伤阴血，心神失养所致。治宜泻其亢盛之火，补其阴血之虚而安神。心火清，阴血复，心神安则失眠、惊悸、怔忡诸证可解。

【临床应用】本方为治心火亢盛，阴血不足而致神志不安的常用方。现代临床常用本方加减治疗神经衰弱和精神抑郁等属心火亢盛，阴血不足者。

【使用注意】方中朱砂含硫化汞，不宜多服、久服，以防汞中毒；阴虚或脾弱者不宜服。

## 二、养心安神

养心安神剂及中成药，适用于忧思太过，心肝血虚，心神失养或心阴不足，虚火内扰所致的虚烦不眠、惊悸、健忘等证。多属虚证，治宜养心安神。常以养心安神与滋阴养血药为主组成方剂及中成药，如天王补心丹（含丸剂）、柏子养心丸。

### 天王补心丸
《中国药典》

【组成】丹参 25g　当归 50g　石菖蒲 25g　党参 25g　茯苓 25g　五味子 50g　麦冬 50g　天冬 50g　地黄 200g　玄参 25g　远志（制）25g　酸枣仁（炒）50g　柏子仁 50g　桔梗 25g　甘草 25g　朱砂 10g

【剂型规格】丸剂，大蜜丸每丸 9g。

【功效主治】滋阴，养血，补心安神。用于心阴不足，心悸健忘，失眠多梦，大便干燥。

【分析】本方主用于心肾两虚、阴虚血少，虚火内扰之阴虚血少、神志不安。

【用法用量】口服，水蜜丸一次 6g，大蜜丸一次 1 丸，一日 2 次。

【使用注意】本方偏于寒凉滋腻，故脾胃虚弱者慎用。因含朱砂，不宜久服。

考点提示：从适应证角度将安神类中成药分成哪几类？

### 柏子养心丸
《中国药典》

【组成】柏子仁 25g　党参 25g　黄芪（蜜炙）100g　川芎 100g　当归 100g　茯苓 200g　远志（制）25g　酸枣仁 25g　肉桂 25g　五味子（蒸）25g　半夏曲 100g　甘草（蜜炙）10g　朱砂 30g

【剂型规格】丸剂，大蜜丸每丸 9g。

【功效主治】补气，养血，安神。用于心气虚寒，心悸易惊，失眠多梦，健忘。

【用法用量】口服，水蜜丸一次 6g，大蜜丸一次 1 丸，一日 2 次。

【使用注意】肝阳上亢者不宜服用。

# 任务八　祛痰止咳平喘剂及中成药

**任务导入**

张某，男性，5 岁。咳嗽发热一周。一周前咳嗽、发热、经治疗以后发热已退，但咳嗽不已，以夜间为甚，痰多不易咳出，纳果，舌红苔白润。

请您完成以下任务：通过本案例分析，患者可选择本任务中哪个中成药进行治疗？

凡以祛痰止咳平喘药为主组成，具有消除痰饮的作用，用以治疗各种祛痰止咳平喘的方剂，称为祛痰止咳平喘剂。

祛痰止咳平喘剂及中成药适用于因痰所致的各种病证。造成痰病的原因复杂，临床表现多样，常见的病证有：咳嗽、喘促、眩晕、头痛、胸痹、呕吐、中风、痰厥、癫狂等。痰证常可分为湿痰、热痰、燥痰、寒痰、内风挟痰等，因而祛痰剂及中成药分为燥湿化痰、清热化痰、温化寒痰、熄风化痰和止咳平喘五类。

祛痰止咳平喘剂及中成药中常配伍健脾祛湿药，有时酌配益肾之品，以图标本同治；因痰随气而升降，气滞则痰聚，气顺则痰消，故常配伍理气药。

运用祛痰止咳平喘剂及中成药时，既要辨别痰病的性质，即寒热燥湿的不同，又应注意病情，分清标本缓急，并根据需要配伍，灵活运用。

## 一、燥湿化痰

燥湿化痰剂及中成药，适用于湿痰证，表现为胸脘痞闷，痰多易咯，呕恶眩晕，肢体困倦，舌苔白腻或白滑，脉缓或滑。常用燥湿化痰药如半夏、南星等为主，配伍健脾理气药如白术、茯苓、陈皮等组成方剂及中成药，如二陈汤。

### 二 陈 汤
《太平惠民和剂局方》

【组成】半夏（五两）10g　橘红（五两）10g　白茯苓（三两）10g　甘草（炙，一两半）5g

【用法】加生姜 7 片、乌梅 1 个同煎，取汁温服。

【功效主治】燥湿化痰，理气和中。用于湿痰证。症见咳嗽痰多，色白易咯，胸闷，恶心呕吐，肢体困倦，心悸，眩晕，舌苔白腻，脉滑。

【分析】本方治证多因脾失健运，湿无以化，湿聚成痰，郁积而成。治宜燥湿化痰，理气和中。

【临床应用】本方为燥湿化痰的基础方。现代临床常用本方加减治疗慢性支气管炎、肺气肿、慢性胃炎、妊娠呕吐、神经性呕吐等证属湿痰者。

【其他制剂】二陈丸（《中国药典》）：每袋6g，每盒 12 袋。口服。一次 12～16 丸，一日 3 次。

考点提示：二陈汤的主治证是什么。

## 二、清热化痰

清热化痰剂及中成药，适用于热痰证。表现为咳嗽痰黄、黏稠难咯、舌红苔黄腻，脉滑数。常用清热化痰药如胆南星、瓜蒌等为主，配伍理气药如陈皮、枳实等组成方剂及中成药，如橘红丸、蛇胆川贝散等。

## 橘 红 丸
### 《中国药典》

【组成】化橘红 75g　陈皮 50g　半夏（制）37.5g　茯苓 50g　甘草 25g　桔梗 37.5g　苦杏仁 50g　紫苏子（炒）37.5g　紫菀 37.5g　款冬花 25g　瓜蒌皮 50g　浙贝母 50g　地黄 50g　麦冬 50g　石膏 50g

【剂型规格】丸剂，水蜜丸每 100 丸 10g；大蜜丸每丸 6g。

【功效主治】清肺，化痰，止咳。用于咳嗽痰多，痰不易出，胸闷口干。

【分析】本方主用于热痰阻肺证。是在二陈汤的基础上加入清热药、滋阴润燥药及理气健脾等药，从而可用于热痰证和燥痰证。本品常用于急、慢性支气管炎、肺炎、肺脓疡、支气管扩张等属痰热郁肺者。

【用法用量】口服，水蜜丸一次 7.2g，大蜜丸一次 2 丸，一日 2 次。

【使用注意】忌食油腻辛辣食物。

## 蛇胆川贝散
### 《中国药典》

【组成】蛇胆汁 100g　川贝母 600g

【剂型规格】散剂，每瓶装 0.3g。

【功效主治】清肺，止咳，除痰。用于肺热咳嗽，痰多。

【用法用量】口服，一次 0.3~0.6g，一日 2~3 次。

【使用注意】忌食辛辣、油腻食物。支气管扩张、肺脓疡、肺心病、肺结核患者应在医师指导下服用。

## 急支糖浆
### 《中国药典》

【组成】鱼腥草　金荞麦　四季青　麻黄　紫菀　前胡　枳壳　甘草

【剂型规格】糖浆剂，每瓶 100ml。

【功效主治】清热化痰，宣肺止咳。用于治疗急性支气管炎，感冒后咳嗽、慢性支气管炎急性发作等呼吸系统疾病。

【分析】本方主用于热邪壅肺证之咳嗽。

【用法用量】口服，一次 20~30ml，一日 3~4 次，小儿酌减。

【使用注意】服药期间忌食辛辣燥热之品，咳嗽属寒者忌服；孕妇禁用；糖尿病患者禁服。

**知识链接**

痰是水液代谢障碍所形成的病理产物，不仅包括停滞在脏腑经络等组织中未被排除的"无形之痰"，还包括咯吐出来的"有形之痰"。其中，痰白清稀属寒痰，痰黄而黏稠，坚干成块为热痰。

## 川贝枇杷糖浆
### 《中国药典》

【组成】川贝母流浸膏 45ml　　桔梗 45g　　枇杷叶 300g　　薄荷脑 0.34g

【剂型规格】糖浆剂。

【功效主治】清热宣肺，化痰止咳。用于感冒咳嗽及支气管炎。

【分析】本方主用于风热、燥热犯肺证。

【用法用量】口服，一次 10ml，一日 3 次。

【使用注意】忌生冷、油腻食物；外感风寒咳嗽者、糖尿病人忌用。

**知识链接**

川贝枇杷糖浆与急支糖浆均为止咳平喘之剂，有清热止咳之功，对于风热咳嗽都有一定的防治作用。急支糖浆还可以用于痰热咳嗽和肺痈，方中金荞麦、鱼腥草合用，有较强的清热解毒的作用；而川贝枇杷糖浆一般只用于风热咳嗽，方中桔梗、薄荷脑合用有较强的开宣肺气的作用。药理作用研究也表明具有止咳、化痰、平喘、抑菌、解热的作用。

## 黄氏响声丸
### 《中国药典》

【组成】薄荷　浙贝母　连翘　蝉蜕　胖大海　大黄（酒炙）川芎　儿茶　桔梗诃子肉　甘草　薄荷脑

【剂型规格】炭衣丸每丸重 0.1g 或 0.133g，糖衣丸每瓶装 400 丸。

【功效主治】疏风清热，化痰散结，利咽开音。用于风热外束、痰热内盛所致的急、慢性喉瘖，症见声音嘶哑、咽喉肿痛、咽干灼热、咽中有痰、或寒热头痛、或便秘尿赤；急、慢性喉炎及声带小结、声带息肉初起见上述证候者。

【用法用量】口服。炭衣丸：一次 8 丸（每丸重 0.1g）或 6 丸（每丸重 0.133g）；糖衣丸：1 次 20 丸，1 日 3 次，饭后服用；儿童减半。

【使用注意】胃寒便溏者慎用。

# 养阴清肺丸

《中国药典》

【组成】地黄 100g　玄参 80g　麦冬 60g　川贝母 40g　牡丹皮 40g　白芍 40g　薄荷 25g　甘草 20g

【剂型规格】每瓶装 100ml。

【功效主治】养阴润燥，清肺利咽。用治阴虚肺燥证，症见咽喉干痛，干咳少痰或痰中带血。

【用法用量】口服，1 次 10~20ml，1 日 2~3 次。

【使用注意】支气管扩张、肺脓疡、肺心病、肺结核患者出现咳嗽时应去医院就诊。

## 三、温化寒痰

温化寒痰剂，适用于寒痰证。寒痰多由脾胃阳虚，寒饮内停所致。症见咳嗽，吐痰清稀，胸脘痞闷，舌淡苔白腻，脉弦滑或弦紧；口中自觉有冷气，身寒手足不温，大便溏泻。常用温化寒痰药如干姜、细辛、白芥子、半夏等为主组成方剂。代表方如：三子养亲汤。

# 三子养亲汤

《韩氏医通》

【组成】白芥子 9g　苏子 9g　莱菔子 9g　（原书无用量）

【用法】三药微炒，捣碎，布包微煮，频服。

【功效主治】温肺化痰，降气消食。用于痰壅气逆食滞证。症见咳嗽喘逆，痰多胸闷，食少难消，舌苔白腻，脉滑。

【分析】本方原为多年咳嗽，气逆痰痞者而设。治宜温肺化痰，降气消食。

【临床应用】本方为治痰壅气逆食滞证的常用方剂。现代临床常用本方加减治疗顽固性咳嗽、慢性支气管炎、支气管哮喘、肺心病等属痰壅气逆食滞者。

## 四、熄风化痰

熄风化痰剂及中成药，适用于内风挟痰证。表现为眩晕头痛，或发癫痫，甚则昏厥，不省人事，舌苔白腻，脉弦滑等。常用平肝熄风药与化痰药如天麻、半夏等为主，配伍健脾药如茯苓、白术等组成方剂及中成药，如半夏白术天麻汤、定痫丸。

# 半夏白术天麻汤

《医学心悟》

【组成】半夏（一钱五分）9g　橘红（一钱）6g　天麻（一钱）6g　白术（一

钱）6g　茯苓（一钱）6g　甘草（五分）3g

【用法】加生姜 1 片、大枣 2 枚，水煎，取汁温服。

【功效主治】熄风化痰，健脾祛湿。用于风痰上扰证。症见眩晕，头痛，胸闷，恶心呕吐，苔白腻，脉弦滑。

【分析】本方治证多因脾湿生痰，风痰上扰，引动肝风，痰浊上犯，浊气上逆所致。治宜熄风化痰，健脾祛湿。

【临床应用】本方为治风痰眩晕、头痛的常用方。现代临床常用本方加减治疗耳源性眩晕、高血压病、神经性眩晕、癫痫、面神经瘫痪等属风痰上扰者。

## 定　痫　丸
### 《医学心悟》

【组成】明天麻 30g　川贝母 30g　半夏（姜汁炒）30g　茯苓（蒸）30g　茯神（去木蒸）30g　胆南星（九制者）15g　石菖蒲（杵碎，取粉）15g　全蝎（去尾）15g　僵蚕（甘草水洗，去咀，炒）15g　真琥珀（腐煮）15g　灯草（研）15g　辰砂（细研，水飞，三钱）9g　陈皮（洗，去白）20g　远志（去心，甘草水泡）20g　丹参（酒蒸）60g　麦冬（去心）60g

【功效主治】涤痰熄风，开窍安神。用于痰热内扰证。症见忽然发作，眩仆倒地，不省人事，甚则抽搐，目斜口歪，痰涎直流，叫喊作声。亦可主治癫狂。

【分析】本方证治为痰涎内结，情志失调，肝风夹痰上逆，壅闭经络，阻塞清窍所致。

【用法】用竹沥一小碗，姜汁一杯，再用甘草四两煮膏，和药为丸，如弹子大，辰砂为衣，每服一丸（现代用法：共为细末，用甘草四两熬膏，加竹沥 100ml、姜汁50ml，和均调药为小丸，每服 6g，早晚各一次，温开水送下；亦可作汤剂，朱砂冲服，用量按原方比例酌减）。

【现代应用】常用于原发性癫痫、继发性癫痫、多发性梗死性痴呆、重度自主神经功能紊乱、精神分裂症、脑囊虫病等属痰热内扰者。

## 五、止咳平喘

止咳平喘剂及中成药，是以止咳、平喘药物为主组成，用以治疗咳嗽、喘息等病证，其代表中成药为蛤蚧定喘丸、止咳定喘口服液、桂龙咳喘宁胶囊。

## 蛤蚧定喘丸
### 《中国药典》

【组成】蛤蚧 11g　苦杏仁（炒）50g　甘草 50g　黄芩 50g　百合 75g　紫苏子（炒）25g　石膏 25g　麻黄 45g　紫菀 75g　麦冬 50g　瓜蒌子 50g　鳖甲（醋）50g　黄连 30g　煅石膏 25g

【剂型规格】①小蜜丸，每 60 丸重 9 克；②大蜜丸，每丸重 9g。

【功效主治】 滋阴清肺，止咳定喘。肺肾两虚、阴虚肺热所致虚劳咳喘，气短胸满，自汗盗汗。

【用法用量】 口服。水蜜丸一次 5~6g，小蜜丸一次 9g，大蜜丸一次 1 丸，一日2 次。

【其他制剂】 蛤蚧定喘胶囊：每粒装 0.5g。本品为硬胶囊，内容物为黄棕色至棕色粉末；味苦。口服。一次 3 粒，一日 2 次。或遵医嘱。

## 止嗽定喘口服液
### 《中国药典》

【组成】 麻黄 1000g　苦杏仁 1000g　甘草 1000g　石膏 1000g

【剂型规格】 口服液，每支 10ml。

【功效主治】 辛凉宜泄，清肺平喘。用于表寒里热，身热口渴，咳嗽痰盛，喘促气逆，胸膈满闷，急性支气管炎。

【用法用量】 口服，一次 10ml，一日 2~3 次，儿童酌减。

【使用注意】 高血压、心脏病患者慎用。

## 止 嗽 散
### 《医学心悟》

【组成】 桔梗（炒）100g　荆芥 100g　紫菀（蒸）100g　百部（蒸）100g　白前（蒸）100g　甘草 320g　陈皮 500g

【功效主治】 止咳化痰，疏表宣肺。用于风邪犯肺证。症见咳嗽咽痒，咳痰不爽，或微有恶风发热，舌苔薄白，脉浮。

【分析】 本方证治为风邪犯肺，肺失宣降所致。

【用法】 上为末，每服 9g，食后，临卧开水调下；初感风寒，生姜汤调下（现代用法：共为末，每服 6~9g，温开水或姜汤送下。亦可作汤剂，水煎服，用量按原方酌减）。

【现代应用】 常用于上呼吸道感染、肺炎、百日咳等属表邪未尽，肺气失宣者。

【使用注意】 痰中带血者忌服。

## 桂龙咳喘宁胶囊
### 《中国药典》

【组成】 桂枝　龙骨　白芍　生姜　大枣　炙甘草　牡蛎　黄连　法半夏　瓜蒌皮苦杏仁（炒）

【剂型规格】 胶囊剂，每粒 0.3g。

【功效主治】 止咳化痰，降气平喘。用于外感风寒、痰湿阻肺引起的咳嗽、气喘、痰涎壅盛等症；急、慢性支气管炎见上述证候者。

【用法用量】口服，一次 5 粒，一日 3 次。

【使用注意】服药期间忌烟、酒、猪肉及生冷食物。

# 任务九 祛湿剂及中成药

## 任务导入

张某，女性，49 岁。颜面及双下肢浮肿近 3 个月。一年前月经不调，面浮身肿，腰膝酸重，四肢厥冷，面色晦滞，头晕神疲，失眠多梦，心悸气促，舌质淡胖、苔白滑，脉沉细。

请您完成以下任务：通过本案例分析，患者口服藿香正气散是否合适？

凡以祛湿药为主组成，具有化湿利水、通淋泄浊等作用，用以治疗水湿病证的方剂，称为祛湿剂。

湿邪有内湿、外湿之分。内湿者，多因过食生冷酒酪、肥甘失节、脾失健运所致，表现为胸闷脘痞，呕恶泻利，黄疸淋浊等；外湿者，多因居处潮湿、冒雾涉水、阴雨湿蒸、汗出沾衣，感受湿邪所致，表现为恶寒发热，头困身重，关节酸痛，面目浮肿等。内湿、外湿常相兼并见。

祛湿剂及中成药根据湿邪为病的特点及兼夹病证的不同，分为化湿和胃、清热祛湿、利水渗湿、祛风胜湿四类。

湿邪为病，最易阻滞气机，故祛湿剂及中成药多由辛香温燥或甘淡渗利的药物组成，多配伍理气药，易于耗伤阴液，因此，阴虚津亏，病后体弱及孕妇等应慎用。

## 一、化湿和胃

化湿和胃剂及中成药，适用于湿阻中焦证，表现为脘腹痞满，嗳气吞酸，呕吐泄泻，食少体倦等。常用燥湿与芳香药如苍术、藿香、厚朴等为主，配伍健脾渗湿和理气药组成方剂及中成药，如藿香正气散、平胃丸等。

### 藿香正气散
《太平惠民和剂局方》

【组成】藿香（去土，三两）15g 大腹皮 白芷 紫苏 茯苓（去皮）（各一两）各 5g 半夏曲 白术 陈皮（去白）厚朴（去粗皮，姜汁炙）苦桔梗（各二两）各 10g 炙甘草（二两半）12g

【用法】共为细末，每服 6g，加生姜 3 片，大枣 1 枚，水煎服，一日 3 次。

【功效主治】解表化湿，理气和中。用于外感风寒，内伤湿滞证。症见恶寒发热，头痛，胸膈满闷，脘腹疼痛，恶心呕吐，肠鸣泄泻，舌苔白腻，脉浮或濡缓。

【分析】本方证由于外感风寒，内伤湿滞，而致湿阻中焦，升降失常，特点为痛、闷、吐、泻。治宜外散风寒，内化湿浊。

【临床应用】本方能外散风寒，内化湿滞，但以化内湿为主，故对内伤湿滞者，不论有无表证，皆可应用。现代临床常用本方加减治疗急性胃肠炎属湿滞脾胃、外感风寒者。

# 平 胃 丸
《部颁标准》

【组成】苍术（炒）160g 厚朴（制）100g 陈皮20g 甘草（炙）20g

【剂型规格】丸剂，每19粒重1g。

【功效主治】燥湿健脾，宽胸消胀。用于脾胃湿盛，不思饮食，脘腹胀满，恶心呕吐，吞酸嗳气。

【分析】本方主用于湿滞脾胃证。

【用法用量】口服，一次6g，一日2次；饭前服用。

【使用注意】本方味苦辛燥，易伤阴血；脾虚及阴虚、热证忌服，孕妇慎服。

## 二、清热祛湿

清热祛湿剂及中成药，适用于外感湿热，湿热内盛，或湿热下注所致的湿温、黄疸、热淋等证。常用清热利湿药如茵陈、滑石等，或用清热燥湿药如黄柏、黄芩等为主组成方剂及中成药，如茵陈蒿汤、八正合剂等。

# 茵陈蒿汤
《伤寒论》

【组成】茵陈（六两）18g 栀子（十四枚）9g 大黄（二两）6g

【用法】水煎服。

【功效主治】清热利湿退黄。用于湿热黄疸。症见一身面目俱黄，黄色鲜明，食少呕恶，腹微满，头汗出，小便黄赤，舌苔黄腻，脉沉数。

【分析】黄疸有阴、阳之分，阳黄责之于湿热，阴黄责之于寒湿。本方主治湿热阳黄，其病因为时疫外袭，郁而不达，或饮食失调，内伤脾胃，导致运化失司，湿浊内生，郁而化热，热不得外越，湿不得下泄，湿热交蒸，熏蒸肝胆，胆汁不循常道，浸淫肌肤而发为黄疸。既以湿热为患，则治宜清利湿热。

【临床应用】本方为治疗湿热黄疸的第一要方。现代临床常用本方加减治疗急性黄疸性肝炎、胆囊炎、胆石症、钩端螺旋体病等引起的黄疸，属湿热内蕴者。

【使用注意】本方药性寒凉，寒湿黄疸（阴黄）不宜使用。

> **知识链接**
>
> 急性黄疸性肝炎属中医"黄疸"范畴，且多属阳黄之证，其病机为肝胆脾胃功能失调，胆汁不循常道而外溢所致。治宜清热利湿，泄浊退黄。

## 八正合剂
### 《中国药典》

【组成】瞿麦118g　车前子（炒）118g　萹蓄118g　大黄118g　滑石118g　川木通118g　栀子118g　甘草118g　灯心草50g

【剂型规格】合剂，每瓶100ml、120ml、200ml。

【功效主治】清热，利尿，通淋。主治湿热淋证。症见尿频尿急，小便短赤，淋沥涩痛，口燥咽干，舌苔黄腻，脉滑数。

【分析】本方主用于湿热下注证。本品常用于尿道炎、膀胱炎、急性前列腺炎、泌尿系结石、肾盂肾炎等属湿热下注者。

【用法用量】口服，一次15~20ml，一日3次，用时摇匀。

【使用注意】忌食生冷油腻食物。阴虚胃痛，症见胃部灼热、隐隐作痛、口干舌燥者不宜使用。

## 消炎利胆片
### 《中国药典》

【组成】穿心莲868g　溪黄草868g　苦木868g

【功效主治】清热、祛湿、利胆。用于肝胆湿热所致的胁痛、口苦。

【分析】本方证治为湿热蕴结肝胆、肝失疏泄，胆失通降所致，湿热蕴结肝胆，疏泄不利，不通则痛，而致胁痛、口苦。

【规格】①膜衣小片，每片重0.26g，（相当于饮片2.6g）；②薄膜衣大片，每片重0.52g（相当于饮片5.2g）；③糖衣片，片心中0.25g（相当于饮片2.6g）。

【用法用量】口服。一次6片（小片）或3片（大片），一日3次。

【临床应用】常用于急慢性胆道感染、胆囊炎、胆管炎等证属肝胆湿热者。

# 三、利水渗湿

利水渗湿剂及中成药，适用于水湿内停所致的泄泻、水肿、癃闭等证。常用利水渗湿药如茯苓、泽泻等为主，配伍健脾、行气之品组成方剂及中成药，如五苓散、济生肾气丸等。

## 五苓散
### 《伤寒论》

【组成】猪苓（十八铢，去皮）9g　泽泻（一两六铢）15g　白术（十八铢）9g　茯苓（十八铢）9g　桂枝（半两，去皮）6g

【用法】共为细末，每次6g，每日3次，服后多饮开水，汗出愈。或作汤剂，水煎服。

【功效主治】利水渗湿，温阳化气。用于：①外感风寒，水湿内停。症见发热头痛，烦渴欲饮，水入即吐，小便不利，舌苔白，脉浮。②水湿内停。水肿，泄泻，小便不利，以及霍乱吐泻等。③痰饮证。脐下动悸，吐涎沫而头眩，或短气而咳者。

【分析】本方原治太阳表邪未解，内传太阳之腑，以致膀胱气化不利，遂成太阳经腑同病之"蓄水证"。治宜利水渗湿，通阳化气，兼解表邪。

【临床应用】现代临床常用本方加减治疗急慢性肾炎、肝硬化引起的水肿，以及急性肠炎、尿潴留、脑积水等属水湿内盛者。

## 济生肾气丸
### 《中国药典》

【组成】熟地黄 160g　　山茱萸（制）80g　　牡丹皮 60g　　山药 80g　　茯苓 120g　泽泻 60g　　肉桂 20g　　附子（制）20g　　牛膝 40g　　车前子 40g

【剂型规格】大蜜丸，每丸 9g。

【功效主治】温肾化气，利水消肿。用于肾阳不足而致的水肿，腰膝酸重，小便不利，痰饮喘咳。

【用法用量】口服，一次 1 丸，一日 2~3 次。

【使用注意】凡阴虚火旺、有实火、津伤或表证未解者均禁用。

## 四、祛风胜湿

祛风胜湿剂及中成药，适用于风湿在表或风湿侵犯筋骨经络，导致的腰膝顽麻痹痛等证。常用祛风湿药如羌活、独活、防风等为主，配伍活血养血药如当归、川芎、白芍等组成方剂及中成药，如独活寄生汤、风湿骨痛胶囊等。

## 独活寄生汤
### 《备急千金要方》

【组成】独活（三两）9g　　桑寄生　杜仲　牛膝　细辛　秦艽　茯苓　桂心　防风　川芎　人参　甘草　当归　芍药　干地黄（各二两）各 6g

【用法】水煎服。

【功效主治】祛风湿，止痹痛，益肝肾，补气血。用于痹证日久，肝肾不足，气血两虚。症见腰膝关节疼痛，肢节屈伸不利，或麻木不仁，畏寒喜温，心悸气短，舌淡苔白，脉细弱。

【分析】痹是闭阻不通之意，凡人体肌表经络遭受风寒湿邪侵袭后，使气血运行不畅引起筋骨、肌肉、关节等处的疼痛、酸楚、重着、麻木和关节肿大、屈伸不利等证，统称痹证。本方治证为风寒湿邪日久不愈，以致损伤肝肾，耗伤气血所致。治宜祛邪与扶正兼顾，祛风湿，止痹痛，益肝肾，补气血。

【临床应用】本方为治疗痹证日久，正气不足的方剂。现代临床常用本方加减治疗慢性关节炎、腰肌劳损、骨质增生、风湿性坐骨神经痛等属肝肾两虚，气血不足者。

## 风湿骨痛胶囊
《中国药典》

【组成】制川乌 制草乌 红花 甘草 木瓜 乌梅 麻黄

【剂型规格】胶囊，每粒 0.3g。

【功效主治】温经散寒，通络止痛。用于寒湿痹所致的手足四肢腰脊疼痛、风湿性关节炎见以上证候者。

【用法用量】口服，每次 2~4 粒，每日 2 次。

【使用注意】本品含毒性药（川乌、草乌），不可多服，孕妇忌服。心脏功能不全者慎用。

## 追风透骨丸
《中国药典》

【组成】制川乌 白芷 制草乌 香附（制）甘草 白术（炒）没药（制）麻黄 川芎 乳香（制）秦艽 地龙 当归 茯苓 赤小豆 羌活 天麻 赤芍 细辛 防风 天南星（制）桂枝 甘松

【剂型规格】水丸，每 10 丸重 1g。

【功效主治】祛风除湿，通经活络，散寒止痛。用于风寒湿痹，肢节疼痛，肢体麻木。

【用法用量】口服，一次 6g，一日 2 次。

【使用注意】不宜久服，属热痹者及孕妇忌服。

> **知识链接**
>
> 追风透骨丸所谓透骨指透入筋骨，找到流入体内的风、寒、湿三种邪气；所谓追风指将这三种邪气迅速逼出体外，其目的就是达到追风透骨、定痛畅血气而安正的功效。该产品被列为国家中药保护品种，入选国家医疗保险基本药品甲级目录，成为治顽痹宿疾之良药。

其他祛湿剂及中成药见表 8-2。

表 8-2 其他祛湿剂及中成药

| 分类 | 中成药 | 药物组成 | 功效主治 | 用法用量 |
|---|---|---|---|---|
| 清热利湿 | 排石颗粒 | 连钱草 车前子（盐水炒）木通 徐长卿 石韦 瞿麦 忍冬藤 滑石 苘麻子 甘草 | 清热利水，通淋排石。用于下焦湿热证 | 开水冲服，一次 1 袋，一日 3 次 |
| | 湿毒清胶囊 | 地黄 当归 丹参 蝉蜕 苦参 白鲜皮 甘草 黄芩 土茯苓 | 养血润燥，化湿解毒，祛风止痒。用于皮肤瘙痒症属血虚湿蕴皮肤证者 | 口服，每次 3~4 粒，每日 3 次 |

续表

| 分类 | 中成药 | 药物组成 | 功效主治 | 用法用量 |
|------|--------|----------|----------|----------|
| 清热利湿 | 妇科千金片 | 千斤拔 功劳木 单面针 穿心莲 党参 鸡血藤 当归 金樱根 | 清热除湿，益气化瘀。用于湿热瘀阻所致的带下病、腹痛 | 口服，一次6片，一日三次，温水分次送服 |
| | 癃闭舒胶囊 | 补骨脂 益母草 琥珀 金钱草 海金沙 山慈菇 | 益肾活血，清热通淋。用于肾气不足、湿热瘀阻所致的癃闭 | 口服，1次3粒，1日2次 |
| 祛风胜湿 | 舒筋活络酒 | 木瓜 当归 桑寄生 川牛膝 玉竹 续断 川芎 红花 独活 羌活 防风 白术 蚕砂 红曲 甘草 | 祛风除湿，舒筋活络。用于风寒湿痹，筋骨疼痛，四肢麻木 | 口服，一次20~30ml，一日2次 |
| | 尪痹颗粒 | 淫羊藿 续断 骨碎补 羊骨 狗脊 威灵仙 附子 独活 桂枝 防风 伸筋草 红花 皂刺 熟地黄 地黄 白芍 知母 | 补肝肾，强筋骨，祛风湿，通经络。用于久痹体虚，关节疼痛，局部肿大、僵硬畸形等 | 口服，1次6g，1日3次 |
| | 冯了性风湿跌打药酒 | 丁公藤 桂枝 麻黄 补骨脂 羌活 当归 川芎 白芷 乳香 猪牙皂 陈皮 苍术 菟丝子 厚朴 香附 木香 枳壳 白术 山药 黄精 小茴香 苦杏仁 泽泻 五灵脂 蚕砂 牡丹皮 没药 | 祛风除湿，活血止痛。用于风寒湿痹，手足麻木，腰腿酸痛，跌扑损伤 | 口服，一次10~15ml，一日2~3次。外用，擦于患处 |
| | 豨桐丸 | 臭梧桐叶 豨莶草 | 祛风湿，止痛。用于四肢麻痹，骨节疼痛，风湿性关节炎 | 口服，一次10粒，一日3次 |
| | 壮骨关节丸 | 狗脊 独活 续断 木香 | 补益肝肾，养血活血，舒筋活络，理气止痛。用于肝肾不足，气滞血瘀证 | 口服，一次10丸，一日2次 |

# 任务十　祛风止痉剂及中成药

## 任务导入

　　徐某，女性，40岁。发作性头痛半年，尤以右颞部为甚，疼痛呈跳动性胀痛，情绪不佳时症状加重，伴胸闷、易怒心烦等症状。舌质偏红，舌苔薄白少津。脉细弦。

　　请您完成以下任务：通过本案例分析，患者可选择本任务中哪个中成药进行治疗？

　　凡以辛散疏风或熄风止痉药为主组成，具有疏散外风或平熄内风的作用，用以治疗风病的方剂，统称祛风止痉剂。

风邪是六淫中最为常见的致病因素，风邪为病，其病善动、多变，病位较广泛，可分为外风与内风二类病证。外风有风寒、风热、风湿之别，主要表现为头痛、恶风、肢体麻木、屈伸不利、口眼歪斜、角弓反张等。内风，故又称"类中风"，主要表现为眩晕、震颤、四肢抽搐、语言謇涩、足废不用、或卒然昏倒、不省人事、口眼歪斜、半身不遂等，其病变主要在肝。治风止痉剂及中成药分为疏散外风和平熄内风两类。

祛风止痉剂及中成药的运用，必须辨证准确，分清外风、内风之证。属外风者，治宜疏散；属于内风者，则宜平熄。内、外风之间，亦可相互影响，相互兼挟，在治疗上，应分清主次，全面兼顾。

## 一、疏散外风剂

疏散外风剂及中成药，适用于外风病证，多以辛散疏风药物为主组成，常用辛散祛风的药物，如羌活、独活、防风等为主组成的方剂及中成药，如川芎茶调散、正天丸等。

### 川芎茶调散
《太平惠民和剂局方》

【组成】川芎 荆芥（去梗）（各四两）各120g 白芷 羌活 甘草（熘）（各二两）各60g 细辛（去芦，一两）30g 防风（去芦，一两半）45g 薄荷（不见火，八两）240g

【用法】上药细末，每服（二钱）6g，食后用清茶调下。亦可水煎服，用量按原方比例酌减。

【功效主治】疏风止痛。用于外感风邪头痛。症见偏正头痛或巅顶作痛，恶寒发热，目眩鼻塞，舌苔薄白，脉浮者。

【分析】本方所治之头痛，为外感风邪所致。风邪外袭，循经上扰上部，清阳之气受阻，故见偏正头痛。外风以疏散为法，故治宜疏风邪，止头痛。

【临床应用】现代临床常用本方加减治疗感冒头痛、偏头痛，血管神经性头痛，以及慢性鼻炎、鼻窦炎所引起的头痛，属风邪为患者。

### 正天丸
《部颁标准》

【组成】钩藤 白芍 川芎 当归 地黄 白芷 防风 羌活 桃仁 红花 细辛 独活 麻黄 附片 鸡血藤

【剂型规格】水丸，每瓶60g或每袋6g。

【功效主治】疏风活血，养血平肝，通络止痛。用于外感风邪、瘀血阻络、血虚失养、肝阳上亢引起的多种头痛，神经性头痛，颈椎病型头痛，经前头痛。

【分析】本方主用于外风头痛证。

【用法用量】饭后服用，一次6g，一日2~3次，15天为一个疗程。

【使用注意】①孕妇禁用；②本品对肝阳上亢头痛和肾虚头痛疗效较差；③空腹服可能出现胃部不适，故宜饭后服用；④本品为中西药复方制剂，需要医师指导下应用。

# 消 风 散
《外科正宗》

【组成】荆芥　防风　牛蒡子　蝉蜕　苍术　苦参　石膏　知母　当归　胡麻仁生地（各一钱）各6g　木通　甘草（各五分）各3g

【用法】水煎服。

【功效主治】疏风养血，清热除湿。用于风疹，湿疹。症见皮肤疹出色红，或遍身云片斑点，瘙痒，抓破后渗出津水，苔白或黄，脉浮数。

【分析】本方所治风疹，湿疹，多因风热或风湿之邪侵袭人体，浸淫血脉，郁于肌肤腠理之间所致。由于痒自风来，故止痒必先疏风。治宜疏风止痒为主，配合清热除湿为辅。

【临床应用】现代临床常用本方加减治疗荨麻疹、过敏性皮炎、稻田性皮炎、药物性皮炎、神经性皮炎等属风湿为患者。

# 小活络丸
《中国药典》

【组成】胆南星180g　制川乌180g　制草乌180g　地龙180g　乳香（制）66g没药（制）66g

【剂型规格】大蜜丸，每丸3g。

【功效主治】祛风除湿，活络通痹。用于风寒湿痹，肢体疼痛，麻木拘挛。

【分析】用于风寒湿邪或痰湿瘀血留滞经络。

【用法用量】用黄酒或温开水送服，一次1丸，一日2次。

【使用注意】孕妇禁用。

## 知识链接

小活络丸和活络丸同属于疏散外风之剂，均有祛风除湿，活络通痹之功效，均可用于风寒湿痹以及中风后遗症等病证。但活络丸中药味繁杂，功能多端，虽以祛风除湿和舒筋活络为主，但仍有益气、补血、填精之功，亦有清热、行气、息风之效，用于证属风寒湿邪痹阻经络，气血运行不畅之症情较为复杂者；而小活络方中仅有胆南星、制川乌等六味药，药少力宏，具有祛风湿、通经络、活血止痛之效，虽通治风寒湿痹，但药性温燥，偏于燥湿化痰、通络。小活络丸服用时采用黄酒送服的意义在于引药直达病所，加强温通、辛散之力。

## 华佗再造丸
《中国药典》

【组成】本品为川芎、吴茱萸、冰片等药味经加工制成的浓缩水蜜丸。

【剂型规格】浓缩水蜜丸，每瓶8g或80g。

【功效主治】活血化瘀，化痰通络，行气止痛。用于瘀血或痰湿闭阻经络之中风瘫痪，拘挛麻木，口眼歪斜，言语不清。

【分析】本方主用于血瘀风痰阻络证。

【用法用量】口服，一次4~8g，一日2~3次，重症一次8~16g，或遵医嘱。

【使用注意】孕妇忌服。

## 再 造 丸
《中国药典》

【组成】蕲蛇肉20g 全蝎15g 地龙5g 僵蚕（炒）10g 穿山甲（制）10g 豹骨（制）10g 麝香5g 水牛角浓缩粉15g 牛黄2.5g 龟甲（制）10g 朱砂10g 天麻20g 防风20g 羌活20g 白芷20g 川芎20g 葛根15g 麻黄20g 肉桂20g 细辛10g 附子（制）10g 油松节10g 桑寄生20g 骨碎补（炒）10g 威灵仙（酒炒）15g 粉萆薢20g 当归10g 赤芍10g 片姜黄2.5g 血竭7.5g 三七5g 乳香（制）10g 没药（制）10g 人参20g 黄芪20g 白术（炒）18g 茯苓10g 甘草20g 天竺黄10g 何首乌（制）20g 熟地黄20g 玄参20g 黄连20g 大黄20g 化橘红40g 青皮（醋炒）10g 沉香10g 檀香5g 广藿香20g 母丁香10g 冰片2.5g 乌药10g 豆蔻10g 草豆蔻20g 香附（醋制）10g 两头尖（醋制）20g 建曲40g 红曲5g

【剂型规格】大蜜丸，每丸9g。

【功效主治】祛风化痰，活血通络。用于中风，口眼歪斜，半身不遂，手足麻木，疼痛拘挛，语言謇涩。

【分析】本方主用于瘀血风痰阻络证。

【用法用量】口服，一次1丸，一日2次。

【使用注意】孕妇禁用。

**知识拓展**

再造丸以十全大补方为基础，再加附子等温补气血，以达培本扶元之效。麻黄、防风、羌活、细辛等祛风散寒以解肌表受入之风寒；地龙、僵蚕、天麻、全蝎、蕲蛇等平肝熄风，祛风通络；桑寄生、松节油、威灵仙等祛风湿利关节；天竺黄、牛黄、朱砂等祛风化痰、镇静安神；再配以行气药沉香、香附、檀香等，理血药三七、血竭等，使其顺血行，活血散瘀，即使补而不滞，又达血行风自灭之功。方中还有芳香开窍之物——麝香、冰片，使药物迅速到达病所，更好地发挥疗效。药理作用表明：再造丸表现了一定程度的抗凝血作用，对微循环有明显的改善作用；对关节肿痛、行动障碍、肢体瘫软等症状有一定的治疗作用。

## 二、平熄内风

平熄内风剂及中成药，适用于内风病证。对于邪热亢盛，热极动风之实证，治宜平肝熄风。常用平肝熄风药如羚羊角、钩藤等为主，配伍清热，滋阴及化痰药，如镇肝熄风汤、天麻钩藤饮等。对于阴虚生风，虚风内动者，治宜滋阴熄风。常用补虚药如地黄、白芍等为主，配伍平肝熄风，清热化痰药，如镇肝熄风汤、牛黄降压丸等。

### 镇肝熄风汤
*《医学衷中参西录》*

【组成】怀牛膝　生赭石（轧细）各 30g　生龙骨　生牡蛎　生龟板　生杭芍　玄参　天冬各 15g　川楝子　生麦芽　茵陈各 6g　甘草 5g

【用法】水煎服

【功效主治】镇肝息风，滋阴潜阳。用于类中风。头目眩晕，目胀耳鸣，脑部热痛，心中烦热，面色如醉，或时常噫气，或肢体渐觉不利，口角渐形㖞斜；甚或眩晕颠仆昏不知人，移时始醒，或醒后不能复原，脉弦长有力者。

现代常用于高血压、脑血栓形成、血管神经性头痛等属于肝肾阴虚，肝风内动者。

【分析】本方治证，张锡纯又称之为内中风证。此由肝肾阴亏，肝阳上亢，甚或肝风内动，气血逆乱所致。本证虽以肝肾阴虚为本，但以肝胆上亢，气血逆乱为标，故治宜重在镇肝息风，辅以滋养肝肾。

【临床应用】本方是治疗类中风之常用方。现代临床可应用于中风的全过程。以头目眩晕，脑部热痛，面色如醉，脉弦长有力为辨证要点。

考点提示：外风和内风的区别是什么。

### 牛黄降压丸
*《中国药典》*

【组成】羚羊角　珍珠　水牛角浓缩粉　人工牛黄　冰片　白芍　党参　黄芪　决明子　川芎　黄芩提取物　甘松　薄荷　郁金

【剂型规格】（1）水蜜丸　每 20 丸重 1.3g；（2）大蜜丸　每丸重 1.6g

【功效主治】清心化痰，平肝定神。用于心肝火旺、痰热壅盛所致的头晕目眩、头痛失眠、烦躁不安；高血压病见上述症候者。

【用法用量】口服。水蜜丸一次 20~40 丸，一日一次；大蜜丸一次 1~2 丸，一日一次。

【使用注意】腹泻者忌服。

### 镇脑宁胶囊
《中国药典》

【组成】水牛角浓缩粉　天麻　川芎　丹参　细辛　白芷　葛根　藁本　猪脑粉

【剂型规格】0.3g

【功效主治】息风通络。用于风邪上扰之头痛头晕、恶心呕吐、视物不清、肢麻耳鸣。

【用法与用量】口服，一次4~5粒，一日3次

【使用注意】肝火头痛及痰湿眩晕忌用，不宜久服，忌辛辣油腻

### 牛黄抱龙丸
《中国药典》

【组成】牛黄8g　胆南星200g　天竺黄70g　茯苓100g　琥珀50g　麝香4g　全蝎30g　僵蚕（炒）60g　雄黄50g　朱砂30g

【剂型规格】大蜜丸，每丸1.5g。

【功效主治】清热镇惊，祛风化痰。主治小儿风痰壅盛所致惊风。症见高热神昏，惊风抽搐。

【用法用量】口服，一次1丸，一日1~2次；周岁以内小儿酌减。

【使用注意】忌辛辣食物。风寒表证不宜用。

# 任务十一　开窍剂及中成药

## 任务导入

姜某，男性，69岁。右侧肢体偏瘫3小时。高血压病史5年。3年前曾患脑梗死，经治基本痊愈。现神昏，右半身不遂，喉中痰鸣，呕吐暗红色涎沫一次，舌暗红，苔黄，脉弦。

请您完成以下任务：通过本案例分析，患者可选择本任务中哪个中成药进行治疗？

凡以芳香开窍药为主组成，具有开窍醒神的作用，用以治疗窍闭神昏病证的方剂，统称开窍剂。

神志昏迷的实证即闭证，根据其临床表现，可分为热闭与寒闭两种。其中，热闭是由温热邪毒内陷心包所致，多见面红、身热、苔黄、脉数，治宜清热开窍，简称凉开；寒闭是由寒湿、痰浊蒙蔽心窍所致，多见面青、身凉、苔白、脉迟，治宜温通开窍，简称温开。

使用开窍剂及中成药要辨明病证之虚实。如神志昏迷属于邪气盛实之闭证，表现为口噤、两手握固、脉有力者可用开窍剂及中成药。若神志昏迷属精气欲竭之脱证，

则忌用开窍剂及中成药，否则耗散元气。阳明腑实证所致的神昏谵语者，忌用本类方剂及中成药。因开窍剂及中成药为治标之方，久服易伤人元气，多用于急救，中病即止。本类方剂及中成药多含辛香走窜之品，有碍胎元，故孕妇慎用。

## 一、凉开

凉开方剂及中成药具有清新开窍，清热解毒的作用，用于热闭证，如安宫牛黄丸、牛黄清心丸。

### 安宫牛黄丸
*《温病条辨》*

【组成】 牛黄　郁金　黄连　朱砂　山栀　雄黄　黄芩（各一两）各30g　水牛角浓缩粉50g　冰片　麝香（各二钱五分）各7.5g　珍珠（五钱）15g

【用法】 将牛黄、水牛角浓缩粉、麝香、冰片研细，朱砂、珍珠、雄黄分别水飞或粉碎成极细粉。其余黄连等四味粉碎成细粉，与上述粉末配研，过筛，混匀。加适量炼蜜与水制成水蜜丸，阴干；或加适量炼蜜制成大蜜丸。每服一丸，一日一次。

【功效主治】 清热开窍，豁痰解毒。用于热邪内陷心包证，表现为高热烦躁，神昏谵语，口干舌燥，痰涎壅盛，舌红或绛，脉数。

【分析】 本方证因温热之邪内陷心包，痰热蒙蔽清窍所致。温病热邪炽盛，逆传心包，必扰及神明，故高热烦躁，神昏谵语；里热炽盛，灼津炼液成痰，或素有痰热，故多见口干舌燥等津伤以及痰涎壅盛之证。治宜清解心包之热毒，开泄痰浊之闭阻。

【临床应用】 现代临床常用本方加减治疗流行性乙型脑炎、流行性脑脊髓膜炎、中毒性痢疾、尿毒症、脑血管意外、肝昏迷等病属热陷心包或痰热内闭者。

考点提示：安宫牛黄丸的功效和主治证是什么？

### 牛黄清心丸
*《中国药典》*

【组成】 牛黄25.7g　当归45g　川芎39g　甘草150g　山药210g　黄芩45g　苦杏仁（炒）37.5g　大豆黄卷57g　大枣（去核）90g　白术（炒）75g　茯苓48g　桔梗39g　防风45g　柴胡39g　阿胶51g　干姜25g　白芍75g　人参75g　六神曲（炒）75g　肉桂54g　麦冬44g　白蔹22.5g　蒲黄（炒）7.5g　麝香6.4g　冰片16.1g　水牛角浓缩粉28.5g　羚羊角28.4g　朱砂69.7g　雄黄24g

【剂型规格】 大蜜丸，每丸3g。

【功效主治】 清心化痰，镇惊祛风。用于神志混乱，言语不清，痰涎壅盛，头晕目眩，癫痫惊风，痰迷心窍，痰火痰厥。

【分析】 本方主用于邪热内陷心包、中风痰热内闭证。

【用法用量】 口服，一次1丸，一日1次。

【使用注意】 孕妇慎用。

## 局方至宝散
《中国药典》

【组成】 水牛角浓缩粉 200g　朱砂 100g　雄黄 100g　琥珀 100g　玳瑁 100g　人工麝香 10g　冰片 10g　牛黄 50g　安息香 150g

【剂型规格】 散剂，（1）每瓶装 2g；（2）每袋装 2g。

【功效主治】 化浊开窍，清热解毒。主治痰热内闭证。症见神昏谵语，身热烦躁，痰盛气粗，舌绛苔黄垢腻，脉滑数。亦治中风、中暑、小儿惊厥属于痰热内闭者。

【分析】 本方主用于痰热内闭心包证。

【用法用量】 现代多将水牛角、玳瑁、安息香、琥珀分别粉碎成细粉；朱砂、雄黄分别水飞成极细粉；将牛黄、麝香、冰片研细，与上述粉末配研、过筛、混匀。加适量炼蜜制成大蜜丸，每丸重 3g。口服，每次 1 丸，每日一次，小儿减量。

【使用注意】 孕妇慎用。

## 清开灵注射液
《中国药典》

【组成】 胆酸　珍珠母　猪去氧胆酸　栀子　水牛角　板蓝根　黄芩苷　金银花

【剂型规格】 注射液，每支 2、5、10ml。

【功效主治】 清热解毒，化痰通络，醒神开窍。用于热病神昏，中风偏瘫，神志不清，亦可用于急、慢性肝炎，乙型肝炎，上呼吸道感染，肺炎，高烧，以及脑血栓形成、脑出血见上述证候者。

【分析】 本方主用于外感风热时毒，火毒内盛证、邪热内陷心包证。

【用法用量】 肌内注射：一日 2~4ml。重症患者静脉滴注：一日 20~40ml，以 10% 葡萄糖注射液 200ml 或生理盐水注射液 100ml 稀释后使用。

【使用注意】 有表证恶寒发热者慎用，本品如产生沉淀或混浊时不得使用。如经 10% 葡萄糖或生理盐水注射液稀释后，出现混浊亦不得使用。

## 醒脑静注射液
《部颁标准》

【组成】 麝香 7.5g　郁金 30g　栀子 30g　冰片 1g

【剂型规格】 ①每支装 5ml；②每支装 10ml。

【功效主治】 清热解毒，凉血活血，开窍醒神。气血逆乱，脑脉瘀阻所致中风昏迷，偏瘫口㖞；外伤头痛，神志昏迷；酒毒攻心，头痛呕恶，昏迷抽搐。脑栓塞脑出血急性期、颅脑外伤，急性酒精中毒见上述症候者。

【分析】 本方证治为气血逆乱，脑脉瘀阻，所致各种昏迷。

【用法用量】 肌肉注射，一次 2~4ml，一日 1~2 次；静脉滴注，一次 10~20ml，用

5%～10%葡萄糖注射液或氯化钠注射液250～500ml稀释后滴注，或遵医嘱。

【临床应用】常用于各种病因引起的意识障碍，如颅脑外伤、中风中枢神经系统感染、肝性脑病、药物中毒、毒物中毒、酒精中毒、脑出血急性期、高热等暑热邪炽盛，脑脉瘀阻。

## 二、温开

温开中成剂及中成药适用于寒湿痰浊之邪闭阻心窍所致的寒闭证，如苏合香丸。

### 苏合香丸
《中国药典》

【组成】苏合香50g　安息香100g　冰片50g　水牛角浓缩粉200g　人工麝香75g　檀香100g　沉香100g　丁香100g　香附100g　木香100g　乳香（制）100g　荜茇100g　白术100g　诃子肉100g　朱砂100g

【剂型规格】丸剂，大蜜丸每丸3g。

【功效主治】芳香开窍，行气止痛。用于中风，中暑，痰厥昏迷，心胃气痛。

【分析】本方主用于寒邪、秽浊、气郁闭阻、蒙蔽心窍，扰乱神明所致的寒闭证。本品常用于流行性乙型脑炎、肝昏迷、癫痫、脑血管意外、癔病性昏厥、冠心病心绞痛、心肌梗死、一氧化碳中毒等病属寒闭与寒凝气滞者。

【用法用量】口服，一次1丸，一日1～2次。

【使用注意】孕妇禁用。

# 任务十二　收涩剂及中成药

## 任务导入

汤某，女性，65岁。腹痛腹泻2个月，加重2天。胃寒肢冷，饮食稍不慎即腹痛肠鸣，泻后减轻，泄泻多在黎明前。现每天腹泻3至5次，腹胀，肠鸣音亢进，面色萎黄，体倦乏力，腰膝冷痛，舌淡苔白，脉沉细。

请您完成以下任务：通过本案例分析，患者可选择本任务中哪个中成药进行治疗？

凡以收涩药为主组成，具有收敛固涩的作用，用以治疗气、血、精、液耗散滑脱病证的方剂，统称为收涩剂。

气、血、精、液是人体生命活动的重要营养物质，一旦失散滑脱，轻则危害健康，重则危及生命，故治疗宜固涩止脱，以急则治其标，然后再以补虚之法治其本。本类方剂及中成药分为固表止汗、涩肠固脱、涩精止遗、固崩止带四类。

收涩剂及中成药在运用时，还应根据正气内虚的类型不同，配伍相应的补虚药，以标本兼顾。本类方剂及中成药的运用，应以纯虚无邪为原则，以免造成"闭门留寇"。

## 一、固表止汗

固表止汗剂及中成药，具有益气固表止汗的作用，适用于阳虚不能卫外，阴虚不能内守，以致卫阳不固，营阴外越而致的自汗、盗汗等，常用黄芪、牡蛎等固表止汗药物为主组成方剂及中成药，如玉屏风散。

### 玉屏风散
《医方类聚》

【组成】防风 6g 黄芪 12g 白术 12g

【功效主治】益气、固表、止汗。用于表虚不固，自汗恶风，面色㿠白或体虚易感风邪者。亦可用于虚人预防感冒等。

【用法用量】每日 1~2 次，每次 6~9g，空腹或食前开水送下。亦可按原方用量比例酌减，水煎服。

【使用注意】避风寒，忌生冷油腻食物。

考点提示：玉屏风散的主治证是什么？

## 二、涩肠固脱

涩肠固脱剂及中成药，具有温补脾肾，涩肠止泻的作用，适用于脾胃虚寒，久泻久痢，滑脱不止等证。常用赤石脂、肉豆蔻、诃子桂等为主组成方剂及中成药，如四神丸。

### 四 神 丸
《中国药典》

【组成】肉豆蔻（煨）200g 补骨脂（盐炒）400g 五味子（醋制）200g 吴茱萸（制）100g 大枣（去核）200g

【剂型规格】水丸。

【功效主治】温肾散寒，涩肠止泻。用治肾阳不足泄泻证。症见肠鸣腹胀、五更溏泻、食少不化、久泻不止、腹痛腰酸、面黄肢冷，神疲乏力，舌淡苔薄白，脉沉迟无力。

【分析】本方治证为脾肾虚寒、肾阳不足所致五更泄泻。久泻多由命门火衰，不能温补脾阳，致脾不运化，故五更泄泻，食少不化，腹痛腹泻。治宜温肾散寒，涩肠止泻。

【临床应用】本方为治脾肾虚寒、五更泄泻的著名方剂。现代临床常用本方加减治疗慢性肠炎、慢性结肠炎、过敏性结肠炎、肠结核、功能性腹泻等属脾肾虚寒之泄泻者。

【用法用量】口服。每次 1~9g，每日 1~2 次。

【使用注意】肠胃积滞未清的泄泻禁用。

## 三、固精止遗

固精止遗剂及中成药，具有固肾涩精、止遗的作用，适用于肾虚失于封藏所致的遗精滑泄，或肾气不足所致的尿频遗尿等证。常用补肾涩精的药物如沙苑、蒺藜、芡实等为主，配合固肾止遗药如龙骨、牡蛎等组成方剂及中成药，如金锁固精丸、锁阳固精丸。

### 金锁固精丸
《医方集解》

【组成】沙苑子（炒）芡实（蒸）莲须（各二两）各 60g　龙骨（酥炙）牡蛎（盐水煮一日一夜，煅粉）（各一两）各 30g

【功效主治】补肾涩精。肾虚失藏，精室不固之遗精证。症见遗精滑泄，神疲乏力，腰痛耳鸣，舌淡苔白，脉细弱。

【组方分析】本方治证为肾虚失藏，精室不固之遗精证。治宜补肾涩精。

【用法用量】莲子粉糊为丸，每日 1~2 次，每次 9g，淡盐汤或开水送下。亦可按原方用量比例酌减，加入适量莲子肉，水煎服。

【临床应用】本方乃补肾固精之专方。现代临床常用本方加减治疗神经衰弱、乳糜尿、重症肌无力等病而出现的遗精滑泄，属肾虚精气不足，下元不固者。

### 锁阳固精丸
《中国药典》

【组成】锁阳 20g　肉苁蓉（蒸）25g　巴戟天（制）30g　补骨脂（盐炒）25g菟丝子 20g　杜仲（炭）25g　八角茴香 25g　韭菜子 20g　芡实（炒）20g　莲子20g　莲须 25g　牡蛎（煅）20g　龙骨（煅）20g　鹿角霜 20g　熟地黄 56g　山茱萸（制）17g　牡丹皮 11g　山药 56g　茯苓 11g　泽泻 11g　知母 4g　黄柏 4g　牛膝 20g　大青盐 25g

【剂型规格】大蜜丸，每丸 9g。

【功效主治】温肾固精。用于肾虚滑精，腰膝酸软，眩晕耳鸣，四肢无力。

【分析】本方主用于肾虚所致的遗精早泄证。本方常用于小儿尿频、遗尿以及糖尿病、神经衰弱等属心肾两虚，水火不济者。

【用法用量】口服，一次 1 丸，一日 2 次。

【使用注意】下焦湿热或相火妄动所致之尿频、遗尿或遗精滑泄，非本方所宜。

## 四、固崩止带

固崩止带剂及中成药，具有固涩以制止崩漏和带下的作用，常用固崩止带药如椿根皮、龙骨、牡蛎等为主组成方剂及中成药，如完带汤、固经丸。

## 完 带 汤
《傅青主女科》

【组成】白术（土炒）30g 山药（炒）30g 人参6g 白芍（酒炒）15g 车前子（酒炒）9g 苍术（制）9g 甘草3g 陈皮1.5g 黑芥穗2g 柴胡2g

【功效主治】健脾疏肝，化湿止带。脾虚肝郁，湿浊带下，带下色白，清稀如涕，倦怠便溏，面色㿠白，舌淡苔白，脉缓或濡弱者。

【分析】本方证治为肝脾不和，带脉失约，湿浊下注所致。

【用法用量】水煎服，1日2次。

【临床应用】阴道炎、宫颈糜烂、盆腔炎而属脾虚肝郁，湿浊下注者。

## 固 经 丸
《中国药典》

【组成】酒黄芩200g 炒白芍300g 醋龟甲400g 盐关黄柏300g 麸炒椿树根皮150g 醋香附150g

【剂型规格】水丸。

【功效主治】滋阴清热，固经止带。用于阴虚血热之月经先期，或崩中漏下，经血量多、色紫黑，赤白带下，手足心热，腰膝酸软，舌红，脉弦数。

【分析】方证病机为阴虚火旺，损伤冲任，迫血妄行致月经过多，或崩中漏下，色紫黑，赤白带下；阴虚火旺，则手足心热，腰膝酸软。

【临床应用】常用于功能失调性子宫出血或慢性附件炎而致经行量多、淋漓不止属阴虚血热者。

【用法用量】口服，一次6g，一日2次。

【使用注意】属于血瘀性的经漏，不宜用本方止血。

# 任务十三　消导剂及中成药

## 任务导入

张某，男性，4岁。腹泻4天，日便3~4次，不甚酸臭，纳差，腹胀，时腹痛，泻后痛减。查：舌淡、苔白厚而腻，脉弦滑。

请您完成以下任务：通过本案例分析，患者可选择本任务中哪个中成药进行治疗？

凡以消食药为主组成，具有消食健脾或化积导滞作用，治疗食积停滞的方剂，统称消导剂。

饮食停滞多因饮食不节，暴饮暴食，或脾胃虚弱，运化无力所致，治宜消食化滞、健脾消食，因此消导剂及中成药常分为消食导滞和消痞化积两类。

消导剂及中成药的作用为渐消缓散，适用于病势较缓的食积，但仍有攻伐之性，故不宜久服，纯虚无实者禁用。

## 一、消食导滞

消食导滞剂及中成药，适用于食积内停证，表现为胸脘痞闷，厌食呕逆，腹痛泄泻等。常用消食药如山楂、神曲等为主，并配伍理气、化湿等药组成方剂及中成药，如保和丸、大山楂丸等。

## 保 和 丸
### 《丹溪心法》

【组成】山楂（六两）180g　神曲（二两）60g　半夏　茯苓（各三两）各90g　陈皮　连翘　莱菔子（各一两）各30g

【用法】上药为细末，水泛为丸，每服6~9g，温开水送下。亦作水煎服，用量按原方比例酌减。

【功效主治】消食和胃。用于食滞胃脘证。症见脘腹痞满胀痛，嗳腐吞酸，厌食呕逆，或大便泄泻，舌苔厚腻，脉滑。

【分析】本方治证因饮食不节，暴饮暴食所致。食积内停，气机不畅，则脘腹痞满胀痛；脾胃升降失职，纳运失司，则嗳腐吞酸，厌食呕逆，大便泄泻等。治宜消食化滞，理气和胃。

【临床应用】本方为治疗一切食积之常用方。现代临床常用本方加减治疗急慢性胃炎、急慢性肠炎、消化不良、婴幼儿腹泻等证属食积内停者。

## 大山楂丸
### 《中国药典》

【组成】山楂1000g　六神曲（麸炒）150g　麦芽（炒）150g

【剂型规格】大蜜丸，每丸9g。

【功效主治】开胃消食。用于食欲不振，消化不良，脘腹胀闷。

【分析】本方主用于饮食积滞证。

【用法用量】口服，一次1~2丸，一日1~3次，小儿酌减。

【使用注意】不宜在服药期间同时服用滋补性中药，脾胃虚弱，无积滞而食欲不振者不适用。

## 健 脾 丸
### 《中国药典》

【组成】党参200g　白术（炒）300g　陈皮200g　枳实（炒）200g　山楂（炒）150g　麦芽（炒）200g

【剂型规格】丸剂，大蜜丸每丸9g。

【功效主治】健脾开胃。用于脾胃虚弱，脘腹胀满，食少便溏。

【分析】本方主用于脾虚食滞证，为脾虚食滞生湿化热所致。本方常用于慢性胃炎、胃及十二指肠球部溃疡、慢性菌痢、溃疡性结肠炎、胃肠植物神经功能紊乱等属脾虚食滞者。

【用法用量】口服，小蜜丸一次9g，大蜜丸一次1丸，一日2次，小儿酌减。

---

**知识拓展**

人参健脾丸是由人参、白术、茯苓、山药、陈皮、木香、砂仁、黄芪、当归、酸枣仁、远志组成，具有健脾益气，消食和胃的作用，用于脾胃虚弱，消化不良，食欲不振，脘胀呕恶，腹痛便溏，小儿疳积。

---

## 二、消痞化积

消痞化积剂及中成药，适用于脾胃虚弱，食积内停证，表现为脘腹痞满，不思饮食，面黄体瘦，倦怠乏力，大便溏薄等。常用山楂、神曲等药，配伍益气健脾药如人参、白术、山药等为主组成方剂及中成药，如枳实导滞丸、枳实消痞丸等。

### 枳实消痞丸
#### 《兰室秘藏》

【组成】枳实（炒）15g、黄连15g　厚朴（制）12g　半夏9g　白术6g　茯苓6g　炙甘草6g　麦芽6g　生姜6g

【剂型规格】每十二粒重1g。

【功效主治】消痞化积，健脾和胃。脾虚气滞，寒热互结症。症见心下痞满，不欲饮食，体倦乏力，胸腹痞胀，大便不畅。

【分析】本方为脾虚不运，食停化热，寒热互结所致。脾虚不运，则不欲饮食，体倦乏力；寒热互结，则心下痞满，胸腹痞胀，大便不畅。

【用法用量】水丸。口服，1次6克，1日3次。

### 枳实导滞丸
#### 《中国药典》

【组成】枳实（炒）100g　大黄200g　黄连（姜汁炒）60g　黄芩60g　六神曲（炒）100g　白术（炒）100g　茯苓60g　泽泻40g

【剂型规格】水丸，每袋18g。

【功效主治】消积导滞，清利湿热。用于脘腹胀痛，不思饮食，大便秘结，痢疾里急后重。

【分析】本方主用于湿热食积胃肠证之食积，系湿热食积，内阻肠胃所致。本品常用于胃肠功能紊乱、慢性痢疾等属湿热积滞者。

【用法用量】口服，一次 6~9g，一日 2 次。

【使用注意】泄泻无积滞者及孕妇均不宜使用。

其他消导剂及中成药见表 8-3。

表 8-3 其他消导剂及中成药

| 分类 | 中成药 | 药物组成 | 功效主治 | 用法用量 |
|---|---|---|---|---|
| 消食导滞 | 香砂六君丸 | 木香 砂仁 党参 白术 茯苓 甘草 陈皮 半夏 | 益气健脾，和胃。用于脾虚气滞，消化不良，嗳气食少 | 口服，一次 6~9g，一日 2~3 次 |
| | 健胃消食片 | 太子参 陈皮 山药 麦芽 山楂 | 健胃消食。用于脾胃虚弱所致的食积 | 口服，成人一次 4~6 片，一日 3 次 |
| | 摩罗丹 | 百合 茯苓 玄参 乌药 泽泻 麦冬 当归 白术 茵陈 白芍 石斛 九节菖蒲 川芎 三七 地榆 延胡索 蒲黄 鸡内金 | 和胃降逆，健脾消胀，通络定痛。用于慢性萎缩性胃炎及胃疼，胀满 | 口服，一次 1~2 丸，一日 3 次，饭前服 |
| 消痞化积 | 槟榔四消丸 | 槟榔 大黄（酒炒） 牵牛子（炒） 猪牙皂（炒） 香附（醋制） 五灵脂 | 消食导滞，行气泻水。用于食积痰饮，消化不良，脘腹胀满 | 口服，一次一丸，一日 2 次 |
| | 木香槟榔丸 | 木香 槟榔 枳壳 陈皮 青皮 香附 三棱 莪术 黄连 黄柏 大黄 牵牛子 芒硝 | 行气导滞，泻热通便。用于赤白痢疾，里急后重，胃肠积滞 | 口服，一次 3~6g，一日 2~3 次 |

# 任务十四　泻下剂及中成药

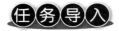

魏某，女性，18 岁。右下腹疼痛 3 小时。阵发性脐周隐痛、逐渐加重，3 小时后疼痛转移至右下腹，呈持续性，右足屈曲，伴有恶心，未出现呕吐，体温 37.5℃。

请您完成以下任务：本案例应用大黄牡丹汤治疗是否合适？

凡以泻下药为主组成，具有通导大便、排除胃肠积滞、荡涤实热、攻逐水饮等作用，用以治疗里实证的方剂，称为泻下剂。

泻下剂及中成药的主要作用是通过泻下通便，以排除胃肠积滞及其他有害物质，使腑气通畅；或能清热泻火，使火热之邪通过泻下而解，起到"釜底抽薪"的效果；或能攻逐水饮，使水湿痰饮之邪随大便排出，达到祛除停饮，消除水肿的目的。适用于胃肠积滞，实热内结及水肿停饮等里实证。由于里实证的病因有寒热之别，病势有轻重缓急之异，病人的体质又有强弱不同，因而证候表现有热结、寒结、燥结、水结及里实正虚等区别，泻下剂的立法用药及作用也不同。所以，本章方剂分为寒下、润下、攻补兼施三类。

使用泻下剂及中成药，应在表邪已解，里实已成时应用。凡表证未解，里实虽成，应权衡表里证的轻重，或先表后里，或表里双解；对于孕妇、产后、月经期、失血病人，以及年老、体弱或病后元气未复者，均应慎用或忌用。如果此类病人确有可下之证时，应配伍补益扶正药，以攻补兼施；服用泻下剂应中病即止，慎勿过剂，以免过泻伤正；服药期间应注意饮食调养，凡生冷、油腻、煎炸等不易消化的食物，均不宜食用，以免重伤胃气。

## 一、寒下

寒下剂及中成药适用于热结里实证，症见大便秘结，脘腹痞满胀痛，痛而拒按，甚至潮热谵语，舌苔黄厚，脉实等。本类方剂以攻下积滞，荡涤实热为主要作用。常用寒下药如大黄、芒硝等为主，配伍行气药、活血祛瘀药如厚朴、枳实、桃仁、牡丹皮等组成方剂。代表方如大黄牡丹汤、当归龙荟丸。

### 大黄牡丹汤
《金匮要略》

【组成】大黄　桃仁各12g　牡丹皮　芒硝各9g　冬瓜仁30g

【功效主治】泄热破瘀，散结消肿。肠痈初起。右下腹疼痛拒按，小便自调，或屈而不伸，伸则痛甚，甚则局部肿痞，或时时发热，自汗恶寒，舌苔薄腻而黄，脉滑数。现代常用于急性单纯性阑尾炎，肠梗阻、盆腔炎等属湿热蕴蒸、血瘀气滞者。

【分析】肠痈初起。多由湿热郁蒸，气血凝滞，结于肠中，肠络不通所致。《成方便读》说："病即在内，与外痈之治，又自不同。然肠中即结聚不散，为肿为毒，非用下法，不能解散"。"六腑以通为用"，故治以泻热破瘀，荡涤肠中湿热郁结之毒。

辨证要点：本方为治疗湿热、血瘀之肠痈初起的常用方。临床以右少腹疼痛拒按，右足屈而不伸，苔黄，脉滑数为辨证药点。

【用法用量】水煎取汁，融入芒硝，顿服。

知识拓展

大黄牡丹汤在《金匮要略》中作为肠痈专方使用，而今运用范围已不再局限于肠痈，已被广泛运用于感染性疾病。所治疗的疾病主要有以下特点：其一，从部位而言，主要用于下腹部及会阴部炎症，如阑尾炎、盆腔炎、肛周炎、尿道炎、睾丸炎、附睾炎、前列腺炎等。其二，从疾病分期上多用于感染性疾病早期，红、肿、热、痛明显的症状，即阳热症状明显。其三，患者的体质比较壮实。方后有"顿服"之语，如此大剂体弱者恐不耐攻伐。本方虽为治疗肠痈而设，但位于体表的疔疮湿疹等也可以运用。

## 当归龙荟丸
### 《中国药典》

【组成】当归（酒炒）100g　龙胆（酒炒）100g　芦荟50g　青黛50g　栀子100g　黄连（酒炒）100g　黄芩（酒炒）100g　黄柏（盐炒）100g　大黄（酒炒）50g　木香25g　麝香5g

【剂型规格】水丸，每500粒重31g，每袋6g、18g。

【功效主治】泻火通便。用于肝胆火旺，心烦不宁，头晕目眩，耳鸣耳聋，胁肋疼痛，脘腹胀痛，大便秘结。

【分析】本品常用于肝胆火旺型高血压、黄疸性肝炎及白血病等。

【用法用量】口服，一次6g，一日2次。

【使用注意】孕妇禁用。然非实火，不可轻投。

## 二、润下

润下剂及中成药适用于因年老体弱、病后、产后、阴血不足或阴液不足所致的肠燥津亏，大便秘结之证，表现为大便干燥，小便短赤，或身热口干，舌燥少津。常用润下药如火麻仁、杏仁等，配伍寒下药如大黄等组成方剂及中成药，如麻仁丸、苁蓉通便口服液。

## 麻子仁丸
### 《伤寒论》

【组成】麻子仁（二升）20g　芍药（半斤）9g　枳实（炙，半斤）9g　大黄（一斤，去皮）12g　厚朴（一尺，炙）9g　杏仁（一升，去皮、尖，熬，别作脂）10g

【用法】上药为末，炼蜜为丸，每次9g，每日1~2次，温开水送服。亦可水煎服，用量按原方比例酌定。

【功效主治】润肠通便。用于肠胃燥热之便秘证。症见大便干结，小便频数。

【分析】本方证由肠胃燥热，脾津不足所致。胃之燥热有余，脾之津液不足，脾受约束，津液不得四布，但输膀胱，而致小便频数；肠胃燥热，肠失濡润，故大便秘结。治宜润燥通便，开结泄热。

【临床应用】本方是润肠通便的常用方。现代临床常用本方加减治疗习惯性便秘、老人与产后便秘、痔疮便秘等属肠胃燥热者。

【使用注意】本方虽属润肠缓下之剂，但仍有一定的攻下破气作用，故对老人、体虚而内无邪热的便秘，以及孕妇及血虚津亏便秘，均应慎用。

考点提示：麻子仁丸的主治证是什么？

## 苁蓉通便口服液
《卫生部新药转正标准》

【组成】 肉苁蓉  何首乌  枳实（麸炒）蜂蜜

【剂型规格】 口服液，每支 10ml。

【功效主治】 滋阴补肾，润肠通便。主治中、老年人、病后产后等虚性便秘及习惯性便秘。

【分析】 本方主治血虚肠燥证。本品常用于中、老年人及病后产后等虚性便秘及习惯性便秘。

【用法用量】 口服，一次 10~20ml，一日一次。睡前或清晨服用。

【使用注意】 ①孕妇慎用；②本品久贮后，可能会出现少量振摇即散的沉淀，可摇匀后服用，不影响疗效。

## 三、攻补兼施

攻补兼施剂适用于里实正虚之大便秘结之证，常以脘腹胀满，大便秘结而兼气血阴津不足为主要表现。若不攻则不能去其实，不补则无以救其虚，惟有攻补兼施，邪正兼顾，方为两全。本类方剂常用攻下药如大黄、芒硝等与补虚药如人参、当归、生地黄等组成方剂。代表方如增液承气汤、半硫丸。

## 增液承气汤
《温病条辨》

【组成】 玄参30g  麦冬（连心）25g  细生地25g  大黄9g  芒硝4.5g

【功效主治】 滋阴增液，泄热通便。用于热结阴亏便秘证。症见大便秘结，下之不通，脘腹胀满，口干唇燥，舌质红，舌苔黄，脉沉细数。

【分析】 本方证治为热结肠胃，津液不足所致。热伤阴津，肠道失去濡润，则大便秘结，此属"无水舟停"之证。本方是由增液汤和与调胃承气汤（去甘草）而来，故曰增液承气汤。

【用法】 水煎，芒硝溶化，分 2 次服。

【临床应用】 常用于习惯性便秘，痔疮便秘、流行性出血热少尿期、大叶性肺炎、颅脑术后昏迷等证属阴虚热结者。

## 半 硫 丸
《部颁标准》

【组成】 半夏（姜制）300g  硫黄（制）300g

【剂型规格】 水丸，每 15 粒重 1g。

【功效主治】温肾通便。用于老年阳虚便秘。

【用法用量】口服,一次 3~6g,一日 2 次。

【使用注意】①不宜用于老年阴虚便秘,妇女产后的血虚便秘,肠胃燥热的津少便秘者;②大量口服可能引起胃肠道刺激性症状。

# 任务十五　外用剂及中成药

## 任务导入

王某,女性,27 岁,怀孕 2 个月。夏日受暑感冒,头沉、头痛、发低热、腹胀、纳呆,舌苔白腻,脉濡。

请您完成以下任务:本案例是否可以应用风油精缓解症状?

凡用药物制成不同剂型,用于体表皮肤,以及口、咽、眼、鼻、耳等部位的中成药,统称为外用中成药。

本类中成药广泛地应用于外伤科、眼科、耳鼻喉科、皮肤科等,是一类值得重视的中成药,因为药物或直接用于患处,或药施于外,其效迅捷。外用中成药有散剂、膏剂、酒剂及敷贴剂等多种剂型。

外用中成药中,大多数药物有一定毒性,切不可误为内服;在外用过程中需注意使用方法,以防中毒。若使用过程中,出现丘疹、水疱、潮红、渗液、瘙痒等过敏反应时,应立即停止使用,必要时应作相应的治疗。

## 一、散剂

散剂是指一种或数种药物经粉碎、混匀而制成的粉末状制剂。也是古老的剂型之一。散剂比表面积较大,因而具有易分散、奏效快的特点。例如如意金黄散、九分散、七厘散。

### 如意金黄散
《中国药典》

【组成】姜黄 160g　大黄 160g　黄柏 160g　苍术 64g　厚朴 64g　陈皮 64g　甘草 64g　生天南星 64g　白芷 160g　天花粉 320g

【剂型规格】散剂,每袋 12.5g。

【功效主治】消肿止痛。用于疮疡肿痛,丹毒流注,跌扑损伤。

【分析】本方主用于湿热毒瘀证之疮疡。

【用法用量】外用。红肿,烦热,疼痛,用清茶调敷;漫肿无头,用醋或葱酒调敷,亦可用植物油或蜂蜜调敷;一日数次。

【使用注意】疮疡已破者勿用;外敷面积最好超过肿胀范围;注意切勿入口。

## 九 分 散
《中国药典》

【组成】 马钱子粉（调制）250g　麻黄250g　乳香（制）250g　没药（制）250g

【剂型规格】 散剂，每包2.5g。

【功效主治】 活血散瘀，消肿止痛。用于跌打损伤、瘀血止痛。

【分析】 本方主用于风寒瘀阻证之跌打损伤、瘀血肿痛。

【用法用量】 ①口服：每次2.5g，每日1次，饭后服。②外用：以酒调敷，用于创伤青紫未破者。

【使用注意】 ①高血压、心肾病患者及孕妇忌服。②外伤破损出血者不可外敷，以免吸收中毒。

## 七 厘 散
《中国药典》

【组成】 血竭500g　乳香（制）75g　没药（制）75g　红花75g　儿茶120g　冰片6g　麝香6g　朱砂60g

【剂型规格】 散剂，每瓶1.5g或3g。

【功效主治】 化瘀消肿，止痛止血。用于跌扑损伤，血瘀疼痛，外伤出血。

【用法用量】 口服，一次1~1.5g，一日1~3次；外用，以白酒调敷患处或用干粉撒布伤口。

【使用注意】 孕妇禁用。

## 二、膏剂

膏剂是指将药物用水或植物油煎熬浓缩而成的膏状剂型，有内服和外用两种。外用膏剂，分为软膏剂和硬膏剂。例如马应龙麝香痔疮膏、京万红软膏。

## 马应龙麝香痔疮膏
《中国药典》

【组成】 麝香　牛黄　珍珠　炉甘石（煅）硼砂　冰片

【剂型规格】 软膏，每支10g。

【功效主治】 清热解毒，活血化瘀，去腐生肌。用于外痔，肛裂、肛周湿疹等症。

【分析】 本方主用于湿热瘀阻证之痔疮。

【用法用量】 外用，取适量涂搽患处。

【使用注意】 孕妇慎用或遵医嘱。

# 京万红软膏
《部颁标准》

【组成】地榆 地黄 当归 桃仁 黄连 木鳖子 罂粟壳 血余炭 棕榈 半边莲 土鳖虫 穿山甲 白蔹 黄柏 紫草 金银花 红花 大黄 苦参 五倍子 槐米 木瓜 苍术 白芷 赤芍 黄芩 胡黄连 川芎 栀子 乌梅 冰片 血竭 乳香 没药

【剂型规格】油膏剂，每支 10g。

【功效主治】活血消肿，祛瘀止痛，解毒排脓，去腐生肌。用于水、火、电灼烫伤、疮疡肿痛，皮肤损伤，创面溃疡。

【分析】现代药理研究表明：京万红软膏对金黄色葡萄球菌、痢疾杆菌及部分真菌有明显抑制作用；对烧伤创面愈合有显著促进作用。

【用法用量】用生理盐水清理创面，涂敷本品或将本品涂于消毒纱布上，敷盖创面，用消毒纱布包扎，每日换药 1 次。

【使用注意】对Ⅰ度和Ⅱ度烧伤、烫伤，用本药较为合适，若重度烧伤，可同时结合其他方法治疗。

> **知识链接**
>
> 本制剂与烫伤油同为治疡剂，均有解毒止痛，去腐生肌的作用，但京万红软膏中有乳香、没药、桃仁、穿山甲等药物，活血化瘀力强，又有黄柏、苦参、血竭等收湿敛疮之品，尤其适用于烧烫伤早期瘀血症状明显者，晚期破溃糜烂，久不收口者也可应用。而烫伤油去腐生肌和活血化瘀之力不足，一般只用于烧烫伤的初期。

## 三、油剂

油剂是指油溶性药物溶于有机油类溶剂中的制剂。必要时加入适量的助溶剂、表面活性剂等，以提高制剂的性能。油剂主要适用于超低容量喷雾，也有特殊需要的，如制成水面漂浮性油剂，用于防治水田中的病虫草害或者地沟、房间的蚊蝇害虫。例如跌打万花油、风油精、清凉油。

# 跌打万花油
《部颁标准》

【组成】野菊花 乌药 水翁花 徐长卿 大蒜 马齿苋 葱 金银花叶 黑老虎 威灵仙 木棉皮 土细辛 葛花 声色草 伸筋藤 蛇床子 铁包金 倒扣草 苏木 大黄 山白芷 朱砂根 过塘蛇 九节茶 地耳草 一点红 两面针 泽兰 红花 谷精草 土田七 木棉花 鸭脚艾 防风 侧柏叶 马钱子 大风艾 腊梅花 墨旱莲 九层塔 柳枝 栀子 蓖麻子 三棱（制）辣蓼 莪术（制）大风子（仁）荷

叶　卷柏　蔓荆子　皂角　白芷　骨碎补　桃仁　牡丹皮　川芎（制）化橘红　青皮　陈皮　白及　黄连　赤芍　蒲黄　苍耳子　生天南星　紫草茸　白胡椒　香附（制）肉豆蔻　砂仁　紫草　羌活　草豆蔻　独活　干姜　荜茇　白胶香　冰片　薄荷油　松节油　水杨酸甲酯　樟脑油　桉油　丁香罗勒油　茴香油　桂皮油

【剂型规格】油剂，每瓶 20ml。

【功效主治】止血止痛，消炎生肌，消肿散瘀，舒筋活络。用于治疗跌打损伤、撞击扭伤、刀伤出血、烫伤等。

【分析】本方主用于寒湿瘀阻证之跌打损伤，由 86 种中草药组成。诸药合用，有舒筋活络、祛风除湿、消肿止痛、清热解毒、止血生肌的作用。

【用法用量】外擦（或外敷）患处。鼻出血者可取浸有跌打万花油脱脂棉塞入出血的鼻孔。

【使用注意】忌口服。

知识拓展

　　跌打万花油治疗机制：在患处形成油性保护膜，迅速渗透，其中的中药成分具有止血、止痛、促进结痂、抗菌消炎、减轻水肿的作用。相比同类的产品具有药性温和，不会对患处造成刺激，使用过程中未发现不良反应，安全可靠。是值得临床上进一步推广的优质中药产品。

## 风 油 精
*《部颁标准》*

【组成】薄荷脑 320g　水杨酸甲酯 260g　樟脑 30g　桉油 30g　丁香酚 30g

【剂型规格】油剂，每瓶 3、6、9 毫升。

【功效主治】消炎、镇痛，清凉、止痒，驱风。用于伤风感冒引起的头痛、头晕以及由关节痛、牙痛、腹部胀痛和蚊虫叮咬、晕车等引起的不适。

【分析】本方主用于伤风感冒引起的头痛、头晕以及由关节痛、牙痛等引起的不适。

【用法用量】外用，涂擦于患处。口服，一次 4~6 滴，小儿酌减或遵医嘱。

【使用注意】禁用于深 II°以上的烫伤（尤为水疱破后易产生刺激疼痛）。

知识链接

　　风油精中的樟脑具有一定的毒性，怀孕头三个月的孕妇禁用。此外，新生儿也要忌用风油精。否则樟脑会随气味透过新生儿娇嫩的皮肤和黏膜渗入血液中，引起婴儿黄疸症，出现全身发黄、口唇青紫、不吮乳、哭声微弱、嗜睡等症状。另外，深二度以上的烫伤患者忌用风油精。因为病人创面皮肤不完整，若涂抹风油精，会产生刺激性疼痛。最后是外搽风油精后皮肤出现皮疹瘙痒者忌用。特别是有些人面部涂搽过敏者，会在皮肤表面形成色素沉着斑块，影响颜面美观。

## 清凉油

《部颁标准》

【组成】薄荷脑 160g　薄荷油 100g　樟脑油 30g　樟脑 160g　桉油 100g　丁香油 12g　桂皮油 12g　氨水 6ml

【剂型规格】软膏剂，每盒 3g。

【功效主治】清凉散热，醒脑提神，止痒止痛。用于感冒头痛，中暑，晕车，蚊虫叮咬等。

【分析】本品为暑湿类、感冒类非处方药品。

【用法用量】外用，需要时涂于太阳穴或患处。

### 四、丸剂

丸剂是药物细粉或药物提取物加黏合剂或辅料合成的球形固体制剂。丸剂吸收缓慢，药力持久，服用、制作、携带、贮存都比较方便。丸剂按制备所用赋型剂的不同，分为蜜丸、水丸、糊丸、蜡丸、浓缩丸和滴丸等。例如梅花点舌丸。

## 梅花点舌丸

《中国药典》

【组成】牛黄 60g　珍珠 90g　麝香 60g　蟾酥（制）60g　熊胆粉 30g　雄黄 30g　朱砂 60g　硼砂 30g　葶苈子 30g　乳香（制）30g　没药（制）30g　血竭 30g　沉香 30g　冰片 30g

【剂型规格】水丸，每 10 丸重 1g。

【功效主治】清热解毒，消肿止痛。用于疔疮痈肿初起、咽喉、牙龈肿痛、口舌生疮。

【分析】本方主用于热毒内盛证之疮疡痈肿初起。

【用法用量】口服，每次 3 丸，每日 1~2 次；外用，用醋化开，敷于患处。

【使用注意】①正虚体弱者慎服，孕妇禁服；②按定量服用，不可多服。

### 五、酊剂

酊剂，把生药浸在酒精里或反把化学药物溶解在酒精里而成的药剂，如颠茄酊、橙皮酊、碘酊等，简称酊。例如正骨水。

## 正 骨 水

《中国药典》

【组成】九龙川　木香　海风藤　土鳖虫　豆豉姜　猪牙皂　香加皮　莪术　买麻藤　过江龙　香樟　徐长卿　降香　两面针　碎骨木　羊耳菊　虎杖　五味藤　千斤

拔　朱砂根　横经席　穿壁风　鹰不扑　草乌　薄荷脑　樟脑。

**【剂型规格】** 酊剂，每瓶 12、30、45、88ml，含乙醇应为 56% ~ 66%。

**【功效主治】** 活血祛瘀，舒筋活络，消肿止痛。用于跌打扭伤、各种骨折、脱臼。运动前后搽用，能消除疲劳。

**【用法用量】** 用药棉蘸药液轻搽患处；重症者用药液湿透药棉敷患处 1 小时，每日 2~3 次。

**【使用注意】** 忌内服；不能搽入伤口；用药过程中如有瘙痒起疹，暂停使用。

**知识链接**

　　正骨水与七厘散均为治疗跌打损伤的常用方剂。但正骨水所治之跌打损伤并不单为瘀血阻滞之证，而是兼夹有风湿阻络的因素，故其用于跌打损伤及各种骨折日久者，症见关节和受伤处疼痛且有痛处不移、遇风冷加重的特点。而七厘散常用于跌打损伤急性期气血悖逆、瘀阻经络且正气未伤者，可见伤处青红紫斑，痛如针刺等瘀血之象。

# 任务十六　临床常用中成药调研实训

## 一、实训目的

（一）掌握临床常用中成药的适应证与使用注意，能够合理有效指导用方。

（二）熟悉药品经营的程序。

（三）了解常用中成药的品种、剂型和价格。

## 二、实训方法

以 3~6 人为小组，分别到医院中成药房或中成药零售企业进行调查，总结调查结果，分析撰写分析报告，提出对中成药现状改进的设想。

## 三、实训内容

（一）选择不同的医疗单位中成药房或零售药店进行调查。

（二）调查常用中成药的品种、剂型和价格。应注意比较同一处方制剂的价格区别。

（三）调查常见剂型的包装特点、内外包装以及说明书所撰写的内容。

（四）调查市场上的中成药新剂型的优势以及目前研发所存在的问题。

## 四、实训检测

（一）如何向患者推荐功能主治类同的中成药？

（二）患者应从哪些方面选择中成药？患者购买时最想了解的信息是什么？

（三）对比分析中成药和西药。

## 五、实训心得

（一）根据训练过程里遇到的困难，总结自己的心得体会，并进一步说明你对药品经营方式有何设想。

（二）假如你作为销售中成药部门的主管，该如何扩大销售业绩。

## 六、实训报告

（一）将中成药的品种、剂型、价格等结果汇总成表格。

（二）根据各种剂型中成药的数量，统计常用中成药的主要剂型有哪些，并将各类剂型的优缺点总结出来。

（三）根据调查结果，阐述各类剂型的包装特点、内外包装、说明书应撰写的内容以及目前存在的问题。

（四）通过调查，统计目前中成药的新剂型，如注射剂、软胶囊、喷雾剂、滴丸等具体有哪些品种？讨论这些剂型的优势以及目前研发存在的问题。

# 目标检测

**一、选择题**

1. 没有清暑作用的中成药是
    A. 八正合剂 　　 B. 十滴水 　　　 C. 仁丹
    D. 六一散 　　　 E. 六合定中丸

2. 治疗便秘下列中成药应首选
    A. 当归龙荟丸 　 B. 枳实导滞丸 　 C. 黄连上清丸
    D. 人参养荣丸 　 E. 银黄颗粒

3. 关于复方丹参滴丸说法错误的是
    A. 孕妇慎用该成药 　　　　　　　 B. 方中由丹参和三七二味药组成
    C. 具有活血化瘀，理气止痛作用 　 D. 具有起效快，生物利用度高的特点
    E. 药物组成包括冰片

4. 不可内服的成药是
    A. 七厘散 　　　 B. 苏合香丸 　　 C. 云南白药
    D. 如意金黄散 　 E. 九分散

5. 中风，口眼㖞斜，半身不遂可首选
    A. 安宫牛黄丸 　 B. 消风散 　　　 C. 复方丹参片
    D. 再造丸 　　　 E. 苏合香丸

6. 感受风寒，内伤食积可选择
    A. 午时茶颗粒 　 B. 小儿感冒颗粒 　 C. 六一散
    D. 苏子降气汤 　 E. 保和丸

7. 外用治跌扑损伤，血瘀疼痛，外伤出血应首选

  A. 七厘散    B. 风油精    C. 如意金黄散

  D. 梅花点舌丸  E. 半硫丸

8. 脾胃虚弱，食少便溏应首选

  A. 六味地黄丸  B. 参苓白术散  C. 八珍丸

  D. 如意金黄散  E. 十全大补丸

9. 肝气不舒所致的月经不调可用

  A. 逍遥丸    B. 元胡止痛片  C. 八珍丸

  D. 复方丹参片  E. 右归丸

10. 含有的毒性成分为蟾酥的是

  A. 再造丸    B. 六神丸    C. 十全大补丸

  D. 四君子丸   E. 九分散

## 二、简答题

1. 四君子汤与参苓白术散均可用于脾胃气虚证，二方有何不同？

2. 冰硼散、如意金黄散均有清热解毒消肿止痛的作用，二者有何不同？

3. 藿香正气散、理中丸同治呕吐泄泻，立法用药有何区别？

（李本俊　朱曼迪）

# 模块四　临床应用>>>

# 项目九　疾病防治

## 任务一　预防原则

### 任务导入

《金匮要略》中有"见肝之病，知肝传脾，当先实脾。"
请您完成以下任务：
1. 原文中肝病以何种形式传及于脾？
2. 原文体现了什么观点？

预防，就是采取一定的措施防止疾病的发生与发展。《黄帝内经》中将预防称之为"治未病"，其内容包括未病先防和既病防变两个方面。

## 一、未病先防

未病先防，即在发生疾病之前，采取一些措施防止疾病的发生。中医学认为，任何疾病的发生发展都是正气与邪气矛盾双方斗争的结果，正气不足是疾病发生的内在根本原因，邪气入侵则是疾病发生的重要条件。做好"未病先防"必须重视增强人体正气和防止病邪入侵两个方面的因素。

### （一）养生以提高正气

养生就是保养生命，通过采取各种方法来提高人体正气，增强抗病能力，预防疾病的发生，延年益寿。

**1. 顺应自然**　天人相应是中医学整体观念的集中体现。人与自然界是息息相通的，人体依靠自然提供物质条件的同时，还要适应四时的阴阳变化。顺应自然，要求人的生命活动要遵循自然界变化的客观规律，顺应自然界的变化而主动地采取各种措施，以适应自然界的变化，从而避邪防病，保健延年。

**2. 形神共养** 形，人的形体；神，人的精神活动。形与神既相互依存，又相互影响，是对立统一的。形神共养不仅要注重形体的保养，同时还要注意精神的调摄，从而形体健壮，精神健旺，生命才能健康长寿。其中，养神为首务，神明则形安。中医养生学认为，静以养神，动以养形。通过清净养神、修性怡神、气功练神等方式来静以养神，从而保持神气的恬淡虚无，摒除一切不良的情绪波动，保持安静乐观、平和的精神状态。动以养形则是通过形体锻炼、劳动、散步、按摩、导引等方式，运动形体，疏通经络，促进气血运行。锻炼形体需注意三点：一是要适度，做到形劳而不倦；二是因人而异选择运动方式；三是持之以恒，坚持不懈。如此动静结合，形神共养，延年益寿。

**3. 饮食有节** 注意规律饮食，饥饱适度，五味调和，清洁卫生，不可饥饱无常，暴饮暴食，或偏嗜五味，损伤脾胃。

**4. 起居有常** 生活要保持一定的规律性，做到起居有常，劳逸结合。顺应四时气候变化安排作息时间，养成规律的起居习惯，定时睡眠和起床，定时工作和学习，定时锻炼等，从而提高机体对自然环境变化的适应能力，防止外邪入侵。

**5. 药物预防** 早在《黄帝内经》中就记载药物预防传染病，目前临床上也常用中草药来预防一些疾病，如茵陈、栀子预防肝炎，板蓝根、大青叶预防流感、流脑，大蒜预防痢疾等。也有用药物来杀灭或驱除病邪，如佩戴药囊、燃烧烟熏等。

**6. 人工免疫** 人工免疫能增强人体正气，提高人体抗病能力，是预防传染性疾病的重要手段。早在 11 世纪就有人痘接种法预防天花，并于 17 世纪传到日本、朝鲜、俄罗斯及欧美等国家，成为全世界人工免疫学的先驱。在科技高速发展的今天，人工免疫也飞速发展，如接种疫苗、菌苗、类毒素等，从而使人体产生主动免疫，可预防某些疾病的发生。

**（二）防止病邪侵害**

病邪既是导致疾病发生的重要外部条件，又是直接因素，因此应从各方面做好措施，防止病邪侵害以达到未病先防的目的，如注意保护环境，讲究个人卫生，防止空气、水源以及食物的污染，依据气候的变化，适时添减衣服，注意病患的消毒隔离，瘟疫流行期间，避免出入公共场所，减少感邪的机会等，是防止病邪侵害的有效办法。

## 二、既病防变

既病防变，是在疾病发生后应做到早期诊断、早期治疗，防止疾病的发展和传变。

**（一）早期诊治**

疾病的发生、发展、传变是一个连续变化的过程。若不能早期发现和治疗，病情会由轻到重，病位会由浅入深，甚至会由一脏累及他脏，病情越复杂，治疗越困难。因此，既病之后，及早诊断和治疗为当务之急。

**（二）控制传变**

指应根据不同疾病的传变途径与发展规律，先安未受邪之地。《金匮要略》中指出："见肝之病，知肝传脾，当先实脾"。以肝病治疗举例，治肝常配合健脾和胃的方法，通过调理脾胃，使脾气健旺而不受邪，以防肝病传脾，达到控制肝病传变的目的。所以，在既病之后，密切观察病情的变化，可以掌握疾病传变的规律和途径，以便及时采取有效的治疗措施，将疾病控制在早期阶段，防止病情的进一步发展。

# 任务二　治疗原则

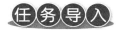

　　于某，男性，36 岁。怕冷，腰膝酸软 8 年。患者自幼体弱多病，身材瘦小。婚后出现怕冷，四肢不温，腰膝酸软。就诊时正值初秋，常人只着单衣，患者则已穿棉衣，夜间需加盖厚被才觉温暖而眠，每至冬季则更苦于寒冷。现症：面白，神疲乏力，动则自汗出，大便溏薄，小便清长，阳事不坚，舌淡苔薄白而润，脉沉细无力。检查无其他器质性病变。

　　处方：仙灵脾 9g，仙茅 9g，巴戟天 9g，制附子 6g，桂枝 6g，熟地 15g，山茱萸 15g，山药 15g，茯苓 12g，杜仲 9g，当归 9g，黄芪 9g。服药 3 剂后顿感周身变暖，上方再服 3 剂，怕冷大减，穿衣也与常人无异，精神好转。后以上方加减服药 15 剂，症状明显改善。

　　请您完成以下任务：

　　1. 本患者可辨证为什么证候？

　　2. 依据处方中的药物功效特点，该病例采用的是怎样治疗原则？

　　治疗原则，简称治则，是治疗疾病时必须遵循的基本原则。它是在中医学的整体观念和辨证论治思想指导下制定的，对临床上确定治法、处方、遣药具有重要指导意义。

## 一、治病求本

　　治病求本，是指在治疗疾病时，必须辨析疾病的根本原因，抓住并针对疾病的本质进行治疗。疾病在其发展过程中，都会出现许多症状和体征，这是疾病过程中反映于外的征象。探求疾病的本质，须将四诊收集患者的症状和体征，运用各种辨证方法，将疾病的症状、体征以及患者的体质、天时、地理等与疾病相关的因素加以分析，辨清疾病的原因、病变部位、病理性质、邪正关系，透过表面现象找出疾病的本质，针对其本质进行治疗。如常人感冒，疾病本质是外邪犯表而出现的卫表不和，治疗时针对本质就须解表达邪。但感冒又有风寒、风热、风燥和暑湿的不同证型，虽都可解表达邪，但风寒感冒治以辛温解表；风热感冒治以辛凉解表；风燥感冒治以润燥解表；暑湿感冒治以祛暑化湿解表。

　　治病求本，必须掌握"正治与反治"、"治标与治本"及"病治异同"三个方面。

### （一）正治与反治

　　正治与反治，指所用药物性质的寒热、补泻作用与疾病本质、现象之间的逆从关系。一般而言，疾病发生发展过程中所表现的表象与本质是一致的。但是个别情况下疾病变化是错综复杂的，有时候会出现疾病的表象与疾病本质相反，如真实假虚、真虚假实、真热假寒、真寒假热等。因此，治疗时就会有正治与反治的不同。

**1. 正治**　正治是逆其证候性质而治的一种治疗原则，又称"逆治"。主要适用于疾病的表象与疾病本质相一致的病证。有以下四种情况。

（1）寒者热之　指寒证表现为寒象，治用温热药。如表寒证用辛温解表类方药，里寒证用温里散寒类方药等。

（2）热者寒之　指热证表现为热象，治用寒凉药。如表热证用辛凉解表类方药，里热证用苦寒清里类方药等。

（3）虚者补之　指虚证表现为虚象，治用补益类方药。如阳气虚证用温阳益气类方药，阴血虚证用滋阴养血类方药等。

（4）实者泻之　指实证表现为实象，治用泻邪类方药。如水饮停聚证用逐水类方药，血瘀证用活血化瘀类方药等。

**2. 反治**　是顺其疾病表现的假象而治的一种治疗原则，所用方药的性质与疾病表现的假象相同，因此也称"从治"。其本质也是在治病求本法则指导下，针对疾病的本质而进行治疗。有以下四种情况：

（1）寒因寒用　指用寒性药物治疗假寒证。适用于真热假寒证。如里热盛极而致阳气郁闭于内，格阴于外，突然出现四肢逆冷的假象，治疗应顺从其外在的假寒，而用寒凉药治其真热。表面上看是以寒治寒，但从病因病机上讲，仍为以寒治热。

（2）热因热用　指用热性药物治疗假热证。适用于真寒假热证。如阴盛格阳证，阴寒盛于内则下利清谷、四肢厥逆、脉微欲绝等真寒之征，阳气被格拒于外则身热、面赤等假热之象。此时应用温热药温其真寒，里寒消散，阳气自然得复，而表现于外的假热，亦随之消失。表面上看是以热治热，但从病因病机上讲，仍为以热治寒。

（3）通因通用　是用通利的药物治疗具有通泄症状的实证。适用于真实假虚之候，如食积泄泻，治以消导泻下；瘀血阻滞所致的崩漏，治以活血化瘀等，这种以通治通的方法称之为通因通用。

（4）塞因塞用　是用补益的药物治疗具有闭塞不通症状的虚证。适用于真虚假实之候。如脾胃虚弱，气机升降失司而致的脘腹胀满病证，治疗时应补益脾胃，脾升胃降得复，气机升降正常，脘腹胀满自除。这种以补开塞之法称之为塞因塞用。

**（二）治标与治本**

"标"，指现象；"本"，指本质。标本是一个相对的概念，借以概括事物的本质与现象、因果关系以及病变过程中各种矛盾的主次关系等。在正邪方面，正气为本，邪气为标；在病因与症状方面，病因为本，症状为标；在疾病先后方面，先病为本，后病为标，旧病为本，新病为标；在疾病的现象本质方面，本质为本，现象为标。这种标本主次关系在复杂多变的病证中，不是绝对的，而是相对的，是不停地运动变化的，所以临床运用标本关系分析疾病的主次先后和轻重缓急，临床常用有"急则治标""缓则治本"及"标本兼治"。

**1. 急则治标**　在标病危急的情况下，如不先治其标病，会影响本病的治疗，甚至危及病人的生命，故必须采取急救措施先治其标。如多种原因引起大出血，严重危及病人的生命，当先止血以治其标，而后针对病因再治其本。急则治标是一种应急性治则，就是为治本创造条件，更好地治本。

**2. 缓则治本** 与急则治其标相对而言，在病情不急的情况下，针对疾病本质进行治疗。如阴虚发热咳嗽，发热咳嗽为标，阴虚为本，治以滋阴润肺，为治其本，待阴虚改善后，发热、咳嗽不治自愈。治标只是应急时的权宜之计，而治本才是治病的根本方法。

**3. 标本兼治** 在标病本病并重时采用标本兼治。若单治本病就不能顾其标，或单治标病就不能治其本病，皆不能适应该病证的治疗要求，就须标本兼治。如气虚感冒，本为气虚，标为感冒，此时若单纯补气，则邪气滞留，表证不解，病程延长。若单纯解表则汗出伤气，气虚更甚。故采用益气解表，标本兼顾，提高疗效，缩短病程。

**考点提示：** 如何运用治标与治本、正治与反治。

## 二、扶正祛邪

"邪"，泛指各种致病因素；"正"，人体的生理功能及抗病、康复能力的概括。邪与正是矛盾双方，邪正之间的消长盛衰，决定着疾病的发生、发展变化及其转归。因此扶助正气、祛除邪气是改变邪正矛盾双方力量的对比，可使疾病向痊愈方向转化，是指导临床治疗的重要法则。

### （一）扶正

扶正是指扶助机体正气，以增强体质，提高机体抗病能力，即"虚则补之"。适用于正虚邪气不实的虚证。扶正的方法很多，既可采用扶助正气的药物、针灸推拿，也可采用适当的营养、调摄精神和功能锻炼等方法。如气虚、阳虚证，治以补气、助阳；血虚、阴虚，治以补血、滋阴。

### （二）祛邪

祛邪是指祛除病邪，邪去正安，恢复健康，即"实则泻之"。适用于邪实正气未虚的实证。祛邪的方法很多，既可采用药物祛除邪气，也可采用针灸推拿的方法。如外感病用发汗法，实热证用清热泻火法，气滞证用理气行滞法等。

临床运用扶正祛邪时，须正确分析正邪双方力量的对比情况，分清主次，以此决定扶正祛邪的单用或兼施，或扶正祛邪的先后。一般而言，单纯正虚用扶正，单纯邪实用祛邪；若虚实错杂，则应扶正祛邪并举，但须分清虚实的主次缓急，从而确定扶正祛邪的主次和先后，做到"扶正不留邪，祛邪不伤正"。

**考点提示：** 扶正与祛邪的区别；如何运用扶正与祛邪。

## 三、调整阴阳

中医学认为，疾病发生发展的根本原因就是由阴阳失调，出现阴阳的偏盛或偏衰的结果。因此疾病治疗中须调整阴阳，使其重新恢复相对平衡，做到"以平为期"。调整阴阳也是中医治疗疾病的重要法则。

### （一）损其有余

损其有余是指对于阴或阳的一方偏盛有余的病证，运用"实则泻之"的治疗方法。如由"阳盛则热"所致的实热证，治以清泄阳热；对"阴盛则寒"所致的实寒证，治以温散阴寒。

## （二）补其不足

补其不足是指对于阴或阳的一方偏衰不足的病证，运用"虚则补之"的治疗方法。如阴虚证、阳虚证以及阴阳两虚证，可分别治以滋阴、补阳、阴阳双补。

在阴或阳偏衰的疾病中，一方的不足，也可能导致另一方的相对亢盛。如阳气虚衰，阳不制阴，则阴相对偏盛，形成阳虚则寒的虚寒证，治以"益火之源，以消阴翳"。相反，若阴精亏损，阴不制阳，则阳相对偏亢，形成阴虚则热的虚热证，治以"壮水之主，以制阳光"。若阴阳皆虚，则应阴阳双补。由于阴阳互寓互藏、互根互用，在治疗阴或阳偏衰的病证时，还要须运用"阳中求阴"或"阴中求阳"的方法。

**考点提示：** 损其有余与补其不足的区别与临床应用。

## 四、三因制宜

三因制宜又称因人因地因时制宜。疾病发生、发展过程中，常与人体本身、时令气候、地理环境密切相关，因此在治疗时要依据病人的性别、年龄、体质以及地理环境、季节气候等不同情况，制定出适宜的治疗方法。

### （一）因人制宜

因人制宜是依据病人年龄、性别、体质、生活习惯等不同特点，指导临床用药。治疗疾病时不能孤立地看待疾病，而是要全面观察病人的整体情况。如小儿生机旺盛，但由于气血未充，脏腑娇嫩，须慎用峻剂和补剂，且药量要轻。而老年人气血衰少，生机减退，患病则多虚证或正虚邪实，治疗时，虚证宜补，实证宜泻，虚实夹杂则攻补兼施，以免损伤机体正气。女性有经、带、胎、产等特殊情况，治疗须慎重用药。如妊娠期，禁用峻下、破血、滑利之品，产后又要考虑气血亏虚及恶露、哺乳的情况。由于每个人的先天禀赋和后天调养不同，个体素质会有强弱和偏寒偏热之分，形体亦有高大和瘦小之别，所以治疗同一疾病，处方用药当有所区别。如素体阳旺之人慎用温热药，素体阴盛之体慎用寒凉药物等。

### （二）因地制宜

因地制宜是根据不同地域环境特点，指导临床用药的原则。不同的地区环境、气候及生活习惯不同，人的生理病理变化也有差别，因此治疗用药须考虑地域特点。如风寒感冒须治以辛温解表，由于西北气候寒冷，人体腠理致密，常用辛热发散之麻黄、桂枝等；而东南气候温热，人体腠理多疏松，多用微温之荆芥、防风等。

### （三）因时

因时制宜是根据不同季节气候的特点，指导临床用药的原则。如春夏季节，气候由温渐热，阳气升发，人体腠理随之逐渐疏松开泄，即使外感风寒之邪，也须慎用发汗力强的麻黄、桂枝等辛温发散之品，以免开泄太过，耗气伤阴。秋冬季节，人体腠理随之致密，则应慎用寒凉之品，以防苦寒伤阳。再如暑天多雨，暑湿交蒸，病多挟湿，因此治暑必兼除湿；秋季气候干燥，慎用香燥之剂，以防劫伤阴津。

三因制宜充分体现了中医学的整体观念和辨证论治在临床应用中的灵活性和原则性。在临床治疗中，须全面、动态地看待问题，具体情况具体分析，确定适宜的治法和方药，从而提高治疗效果。

# 任务三　治疗方法

## 任务导入

1. 任务二病案中用了什么样的治法来调整阴阳？
2. 应用时须注意什么？

治疗方法简称治法，是在治则的指导下确立的具体治法。历代医家经过长期的医疗实践，归纳出汗、吐、下、和、温、清、消、补八种基本治疗大法，在临床具有普遍指导意义。

### 一、汗法

汗法，又称为解表法。指用发汗解表的药物来开泄腠理，以祛邪外出，解除表证的一种治法。适用于外感表证，以及水肿初起、某些疮疡和麻疹透发不畅而兼有表证者。外感病邪的性质有寒热之别，人的体质有阴阳气血的盛衰，因此，其病证则有风寒、风热、正虚外感的区别，临床应用时分别治以辛温解表、辛凉解表、扶正解表等。

汗法当以汗出邪去为度，不可过度发汗，以免耗伤津气。对于表证已解，疮疡已溃，麻疹已透，或自汗、盗汗、失血、吐泻、热病津伤者，均不宜使用。

### 二、吐法

吐法，又称涌吐法。指用涌吐方药催吐，以使病邪或有毒物质从口中吐出的一种治法。适用于饮食停滞胃脘，痰涎阻塞咽喉，顽痰阻滞胸膈，或误食毒物尚在胃中等病证。

吐法属治标之法，多用于急救，用之得当，收效迅速，但易伤正气，因此必须慎用。对病势危笃，年老体弱，气血虚弱及孕妇产妇者，均不宜使用。

### 三、下法

下法，又称泻下法。指运用具有泻下作用的方药，使之泻下通便，以攻逐体内积滞、肠道燥屎等里实证的一种治法。适用于胃肠积滞，实热内结，胸腹积水，瘀血内停，阴寒痼积，虫积等病证。依据病情的缓急，性质的寒热，病邪的兼夹等不同，临床应用时分别治以寒下、温下、攻下、润下、逐水、攻瘀等。

下法易伤人体正气，须当以祛邪为度，不可过量或久服。对脾胃虚弱，年老体弱及孕妇产妇应慎用或禁用。

### 四、和法

和法，又称和解法。指运用具有和解、疏通作用的药物，调理脏腑、气血，以祛除病邪的一种治法。适用于少阳之半表半里证，脏腑失调的肝脾不和、肝胃不和证，以及疟疾等。依据病邪的性质和部位，以及脏腑功能失调的不同，临床常治以和解少阳、调和肝脾、调和肠胃。

凡邪气在表，或表之邪已解而入里，以及脏腑极虚，气血不足之寒热均不宜使用，以免贻误病情。

## 五、温法

温法，又称祛寒法。指运用温热性质的方药，补益阳气，祛除寒邪，用于治疗里寒证。根据寒邪所在部位及正气强弱之别，临床常治以温中散寒、回阳救逆、温肺化饮、温经散寒等。

温法所用药物性质多燥热，易耗伤阴血，凡阴血亏虚、血热妄行及孕妇均当慎用或禁用。

## 六、清法

清法，又称清热法。指运用寒凉性质的方药，清热泻火，凉血解毒，以清除热邪，用于治疗热性病证。适用于里热证。依据热邪所犯脏腑之别以及病情发展阶段的差异，临床常治以清热泻火、清热凉血、清热解毒、清热养阴、清脏腑热等。

清热性质的药物，多具有寒凉之性，易损伤脾胃之阳气，不宜久用；素体脾胃阳虚者慎用。

## 七、消法

消法，又称消散法或消导法。指用具有消导、消散、行气、软坚、化痰、化积等作用的方药，以祛散病邪，消除体内积滞、痞块、癥瘕等病证的一种治法。适用于饮食积滞或癥瘕痞块等病证。依据临床证候的不同，临床常治以消食导滞、行气散瘀、软坚散结、消痰化饮、消痈溃脓等。

消法专为祛邪而设，凡属正虚邪实，祛邪同时还须兼以扶正，做到攻补兼施，以免损伤正气。

## 八、补法

补法，又称补益法。指运用具有补益作用的方药，补益人体气血阴阳之不足，消除虚弱类证候的一种治法。适用于各种虚证。依据人体气血阴阳虚弱的不同，临床常治以补气、补血、补阴、补阳等。

补益药大多具有滋腻之性，易于壅阻中焦之气，可适当配伍理气健脾药，使补而不滞。临床应用时，切记不可滥用补法，以免"闭门留寇"。

以上治疗八法，可依据病情的需要，既可单独应用，也可相互配合使用。

**考点提示：**各治法的适应证与禁忌有哪些。

# 目标检测

## 一、单项选择题

1. 下列哪项不属于正治法（　　　）
   A. 寒者热之　　　　B. 虚则补之　　　　C. 实则泻之
   D. 热因热用　　　　E. 损其有余

2. 补阴时适当配伍补阳药，属（　　　）
   A. 寒者热之　　　　B. 滋阴壮水　　　　C. 阴中求阳
   D. 阳中求阴　　　　E. 益火补土

3. 以下适宜于"通因通用"治法的病证是（　　　）
   A. 食积腹泻　　　　B. 气虚崩漏　　　　C. 胃虚呕吐
   D. 脾虚泄泻　　　　E. 实热便秘

4. 少年慎补，老年慎泻，体现（　　　）的治疗原则
   A. 因人制宜　　　　B. 因地制宜　　　　C. 因时制宜
   D. 因病制宜　　　　E. 因证制宜

5. 汗法不适用于（　　　）
   A. 外感风寒　　　　B. 麻疹初期　　　　C. 外感风热
   D. 疮疡初期　　　　E. 气虚水肿

## 二、简答题

1. 临床上如何运用治标与治本？
2. 正治与反治从治法、用药以及适应证上有什么区别？
3. "治未病"包含哪些内容？

（张　虹　田　丹）

# 项目十　内科常见病选方指导

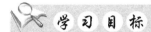 学 习 目 标

**知识要求**

1. 掌握临床常见病的症状、分型、治法、选方、用药情况。
2. 熟悉临床常见病病因病机与鉴别诊断。
3. 了解临床常见病健康指导。

**技能要求**　能够初步运用所学知识对临床常见内科病证进行指导用方。

## 任务一　内科疾病诊治要点

任 务 导 入

费某，男性，20岁。患者自诉牙龈肿痛难忍已3天，伴口臭，小便黄，大便干结。舌红，苔黄，脉滑数。

请您完成以下任务：

1. 通过已学的四诊和辨证知识，对该病进行诊断。
2. 本案例的诊治要点有哪些？

### 一、诊断要点

中医内科疾病诊断是通过四诊采集病史资料，收集辨证所需的全部资料，进行整理分析归纳，确定病名和证候类型的过程。内容包括四诊、辨病与辨证两个方面。

**（一）四诊**

四诊，即望诊、闻诊、问诊、切诊。通过四诊，可以采集病史，收集辨病与辨证的全部资料。资料的内容包括患者的一般情况，如姓名、性别、年龄、婚况、民族、职业等。还应了解患者性格、工作、生活和居住条件等以满足辨证的需要。对于患者，要通过问诊深入了解其本次发病的时间、起病缓急、前驱症状，可能的病因和诱因，主要症状体征及发展变化情况，以及伴随症状、诊疗经过和效果等。以此确定主诉，主诉就是患者最主要的症状和持续的时间。同时，还须了解既往病史、家庭史、个人史、妇女的经带胎产、药物过敏情况等。然后通过望闻切进行查体，以发现阳性体征。随着目前科技的发展，中医四诊的内容也随之丰富和发展，如心电图、纤维肠镜、胃

镜、X线、B超、生化检查等现代诊察手段，也为中医辨病和辨证作参考服务。

**（二）辨病与辨证**

**1. 先辨病，后辨证**　中医病名的诊断，就是要依据四诊收集的资料，在中医理论指导下，以相应疾病的诊断要点，也就是临床表现特征，病史（含诱因）为主，参考辅助检查得出的结论来确定。西医病名的诊断是在西医的理论指导下，依据相应疾病诊断要点或诊断依据进行确诊，其相应的临床表现、病史、辅助检查，均对诊断具有重要的意义。

辨证，就是运用中医的基本理论，从整体出发，将四诊所收集的相关资料，综合分析，辨清疾病的原因、部位、性质、病势以及邪正之间的关系，总结判断出某种证候的过程。故辨证是中医诊断疾病的重要内容。常用方法有八纲辨证、脏腑辨证、气血津液辨证等。

**2. 辨病与辨证相结合**　疾病的诊断，既要辨证，又要辨病，二者分别从横向和纵向的角度对人体的病理变化进行分析和概括。病能系统的反映人体疾病的发生、发展、临床特点以及转归、预后的基本矛盾。而疾病的本质属性，常通过证的形式表现于临床。证是突出反映疾病在某一阶段的主要矛盾和病机属性，也是立法、遣方、用药的重要依据。病和证属同一层次的病理概念。既可以病统证，即一个病可以有不同的证候，叫同病异证；也可以证统病，即同一种证候可见于不同的疾病，叫异病同证。因此，同一疾病，证候不同，治法不同，叫"同病异治"；不同的疾病，证候相同，治法就相同，叫"异病同治"。但是，若单纯的辨证，只是抓住了疾病过程的主要矛盾。单纯辨病，则是抓住了整个疾病发生、发展过程中的基本矛盾。故辨病与辨证应是相辅相成的，只有辨病与辨证相结合，才能确保全面准确的掌握疾病的本质，制定最有效的治疗方案。

## 二、治疗要点

治疗是依据辨病辨证的结果，确定治疗原则，治则包括治病求本、扶正祛邪、调整阴阳、三因制宜等，在治则的指导下，选择和确定针对病机具体治疗方法，再依据治法选择主治方、基础方或中成药。有了主方后，依据病人的具体情况，进行加减用药，使方药更适合病人病情。剂量也须依据病人的病情、体质等因素酌情使用。煎服法、调养宜忌对治疗效果也至关重要，因此也是治疗的一部分，不可遗漏或疏忽。

# 任务二　感　冒

## 任务导入

张某，男性，30岁。2天前因劳累受凉，出现恶寒，发热，体温37.2℃，伴头痛，周身疲楚，鼻流清涕，偶有咳嗽，舌红，苔薄白，脉浮紧。

请您完成以下任务：

1. 此患者所患何病，属什么证候类型？

2. 如何确定治法和选择用药？

## 一、定义

感冒是感受风邪或时行疫毒，肺卫功能失调，以恶寒，发热，鼻塞，喷嚏，流涕，头痛，全身不适等为主要临床表现的一种外感疾病。

感冒为常见多发病，一年四季均可发病，以冬春季较为多见。感冒轻型虽可不药而愈，但感冒重症却能影响工作和生活，甚至危及小儿、老年体弱者的生命，尤其时行感冒暴发时，可迅速流行，症状严重，甚感染者众多，以致死亡，造成严重后果。同时，感冒也是咳嗽、心悸、水肿、痹证等多种疾病发生和加重的因素。因此感冒不是小病，须积极防治。

## 二、范围

感冒有普通感冒与时行感冒之分，中医感冒与西医学感冒基本相同，普通感冒相当于西医学的普通感冒、上呼吸道感染，时行感冒相当于西医学的流行性感冒。

## 三、病因病机

### （一）病因

**1. 风邪**  风邪是引起感冒的主要外因，因"风为百病之长"，"风者，百病之始也"。风为外感病致病之先导。常因气候骤变，淋雨受凉，出汗后伤风易致风邪侵袭患病。

**2. 时行疫毒**  是一种具有强烈传染性的外在致病因素，流行往往与岁时有关，一般每2~3年一小流行，10年左右一大流行；这种邪气的特点是致病性强，常从口鼻而入，易传染，易流行。

**3. 体质**  人体感邪后是否发病，除了感邪的轻重外，关键在于正气的强弱。同一时间、环境，正气强者可不发病，而卫外不固者则易发病。感邪发病之后，又因体质的不同而产生不同的病理变化，如阳虚质人易感风寒之邪，阴虚之人易感风热之邪等。

### （二）病机

肺居胸中，位于上焦，主气司呼吸，开窍于鼻，上系于喉，外合皮毛，职司卫外。因此外邪可由口鼻、皮毛乘虚入侵机体时，肺卫首当其冲，出现卫表不和。卫阳被邪气所遏，正邪相争则恶寒发热，头身疼痛；肺失宣肃而致鼻塞、喷嚏、流涕、咳嗽、咽痛等。

## 四、诊断要点

### （一）典型表现

初期恶风，恶寒，鼻咽部痒而不适，喷嚏，鼻塞、流涕，语声重浊或声嘶，头痛等。继而发热，咳嗽，咽痛，肢节疲楚不适等。部分患者可病及脾胃，而兼有恶心，呕吐，胸闷，食欲减退，大便稀溏等症。起病较急，病程较短，病程3~7天，普通感冒一般不发生传变。而时行感冒呈流行性发病，常多人同时发病，迅速蔓延。起病急，全身症状较显著，如高热，周身疲痛，头痛，疲乏无力等，而肺系症状相对较轻。

## （二）病史

感冒四季皆有，以冬春季为多见。根据气候突然变化，有伤风受凉，淋雨冒风的经过，或时行感冒正流行之际。

## （三）辅助检查

白细胞计数多正常或升高，中性粒细胞降低，淋巴细胞相对升高。胸部 X 线检查：正常或肺纹理增粗、紊乱。

# 五、鉴别诊断

## （一）感冒与风温肺病

二者均有肺卫方面的症状，但感冒一般病情轻微，不发热或发热不高，病势少有传变，正确服解表药后多能汗出热退，病程短。而风温肺病病势急骤，病情较重，咳嗽较甚，甚或咳铁锈色痰，或咳时胸痛，服解表药后热虽暂退，但旋即又起，多有传变，甚则神昏、谵妄、惊厥等。

## （二）感冒与鼻渊

二者均可见鼻塞流涕，或伴头痛等症。鼻渊多流浊涕腥臭，而感冒多流清涕，无腥臭味；鼻渊表现为眉额骨处胀痛、压痛明显，多无恶寒发热，而感冒则寒热表证明显，头痛范围不局限于前额或眉骨处；鼻渊病程漫长，常反复发作，不易断根，而感冒愈后则不再遗留鼻塞、流腥臭浊涕等症状。

# 六、辨证论治

## （一）常人感冒

### 1. 风寒证

证候表现　恶寒发热、头痛无汗，肢节痠痛，鼻塞流涕，咽痒咳嗽，口不渴或渴喜热饮，苔薄白，脉浮紧。

治法　辛温解表，宣肺散寒。

方剂　荆防败毒散加减。

荆防败毒散　荆芥、防风、柴胡、薄荷、羌活、独活、川芎、枳壳、前胡、桔梗、茯苓、甘草

中成药　荆防颗粒、正柴胡饮颗粒、九味羌活丸。

其他　轻证亦可用生姜 10g，红糖适量，煎水服用。

### 2. 风热证

证候表现　身热微恶风、汗出不畅，头胀痛，面色多赤，咽喉肿痛，咽燥口渴，鼻流浊涕，咳嗽，痰黏或黄，苔白或微黄，脉浮数。

治法　辛凉解表，宣肺清热。

方剂　银翘散加减。

银翘散　金银花、连翘、薄荷、荆芥、淡豆豉、桔梗、牛蒡子、甘草、竹叶、芦根

中成药　银翘解毒片、感冒退热颗粒、羚羊感冒胶囊、桑菊感冒颗粒。

**考点提示：**区别感冒风寒证与风热证的证治异同。

**3. 暑湿证**

证候表现　夏令感邪，身热，微恶风，汗少，肢体痠重或疼痛，头昏重胀痛，鼻流浊涕，心烦，口渴，小便短赤，或胸闷、脘痞，泛恶，便溏，口中黏腻，渴不多饮，舌苔薄黄腻，脉濡数。

治法　清暑祛湿解表。

方剂　新加香薷饮加减。

新加香薷饮　香薷、金银花、连翘、厚朴、扁豆

中成药　暑热感冒颗粒或藿香正气水（胶囊）。

**4. 秋燥证**

证候表现　发热恶寒，鼻咽干燥，干咳无痰或少痰，头痛，舌苔薄白少津，脉浮为本证基本特征。凉燥见恶风寒重而无汗，不甚渴饮，咳嗽少痰，苔薄脉浮而不数；温燥则见微恶风寒，少汗而渴，咳嗽无痰，咽干痛，舌边尖红，脉浮数。

治法　润燥疏表。

方剂　凉燥用杏苏散加减，温燥用桑杏汤加减。

杏苏散　苏叶、前胡、杏仁、桔梗、半夏、茯苓

桑杏汤　桑叶、豆豉、杏仁、北沙参、象贝母、梨皮、栀子

中成药　秋燥感冒颗粒。

**5. 时行疫毒证**

证候表现　突然恶寒，高热不退，甚至寒战，周身痠楚，无汗，口干，咳嗽，咽喉疼痛，伴明显全身症状。呈流行性。

治法　清热解毒解表。

方剂　清瘟解毒丸加减。

清瘟解毒丸　葛根、黄芩、牛蒡子、白芷、连翘、羌活、防风、玄参、大青叶、甘草、赤芍、川芎、淡竹叶、玄参、天花粉、柴胡、桔梗

中成药　清瘟解毒片、连花清瘟胶囊。

**（二）虚人感冒**

**1. 阴虚证**

证候表现　身热微恶风寒，少汗，头昏，心烦，口干，干咳痰少，舌红少苔，脉细数。

治法　滋阴解表。

方剂　加减葳蕤汤加减。

加减葳蕤汤　白薇、玉竹、葱白、桔梗、薄荷、豆豉、甘草、大枣

中成药　体虚感冒合剂。

**2. 气虚证**

证候表现　恶寒较甚，发热，无汗，身楚倦怠，咳嗽，咯痰无力，舌苔淡白，脉浮而无力。

治法　益气解表。

方剂　参苏饮加减。

参苏饮　人参、茯苓、甘草、苏叶、葛根、半夏、陈皮、桔梗、前胡、木香、枳

壳、姜、枣

中成药 参苏丸。

## 七、健康指导

1. 加强体育锻炼，增强机体适应气候变化的能力。

2. 气候变化时适时增减衣服，注意防寒保暖，避免接触感冒病人等。

3. 预防药物的使用，如贯众、板蓝根、大青叶、鸭跖草、藿香、薄荷、佩兰、荆芥等。常用食品如葱、大蒜、食醋亦有预防作用。

4. 适当休息，多饮水，以素食流质为宜，慎食油腻难消化之品。卧室空气要流通，但不可直接吹风。

5. 无汗者应在服药后进热粥或覆被以促汗解表，汗后及时更换干燥洁净衣服，以免再次受邪。

# 任务三 咳 嗽

## 任务导入

计某，男性，46 岁。患者素有咽喉干痛病史 7 年，时有干咳，去年曾出现少量咯血。5 天前因运动后汗出着凉，咳嗽发作现咳嗽频作，咽喉干痛，痰少黏稠，咯吐不爽，手足心热，发热恶风，体温 37.9℃，舌质红有裂纹，舌苔微黄，脉浮细数。

请您完成以下任务：

1. 此患者所患何病，属什么证候类型？

2. 如何确定治法和选择用药？

## 一、定义

咳嗽多由外感或内伤等因素，致肺失宣肃，肺气上逆冲击气道，以咳嗽、咯痰为主要临床表现的一种病证。历代医家称有声无痰为咳，有痰无声为嗽，有痰有声为咳嗽。临床上往往痰声并见，难以截然分开，故以咳嗽并称。咳嗽是内科中最为常见的病证之一，发病率甚高，尤其老年人以及寒冷地区发病率更高。

## 二、范围

本病相当于西医学的上呼吸道感染、急、慢性支气管炎、支气管扩张、肺炎等。

## 三、病因病机

### （一）病因

**1. 外感六淫** 当肺卫功能失调或减退时，遇气候突变或冷暖失常，六淫外邪，尤其是风、寒、燥、热之邪从口鼻或皮毛入侵，伤及于肺，肺失清肃，肺气上逆而咳嗽。其他如烟尘、秽浊之气亦可使肺失宣降而上逆为咳。

**2. 脏腑失调**

（1）肺脏自病　多由肺系多种疾病，迁延不愈，耗伤气阴，致肺气虚弱，肺不主气、肃降无权，或肺阴亏虚，肺失润降，上逆而咳。

（2）他脏及肺　《内经》认为"五脏皆令人咳，非独肺也"，他脏病变虽可影响及肺，但主要涉及肝、脾、肾。

肝　肺、肝经络相通，肺气肃降以制约肝之升发，以防升发太过，若因情志不遂，肝失疏泄，气郁化火，气火循经上犯而致咳嗽。

脾　肺气有赖于脾气运化之水谷的润泽，每当饮食不节、嗜酒无度、肥甘辛辣等均可致脾失健运，聚湿生痰而上干于肺；或久病致气血不足、母病及子，使肺气虚弱而致咳。

肾　肺为气之主，肾为气之根，肾可摄纳肺吸入之清气，肺肾协调，呼吸平衡而有深度，若房劳伤肾，或肾失摄纳而气逆于上，或肾阴不足，虚火炎上，或肾阳虚衰，水停于下，上凌于肺均可影响于肺而致上逆而咳。

**（二）病机**

无论是外感，还是内伤，均累及肺脏受病，致肺失宣降而咳嗽。肺主气，司呼吸，其位最高，为五脏之华盖，肺又开窍于鼻，外合皮毛，故肺最宜受外感、内伤之邪；而肺又为娇脏，不耐寒热，邪侵则肺气不清，失于肃降，迫气上逆而咳。故咳嗽是内外病邪犯肺，肺脏驱邪外达的一种病理反应。

## 四、诊断要点

**（一）典型表现**

以咳逆有声，或咳吐痰液为主要临床表现。

**（二）病史**

外感咳嗽多有外感史，起病急，病程短，初起咳嗽伴咽痒、恶寒发热、鼻塞流涕等表证；内伤多有肺系疾病史或相关脏腑疾病史，表现为病势缓，病程长，常因外感诱发或发作，以咳嗽、咯痰为主，兼有相关脏腑功能失调表现。

**（三）辅助检查**

1. 急性咳嗽，周围血白细胞总数和中性粒细胞升高。

2. 听诊可闻及两肺野呼吸音增粗，或伴散在干湿性啰音。

3. 肺部 X 线摄片检查正常或肺纹理增粗。

## 五、鉴别诊断

**1. 咳嗽与感冒**　二者均有表证和咳嗽，咳嗽以咳嗽较重，恶寒发热等表证较轻；而感冒则表证明显，咳嗽较轻。

**2. 咳嗽与肺痨**　咳嗽是肺痨的主要症状之一，除此之外肺痨尚有咯血、潮热、盗汗、身体消瘦等主要症状，具有传染性，X 线、胸部检查有助鉴别诊断。

**3. 咳嗽与哮病、喘病**　虽然哮病和喘病也会兼见咳嗽，但各以哮、喘为主要临床表现。哮病主要表现为发作性呼吸气促困难，喉中哮鸣有声，甚则喘息不能平卧，发作与缓解均迅速。喘病则以呼吸困难，甚至张口抬肩，鼻翼煽动，不能平卧为主要表现。

**4. 咳嗽与肺胀** 肺胀也常伴有咳嗽症状，久患咳、哮、喘等病迁延不愈易发展为肺胀，除咳嗽症状外，还有胸部膨满，喘逆上气，烦躁心慌，甚至颜面紫暗，肢体浮肿等症，病情缠绵，经久难愈。

## 六、辨证论治

### （一）外感咳嗽

**1. 风寒袭肺**

证候表现 咳声重浊，气急，喉痒，常伴鼻塞，流清涕，咯痰稀薄色白，头痛，肢体痠楚，恶寒发热，无汗，舌苔薄白，脉浮或浮紧。

治法 疏风散寒，宣肺止咳。

方剂 三拗汤合止嗽散加减。

三拗汤 麻黄、杏仁、甘草

止嗽散 白前、陈皮、荆芥、紫菀、百部、桔梗

中成药 通宣理肺丸、杏仁止咳糖浆、半夏露。

**2. 风热犯肺**

证候表现 咳嗽频剧气粗，或咳声嘎哑，喉燥咽痛，口渴，咳痰不爽，痰黄或稠黏，鼻流黄涕，咳时烘热汗出，肢体痠楚，恶风，身热头痛，舌苔薄黄，脉浮数或浮滑。

治法 疏风清热，宣肺止咳。

方剂 桑菊饮加减。

桑菊饮 桑叶、菊花、薄荷、桔梗、杏仁、甘草、连翘、芦根

中成药 急支糖浆、蛇胆川贝枇杷膏。

**3. 风燥伤肺**

证候表现 多发于秋季，干咳，连声作呛，咽喉干痛，唇鼻干燥，口干，无痰或痰少而黏连成丝，咳痰不爽，咳而胸痛，痰中带有血丝，鼻塞，头痛，微寒，身热，舌质红干而少津，脉浮。

治法 疏风清肺，润燥止咳。

方剂 桑杏汤加减。

桑杏汤 桑叶、豆豉、杏仁、北沙参、象贝母、梨皮、栀子

中成药 二母宁嗽丸、牛黄蛇胆川贝胶囊、川贝枇杷膏。

**考点提示**：咳嗽风寒、风热、风燥各型的证候、治法、选方。

### （二）内伤咳嗽

**1. 痰湿蕴肺**

证候表现 咳嗽反复发作，咳声重浊，痰黏腻或稠厚成块，痰多易咯，早晨或食后咳甚痰多，食甘甜油腻物加重，胸闷、脘痞、呕恶，食少，体倦，大便时溏，舌苔白腻，脉濡滑。

治法 燥湿化痰，理气止咳。

方剂 二陈汤合三子养亲汤加减。

二陈汤　半夏、茯苓、陈皮、甘草

三子养亲汤　白芥子、苏子、莱菔子

中成药　二陈丸（合剂）、橘红痰咳煎膏、桔梗冬花片。

**2. 痰热郁肺**

证候表现　咳嗽气息急促，或喉中有痰声，痰多稠黏或为黄痰，咳吐不爽，或痰有热腥味，或咳吐血痰，胸胁胀满，或咳引胸痛，舌苔薄黄腻，舌质红，脉滑数。

治法　清热肃肺，化痰止咳。

方剂　清金化痰汤加减。

清金化痰汤　黄芩、知母、山栀、桑白皮、茯苓、贝母、瓜蒌、桔梗、陈皮、麦冬、甘草

中成药　清气化痰丸、蛇胆川贝液、蛇胆川贝枇杷膏、橘红丸。

**3. 肺阴亏耗**

证候表现　干咳，咳声短促，痰少黏白，或痰中带血丝，或声音逐渐嘶哑，口干咽燥，常伴有午后潮热，手足心热，夜寐盗汗，口干，舌红少苔，或舌上少津，脉细数。

治法　滋阴清热，润肺止咳。

方剂　沙参麦冬汤或百合固金汤加减。

沙参麦冬汤　沙参、麦冬、玉竹、天花粉、桑叶、甘草、扁豆

百合固金汤　百合、麦冬、熟地、生地、玄参、当归、芍药、桔梗、川贝、甘草

中成药　百合固金丸、养阴清肺丸

## 七、健康指导

1. 咳嗽的预防，重点在于提高机体卫外功能，增强皮毛腠理适应气候变化的能力，遇有感冒及时治疗。若常自汗出者，必要时可予玉屏风散服用。

2. 咳嗽时要注意观察痰的变化，咳痰不爽时，可轻拍其背以促其痰液咳出，饮食上慎食肥甘厚腻之品，以免碍脾助湿生痰，若属燥、热、阴虚咳嗽者，忌食辛辣动火食品。

3. 各类咳嗽都应戒烟，避免接触烟尘刺激。

# 任务四　心　悸

## 任务导入

王某，女性，61岁。患者1年前开始出现心慌气短等症状，于当地医院诊断为冠心病，未予系统治疗，近1个月因家事繁琐，上述症状有所加重，并伴心前区憋闷、乏力，面色无华，舌质淡，脉象细弱。

请您完成以下任务：

1. 此患者所患何病，属什么证候类型？

2. 如何确定治法和选择用药？

## 一、定义

心悸是由外感或内伤等原因，致气血阴阳亏虚，心失所养；或痰饮瘀血阻滞，心脉不畅，心神不安，以心中急剧跳动，惊慌不安，甚则不能自主为主要临床表现的一种病证。心悸既是临床常见病证之一，也是多种病证的症状表现之一，如喘证、胸痹心痛、健忘、失眠、眩晕、水肿等出现心悸时，应主要针对其原发病进行辨证治疗。

## 二、范围

相当于西医学中各种心律失常性疾病：心动过速、心动过缓、过早搏动、室颤、室扑、房颤、房扑、房室传导阻滞、预激综合征、病态窦房结综合征、心肌炎、心功能不全、心脏神经官能症。

## 三、病因病机

### （一）病因

**1. 体虚劳倦**　先天禀赋不足，素质虚弱，或久病失养，劳倦过度，均可导致气血阴阳亏虚，心失所养而心悸。

**2. 七情所伤**　平素心虚胆怯，突遇惊恐，触犯心神，心神动摇，不能自主而心悸；长期忧思不解，心气郁结，化火灼津生痰，痰火扰心，心神不宁则心悸；大怒伤肝，怒则气逆，大恐伤肾，恐则精却，阴虚于下，火逆于上，心神扰动则心悸

**3. 饮食不节**　嗜食肥甘厚味、煎炸炙博，脾胃蕴热化火生痰，痰火上扰心神则心悸。

**4. 感受外邪**　风寒湿热之邪乘虚侵入人体而成痹证，痹证日久不愈复感外邪，内舍于心，心脉痹阻，血行不畅而成心悸。

> **知识链接**
>
> 风湿性心脏病也称之为风心病，是由于风湿热活动，累及到心脏瓣膜而造成的心脏瓣膜病变。一般表现为二尖瓣、三尖瓣、主动脉瓣中有一个或几个瓣膜狭窄和（或）关闭不全。临床上狭窄或关闭不全常同时存在，但往往以一种为主。患病初期常无明显症状，后期则表现为心慌气短、乏力、下肢水肿、咳嗽、咳粉红色泡沫痰等心功能失代偿的表现。本病多发于冬春季，寒冷、潮湿和拥挤环境下，初发年龄多在 5~15 岁，复发多发生在初发后 3~5 年内。

**5. 药食不当**　某些药物毒性较剧或过量，以致耗伤心气，损伤心阴引起心悸。如中药中附子、乌头、洋金花、雄黄、麻黄、蟾酥等；西药中洋地黄、阿托品、奎尼丁、肾上腺素、锑剂，补液过快、过多等。

### （二）病机

心悸基本病机为气血阴阳亏虚，心失所养，或痰浊瘀血阻滞心脉，心神不宁。心虚胆怯者，心虚则神不内守，胆怯则遇惊气乱，以致心神不能自主则心悸；心血不足

者，血为神志活动的主要物质基础，血虚则不能养神，神不安则心悸；肾阴亏虚，水亏则不能上济于心，以致心火内动，心神不安则心悸；心阳不振者，一方面心血运行迟缓，血不养心，另一方面心阳虚衰，心失温煦，均可致心神不安而心悸。水饮凌心是由于阳虚不能化水，水邪内停，上凌于心而心神不安则心悸；瘀阻心脉者为瘀血阻滞心脉，血行不畅，心失所养，心神不安则心悸；痰火扰心者，多由火热上扰心神，加之痰浊阻滞心脉，心脉不畅则心神不安，发为心悸。

## 四、诊断要点

### （一）典型表现

自觉心慌不安，心跳剧烈，神情紧张，不能自主，心搏异常，或快或慢，或心跳过重，或忽跳忽止，呈阵发性或持续性。兼胸闷不舒，易激动，心烦，少寐多汗，颤动，头晕乏力。脉象表现为数、疾、促、结、代、沉、迟等。

### （二）病史

中老年常见，常由情志刺激、惊恐、紧张、劳倦过度、寒冷刺激、饮酒饱食等诱发。

### （三）辅助检查

心电图、X线胸部摄片、测血压、心脏超声检查等有助于明确诊断。

## 五、鉴别诊断

心悸与真心痛　二者皆有心中悸动不安，脉结或代的共同症状。但真心痛以心痛胸闷为主症，主要表现为心前区或胸骨后刺痛，牵及肩胛两背，常因感寒、劳累、饱餐、情绪波动等而诱发，呈短暂性发作，若甚者则心痛剧烈不止，唇甲紫绀或手足青冷至节，呼吸急促，大汗淋漓，脉微欲绝，直到晕厥，病情危笃。

## 六、辨证论治

### （一）心虚胆怯

证候表现　心悸不宁，善惊易恐，遇惊则心悸怵惕，坐卧不安，少寐多梦而易惊醒，苔薄白或如常，脉细略数或细弦。

治法　镇惊定志，养心安神。

方剂　安神定志丸加减。

安神定志丸　龙齿、朱砂、茯苓、茯神、石菖蒲、远志、人参

中成药　安神定志丸。

### （二）心血不足

证候表现　心悸不安、怔忡，健忘，头晕目眩，面色无华，气短，神疲乏力，或自汗，舌淡红，脉细弱。

治法　补血养心，益气安神。

方剂　归脾汤加减。

归脾汤　当归、龙眼肉、黄芪、人参、白术、炙甘草、茯神、远志、酸枣仁、

木香

中成药 归脾丸

### （三）阴虚火旺

证候表现 心悸易惊，思虑劳心则症状加重，心烦失眠，五心烦热，少寐多梦，头晕目眩，伴有耳鸣，面赤升火，腰酸，舌红少津，苔薄黄或少苔，脉细数。

治法 滋阴清火，养心安神。

方剂 天王补心丹或朱砂安神丸为主方加减。

天王补心丹 生地、玄参、麦冬、天冬、当归、丹参、茯苓、党参、朱砂、远志、枣仁、柏子仁、五味子、桔梗

朱砂安神丸 朱砂、生地、当归、黄连、甘草

中成药 滋心阴口服液、天王补心丹、朱砂安神丸。

### （四）心阳不振

证候表现 心悸不安，动则尤甚，胸闷气短，面色苍白，形寒肢冷，舌淡苔白，脉虚弱，或沉细无力。

治法 温补心阳，安神定悸。

方剂 桂枝甘草龙骨牡蛎汤合参附汤加减。

桂枝甘草龙骨牡蛎汤 桂枝、炙甘草、生龙骨、生牡蛎

参附汤 人参、附子

中成药 补心气口服液、黄芪注射液、心宝丸、参附注射液。

### （五）心血瘀阻

证候表现 心悸，胸闷不适，心痛时作，痛如针刺，唇甲青紫，舌质紫暗或有瘀斑，脉涩或结或代。

治法 活血化瘀，理气通络。

方剂 桃仁红花煎合桂枝甘草龙骨牡蛎汤加减。

桃仁红花煎 桃仁、红花、赤芍、川芎、丹参、香附、元胡、青皮、生地、当归

桂枝甘草龙骨牡蛎汤 炙甘草、桂枝、龙骨、牡蛎

中成药 丹参注射液、丹七片、银杏叶片、血府逐瘀胶囊。

## 七、健康指导

**1. 调情志** 心情愉快，精神乐观，情绪稳定，避免不良精神刺激。

**2. 节饮食** 饮食宜营养丰富而且易于消化，低脂、低盐饮食。切忌过饥过饱、辛辣炙博、肥甘厚味。

**3. 慎起居** 生活规律，注意寒温交错，防止外邪入侵；劳逸结合，避免剧烈活动及体力劳动；重症须卧床休息。

**4. 长期治疗** 本病病势缠绵，须坚持长期治疗。可配合食补、药膳等来增强抗病力；积极治疗原发病，如胸痹、喘证、痰饮、肺胀、痹病等；及早发现加重的先兆症状，结合心电监护，作好急救治疗。

# 任务五　胃　痛

## 任务导入

　　谢某，女性，55岁。患者近8个月来反复出现上腹部胀痛不适，时有攻撑感，伴有嗳气，情绪不畅时症状明显，症状时发时止。近1月来患者又出现近剑突处疼痛，可放射至后背部，并有烧心感，伴泛酸，嘈杂，嗳气，口稍苦而干，胃纳一般，大便略干。无呕吐、消瘦、心悸气短，舌暗，苔薄黄，舌底静脉迂曲，脉弦小数。

　　请您完成以下任务：

　　1. 此患者所患何病，属什么证候类型？

　　2. 如何确定治法和选择用药？

## 一、定义

　　胃痛是由于胃气阻滞，胃络瘀阻，胃失所养，不通则痛导致的以上腹胃脘部近心窝处发生疼痛为主症的一种脾胃肠病证，又称胃脘痛，俗称心口痛。本病证在脾胃肠病证中最为多见，人群中发病率较高。

## 二、范围

　　相当于西医学中以上腹部胃脘疼痛为主要临床表现的急性胃炎、慢性胃炎、消化性溃疡、胃痉挛、胃下垂、胃黏膜脱垂症、胃神经官能症等疾病。

## 三、病因病机

### （一）病因

**1. 外邪犯胃**　寒、热、湿邪，尤其是寒邪，内客于胃，致胃脘气机阻滞，不通则痛。

**2. 饮食伤胃**　饮食不节，饥饱无常，以致脾胃受损，胃气壅滞，胃失和降，不通则痛；或过食辛辣刺激、肥甘厚味之品，或恣饮酒浆，导致脾胃蕴湿生热，湿热中阻，灼扰胃腑则胃痛；或过食香燥之品，胃阴耗伤，胃失濡润，亦可致胃痛。

**3. 情志不畅**　忧思恼怒，情志不遂，使肝失疏泄，以致肝气郁结，横逆犯胃，胃失和降而胃痛；若肝郁日久化火，郁火乘胃，而致肝胃郁热，胃络不畅则发为胃脘灼热而痛；久病入络，气滞日久，而致血行不畅，血脉凝涩，瘀血内结则胃络瘀阻，不通则痛。

## 知识拓展

　　现代医学认为，胃液分泌常受心理因素影响，如愤怒会增加胃液分泌，而抑郁会降低胃液分泌。一些自然因素如火灾、水灾、空袭等意外事故所造成的心理影响，常常引起应激性溃疡，或促发消化性溃疡的急性穿孔。精神创伤如事业失败、丧偶、离婚、恐惧等，与消化性溃疡的发生也有一定的关系。当机体处于高度精神紧张或应激状态时，就会产生一系列的生理、神经内分泌、神经生化学、免疫功能和心理行为等方面的变化，从而引起胃酸分泌增加或（和）减弱，降低胃十二指肠黏膜抵抗力，增加对消化性溃疡的易感性；从而诱发消化性溃疡，甚至出现并发症。

**4. 素体脾虚及它病**　素体脾胃虚弱，劳倦过度，脾胃运化失司，气机不畅；或它病久病，伤及肾阳，中焦失于温煦，或中阳不足，中焦虚寒，脉络失于温养而致胃痛。或热病伤阴，阴液耗伤，胃络失于滋养而痛。此外，本病也可因过服寒凉之药伤及脾胃之阳气，而致胃痛。

## （二）病机

胃为阳土，喜润恶燥，为五脏六腑之大源，主受纳腐熟水谷，胃气以和降为顺，胃气宜通，不宜郁滞，因此胃痛的基本病机是外感或内伤的原因导致胃气失和，气机不利，不通则痛，以及胃失温煦、濡养，不荣则痛。

# 四、诊断要点

## （一）典型表现

表现为上腹近心窝处胃脘部发生疼痛，疼痛性质有胀痛、刺痛、灼痛、剧痛、隐痛；兼有食欲不振、恶心呕吐，嘈杂泛酸，嗳气吞酸等。

## （二）病史

中青年发病居多，多有反复发作病史，发病前多有明显的诱因，如天气变化、饥饿、劳累、恼怒、进食生冷干硬或辛辣醇酒，或服用有损脾胃的药物等。

## （三）辅助检查

电子胃镜、上消化道钡餐造影、幽门螺杆菌（Hp）检测、胆红素、转氨酶、淀粉酶化验和 B 超、CT 等检查，腹部 X 线检查、血常规、心肌酶谱、肌钙蛋白、心电图等检查有助于诊断以及鉴别诊断。

# 五、鉴别诊断

**1. 胃痛与心痛**　胃痛与真心痛鉴别如表 10-1 所示。

表 10-1　胃痛与真心痛鉴别

| | 真 心 痛 | 胃 痛 |
|---|---|---|
| 疼痛部位 | 左胸膺部 | 心下胃脘 |
| 疼痛程度 | 剧烈 | 多轻 |
| 疼痛时间 | 短，多为发作性 | 长，多呈持续性 |
| 疼痛性质 | 刺痛、绞痛 | 隐痛、胀痛 |
| 兼症 | 胸憋汗出，心悸气短 | 多伴胃肠道症状 |
| 预后 | 病情危急，预后较差 | 病情多缓，预后好 |

**2. 胃痛与胁痛**　胁痛以胁肋部疼痛为主症，可伴发热恶寒，或面目肌肤发黄，或胸闷善太息，少有嘈杂泛酸、嗳气；胃痛（肝气犯胃）也可攻痛连胁，但以胃脘部疼痛为主症。

**3. 胃痛与腹痛**　腹痛是以胃脘以下，耻骨毛际以上整个部位疼痛为主症；胃痛则是以上腹胃脘近心窝处疼痛为主症。胃痛可以影响及腹，而腹痛也可牵连及胃。

**4. 胃痛与痞满**　胃痛与痞满的病位皆在胃脘部，胃痛常兼胀满，痞满时有隐痛，须加以鉴别。胃痛以疼痛为主，痞满以痞塞满闷为主；胃痛者胃脘部可有压痛，痞满者则无压痛。

## 六、辨证论治

### （一）寒邪客胃

证候表现　胃痛暴作，甚则拘急作痛，遇寒痛增，得热痛减，口淡不渴，或喜热饮，苔薄白，脉弦紧。

治法　温胃散寒，理气止痛。

方剂　良附丸加减。

良附丸　高良姜、香附

中成药　良附丸、附子理中丸、温胃舒胶囊、小建中颗粒、香砂养胃丸。

### （二）饮食停滞

证候表现　暴饮暴食后，胃脘疼痛，疼痛拒按，得食更甚，胀满不消，嗳腐吞酸，不思饮食或厌食，或呕吐不消化食物，其味腐臭，吐后痛减，大便不爽，得矢气及便后稍舒，舌苔厚腻，脉滑有力。

治法　消食导滞，和胃止痛。

方剂　保和丸加减。

保和丸　山楂、神曲、莱菔子、半夏、陈皮、茯苓、连翘

中成药　保和丸、枳实导滞丸、沉香化滞丸、六味安消散、开胃山楂丸。

### （三）肝气犯胃

证候表现　胃脘胀满，攻撑作痛，疼痛连及胸胁，伴胸闷嗳气，善叹息，大便不畅，得嗳气、矢气则舒，遇烦恼郁怒则作痛或痛甚，苔薄白，脉弦。

治法　疏肝解郁，理气止痛。

方剂　柴胡疏肝散加减。

柴胡疏肝散　柴胡、川芎、白芍、香附、枳壳、陈皮、甘草

中成药　气滞胃痛颗粒、逍遥丸、柴胡舒肝丸、舒肝平胃丸、胃苏颗粒、沉香舒气丸。

### （四）肝胃郁热

证候表现　胃脘灼痛，痛势急迫，喜冷恶热，得凉则舒，泛酸嘈杂，口干口苦，心烦易怒，舌红少苔，脉弦数。

治法　疏肝泄热，和胃止痛。

方剂　丹栀逍遥散合左金丸或化肝煎加减。

丹栀逍遥散　柴胡、当归、白芍、薄荷、丹皮、栀子、白术、茯苓、甘草、生姜

左金丸　黄连、吴茱萸

化肝煎　贝母、白芍、青皮、陈皮、丹皮、山栀

中成药　左金丸、三九胃泰颗粒、元胡止痛片、胃逆康胶囊。

### （五）湿热中阻

证候表现　胃脘灼热疼痛，嘈杂泛酸，口干口苦，渴不欲饮，口甜粘浊，食甜食则冒酸水，纳呆恶心，身重肢倦，小便色黄，大便不畅，舌苔黄腻，脉象滑数。

治法　清热化湿，理气和胃。

方剂　清中汤加减。

清中汤　黄连、栀子、半夏、茯苓、白豆蔻、陈皮、甘草

中成药　香砂平胃丸。

### （六）瘀阻胃络

证候表现　胃脘疼痛，痛如针刺刀割，痛有定处，按之痛甚，食后加剧，入夜尤甚，或见吐血、黑便，舌质紫暗或有瘀斑，脉涩。

治法　化瘀通络，和胃止痛。

方剂　失笑散合丹参饮加减。

失笑散　五灵脂、蒲黄

丹参饮　丹参、檀香、砂仁

中成药　胃力康颗粒。

### （七）脾胃虚寒

证候表现　胃痛隐隐，绵绵不休，冷痛不适，喜温喜按，空腹痛甚，得食则缓，食冷或受凉或劳累后疼痛发作或加重，食少，泛吐清水，神疲乏力，手足不温，大便溏薄，舌淡苔白，脉虚弱。

治法　温中健脾，和胃止痛。

方剂　黄芪建中汤加减。

黄芪建中汤　黄芪、桂枝、芍药、生姜、甘草、大枣、饴糖

中成药　香砂六君丸、黄芪建中丸、小建中合剂、附子理中丸。

### （八）胃阴亏虚

证候表现　胃脘隐隐灼痛，似饥而不欲食，口燥咽干，口渴思饮，消瘦乏力，大便干结，舌红少津或光剥无苔，脉细数。

治法　养阴益胃，和中止痛。

方剂　益胃汤合芍药甘草汤加减。

益胃汤　沙参、麦冬、生地、玉竹

芍药甘草汤　芍药、甘草

中成药　胃复春片。

**考点提示：**各型胃痛的辨证特点、治法、代表方。

## 七、健康指导

1. 饮食以少食多餐，营养丰富，清淡易消化为原则，不宜饮酒、辛辣食物及过食生冷，切忌粗硬饮食，暴饮暴食，或饥饱无常。

2. 应保持心态乐观，避免忧思恼怒及情绪紧张。

3. 注意劳逸结合，病情较重时，需适当休息，这样可减轻胃痛和减少胃痛发作。

# 任务六 泄 泻

## 任务导入

赵某，女性，62岁。患者腹泻反复发作2年，曾服用多种中西药物，病情时好时差。近半月来腹泻次数增多，少则2~3次，多达6~7次，大便稀溏，饮食稍有不慎即腹泻，纳少，消瘦，面色萎黄，乏力，腰痠怕冷，时有腹胀腹痛，夜寐不安，平时多思多虑，精神易紧张，无发热，无粘冻血便，舌淡，苔薄，脉沉细。

请您完成以下任务：

1. 此患者所患何病，属什么证候类型？
2. 如何确定治法和选择用药？

## 一、定义

泄泻是由感受外邪、饮食不节、情志内伤，体虚久病等原因致脾胃受损，湿困脾土，传导失司，临床以排便次数增多，粪质稀溏或完谷不化，甚至泻出如水样为主要临床表现的病证。泄，泄漏之意，大便溏薄，时作时止，病势较缓；泻，倾泻之意，大便直下，如水倾注，清稀如水而势急。但临床所见之泄泻，往往时急时缓，难于截然分开，故合而论之。泄泻是一种常见的脾胃肠病证，一年四季均可发生，但以夏秋两季较为多见。

## 二、范围

本病相当于西医学中的多种消化系统疾病，如急慢性肠炎、肠易激综合征、肠结核、吸收不良综合征等。

## 三、病因病机

### （一）病因

**1. 感受外邪** 六淫中寒、暑、湿、热，尤其是湿邪，除能侵袭皮毛肺卫之外，亦可直接伤及脾胃，使脾胃气机升降失调，清浊不分，水谷混杂而下发生泄泻。

**2. 饮食所伤** 饮食过量，宿食内停；或恣食辛辣肥甘，湿热内蕴；或过食生冷，寒邪伤中；或误食馊腐不洁之物，直接伤及脾胃；均可化生积滞、湿热、寒湿之邪，导致脾失健运，升降失调，清浊不分则泄泻。

**3. 情志失调** 忧郁恼怒，精神紧张，致肝气郁结，横逆克脾；思虑过度，脾气郁结，土虚木贼，脾失健运则泄泻；或素体脾虚湿盛，逢怒时进食，脾伤失运而泄泻。

**4. 病后体虚** 久病失治，或劳倦内伤致脾胃失健运，水谷不化，积谷为滞，湿滞内生，而成泄泻；先天禀赋不足，或老年肾阳亏虚，或久病伤肾，或素体脾胃阳虚，命门火衰，不能温煦脾土，水谷不化，水反为湿而成泄泻。

### （二）病机

本病的基本病机为脾胃受损，运化失司，小肠无以分清别浊，大肠传化失司，水反为湿，谷反为滞，合污而下，发为泄泻。病机关键是脾虚湿盛。

## 四、诊断要点

### （一）典型表现

粪质稀溏，或完谷不化，或如水样，大便次数增多，每日三五次，甚至十余次；兼见腹痛、腹胀、肠鸣、纳呆。

### （二）病史

本病起病或缓或急。暴泄者多有暴饮暴食或误食不洁食物的病史。若迁延日久，时发时止者，常因饮食、情志、外邪等因素而诱发。

### （三）辅助检查

粪便检查、内窥镜检查、影像学检查、其他检查如血糖、肾功能、T3、T4 等可帮助诊断以及鉴别诊断。

## 五、鉴别诊断

**1. 泄泻与痢疾** 泄泻与痢疾鉴别详见表 10-2。

表 10-2 泄泻与痢疾鉴别

| | 相同点 | 不 同 点 | |
| --- | --- | --- | --- |
| | | 泄 泻 | 痢 疾 |
| 症状 | 大便次数增多、粪质稀薄，均有腹痛。 | 大便次数增多，粪质稀薄，甚至如水样，或完谷不化 | 痢下赤白脓血便，或纯下鲜血，或纯为白冻 |
| 腹痛 | | 伴肠鸣 | 里急后重 |
| 病机 | | 脾虚湿盛 | 时邪疫毒结于肠腑，脂膜血络受损，大肠传化失司 |

**2. 泄泻与霍乱** 二者均有大便稀溏，便次增多的症状表现。但霍乱来势急骤，吐泻交作，变化迅速，病情凶险，有挥霍撩乱之势，伴腹中绞痛，转筋，面色苍白，目眶凹陷，汗出肢冷等津竭阳衰之危象；泄泻则仅表现为大便稀溏，次数增多，无剧烈呕吐，传变较少，预后好。

## 六、辨证论治

### （一）暴泻

#### 1. 寒湿泄泻

证候表现 泄泻清稀，甚则如水样，伴腹痛肠鸣，脘闷食少，苔白腻，脉濡缓。若兼外感风寒，则恶寒发热头痛，肢体疫痛，苔薄白，脉浮。

治法 芳香化湿，解表散寒。

方剂 藿香正气散加减。

藿香正气散 藿香、茯苓、白术、陈皮、半夏、大腹皮、厚朴、白芷、紫苏、桔梗

中成药 藿香正气水（胶囊）、纯阳正气丸。

**2. 湿热泄泻**

证候表现  泄泻腹痛，泻下急迫，或泻而不爽，粪色黄褐，气味臭秽，伴肛门灼热，或身热口渴，小便短黄，苔黄腻，脉滑数或濡数。

治法  清肠利湿。

方剂  葛根黄芩黄连汤加减。

葛根黄芩黄连汤  葛根、黄芩、黄连、甘草

中成药  葛根芩连胶囊、香连丸。

**3. 食滞胃肠**

证候表现  泻下稀便，臭如败卵，伴有不消化食物，脘腹胀满，腹痛肠鸣，泻后痛减，嗳腐酸臭，不思饮食，苔垢浊或厚腻，脉滑。

治法  消食导滞。

方剂  保和丸加减。

保和丸  神曲、山楂、莱菔子、半夏、陈皮、茯苓、连翘

中成药  保和丸、加味保和丸、枳实导滞丸。

**（二）久泻**

**1. 脾胃虚弱**

证候表现  稍进油腻食物或饮食稍多，大便次数即明显增加，伴有不消化食物，大便时泻时溏，迁延反复，纳呆，食后脘闷不舒，面色萎黄，神疲倦怠，舌淡苔白，脉细弱。

治法  健脾益气，化湿止泻。

方剂  参苓白术散加减。

参苓白术散  人参、白术、茯苓、甘草、砂仁、陈皮、桔梗、扁豆、山药、莲子肉、薏苡仁

中成药  参苓白术散、人参健脾丸、六君子丸、补脾益肠丸。

**2. 肾阳虚衰**

证候表现  每于黎明之前脐腹作痛，肠鸣即泻，泻下完谷，泻后即安，伴小腹冷痛，形寒肢冷，腰膝酸软，舌淡苔白，脉细弱。

治法  温补脾肾，固涩止泻。

方剂  四神丸加减。

四神丸  补骨脂、吴茱萸、肉豆蔻、五味子

中成药  四神丸、涩肠止泻散、固肠止泻丸、固本益肠片。

**3. 肝郁乘脾**

证候表现  每于抑郁恼怒，或情绪紧张之时，即发生腹痛泄泻，腹中雷鸣，攻撑作痛，腹痛即泻，泻后痛减，矢气频作，伴胸胁胀闷，嗳气食少，舌淡，脉弦。

治法  抑肝扶脾，调中止泻。

方剂  痛泻要方加减。

痛泻要方  白芍、白术、陈皮、防风

中成药  痛泻宁颗粒。

**考点提示：**食积泄泻和肾阳虚泄泻的证候特点、治法、代表方。

## 七、健康指导

1. 平时要养成良好的卫生习惯，忌食馊腐变质食物，不饮生水，少食生冷瓜果。

2. 居处要冷暖适宜；并可结合食疗健脾益胃。

3. 一些急性泄泻病人可暂时禁食，以利于病情的恢复；对重度泄泻者，应及时补充体液以防止脱液的发生。饮食可给予流质或半流质。

# 任务七　便　秘

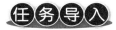

李某，女性，28 岁。患者 2 年前因分娩大出血后长期便秘，3~5 日一次，解时艰难，粪燥如栗，但无腹部胀满感，曾服用麻仁丸、上清丸、番泻叶、果导片等药物通便，结甚之时必用开塞露方能解。用药则便，停药又复秘，至今未愈，伴有五心烦热，口干不欲饮，心悸、头晕。面色欠华，时有潮红，舌红少苔，脉细数。

请您完成以下任务：

1. 此患者所患何病，属什么证候类型？

2. 此患者为什么应用多种通便药而不效？

3. 如何确定治法和选择用药？

## 一、定义

便秘是指由于大肠传导功能失常，临床以大便排出困难，排便时间延长，或排便周期不长，但粪质干结，或粪质不硬，虽有便意，而排出不畅为特征的一种病证。便秘既是一种独立的病证，也是一个出现在多种急慢性疾病过程中的症状。

## 二、范围

相当于西医学中的功能性便秘，肠易激综合征，肠炎恢复期，直肠及肛门疾病所致之便秘，内分泌及代谢性疾病所致的便秘，药物性便秘，以及肌力减退所致的便秘等。

## 三、病因病机

### （一）病因

**1. 饮食所伤**　过食醇酒厚味，或辛辣之物，或过服热药，均可致肠胃积热，津液耗伤，肠道干涩失润，粪质干燥，难于排出而成便秘；或恣食生冷，或过服寒凉之品，阴寒内结，凝滞胃肠，传导失常，糟粕不行，而成便秘。

**2. 情志失调**　忧愁思虑，脾伤气结；或抑郁恼怒，肝郁气滞；致腑气郁滞，通降失常，传导失职，糟粕内停，不得下行，或欲便不出，或出而不畅，或大便干结而成"气秘"。

**3. 年老体虚**　素体虚弱，阳气不足；或年老体弱，气虚阳衰；或久病产后，正气未复；气虚则肠道传导无力，阳虚则肠道失于温煦，阴寒内结，排便无力或艰涩难出。素体阴虚，或病后产后，或失血夺汗，或年高阴血亏虚，均可致阴亏血少，血虚则大肠不荣，阴亏则大肠干涩，肠道失润，便下困难。

**4. 感受外邪**　外感燥热之邪损伤于肺，燥热下移于大肠，肠燥津枯而便秘；或他邪转化为热邪，热伤肠津而大便干结难出；或外感寒邪，直中于腹，凝滞于肠腑而便秘。

**5. 劳逸失调**　久坐少动，气机不利，糟粕不得下行而便秘。

**（二）病机**

便秘的基本病机是大肠传导功能失常。

## 四、诊断要点

**（一）典型表现**

排便时间或排便间隔时间延长，超出自己习惯 1 天以上；或排便周期不长，但大便排出困难，粪质多干硬。伴有腹胀腹痛，头晕，嗳气食少，心烦失眠，肛裂、痔疮、出血，以及汗出，气短乏力，心悸等症状。

**（二）病史**

发病常与外感寒热，内伤饮食情志，脏腑失调，坐卧少动，年老体弱等因素有关。起病缓慢，多属慢性病变过程。

**（三）辅助检查**

便常规、潜血试验、直肠指检、纤维结肠镜等有关检查，常有助于便秘的诊断和鉴别诊断。

## 五、鉴别诊断

**（一）便秘与积聚**　二者均表现为腹部出现包块。但积聚的包块在腹部各处均可出现，便秘的包块常出现在左下腹；积聚包块形状不定，便秘多为条索状；积聚之包块与排便无关，便秘之包块排便后消失。

**（二）便秘与肠结**　二者均表现为大便秘结不通。但肠结多发病急，腹痛拒按、无矢气和肠鸣，大便完全梗阻不通，常伴呕吐，甚则呕出粪便，病机为大肠通降受阻；而便秘多发病缓，或慢性久病，可见腹胀腹痛，大便干结难行，但有矢气和肠鸣，病机为大肠传导失常。

## 六、辨证论治

**（一）实秘**

**1. 热秘**

证候表现　大便干结，腹胀腹痛，口干口臭，面红身热，心烦不安，小便短赤，舌红苔黄燥，脉滑数。

治法　泻热导滞，润肠通便。

方剂　麻子仁丸加减。

麻子仁丸　大黄、枳实、厚朴、火麻仁、杏仁、白蜜、芍药

中成药　麻子仁丸、牛黄解毒丸、牛黄清火丸、大黄清胃丸、三黄片、更衣丸、青麟丸。

**2. 气秘**

证候表现　大便干结，或干结不甚，欲便不得出，或便而不畅，伴肠鸣矢气，腹中胀痛，胸胁满闷，嗳气频作，饮食减少，舌苔薄腻，脉弦。

治法　顺气导滞。

方剂　六磨汤加减。

六磨汤　木香、乌药、沉香、大黄、槟榔、枳实

中成药　槟榔四消丸、木香槟榔丸、当归龙荟丸。

**（二）虚秘**

**1. 气虚便秘**

证候表现　粪质并不干硬，也有便意，但临厕排便困难，需努挣方出，挣得汗出短气，便后乏力，体质虚弱，面白神疲，肢倦懒言，舌淡苔白，脉弱。

治法　补气润肠

方剂　黄芪汤加减。

黄芪汤　黄芪、火麻仁、白蜜、陈皮

中成药　补中益气丸、四君子丸。

**2. 阴亏血燥**

证候表现　大便干结，排出困难，面色无华，心悸气短，健忘，口唇色淡，脉细。

治法　养血润肠。

方剂　润肠丸加减。

润肠丸　当归、生地、火麻仁、桃仁、枳壳

中成药　麻仁滋脾丸、大补阴丸、六味地黄丸、当归养血丸、麦味地黄丸、增液汤。

**3. 阳虚便秘**

证候表现　大便或干或不干，皆排出困难，面色㿠白，四肢不温，腹中冷痛，得热痛减，腰膝冷痛，小便清长，舌淡苔白，脉沉迟。

治法　温阳通便。

方剂　济川煎加减。

济川煎　肉苁蓉、牛膝、当归、升麻、泽泻、枳壳

中成药　金匮肾气丸、青娥丸、苁蓉通便口服液。

**考点提示**：热秘、气秘、津亏血燥便秘、阳虚秘的辨证特点、治法、代表方。

## 七、健康指导

1. 注意饮食调节，便干量少者，适当多食富含纤维素的粗粮、蔬菜、水果、避免辛辣燥火之食。

2. 增加体力活动，加强腹肌锻炼，避免久坐少动。

3. 应保持心情舒畅，戒忧思恼怒。养成定时排便的习惯。

# 任务八 淋 证

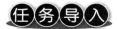

何某，女性，55岁。患者反复尿频，小便淋沥不已半年，常因劳累、受凉而发，有时发作伴有明显尿痛，有时则有腰痠、小腹不舒，服用抗生素后可缓解。4天前再次因劳累出现尿频，尿急，小便淋沥不已，偶有小便失禁，自觉小腹坠胀发凉，腰痠痛，无发热，大便干，无肉眼血尿。舌质淡，苔微黄，脉滑细。

请您完成以下任务：

1. 此患者所患何病，属什么证候类型？
2. 如何确定治法和选择用药？

## 一、定义

淋证是指因饮食劳倦、湿热侵袭而致的以肾虚，膀胱湿热，气化失司，以小便频急，滴沥不尽，尿道涩痛，小腹拘急，痛引腰腹为主要临床表现的病证。

## 二、范围

相当于西医学中以小便频急、淋漓不尽为主要表现的泌尿系感染、泌尿系结石、泌尿系肿瘤、乳糜尿的病证。

## 三、病因病机

**1. 外感湿热** 下阴不洁，秽浊之邪上逆以内犯膀胱，酿成湿热，湿热久蕴致肾与膀胱气化不利而成淋证。

**2. 饮食不洁** 嗜食辛辣肥甘厚腻之品，或嗜酒太过，脾失健运，湿热内生，下注膀胱，膀胱气化不利而成淋证。

**3. 情志失调** 恼怒伤肝，肝失疏泄，或气滞化火，气火郁于下焦，膀胱气化不利发为淋证。

**4. 体虚劳欲** 先天禀赋不足，或年老肾亏，多产多育，久病劳欲过度，致肾气虚衰，或久淋不愈，耗伤正气，脾肾两虚，肾与膀胱气化无权发为淋证。

**（二）病机**

淋证的基本病机是湿热蕴结，肾与膀胱气化不利。病位在膀胱和肾，与肝、脾关系密切。热结膀胱则小便灼热疼痛为热淋；湿热久蕴，尿液煎熬而成砂石，阻滞尿道，小便艰涩刺痛发为石淋；膀胱湿热，灼伤脉络，迫血外溢，小便涩痛有血，发为血淋；湿热壅滞，阻滞肾络，肾不得升清降浊，小便混如脂膏，发为膏淋；肝气郁滞，气火郁于膀胱发为气淋。脾肾两虚，肾与膀胱气化失司是淋证久病的关键。脾气不足，中气下陷，则发气淋；脾虚不能统血，血随尿出，可发为血淋；肾阴不足，阴虚火旺，虚火灼络，血液外溢，也可发为血淋；肾气虚衰，固涩无权，不能制约脂液，尿液浑浊如脂膏，可发为膏淋；脾肾亏虚，劳则气耗，遇劳即发，发为劳淋。

## 四、诊断要点

### （一）典型表现

小便频急，滴沥不尽，尿道涩痛，小腹拘急，痛引腰腹是淋证基本临床特征。各种淋证尚有各自的特征。

**1. 热淋**　起病急，小便热痛而赤，小便频急症状明显，虽每日小便可达数十次，每次尿量却不多。

**2. 石淋**　小便排出砂石，或尿道中砂石，致排尿时尿流突然中断，尿道窘迫疼痛，或腰腹绞痛难忍。

**3. 气淋**　小腹胀满明显，小便艰涩疼痛，尿后余沥不尽。

**4. 血淋**　尿中带血或夹有血块，并有尿路疼痛。

**5. 膏淋**　小便浑浊如米泔或滑腻如脂膏。

**6. 劳淋**　久淋，小便淋沥不已，时作时止，遇劳即发。

### （二）病史

多见于已婚女性，每因劳累过度，情志变化，感邪而诱发。病久或反复发作后，常伴有低热，腰痛，小腹坠胀，疲劳等症。

### （三）辅助检查

尿常规、尿细菌培养、X 线腹部摄片、肾盂造影、双肾及膀胱 B 超、膀胱镜等，可明确诊断及鉴别。

## 五、鉴别诊断

**（一）淋证与癃闭**　二者均有排便困难，但癃闭以全日总尿量明显减少，点滴而出，甚则小便闭塞不通为临床特征。淋证则以小便频急，滴沥不尽，尿道涩痛，小腹拘急，痛引腰腹为特征，每日小便总量基本正常。

**（二）淋证与尿血**　二者都有小便出血，尿色红赤，甚至尿出纯血的症状。其鉴别的要点是有无尿痛。尿血多无疼痛之感，虽亦间有轻微的热痛或胀痛，但终不若血淋的小便滴沥而疼痛难忍。故痛者称为血淋，不痛者称为尿血。

**（三）淋证与尿浊**　二者均表现为小便浑浊。尿浊虽然小便浑浊，白如泔浆，与膏淋相似，但排尿自如，无疼痛滞涩感，与淋证不同，以有无疼痛为鉴别要点。

## 六、辨证论治

### （一）热淋

证候表现　小便频急短涩，尿道灼热刺痛，尿色黄赤，少腹拘急胀痛，或有寒热，口苦，呕恶，或腰痛拒按，或有大便秘结，苔黄腻，脉滑数。

治法　清热解毒，利湿通淋。

方剂　八正散加减。

八正散　木通、扁蓄、瞿麦、滑石、大黄、山栀、甘草

中成药　八正合剂、三金片、热淋清颗粒。

**（二）石淋**

证候表现　尿中时夹砂石，小便艰涩，或排尿时突然中断，尿道窘迫疼痛，少腹拘急，或腰腹绞痛难忍，痛引少腹，连及外阴，尿中带血，舌红，苔薄黄。

治法　清热利尿，通淋排石。

方剂　石韦散加减。

石韦散　石韦、冬葵子、瞿麦、滑石、车前子

中成药　石淋通、排石片、复方金钱草清热颗粒。

**（三）气淋**

证候表现　实证表现为小便涩痛，淋沥不已，小腹胀满疼痛，苔薄白，脉多沉弦。虚证表现为尿时涩滞，小腹坠胀，尿有余沥，面白不华，舌质淡，脉虚细无力。

治法　实证宜利气疏导，虚证宜补中益气。

方剂　实证用沉香散加减，虚证用补中益气汤加减。

沉香散　沉香、橘皮、当归、白芍、甘草、石韦、冬葵子、滑石、王不留行

补中益气汤　黄芪、人参、炙白术、甘草、当归、陈皮、升麻、柴胡、炙甘草

中成药　实证可选沉香散；虚证可选补中益气丸。

**（四）血淋**

证候表现　实证表现为小便热涩刺痛，尿色深红，或夹有血块，疼痛满急加剧，或见心烦，舌苔黄，脉滑数。虚证表现为尿色淡红，尿痛涩滞不明显，腰痠膝软，神疲乏力，舌淡红，脉细数。

治法　实证宜清热通淋，凉血止血；虚证宜滋阴清热，补虚止血。

方剂　实证用小蓟饮子加减，虚证用知柏地黄丸加减。

小蓟饮子　小蓟、生地、蒲黄、藕节、木通、淡竹叶、栀子、滑石、当归、生甘草

知柏地黄丸　熟地、山茱萸、山药、茯苓、泽泻、丹皮、知母、黄柏

中成药　实证可选八正合剂；虚证可选知柏地黄丸。

**（五）膏淋**

证候表现　实证表现为小便浑浊如米泔水，置之沉淀如絮状，上有浮油如脂，或夹有凝块，或混有血液，尿道热涩疼痛，舌红，苔黄腻，脉濡数。虚证表现为病久不已，反复发作，淋出如脂，小便涩痛反见减轻，但形体日渐消瘦，头昏无力，腰痠膝软，舌淡，苔腻，脉细弱无力。

治法　实证宜清热利湿，分清泄浊；虚证宜补虚固涩。

方剂　实证用程氏萆薢分清饮，虚证用膏淋汤。

程氏萆薢分清饮　萆薢、菖蒲、黄柏、车前子、白术、茯苓、莲子心、丹参

膏淋汤　党参、山药、芡实、地黄、龙骨、牡蛎、白芍

中成药　实证可选萆薢分清丸，虚证可选七味都气丸、金锁固金丸、补中益气丸。

**（六）劳淋**

证候表现　小便不甚赤涩，但淋沥不已，时作时止，遇劳即发，腰痠膝软，神疲乏力，舌质淡，脉细弱。

治法　健脾益肾。

方剂　无比山药丸加减。

无比山药丸　山药、茯苓、泽泻、熟地、山茱萸、巴戟天、菟丝子、杜仲、牛膝、五味子、肉苁蓉、赤石脂

中成药　金匮肾气丸、济生肾气丸。

**考点提示：**热淋和劳淋的辨证要点。

## 七、健康指导

1. 增强体质，防止情志内伤，改变不良生活习惯，如忍尿，过食肥甘，纵欲过劳，外阴不洁等。

2. 注意妊娠及产后卫生，对防止子淋、产后淋的发生有重要意义。

3. 积极治疗消渴、痨瘵等疾患，避免不必要的导尿及泌尿道器械操作，可减少本病证的发生。

4. 多喝水，适当休息，饮食宜清淡，忌肥腻香燥、辛辣之品；禁房事。

# 任务九　消　渴

## 任 务 导 入

许某，女性，57岁。患者20多天前不明原因经常出现口渴多饮，喝水量及次数明显增多，仍觉口干舌燥，伴易饥多食，尿量增加。曾去某诊所就诊，服中药（不详）症状有所减轻。2日前，因口渴饮大量糖水后，上述症状加重。现症：口渴多饮，口干舌燥，伴多尿、神疲乏力，20多日内体重约减轻3kg，无腰痠膝软、头晕耳鸣及畏寒肢冷等症，眠可，大便正常。舌边尖红，苔薄黄，脉细数。

请您完成以下任务：

1. 此患者所患何病，属什么证候类型？

2. 如何确定治法和选择用药？

## 一、定义

消渴病是由于先天禀赋不足，复因情志失调、饮食不节等原因导致阴虚燥热，以多尿、多饮、多食、乏力、消瘦，或尿有甜味为主要临床表现的一种疾病。

## 二、范围

本病与西医学的糖尿病基本一致。西医学的尿崩症，因具有多尿、烦渴的临床特点，与消渴病有某些相似之处，可参考消渴论治。

## 三、病因病机

### （一）病因

**1. 禀赋不足**　禀赋不足，五脏虚弱，尤其是肾阴虚体质更易患病。

**2. 饮食失节**　长期过食肥甘，醇酒厚味，辛辣香燥，以致脾胃运化失职，积热内

蕴，化燥伤津，消谷耗液，发为消渴。

**3. 情志失调** 过度的精神刺激，如郁怒伤肝，或劳心竭虑，以致郁久化火，火热内燔，消灼肺胃肾之阴津而发为消渴。

**4. 劳欲过度** 房室不节，劳欲过度，肾精亏损，虚火内生，则火因水竭益烈，水因火烈而益干，终致肾虚肺燥胃热俱现，发为消渴。

**（二）病机**

本病的基本病机是阴津亏损，燥热偏盛，以阴虚为本，燥热为标。病位在肺、胃（脾）、肾，尤以肾为关键。肺为水之上源，敷布水液。若肺被燥热所伤，津液不能敷布，直趋于下，随小便而出，表现为口渴多饮，小便频数量多；脾主运化，胃主受纳腐熟，脾为胃行其津液，若脾胃被燥热所伤，胃火炽盛，脾阴不足，表现为口渴多饮、消谷善饥；脾气虚则不能转输水谷精微，精微下流入于小便中，尿有甜味；肌肉得不到濡养，身体日渐消瘦；肾主藏精，肾阴亏虚，虚火内生，上则燔灼心肺，表现为烦渴多饮，中则消耗脾胃之阴，表现为消谷善饥，同时肾失濡养，开阖失司，固摄无权，水谷精微直趋下泄，随小便排出，表现为尿多味甜或混如脂膏。消渴病病位虽有在肺、脾胃、肾之不同，但常相互影响，如肺燥津伤，脾胃失于濡润，肾失滋养；胃热偏盛，上可灼伤肺津，下可消耗肾阴；肾阴不足，亦可上灼肺胃，终至多饮、多食、多尿、消瘦。

## 四、诊断要点

**（一）典型表现**

口渴多饮、多食易饥、尿频量多、消瘦或尿有甜味为其主要临床表现。初起可"三多"症状可不著，病久常并发眩晕、肺痨、中风、胸痹心痛、雀目、疮痈等。严重者可见烦渴、头痛、腹痛、呕吐、呼吸短促，甚或昏迷厥脱危象。

**（二）病史**

本病多发于中年以后，以及嗜食膏粱厚味、醇酒炙煿之人。若有青少年期即罹患本病者，一般病情较重。由于本病的发生与禀赋不足有较为密切的关系，故消渴病的家族史可供诊断参考。

**（三）辅助检查**

查空腹、餐后2小时血糖和尿糖，尿比重，葡萄糖耐量试验等，有助于确定诊断。必要时查尿酮体，血尿素氮，肌酐，二氧化碳结合力及血钾、钠、钙、氯化物等。

## 五、鉴别诊断

**1. 消渴与瘿病** 瘿病中气郁化火、阴虚火旺的类型，具有多食易饥、消瘦，类似消渴病的中消，除此之外还有情绪激动，心悸，眼突，颈部一侧或两侧肿大为特征，且无多饮、多尿、尿甜等症。

**2. 消渴与食亦** 食亦指消谷善饥，肌肉瘦削，多因胃肠、胆有燥热而致。其中的多食易饥、消瘦类似消渴病中的中消，但无消渴病的多饮、多尿、尿甜等症。

## 六、辨证论治

### (一) 上消（肺热津伤）

**证候表现** 烦渴多饮，口干舌燥，尿频量多，舌边尖红，苔薄黄，脉洪数。

**治法** 清热润肺，生津止渴。

**方剂** 消渴方加减。

**消渴方** 天花粉、黄连、生地黄、藕汁、葛根、麦冬

**中成药** 降糖丸。

### (二) 中消

**1. 胃热津亏**

**证候表现** 多食易饥，口渴，尿多，形体消瘦，大便干燥，苔黄，脉滑实有力。

**治法** 清胃泻火，养阴增液。

**方剂** 玉女煎加减。

**玉女煎** 生石膏、知母、生地黄、麦冬、川牛膝

**中成药** 牛黄清胃丸。

**2. 气阴两伤**

**证候表现** 口渴引饮，能食与便溏互见，或腹胀、食少，精神不振，四肢乏力，形体消瘦，舌质淡红，苔白而干，脉弱。

**治法** 益气健脾，生津止渴。

**方剂** 七味白术散加减。

**七味白术散** 人参、茯苓、白术、甘草、藿香、木香、葛根

**中成药** 消渴丸、降糖片、五加参降糖片。

### (三) 下消

**1. 肾阴亏虚**

**证候表现** 尿频量多，混浊如脂膏，或尿甜，腰膝酸软，乏力，头晕耳鸣，口干唇燥，皮肤干燥、瘙痒，舌红少苔，脉细数。

**治法** 滋阴固肾。

**方剂** 六味地黄丸加减。

**六味地黄丸** 熟地、山药、山茱萸、泽泻、茯苓、丹皮

**中成药** 六味地黄丸、滋肾蓉精丸。

**2. 阴阳两虚**

**证候表现** 小便频数，混浊如膏，甚至饮一溲一，面容憔悴，耳轮干枯，四肢欠温，腰膝酸软，畏寒肢冷，阳痿或月经不调，舌苔淡白而干，脉沉细无力。

**治法** 温阳滋阴，补肾固摄。

**方剂** 金匮肾气丸加减。

**金匮肾气丸** 熟地、山药、山茱萸、泽泻、茯苓、丹皮、附子、肉桂

**中成药** 金匮肾气丸、参芪降糖胶囊。

## 七、健康指导

**1. 节制饮食**  保证机体合理需要的情况下，应限制粮食、油脂的摄入，忌食糖类，饮食宜以适量米、麦、杂粮，配以蔬菜、豆类、瘦肉、鸡蛋等，定时定量进餐。戒烟酒、浓茶及咖啡等。

**2. 调节情志**  认识到消渴病是病程漫长，做好思想准备。同时心情舒畅，避免精神紧张、恼怒等。

**3. 适度运动**  制订并实施有规律的生活起居制度，节制房事，坚持适度的运动，控制肥胖，有利于病情的控制和稳定。

**4. 注意监测**  定期监测血糖，有变化及时就医。

# 任务十　头　痛

## 任务导入

王某，男性，52 岁。病史：患者反复左侧头痛 1 年，时作时伏，每于工作疲劳时发作频繁。近一个月来头痛更频，以胀痛为主，伴有头晕，心烦易怒，少寐多梦，耳鸣如蝉，口苦咽干，两胁作痛，腰膝痠软，大便干等症。舌红苔薄黄，脉弦细。

实验室检查：脑 CT 未见异常。

请您完成以下任务：

1. 此患者所患何病，属什么证候类型？
2. 如何确定治法和选择用药？

## 一、定义

头痛病是指由于外感与内伤，致使脉络拘急或失养，清窍不利，以头部疼痛为主要临床特征的疾病。头痛既是一种常见病证，也是一个常见症状，可以发生于多种急慢性疾病过程中，有时亦是某些相关疾病加重或恶化的先兆。

## 二、范围

相当于西医的偏头痛、紧张性头痛、周期性偏头痛、丛集性头痛及慢性阵发性偏头痛等。

## 三、病因病机

### （一）病因

**1. 感受外邪**  起居不慎，坐卧当风，风寒湿热等外邪上犯于头，阻遏清阳之气，气血不畅，不通则痛。外邪中以风邪为主，常挟寒、湿、热邪上袭。

**2. 情志内伤**  长期精神紧张忧郁，肝气郁结，肝失疏泄，肝脉上达于巅顶，络脉失于条达拘急而头痛；或平素性情暴逆，恼怒太过，气郁化火，日久肝阴被耗，肝阳失敛而上亢，气壅脉满，清阳受扰而头痛。

**3. 饮食不节**　素嗜肥甘厚味，暴饮暴食，劳伤脾胃，不能运化转输水津，聚而成痰，以致清阳不升，浊阴不降，湿蒙清窍而发头痛；饮食伤脾，气血化生不足，气血不足以充营脑海，亦可致头痛。

**4. 内伤不足**　先天禀赋不足，或劳欲伤肾，阴精耗损，或年老气血衰败，或久病不愈，产后、失血之后，营血亏损，气血不能上营于脑，髓海不充则可致头痛。

**5. 外伤跌扑**　或久病入络则络行不畅，血瘀气滞，脉络失养而易致头痛。

**（二）病机**

头为神明之府，"诸阳之会"，"脑为髓海"，五脏之精华，六腑清阳之气皆能上注于头，凡能影响脏腑之精血、阳气的因素皆可导致头痛，归纳起来不外外感与内伤两类。外感头痛的基本病机是风寒湿热之邪外袭，上扰清窍，清窍不利；内伤头痛的基本病机是肝脾肾功能失调，风、火、痰、瘀上扰清窍，气血阴阳亏损，清窍失养。病位在头，与肝脾肾关系密切。

## 四、诊断要点

**（一）典型表现**

以头痛为主症，表现为前额、额颞、巅顶、顶枕部甚至全头部疼痛，头痛性质为跳痛、刺痛、胀痛、昏痛、隐痛、空痛。可突然发作，也可反复发作。疼痛持续时间可以数分钟、数小时、数天或数周不等。

**（二）病史**

有外感、内伤引起头痛的因素，或有反复发作的病史。

**（三）辅助检查**

血常规、测血压、必要时做脑脊液、脑血流图、脑电图检查、颅脑 CT 和 MRI、经颅多普勒检查，有助于排除器质性疾病，明确诊断。

## 五、鉴别诊断

**（一）头痛与眩晕**　二者既可单独出现，也可同时出现，不同的是头痛有外感和内伤两方面原因，而眩晕则以内伤为主；头痛以疼痛为主要表现，多实证，而眩晕以头晕目眩为主，多虚证。

**（二）头痛与真头痛**　真头痛多呈突然剧烈头痛，常表现为持续痛而阵发加重，甚至伴喷射样呕吐、肢厥、抽搐等。

## 六、辨证论治

**（一）外感头痛**

**1. 风寒头痛**

证候表现　头痛起病较急，其痛如破，痛连项背，恶风畏寒，口不渴，苔薄白，脉多浮紧。

治法　疏风散寒止痛。

方剂　川芎茶调散加减。

川芎茶调散　川芎、羌活、白芷、细辛、薄荷、荆芥、防风

中成药　川芎茶调散、天麻头痛片、都梁丸、正柴胡饮颗粒。

**2. 风热头痛**

证候表现　起病急，头呈胀痛，甚则头痛如裂，发热或恶风，口渴欲饮，面红目赤，便秘溲黄，舌红苔黄，脉浮数。

治法　疏风清热。

方剂　芎芷石膏汤加减。

芎芷石膏汤　川芎、白芷、菊花、羌活、石膏、藁本

中成药　芎菊上清丸、牛黄上清丸。

**3. 风湿头痛**

证候表现　头痛如裹，肢体困重，胸闷纳呆，小便不利，大便或溏，苔白腻，脉濡。

治法　祛风胜湿通窍。

方剂　羌活胜湿汤加减。

羌活胜湿汤　羌活、独活、防风、川芎、藁本、蔓荆子、甘草

中成药　正天丸、九味羌活丸。

**（二）内伤头痛**

**1. 肝阳头痛**

证候表现　头胀痛而眩，心烦易怒，面赤口苦，或兼耳鸣胁痛，夜眠不宁，舌红苔薄黄，脉弦有力。

治法　平肝潜阳。

方剂　天麻钩藤饮加减。

天麻钩藤饮　天麻、钩藤、石决明、黄芩、山栀子、牛膝、杜仲、桑寄生、夜交藤、茯神

中成药　镇脑宁胶囊、天麻钩藤颗粒、牛黄降压胶囊、脑立清丸。

**2. 痰浊头痛**

证候表现　头痛昏蒙，胸脘满闷，呕恶痰涎，苔白腻，或舌胖大有齿痕，脉滑或弦滑。

治法　健脾化痰，降逆止痛。

方剂　半夏白术天麻汤加减。

半夏白术天麻汤　半夏、生白术、茯苓、陈皮、生姜、天麻

中成药　半夏白术天麻丸。

**3. 瘀血头痛**

证候表现　头痛经久不愈，其痛如刺，入夜尤甚，固定不移，或头部有外伤史，舌紫或有瘀斑、瘀点，苔薄白，脉沉细或细涩。

治法　活血通窍止痛。

方剂　通窍活血汤加减。

通窍活血汤　麝香、生姜、葱白、桃仁、红花、川芎、赤芍、大枣

中成药　通天口服液、血府逐瘀丸、正天丸。

**考点提示：**各型头痛的证候表现、治法、选方用药。

## 七、健康指导

1. 避免感受外邪，勿情志过激，慎劳倦、过食肥甘等以预防头痛的发生。

2. 头痛的急性发作期，应适当休息，不宜食用炸烤辛辣的厚味食品，以防生热助火，有碍治疗，同时限制烟酒。

3. 适当保证环境安静，有助缓解头痛。

# 目标检测

### 一、单项选择题

1. 感冒多发于（　　　）

    A. 春夏         B. 夏秋         C. 秋冬

    D. 冬春         E. 四季

2. 导致感冒的主因是（　　　）

    A. 寒邪         B. 风邪         C. 暑邪

    D. 燥邪         E. 湿邪

3. 风热感冒宜选用（　　　）

    A. 银翘散         B. 桑菊饮         C. 止嗽散

    D. 荆防败毒散         E. 参苏饮

4. 外感咳嗽与内伤咳嗽，下列哪项不是鉴别要点（　　　）

    A. 感邪的不同                 B. 起病的缓急

    C. 病程的长短                 D. 属实属虚的不同

    E. 咳痰的多少

5. 痰热咳嗽主证为（　　　）

    A. 久咳，干咳少痰或痰中带血，午后潮热

    B. 久咳气逆，干咳少痰，咳引胸胁痛

    C. 久咳痰多，痰白易出，胸脘痞闷

    D. 咳嗽新起，咳声粗亢，痰稠色黄

    E. 咳嗽新起，咽干鼻燥，咳声嘶哑，痰少黏稠，难以咯出

6. 心悸，善惊恐，坐卧不安，舌苔薄白，脉象虚弦，属（　　　）

    A. 心血不足         B. 饮邪上犯         C. 心虚胆怯

    D. 心阴不足         E. 心阳衰弱

7. 阴虚而火不旺之心悸，最佳方剂可选（　　　）

    A. 天王补心丹加减             B. 朱砂安神丸加减

    C. 甘麦大枣汤加减             D. 生脉散加减

    E. 知柏地黄丸加减

8. 胃痛属寒邪客胃者，治以（　　　）

    A. 活血化瘀         B. 消食导滞         C. 疏肝理气

D. 散寒止痛　　　　E. 温中健脾

9. 下列哪项不是脾胃虚寒胃痛的表现（　　　）

　　A. 胃痛隐隐，喜温喜按　　　　　　B. 空腹痛甚，得食痛减

　　C. 遇寒痛增，暴作　　　　　　　　D. 手足不温

　　E. 泛吐清水

10. 治疗肝胃郁热胃痛的主方是（　　　）

　　A. 保和丸　　　　B. 一贯煎　　　　C. 化肝煎

　　D. 柴胡疏肝散　　E. 丹参饮

11. 下列选项关于泄泻与痢疾，无鉴别意义（　　　）

　　A. 泻下有无脓血　　　　　　　　　B. 泻下爽利与否

　　C. 泻下次数之多少　　　　　　　　D. 里急后重之有无

　　E. 泻下稀薄与赤白黏冻

12. 下列泄下粪便中属湿热泄泻的特点（　　　）

　　A. 泻下粪色黄褐而臭　　　　　　　B. 泻下如水样便

　　C. 泄泻清稀　　　　　　　　　　　D. 泻下粪便臭如败卵

　　E. 时溏时泄，水谷不化

13. 燥热便秘的治法为（　　　）

　　A. 顺气导滞　　　B. 清热润下　　　C. 养血润燥

　　D. 益气润肠　　　E. 温阳通便

14. 气滞便秘的特点是（　　　）

　　A. 面赤身热，口臭唇焦，尿赤，苔黄燥，脉滑实

　　B. 嗳气频作，胸胁痞满，腹胀，苔薄腻，脉弦

　　C. 神疲气短，临厕努挣乏力，大便不燥，脉虚

　　D. 面色无华，头晕心悸，舌淡，脉细

　　E. 面色㿠白，畏寒肢冷，尿清，舌苔白，脉沉迟

15. 痰浊头痛的特征是（　　　）

　　A. 头痛且空　　　B. 头痛如裂　　　C. 头痛如裹

　　D. 头痛且晕　　　E. 头痛昏蒙

16. 刘某，女，29 岁。头部外伤后出现头痛经久不愈，痛处固定不移，痛如锥刺，舌质紫，苔薄白，脉细涩。属（　　　）

　　A. 肝阳头痛　　　B. 痰浊头痛　　　C. 肾虚头痛

　　D. 瘀血头痛　　　E. 血虚头痛

17. 下列哪项不是淋证的主症（　　　）

　　A. 小便频数短涩　　　　　　　　　B. 小便淋沥刺痛

　　C. 少腹拘急痛引腰腹　　　　　　　D. 小便量少或无尿

　　E. 小便欲出未尽

18. 鉴别淋证与癃闭的关键在于（　　　）

　　A. 有无小便短赤灼热　　　　　　　B. 有无排尿困难

　　C. 有无小便浑浊　　　　　　　　　D. 有无小便量少

E. 有无排尿疼痛

19. 患者小便热涩疼痛，尿色深红，或夹有血块。应首选考虑的是（　　）

A. 热淋　　　　　　B. 血淋　　　　　　C. 气淋

D. 石淋　　　　　　E. 劳淋

20. 消渴病最基本的治法是（　　）

A. 养阴清热　　　　B. 益气养阴　　　　C. 补肾健脾

D. 疏肝理气　　　　E. 活血化瘀

21. 消渴病，肺热津伤证最突出的症状是（　　）

A. 口干舌燥　　　　B. 疲乏无力　　　　C. 消谷善饥

D. 多尿而频　　　　E. 烦渴引饮

22. 消渴病，胃热炽盛证主方（　　）

A. 消渴方　　　　　B. 六味地黄丸　　　C. 玉女煎

D. 二冬汤　　　　　E. 金匮肾气丸

## 二、简答题

1. 普通感冒与时行感冒的区别是什么？

2. 如何区别风寒感冒和风热感冒？

3. 如何区别外感咳嗽与内伤咳嗽？

4. 胃痛的分型、治法、代表方各是什么？

5. 泄泻的病因病机是什么，如何确定治疗原则？

6. 如何区别淋证与尿血、尿浊？

7. 头痛的分型、治法、代表方各是什么？

（张　虹　田　丹）

# 项目十一　外科常见病选方指导

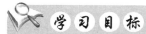

**知识要求**

1. 掌握临床常见外科疾病的症状、治疗分型、治法、选方、用药情况。
2. 熟悉临床常见病病因病机与鉴别诊断。
3. 了解临床常见病健康指导。

**技能要求**　能够初步运用所学知识对临床常见外科病证进行指导用方。

## 任务一　外科疾病诊治要点

任务导入

　　钱某，女性，28 岁。患者 1 年前因受风起风团，虽经治疗但效果不大，风团反复发作，夜间为甚，气温转暖即发，洗冷水亦起，近日正值经期，伴恶心、畏寒，舌质红，苔薄黄，脉弦细。

　　请您完成以下任务：

　　本病的诊断着重看哪方面？

## 一、诊断要点

### （一）辨病

　　辨病就是认识和掌握疾病的现象、本质及其变化规律。例如疫疗、手足疗疮、颜面疗疮均为疗疮，但他们各自的症状表现、施治方法和预后转归等是不同的。

　　**1. 详询病史**　本次发病的原因或诱因，过去的病史（包括个人生活史）、作过的诊断、治疗的经过和效果，以资参考。

　　**2. 全面体检**　在询问病史的同时，对每位患者均进行全面体检，既可以了解一般状况，又可以全面搜集临床体征，以增加分析、判断的资料，避免漏诊或误诊，从而达到准确辨病。

　　**3. 注重局部**　局部症状与体征是外科疾病的最大特点，不同的疾病，局部表现各异；即使同一种疾病不同阶段，表现不一，因此辨病的关键是重点诊察局部特征。

　　**4. 综合分析**　运用望、闻、问、切四诊取得临床第一手资料，并进行综合分析，确定属于哪一类外科疾病，同时这些资料的完整、全面、准确与否，可直接影响辨病的准确性。

**（二）辨证**

**1. 阴阳辨证**　除传统的辨证方法外，外科在辨别阴阳属性上还有自己的特点，即依据疾病的发生、发展、症状和转归等各方面的相对性，直接辨认其为阳证或阴证，可以说阴阳是外科疾病辨证的总纲（表 11-1）。

**表 11-1　中医外科疾病阴阳辨证鉴别**

| | 阳　证 | 阴　证 |
|---|---|---|
| 发病特点 | 急性发作 | 慢性发作 |
| 皮肤颜色 | 红赤 | 苍白或紫暗或皮色不变 |
| 皮肤温度 | 灼热 | 凉或不热 |
| 肿胀形势 | 高肿突起 | 平塌下陷 |
| 肿胀范围 | 根盘收束 | 根盘散漫 |
| 肿块硬度 | 软硬适度 | 坚硬如石或柔软如绵 |
| 疼痛感觉 | 疼痛剧烈、拒按 | 疼痛和缓、隐痛、不痛或痠麻 |
| 病位深浅 | 皮肤、肌肉 | 血脉、筋骨 |
| 脓液质量 | 脓质稠厚 | 脓质稀薄 |
| 溃疡形色 | 肉芽红活润泽 | 肉芽苍白或紫暗 |
| 病程长短 | 病程比较短 | 病程比较长 |
| 全身症状 | 初期常伴形寒发热，口渴、纳呆、大便秘结，小便短赤，溃后渐消。 | 初期无明显症状，或伴，虚寒症状，酿脓时有虚热症状，溃后虚象更甚。 |
| 舌苔脉象 | 舌红苔黄脉有余 | 舌淡苔少脉不足 |
| 预后顺逆 | 易消、易溃、易敛　多顺 | 难消、难溃、难敛　多逆 |

**2. 部位辨证**

（1）上部辨证　多因风邪、温热邪气侵犯上部部位，如头面、颈项、上肢。发病较迅速，常见症状有发热恶风，头痛头晕，面红目赤，口干耳鸣，鼻燥咽痛，舌尖红而苔薄黄，脉浮而数。局部红肿宣浮，忽起忽消，根脚收束，肿势高突，疼痛剧烈，溃疡则脓稠而黄。多见于头面部疖、疔、痈诸疮；皮肤病如油风、黄水疮等；颈项多见痈、有头疽等；上肢多见外伤染毒，如疖、疔等。常见有风热证、风温证、实证、阳证居多，多涉及心肺等脏。

（2）中部辨证　多因七情内伤、五志不畅，或饮食不节、劳伤虚损、气血郁阻、痰湿凝滞而致脏腑功能失和致气郁、火郁，表现为胸、腹、胁、肋、腰、背的症状。由于影响脏腑功能，症状表现轻重不一。主要有呕恶上逆，胸胁胀痛，腹胀痞满，纳食不化，大便秘结或硬而不爽，腹痛肠鸣，小便短赤，舌红，脉弦数。见于乳房肿物、腋疽、胁疽、背疽、急腹症、缠腰火丹，以及癥瘕积聚等疾病。证型特点以初多气郁、火郁，属实，破溃则虚实挟杂，后期正虚为主，其病多涉及肝胆脾胃等脏腑。

（3）下部辨证　多由寒湿、湿热侵入人体下部如臀、前后阴、腿、胫、足等部位。

起病缓慢，缠绵难愈，反复发作。表现为患部沉重不爽，二便不利，或肿胀如绵，或红肿流滋，或疮面紫暗、腐肉不脱、新肉不生。常见疾病如臁疮、脱疽、股肿、子痈、子痰、水疝等。一般初起多表现为阴证，后期虚证为主，多兼夹余邪，病变涉及脾、肾等脏。

**3. 局部辨证**　外科疾患最显著的特点就在于局部病灶的存在，主要包括红肿、疼痛、发热、成脓、麻木、溃疡、结节、瘙痒、肿块、功能障碍以及皮肤部位的各种损害等。局部病灶存在的直观性，有效地提供了临床辨证的客观依据。但也有某些全身性疾病，其病灶反映却在局部。由于病因的不同，程度各异，因而转归顺逆，相差也甚远。因此，外科的辨证虽多从局部病变着手，重点为局部症状，但也绝不能孤立地以此为依据，只有从整体观念出发，局部与全身辨证相结合，外在表现与内在脏腑相结合，辨证求因、全面分辨疾病的性质，综合辨证，才能抓住证候的主要致病因素，为施治提供可靠的依据。

## 二、治疗要点

### （一）内治法

内治法从整体观念出发，同时按照疮疡初起、成脓、溃后三个不同发展阶段，确立消、托、补三个总的治疗原则。

**1. 消法**　消法是运用不同的治疗方法和方药，使初起的肿疡得到消散，不使邪毒结聚成脓，由于疮疡初起基本病机为邪毒蕴结、经络阻塞、气血凝滞，所以消法是一切肿疡初起的治法总则。适用于尚未成脓的初期肿疡和非化脓性肿块性疾病以及各种皮肤性疾病。本法既能使病人免受溃脓、手术之苦，又能缩短病程，故古人有"以消为贵"的说法。

**2. 托法**　托法是用补益气血和透脓的药物，扶助正气以托毒外出，以免毒邪扩散和内陷的治疗法则。适用于外疡中期（成脓期），此时热毒已腐肉成脓，由于一时疮口不能溃破，或机体正气虚弱，无力托毒外出，均会导致脓毒滞留。治疗须依据病人体质强弱和邪毒盛衰状况，分为补托法和透托法。补托法用于正虚毒盛，不能托毒外达，表现为疮形平塌，根脚散漫不收，难溃难腐的虚证；透托法则用于毒气虽盛而正气未衰者，能促其早日脓出毒泄，肿消痛减，以免脓毒旁窜深溃。

**3. 补法**　补法是用补养的药物，恢复其正气，助其新生，使疮口早日愈合的治疗法则。适用于溃疡后期，此时毒势虽去，但留有精神衰疲，血气虚弱，脓水清稀，肉芽灰白不实，疮口难敛等症。补法本是治疗虚证的法则，所以外科疾病只要有虚的证候存在，尤其是疮疡的生肌收口期，均可应用。凡气血虚弱者，宜补养气血；脾胃虚弱者，宜理脾和胃；肝肾不足者，宜补益肝肾等。但毒邪未尽之时，切勿用补法，以免留邪为患。

### （二）外治法

外治法是运用药物、手术、物理方法或配合一定的器械等，直接作用于患者体表某部或病变部位而达到治疗目的的一种治疗方法。外治法与内治法治疗机理虽相同，但给药途径却不同。外治法是将药物直接作用于皮肤或黏膜，使之吸收，从而发挥治疗作用，也是外科所独具的治疗方法。外治法的运用同内治法一样，除了要进行辨证施治外，还要根据疾病不同的发展阶段，选择不同的治疗方法。常用的方法有药物疗法、手术疗法和其他疗法。药物疗法是依据疾病所在的部位不同，以及病程进展变化的需要，将制成不同剂型的药物施用于患处，使药力直达病所，达到治疗目的的一种方法。常用的有膏药、油膏、草药、箍围药、掺药等。手术疗法和其他疗法本教材不做论述。

# 任务二　湿　疮

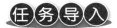

邱某，男性，43 岁。患者 2 年前冬季开始在小腿出现两小片簇集丘疱疹，瘙痒，挠破后渗水，久治不愈，范围日渐扩大。一年前渐播散至两前臂，半年前以至胸腹部、背部。平时胃脘部疼痛不适，纳食不香，食后腹胀，大便日 2~3 次，完谷不化，便溏，食生冷食物上述症状加重，舌淡苔白腻，脉缓滑。

请您完成以下任务：

1. 此患者所患何病，属什么证候类型？
2. 如何确定治法和选择用药？

## 一、定义

湿疮是一种过敏性炎症性皮肤病，表现为对称分布，多形损害，剧烈瘙痒，倾向湿润，反复发作，易成慢性等。本病男女老幼皆可发病，但以先天禀赋不耐者为多，无明显季节性，但冬季常复发。相当于西医的湿疹。一般可分为急性湿疮、慢性湿疮和婴儿湿疮。

## 二、病因病机

多由禀赋不足，饮食失节，或过食辛辣刺激荤腥之物，脾胃受损，失其健运，湿热内生，再兼外受风邪，内外两邪相搏，而致风湿热邪浸淫肌肤。急性者以湿热为主；慢性者多病久耗伤阴血，血虚风燥，而致肌肤甲错。发于小腿者常由经脉弛缓、青筋暴露，气血运行不畅，湿热蕴阻，肌肤失濡养所致。

## 三、诊断要点

### （一）急性湿疮

急性湿疮可发于身体的任何部位，亦可泛发全身，但常以头面、耳后、手足、外阴、阴囊、肛门等。呈急性起病，皮损常为对称性、原发性和多形性，多形性表现为红斑、潮红、丘疹、丘疱疹、水疱、脓疱、流滋、结痂并存。病变常为片状或弥漫性，无明显边界。皮损为多数密集的粟粒大小的丘疹、丘疱疹，基底潮红，常由搔抓，丘疹、丘疱疹或水疱顶端抓破后流滋、糜烂及结痂，皮损以中心较重，外周有散在丘疹、红斑、丘疱疹，边界不清。若不转化为慢性，1~2 个月后脱去痂皮而愈。自觉剧烈瘙痒，若搔抓、肥皂热水烫洗、饮酒、食辛辣发物，均可使皮损加重，瘙痒加重，甚者影响睡眠。搔抓染毒后多致糜烂、渗液、化脓，可伴淋巴结肿大。

### （二）慢性湿疮

慢性湿疮常由急性湿疮处理不当，长期不愈，或反复发作而成。亦可一开始就表现为慢性湿疮的症状。皮损多局限于某一部位，如小腿、手足、肘窝、膝窝、外阴、肛门等处。主要表现为皮肤肥厚粗糙，触之较硬，色暗红或紫褐色，皮纹显著或呈苔藓样变。皮损表面常附有鳞屑伴抓痕、血痂、色素沉着，部分皮损可出现新的丘疹或水疱，抓破后可有少量流滋。若发生于手足及关节部位，易出现皲裂，自觉疼痛影响活动。患者自觉阵发性瘙痒，在夜间、精神紧张、饮酒、食辛辣发物时瘙痒加剧。病程较长，反复发作，时轻时重。

考点提示：急、慢性湿疮的皮损特点。

## 四、鉴别诊断

急性湿疮与接触性皮炎的鉴别诊断见表 11-2。

**表 11-2　急性湿疮与接触性皮炎**

|  | 急性湿疹 | 接触性皮炎 |
|---|---|---|
| 病因 | 病因常不明确 | 常有明显的病因 |
| 接触史 | 不明确 | 有 |
| 部位 | 不固定，常对称发生 | 常限于接触部位 |
| 皮疹 | 多形性，丘疹，水疱等，边界弥漫不清 | 较单一，有水肿、水疱，境界清楚 |
| 主要症状 | 瘙痒剧烈 | 痒或灼热感 |
| 转归 | 常有复发倾向 | 去除病因，较快痊愈，不再接触即不复发 |

## 五、辨证论治

清热利湿止痒本为病主要治法。急性者治以清热利湿；慢性治以养血润肤。外治宜用温和的药物，以免加重病情。

### （一）内治

**1. 湿热蕴肤**

证候表现　发病快，病程短，皮损部表现为潮红、丘疱疹，灼热瘙痒无休，抓破渗液；伴心烦口渴，身热不扬，大便干，小便短赤；舌红，苔薄白或黄，脉滑或数。

治法　清热利湿止痒。

方剂　龙胆泻肝汤合萆薢渗湿汤加减。

龙胆泻肝汤　龙胆草、黄芩、栀子、柴胡、当归、生地、木通、泽泻、车前子、甘草

萆薢渗湿汤　萆薢、薏苡仁、赤茯苓、黄柏、丹皮、泽泻、滑石、通草

中成药　皮肤病血毒丸

**2. 湿热浸淫**

证候表现　发病时间短，皮损面积大，色红灼热，丘疱疹密集，瘙痒剧烈，抓破脂水淋漓，浸淫成片；伴胸闷纳呆，身热不扬，腹胀便溏，小便黄；舌红，苔黄腻，

脉滑数。

治法　清热利湿，解毒止痒。

方剂　龙胆泻肝汤合五味消毒饮加减。

五味消毒饮　金银花、野菊花、蒲公英、紫花地丁、紫背天葵

中成药　除湿丸。

**3. 脾虚湿蕴**

证候表现　发病较缓，皮损潮红，丘疹，或丘疱疹少，瘙痒，抓后糜烂渗出，可见鳞屑；伴纳少，腹胀便溏，易疲乏；舌淡胖，苔白腻，脉弦缓。

治法　健脾利湿止痒。

方剂　除湿胃苓汤或参苓白术散加紫荆皮、地肤子、白藓皮。

除湿胃苓汤　苍术、厚朴、陈皮、猪苓、泽泻、赤茯苓、白术、滑石、防风、山栀子、木通、肉桂、甘草

参苓白术散　人参、白术、茯苓、山药、薏苡仁、莲子、白扁豆、砂仁、桔梗、甘草

中成药　当归苦参丸。

**4. 血虚风燥**

证候表现　病程久，反复发作，皮损色暗或色素沉着，或皮损粗糙肥厚，剧痒难忍，遇热或肥皂水后瘙痒加重，伴有口干不欲饮，纳差，腹胀；舌淡，苔白，脉弦细。

治法　养血润肤，祛风止痒。

方剂　当归饮子或四物消风散加丹参、鸡血藤、乌梢蛇。

当归饮子　熟地、白芍、当归、川芎、荆芥、防风、黄芪、白蒺藜、何首乌

四物消风散　生地、当归、荆芥、防风、赤芍、川芎、白鲜皮、蝉蜕、薄荷、独活、柴胡

中成药　湿毒清胶囊。

**（二）外治**

**1. 急性湿疮**　初起仅有潮红、丘疹，或少数水疱而无渗液时，可选用 10% 黄柏溶液、炉甘石洗剂外搽。若水疱糜烂、渗出明显时，可选用三黄洗剂等湿敷，或 2%～3% 硼酸水冷敷，再用青黛散麻油调搽。急性湿疮后期滋水减少时，可选黄连软膏、青黛膏外搽。

**2. 慢性湿疮**　可外搽青黛膏、5% 硫磺软膏、5%～10% 复方松馏油软膏、10%～20% 黑豆馏油软膏。

## 六、健康指导

1. 急性湿疮，忌用热水、肥皂等清洗患处。

2. 避免搔抓，以防感染。

3. 忌食辛辣、鱼虾、鸡、鹅、牛、羊肉等发物，亦应忌食香菜、韭菜、芹菜、姜、葱、蒜等辛香之品。

4. 急性湿疮或慢性湿疮急性发作期间，须暂缓预防注射各种疫苗和接种牛痘。

# 【附】 婴儿湿疮

## 一、定义

婴儿湿疮是好发于 1~2 岁婴幼儿的过敏性皮肤病。俗称奶癣、胎疮。主要发在头面，重者可延及躯干和四肢，患儿常有家庭过敏史，以人工哺育的婴幼儿多见。相当于西医的婴儿湿疹。

## 二、病因病机

先天禀赋不足，脾胃运化失职，以致内有胎火湿热，若外受风湿热邪，二者蕴阻肌肤而成；常因消化不良、食物过敏、肥皂水洗、衣服摩擦等刺激而诱发。

## 三、诊断要点

皮损好发于颜面，多自两颊开始，渐侵至额部、眉间、头皮，反复发作，严重者可侵延颈部、肩胛部，甚至遍及全身。皮损形态多样，分布大多对称，时轻时重。

临床常根据发病年龄及皮损特点分为以下三型。

**1. 脂溢型** 多发于出生后 1~2 个月的婴儿。皮损多在前额、面颊、眉周围，呈小片红斑，上附黄色鳞屑，颈部、腋下、腹股沟常有轻度糜烂，停乳后可痊愈。

**2. 湿型（渗出型）** 多发于饮食无度，消化不良，外形肥胖 3~6 个月的婴儿。皮损有红斑、丘疹、水疱、糜烂、流滋。易继发感染而有发热、纳呆、吵闹、淋巴结肿大等症状。

**3. 干型（干燥型）** 多发于营养不良瘦弱或皮肤干燥的 1 岁以上婴幼儿。皮损潮红、干燥、脱屑，或有丘疹和片状浸润，常反复发作，迁延难愈。

## 四、辨证论治

### （一）内治

**1. 胎火湿热证**

证候表现 皮肤潮红，红斑水疱，抓痒流滋，甚则黄水淋漓、糜烂，结黄色痂皮；大便干，小便黄赤；苔黄腻，脉滑数。

治法 凉血清火，利湿止痒。

方剂 消风导赤汤加减。

生地、赤芍、牛蒡子、白鲜皮、银花、薄荷、木通、黄连、甘草

**2. 脾虚湿蕴证**

证候表现 初起皮肤暗淡，继而出现成片水疱，瘙痒，抓破后结痂；患儿多有消化不良，大便稀溏，或完谷不化；舌淡，苔白或白腻，脉缓。

治法 健脾利湿。

方剂 小儿化湿汤加土茯苓、鱼腥草。

苍术、陈皮、茯苓、泽泻、炒麦芽、滑石、甘草

## （二）外治

**1. 脂溢性和湿性**　生地榆、黄柏煎水或马齿苋合剂、2%硼酸水外用冷湿敷，待流滋、糜烂减轻后，选用青黛散油、黄连油或蛋黄油外搽。

**2. 干性**　三黄洗剂、黄柏霜、宝宝湿疹膏外搽。

# 任务三　痤　疮

## 任务导入

王某，男性，19岁。患者2年前面部开始出现黑头粉刺，油多发亮，并起脓疱囊肿，疼痒相兼，挤出脓后形成瘢痕疙瘩，时轻时重，屡治无效，皮肤油腻，舌质红绛，脉弦滑。

请您完成以下任务：

1. 此患者所患何病，属什么证候类型？
2. 如何确定治法和选择用药？

## 一、定义

痤疮，也称粉刺，指颜面、胸、背等处生丘疹如刺，可挤出白色碎米样粉汁。是毛囊、皮脂腺的慢性炎症。多发于青年男女，常伴皮肤油腻。

## 二、病因病机

素体阳热偏盛，肺经蕴热，复受风邪，熏蒸面部而发；或过食辛辣肥甘厚味，助湿化热，湿热互结，上蒸颜面而致；或脾气不足，运化失常，湿浊内停，郁久化热，热灼津液成痰，湿热瘀痰，凝滞肌肤而发。

## 三、诊断要点

多发于青春发育期，易反复发生，常在饮食不节或月经前后加重。好发于颜面、颈、胸背部或臀部。皮损初起为针头大小的丘疹，或为白头粉刺、黑头粉刺，可挤出白色或淡黄色脂栓，若感染而成红色小丘疹，顶端可出现小脓疱。愈后可留暂时性色素沉着或轻度凹陷性疤痕。严重者表现为聚合型痤疮，感染部位较深，出现紫红色结节、脓肿、囊肿，甚至破溃形成窦道和疤痕，或呈橘皮样改变，伴皮脂溢出。无自觉症状或轻度瘙痒，炎症明显时可有疼痛。病程长短不一，青春期后可逐渐痊愈。

**考点提示**：粉刺的皮损特点。

## 四、鉴别诊断

**1. 粉刺与酒齄鼻**　酒齄鼻多发于壮年，皮疹分布以鼻准、鼻翼为主，两颊前额也可见，绝不累及其他部位；无黑头粉刺，患部潮红、充血。

**2. 粉刺与职业性痤疮**　职业性痤疮常发生于接触沥青、焦油及石油制品的工人；同工种的人往往多发生同样损害；丘疹密集，伴毛囊角化，除面部外，其他接触部位如手背、前臂、肘部亦有发生。

## 五、辨证论治

### （一）内治

#### 1. 肺经风热

证候表现　丘疹色红，或有痒痛，或有脓疱；伴口渴喜饮，大便秘结，小便短赤；舌质红，苔薄黄，脉弦滑。

治法　疏风清肺。

方剂　枇杷清肺饮加减。

枇杷清肺饮　枇杷叶、黄柏、黄连、人参、甘草、桑白皮、连翘、白芷、当归

中成药　防风通圣丸、清热暗疮丸、金花消痤颗粒。

#### 2. 肠胃湿热

证候表现　颜面、胸背部皮肤油腻，皮疹红肿疼痛，或有脓疱；伴口臭、便秘、溲黄；舌红，苔黄腻，脉滑数。

治法　清热除湿解毒。

方剂　茵陈蒿汤加减。

茵陈蒿汤　茵陈蒿、栀子、大黄

中成药　皮肤病血毒丸、当归苦参丸。

#### 3. 痰湿瘀滞

证候表现　皮疹颜色暗红，以结节、脓肿、囊肿、疤痕为主，或见窦道，经久难愈；伴纳呆腹胀；舌质暗红，苔黄腻，脉弦滑。

治法　除湿化痰，活血散结。

方剂　二陈汤合桃红四物汤加减。

二陈汤　半夏、陈皮、茯苓、甘草

桃红四物汤　桃仁、红花、熟地、白芍、当归、川芎

中成药　湿毒清胶囊。

### （二）外治

1. 皮疹较多，可用颠倒散茶调涂患处，每日2次，或每晚涂1次，次晨洗去。
2. 脓肿、囊肿、结节较甚者，可外敷金黄膏，日2次。

## 六、健康指导

1. 经常用温水，硫磺皂洗脸，若皮脂较多时，可每日3~4次，不用冷水洗面，以防毛孔收缩，皮脂堵塞，粉刺加重。
2. 忌食辛辣刺激食物，如辣椒、酒类；少食油腻、甜食；多食新鲜蔬菜水果，保持大便通畅。
3. 不可滥用化妆品。
4. 禁止用手挤压粉刺，以免炎症扩散，愈后遗留凹陷性疤痕。

# 目标检测

## 一、单项选择题

1. 湿疮的皮损特点是（　　）

   A. 红斑鳞屑，刮去鳞屑有点状出血现象

   B. 红斑上有油腻性鳞屑

   C. 红斑、丘疹、水疱、丘疱疹、糜烂、流水

   D. 贴膏药引起局部边缘清楚的红斑

   E. 与皮纹方向一致的红斑，糠秕状鳞屑

2. 粉刺的特点是（　　）

   A. 下肢红斑结节、疼痛　　　　　　　B. 皮损为红斑、水疱、呈虹膜样改变

   C. 面部毛囊性丘疹、黑头　　　　　　D. 面部红斑呈蝴蝶形

   E. 红色风团

3. 青年人颜面、上胸背部散在毛囊性红丘疹、黑头粉刺，甚至结节、脓肿，伴皮脂溢出，诊断为（　　）

   A. 面游风　　　　　　B. 粉刺　　　　　　C. 酒渣鼻

   D. 油风　　　　　　　E. 颜面疔疮

4. 治疗湿热蕴肤型湿疮首选（　　）

   A. 当归饮子合四物消风饮　　　　　　B. 龙胆泻肝汤合萆薢渗湿汤

   C. 龙胆泻肝汤合五味消毒饮　　　　　D. 除湿胃苓汤

   E. 四物消风饮合五味消毒饮

## 二、简答题

1. 急性湿疮与接触性皮炎的鉴别要点有哪些？

2. 粉刺应当如何调摄？

（张　虹　田　丹）

431

# 项目十二　妇科常见病选方指导

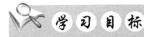

**知识要求**

1. 掌握临床常见妇科疾病的症状、治疗分型、治法、选方、用药情况。
2. 熟悉临床常见病的病因病机与鉴别诊断。
3. 了解临床常见病健康指导。

**技能要求**　能够初步运用所学知识对临床常见妇科病证进行指导用方。

## 任务一　妇科疾病诊治要点

**任务导入**

郑某，女性，21 岁。患者 17 岁初潮，每后期而至，量少色黯不畅，夹块而下，伴腹痛。此次已过期两月未至，两少腹胀痛，甚则牵引腰腹脘胁，潮热烦躁，脉弦而无力，舌苔薄腻根厚。

请您完成以下任务：

月经不调的诊断应注重哪几个方面？

## 一、诊断要点

妇科疾病的诊断要点，是在对全身症状了解的同时，着重收集经、带、胎、产方面的信息，应用时须注重问诊和望诊。

### （一）问诊

**1. 年龄**　不同年龄的妇女，由于生理上的差异，表现在病理上各有特点。一般来说，青春期常因肾气未充，易致月经疾患。中年妇女由于胎产、哺乳，常出现月经不调、胎前产后等病。老年妇女脾肾虚衰，易发生经断前后诸证、恶性肿瘤等。

**·2. 主诉**　主诉应该包括两个要素，即主要症状和发生时间。可为妇科的其他问诊内容提供了线索，在诊断疾病具有重要意义。

**3. 现病史**　询问发病原因或诱因，起病缓急，开始有哪些症状，治疗经过与效果，现在有何症状等。

**4. 月经史**　了解月经初潮年龄，末次月经日期，末次前月经日期，月经周期，行经天数，经量、经色、经质的变化，经期前后的伴随症状，现在或经断前后的情况。

**5. 带下**　询问带下的量、色、质、气味等情况，也须结合望诊、闻诊进行辨证。

**6. 婚产史**　问结婚年龄，配偶情况，孕产次数，有无堕胎、小产、死胎、葡萄胎、难产、胎前产后诸病，以及避孕措施等。

**7. 既往史**　目的在于了解过去病史与现在妇科疾病的关系。

**（二）望诊**

根据妇科的特点，望诊时除观察患者的神志、形态、面色、唇色、舌质、舌苔外，应注意观察月经、带下和恶露的量、色、质的变化。

## 二、治疗要点

妇科疾病的治疗，除调整全身功能，还须重视女性自身生理、病理特点。女性以血为主，血赖气行，脏腑是气血生化之源。因此，脏腑功能失常，气血失调，从而损伤冲任，产生的经、带、胎、产、杂诸病，常以补肾滋肾、健脾和胃、疏肝养肝、调理气血诸法来调补冲任，是治疗妇科疾病的基本原则。同时，女性生殖道与外界相通，容易直接感受外邪，因此在妇科疾病治疗中除内治法外，还可以配合外治法，以使药物直达病所，提高疗效。

**（一）内治法**

**1. 补肾滋肾**　女性发育到一定时期，肾气旺盛，天癸如期而至，冲任通盛，才有月经和孕育的可能：若肾气不足，冲任亏损，就会发生经、带、胎、产、杂等方面的疾病。因此补肾滋肾是治疗妇科病的一个重要原则。同样是房事不节、早婚多产，但由于体质的不同，或损伤肾气，或损伤肾阳，或损伤肾阴，补肾又须平补、温补、滋补。

**2. 疏肝养肝**　肝气平和则经脉流畅，血海宁静，经、孕、产、乳正常。若数伤于血，气分偏盛，情绪易于激动，每致肝失疏泄，冲任不调，发生经、带、胎、产、杂诸病，治以疏肝养肝。

**3. 健脾和胃**　脾胃健运，气血充盛，血海满盈，则经候如期，胎孕正常。若脾胃失调，生化之源不足，影响冲任，易发生经、带、胎、产、乳各种疾病。治以健脾和胃，资其化源。

**4. 调理气血**　妇女以血为本，血随气行，气血调畅，五脏安和，冲任通盛，经孕正常。若因经、孕、产、乳耗血伤气，导致气血失调，影响冲任，易发生妇科疾病。气血失调，不但是妇产科疾病的成因，同时也是妇产科疾病的结果。情志变化易引起气分病变，寒、热、湿邪则易引起血分病变，须依据临床症状分辨其在气在血，判断虚、实、寒、热，然后确定具体治法。

**（二）外治法**

妇科外治法最常用于前阴病，病变部位局部于前阴，但局部的反应可影响及全身，相反，有些前阴病又是全身病变在前阴的局部反应，因此治疗上既要局部用药，又要结合内治法来整体调治。前阴病多邪毒、病虫，以致发生肿胀、脓肿、溃疡、糜烂等，常选用清热、解毒、杀虫、收敛之类的外治药物。

**1. 熏洗法**　熏洗法是用药水熏蒸和洗涤外阴局部的方法，适用于外阴病变，如瘙痒、湿疹、肿胀、溃疡等。

**2. 冲洗法** 冲洗法是用药水冲洗阴道、外阴的方法，适用于阴道及宫颈的病变，如滴虫性阴道炎、非特异性阴道炎、霉菌性阴道炎、急慢性宫颈炎（糜烂）等。

**3. 纳药法** 纳药法是将外用药物放置于阴道穹窿和子宫颈部位的方法，适用于宫颈及阴道的病变，如慢性子宫颈炎（糜烂）、滴虫性阴道炎、子宫颈癌、霉菌性阴道炎、非特异性阴道炎、老年性阴道炎等。

**4. 贴敷法** 贴敷法是将外治用的水剂、散剂或膏剂用无菌纱布蘸浸后贴敷于患处的方法，适用于外阴或乳房的病变，如外阴溃疡、外阴肿胀、外阴脓肿切开、急性乳腺炎或回乳等。

# 任务二 月经不调

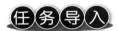

张某，女性，15岁。13岁月经初潮，开始周期不准，近5个月来月经每次提前10多天，量多色红，夹有少量血块。舌尖红苔略黄，脉弦滑。

请您完成以下任务：

1. 此患者所患何病，属什么证候类型？

2. 如何确定治法和选择用药？

月经不调也称月经失调，为妇科常见疾病，表现为月经周期或出血量的异常，可伴月经前、经期时的腹痛及全身症状。包括月经先期、月经后期、月经先后不定期、月经过多。

## 一、月经先期

### （一）定义

月经周期提前 1~2 周者，连续两个月经周期以上者，称为"月经先期"，亦称"经早"。相当于西医的"月经频发"。月经先期伴月经过多可进一步发展为崩漏，应及时进行治疗。

### （二）病因病机

**1. 阳盛实热** 素体阳盛，外感热邪，过食辛辣助阳之品，以致热伤冲任，迫血下行而经期提前。

**2. 肝郁血热** 素性抑郁，情志内伤，导致肝气郁结，郁久化热，热伤冲任，迫血下行而月经先期而行。

**3. 阴虚血热** 素体阴虚，久病失血，产多乳众，以致阴血亏损，营阴暗耗。虚热内生，热扰冲任，血海不宁而月经先期。

**4. 气虚** 素体脾虚，饮食不节，劳逸失常，思虑过度，以致中气不足，统摄无权，冲任不固，不能制约经血，月经先期而至。

**考点提示：** 月经先期的原因有哪些？

**（三）诊断要点**

**1. 临床表现**　月经来潮提前1~2周，且连续出现两个月经周期以上，经期、经量基本正常或伴有月经过多。

**2. 妇科检查**　若属黄体功能不足的排卵性月经失调，则盆腔无明显器质性病变；若属盆腔炎性疾病引起的月经先期，则检查中可见盆腔炎性疾病体征。

**3. 辅助检查**　基础体温测定、子宫内膜活检有助于诊断以及鉴别诊断。

**（四）鉴别诊断**

**1. 月经先期与经间期出血**　经间期出血是在2次正常月经之间的子宫出血，常发生在月经周期第12~16天，也就是排卵期，出血量少，出血时间短，有规律的反复发生。月经先期则是月经周期提前，往往经量较多。

**2. 月经先期与月经先后无定期**　月经先后无定期是以月经或提前、或错后7天以上，并连续3个月经周期以上才能诊断。而月经先期只有月经提前而无月经延后。

**3. 月经先期与崩漏**　崩漏是月经周期、经期、经量均发生严重紊乱的无周期性的子宫出血，量多为崩，量少为漏。而月经先期伴月经过多，虽周期改变，但提前不超过2周，经量虽多但经期正常，且能自行停止。

**（五）辨证论治**

**1. 阳盛实热**

证候表现　经期提前，量多，色紫红，质稠，心胸烦闷，渴喜冷饮，大便燥结，小便短赤，面色红赤，舌红，苔黄，脉滑数。

治法　清热降火，凉血调经。

方剂　清经散加减。

清经散　黄柏、青蒿、丹皮、熟地、地骨皮、白芍、茯苓

中成药　龙胆泻肝丸、固经丸。

**2. 肝郁血热**

证候表现　经期提前，量多或少，经色紫红，质稠有块，经前乳房、胸胁、少腹胀痛，烦躁易怒，口苦咽干，舌红，苔黄，脉弦数。

治法　清肝解郁，凉血调经。

方剂　丹栀逍遥散加减。

丹栀逍遥散　柴胡、栀子、丹皮、当归、白芍、白术、茯苓、炙甘草

中成药　加味逍遥丸、越鞠丸。

**3. 阴虚血热**

证候表现　经期提前，量少，色红质稠，颧赤唇红，手足心热，咽干口燥，舌红，苔少，脉细数。

治法　养阴清热，凉血调经。

方剂　两地汤加减。

两地汤　地骨皮、玄参、麦冬、生地、白芍、阿胶

中成药　知柏地黄丸、二至丸。

**4. 气虚**

证候表现　经期提前，或兼量多，色淡质稀，神疲肢倦，气短懒言，小腹空坠，

纳少便溏，舌淡红，苔薄白，脉缓弱。

治法　补脾益气，固冲调经。

方剂　补中益气汤加减。

补中益气汤　黄芪、白术、陈皮、升麻、柴胡、人参、甘草、当归

中成药　补中益气丸、归脾丸、人参养荣丸、当归调经冲剂。

### （六）健康指导

1. 调畅情志，避免精神刺激，保持心情愉快。

2. 不可过食辛辣助阳之品。

3. 注意经期卫生，避免过劳或剧烈运动。

## 二、月经后期

### （一）定义

月经周期错后 7 天以上，甚至错后 3~5 个月一行，经期正常者，称为"月经后期"，亦称"经期错后""经迟"。相当于西医学的月经稀发。月经后期若伴经量过少，常可发展为闭经。

### （二）病因病机

**1. 血虚**　数伤于血，产多乳众，病后体虚，饮食减少，以致化源不足，营血衰少，冲任不足，血海不能按时满溢，则经行错后。

**2. 血寒**　素体阳虚，久病伤阳，阳气不足，脏腑失于温养，生化失期，以致气虚血少，冲任不足，血海不能按时满溢，经行错后，为虚寒；经产之时，感受寒邪，过服寒凉，寒邪结于冲任，以致血为寒凝，胞脉不畅，血行迟滞，血海不能按时满溢，经行错后，为实寒。

**3. 气滞**　素性抑郁，情志不遂，气机郁滞，血为气滞，以致冲任不畅，血海不能按时满溢，经行错后。

**4. 痰湿**　素体肥胖，痰湿内盛，劳逸过度，饮食不节，损伤脾气，痰湿内生，下注冲任，以致胞脉壅滞，气血运行迟缓，血海不能按时满溢，经行错后。

### （三）诊断要点

**1. 临床表现**　月经周期错后 7 天以上，甚至 3~5 个月一行，经期基本正常，且连续出现两个月经周期以上。

**2. 妇科检查**　一般内外生殖器无明显的器质性病变。

**3. 辅助检查**　基础体温测定、内分泌性激素测定及 B 超等检查，有助于了解子宫、卵巢的发育和病变。

### （四）鉴别诊断

**1. 月经后期与月经先后无定期**　二者均为月经周期异常的病变。月经先后无定期表现月经或提前，或错后 1~2 周。而月经错后只表现为月经周期延后，甚至 3~5 个月一行，常伴月经过少。

**2. 月经后期与早孕**　早孕者，既往月经正常，突然停经，有早孕反应；妊娠试验阳性反应；妇科检查子宫体增大、变软，宫颈着色；B 超可见子宫内有孕囊。

## （五）辨证论治

### 1. 血虚

证候表现　经期错后，量少，色淡质稀，小腹空痛，皮肤不润，面色苍白或萎黄，头晕眼花，心悸失眠，或伴腰膝瘘软，带下清稀，舌淡，苔薄，脉细无力。

治法　补血养营，益气调经。

方剂　大补元煎或归肾丸加减。

大补元煎　人参、山药、甘草、当归、熟地、枸杞、山萸肉、杜仲

归肾丸　熟地、山茱萸、枸杞、菟丝子、杜仲、当归、茯苓、山药

中成药　乌鸡白凤丸。

### 2. 血寒

（1）虚寒

证候表现　经期错后，量少，色淡质稀，小腹隐痛，喜温喜按，腰瘘无力，小便清长，面色㿠白，舌淡，苔白，脉沉迟无力。

治法　温经扶阳，养血调经。

方剂　艾附暖宫丸加减。

艾附暖宫丸　艾叶、吴茱萸、香附、黄芪、肉桂、当归、白芍、川芎、生地、续断

中成药　艾附暖宫丸、温经丸。

（2）实寒证

证候表现　经期错后，量少，经色紫黯有块，小腹冷痛拒按，得热痛减，畏寒肢冷，舌黯，苔白，脉沉紧或沉迟。

治法　温经散寒，活血调经。

方剂　温经汤加减《妇人大全良方》。

温经汤　肉桂、川芎、当归、人参、莪术、牛膝、丹皮、白芍、甘草

中成药　少腹逐瘀丸。

### 3. 气滞

证候表现　经期错后，量少，经色黯红或有血块，小腹胀痛，精神抑郁，胸闷不舒，舌象正常，脉弦。

治法　理气行滞，活血调经。

方剂　膈下逐瘀汤加减。

膈下逐瘀汤　当归、赤芍、川芎、丹皮、桃仁、红花、五灵脂、香附、枳壳、乌药、元胡、甘草

中成药　复方益母草膏、血府逐瘀丸、七制香附丸。

**考点提示**：气滞血瘀型月经后期的证候特点。

### 4. 痰湿

证候表现　经期错后，量少，色淡，质黏，头晕体胖，心悸气短，脘闷恶心，带下量多，舌淡胖，苔白腻，脉滑。

治法　燥湿化痰，活血调经。

方剂　芎归二陈汤加减。

芎归二陈汤　半夏、陈皮、甘草、茯苓、生姜、川芎、当归

中成药　参苓白术散。

**（六）健康指导**

1. 经前及经期适寒温，避免冒雨涉水，过食寒凉。

2. 调节情志，保持心情舒畅，避免精神刺激。

3. 做好计划生育，避免因人流、产乳过多，耗伤精血。

# 三、月经先后无定期

**（一）定义**

月经周期或提前或错后，连续 3 个月经周期以上者，称为"月经先后无定期"，又称"月经愆期""经乱"。若青春期初潮后 1 年内或者更年期月经先后无定期，无其他证候者，可不予治疗。月经先后无定期若伴经量增多及经期紊乱，可发展为崩漏。

**（二）病因病机**

**1. 肾虚**　素体肾气不足，房劳多产，久病大病，损伤肾气，开阖不利，以致冲任失调，血海蓄溢失常，则经行先后无定期。

**2. 肝郁**　素性抑郁，忿怒过度，肝气逆乱，疏泄失司，以致冲任不调，血海蓄溢失常，则月经先后无定期。

**（三）诊断要点**

**1. 临床表现**　月经或提前或错后 7 天以上，经期正常，经量或正常或多或少，并连续 3 个月经周期以上。

**2. 妇科检查**　一般无明显改变。

**3. 辅助检查**　B 超、卵巢功能测定有助于诊断。

**（四）鉴别诊断**

**1. 月经先后无定期与崩漏**　两者都有周期紊乱，月经先后无定期经期正常，经量变化不大，而崩漏则是周期、经期、经量均异常，阴道流血或量多如注，或淋漓不断。

**2. 月经先后无定期与妊娠**　对月经先后无定期的生育期妇女，当出现月经延后时，应注意排除妊娠，可通过早孕试验、B 超等进行鉴别。

**（五）辨证论治**

**1. 肾虚**

证候表现　经行或先或后，量少色淡，质稀，头晕耳鸣，腰痠腿软，小便频数，舌淡，苔薄，脉沉细。

治法　补肾益气，养血调经。

方剂　固阴煎加减。

固阴煎　熟地、山药、山茱萸、菟丝子、人参、炙甘草、五味子、远志

中成药　女金丸、乌鸡白凤丸、济生肾气丸。

**2. 肝郁**

证候表现　经行或先或后，经量或多或少，色黯红而有血块，或经行不畅，胸胁、

乳房、少腹胀痛，伴精神郁闷，时欲太息，嗳气食少，舌质正常，苔薄，脉弦。

治法　疏肝解郁，和血调经。

方剂　逍遥散加减。

逍遥散　白术、柴胡、当归、茯苓、甘草、牡丹皮、山栀、芍药

中成药　妇科十味片、调经丸、定坤丹。

**考点提示：**各型月经先后无定期的证候特点、治法、方药。

### （六）健康指导

1. 保持心情舒畅，以使气血畅达。

2. 及时治疗本病，重视平时调护，防止转化为崩漏或闭经。

## 四、月经过多

### （一）定义

月经周期正常，经量明显多于以往者，称为"月经过多"。本病相当于西医学排卵型功能失调性子宫出血病引起的月经过多，或子宫肌瘤、子宫内膜异位症、盆腔炎症等疾病引起的月经过多。宫内节育器引起的月经过多，可按本病治疗。

### （二）病因病机

**1. 气虚**　素体虚弱，饮食失节，劳倦过度，大病久病，损伤脾气，中气不足，以致冲任不固，血失统摄，则经行量多。

**2. 血热**　素体阳盛，恣食辛燥，感受热邪，五志过极化火，热扰冲任，迫血妄行，遂致经行量多。

**3. 血瘀**　素性抑郁，忿怒过度，气机郁滞，血性不畅；经期产后余血未尽，感受外邪；房事不禁，瘀血内停，以致冲任瘀阻，血不归经，则经行量多。

### （三）诊断要点

**1. 临床表现**　月经量与正常相比明显增多，但月经周期、经期基本正常，而且连续2个月经周期以上。病程长者可有血虚之象。

**2. 妇科检查**　内外生殖器无明显器质性病变。若为盆腔炎性疾病，可有宫体压痛，附件增粗、压痛或有炎性包块存在。若为子宫肌瘤，子宫体增大，质较硬，形态不规则，或可触及结节。

**3. 辅助检查**　B超可协助诊断盆腔炎性病变；宫腔可明确子宫内膜息肉、黏膜下肌瘤等疾病的诊断。

### （四）鉴别诊断

**1. 月经过多与崩漏**　崩漏的出血无周期性，同时伴经期延长，淋漓日久不能自然停止，而月经过多有周期性，经量虽明显增多，但在一定的时间内能自然停止。

**2. 月经过多与流产**　早期自然流产，尤其是孕后1个月即流产，易误诊为月经过多。流产者，且伴下腹阵痛，经检查有胚胎组织排出，同时妊娠试验可作鉴别。

### （五）辨证论治

**1. 气虚**

证候表现　行经量多，色淡红，质清稀，神疲体倦，气短懒言，小腹空坠，面色㿠白，舌淡苔薄，脉缓弱。

治法　补气摄血，固冲调经。

方剂　举元煎加减。

举元煎　人参、白术、黄芪、炙甘草、升麻

中成药　人参养荣丸、八珍颗粒、归脾丸。

**2. 血热**

证候表现　经行量多，色鲜红或深红，质黏稠，口渴喜冷饮，多梦心烦，尿黄便结，舌红苔黄，脉滑数。

治法　清热凉血，固冲止血。

方剂　保阴煎加炒地榆、槐花。

保阴煎　黄芩、黄柏、生地、白芍、熟地、续断、山药、甘草

中成药　紫地宁血散。

**3. 血瘀**

证候表现　经行量多，色紫黯，质稠有血块，经行腹痛，或平时小腹胀痛，舌紫黯或有瘀点、瘀斑，脉涩有力。

治法　活血化瘀，固冲止血。

方剂　失笑散加三七、茜草、益母草。

失笑散　蒲黄、五灵脂

中成药　四物颗粒、定坤丹。

**考点提示**：月经过多血瘀证代表方药。

**（六）健康指导**

1. 保持心情舒畅，避免精神刺激。

2. 慎食辛辣温燥之品，以富营养、易消化为原则。

3. 保持月经期卫生保健，经期注意休息，避免过劳。

# 任务三　痛　经

## 任务导入

季某，女性，29岁。患者5个月前开始经期小腹剧痛难忍，经前期小腹冰凉，得热痛减。经量时多时少，色暗有血块。若血块排出量多时，则腹痛减轻，舌淡，脉沉弦。

请您完成以下任务：

1. 此患者所患何病，属什么证候类型？

2. 如何确定治法和选择用药？

## 一、定义

在经期或经行前后，出现周期性小腹疼痛，或痛引腰骶，甚则剧痛晕厥者，称为"痛经"，也称之为"经行腹痛"。

知识链接

　　西医学把痛经分为原发性痛经和继发性痛经，前者又称功能性痛经，系指生殖器官无明显器质性病变者，后者多继发于生殖器官某些器质性病变，如盆腔子宫内膜异位症、子宫腺肌病、慢性盆腔炎等。功能性痛经容易痊愈，器质性病变导致的痛经病程较长，缠绵难愈。

## 二、病因病机

　　**1. 肾气亏损**　先天肾气不足，房劳多产，久病虚损，肾气受损，肾虚则精亏血少，以致冲任不足，经行血泄之时，胞脉愈虚，失于濡养，"不荣则痛"。

　　**2. 气血虚弱**　素体虚弱，气血不足，或脾胃虚弱，化源不足，或大病久病，耗伤气血，以致气虚血少，经行血泄之时，冲任气血更虚，胞脉失于濡养，"不荣则痛"。

　　**3. 气滞血瘀**　素性抑郁，忿怒伤肝，肝失疏泄，气滞血瘀；或经期产后，余血内留，蓄而成瘀，以致冲任瘀滞，血行不畅，经前经时气血下注冲任之时，胞脉气血更加壅滞，"不通则痛"。

　　**4. 寒凝血瘀**　经期产后，寒邪外袭，或过食寒凉生冷，以致寒客冲任，与血搏结，气血凝滞不畅，经前经时气血下注冲任之时，胞脉气血更加壅滞，"不通则痛"。

## 三、诊断要点

### （一）临床表现

　　经期或经行前后小腹疼痛，可痛及全腹或腰骶部，随月经周期而发。或剧烈疼痛难忍，或伴有呕吐，汗出，面青肢冷，以致晕厥。月经净后疼痛缓解，也有部分患者，经血将净或经净后 1~2 天始小腹隐痛。

### （二）妇科检查

　　原发性痛经，妇科检查多无明显器质性病变。继发性痛经，如子宫内膜异位症多有痛性结节，子宫粘连，活动受限，或伴有卵巢囊肿；子宫腺肌症子宫多呈均匀性增大，局部有压痛；盆腔炎性疾病有盆腔炎症征象。一些患者可见子宫体极度屈曲，宫颈口狭窄等。

### （三）辅助检查

　　盆腔 B 超、宫腔镜、腹腔镜检查，有助于子宫内膜异位症、子宫腺肌症、盆腔炎性疾病的诊断，必要时可结合碘油造影。

## 四、鉴别诊断

### （一）痛经与异位妊娠

　　异位妊娠多有停经史和早孕反应，疼痛不呈周期性；妊娠试验阳性；痛经虽可出现剧烈的小腹痛，但无上述妊娠征象。

### （二）痛经与胎动不安

　　胎动不安在轻微小腹痛和少量阴道流血的同时，伴有腰痠和小腹下坠感，腹痛不呈周期性；妊娠试验阳性；B 超可见宫腔内有孕囊和胚芽，或见胎心搏动。

## 五、辨证论治

### （一）气滞血瘀

证候表现　经前或经期小腹胀痛拒按，胸胁、乳房胀痛，经行不畅，经色紫黯有块，块下痛减，舌紫黯，或有瘀点，脉弦或弦涩有力。

治法　行气活血，祛瘀止痛。

方剂　膈下逐瘀汤加减。

膈下逐瘀汤　灵脂、当归、川芎、桃仁、丹皮、赤芍、乌药、玄胡索、甘草、香附、红花、枳壳

中成药　调经止痛片、元胡止痛片、妇女痛经丸、妇康宁、益母草颗粒。

### （二）寒凝血瘀

#### 1. 实寒

证候表现　经前或经期，小腹冷痛或绞痛，得温痛减，经行量少，色黯有块。伴畏寒肢冷，面色青白，带下淋漓。舌黯、苔白或白滑，脉沉紧。

治法　温经散寒，化瘀止痛。

方剂　少腹逐瘀汤加减。

少腹逐瘀汤　干姜、肉桂、小茴香、元胡、蒲黄、没药、五灵脂、当归、赤芍、川芎、茯苓、苍术

中成药　痛经丸、田七痛经胶囊。

#### 2. 虚寒

证候表现　经期或经后小腹冷痛，喜温喜按，经血量少，色黯有块，腰腿痠软，大便溏软，小便清长。舌淡胖苔白润，脉沉。

治法　扶阳暖宫，温经止痛。

方剂　温经汤加艾叶、附子、小茴香。

温经汤　桂枝、吴茱萸、川芎、当归、人参、生姜、半夏、芍药、甘草、麦冬、阿胶、丹皮

中成药　艾附暖宫丸。

**考点提示：** 气滞血瘀型和阳虚内寒型痛经的证候特点、治法、用药。

### （三）肝肾亏损

证候表现　经期或经后小腹隐隐作痛，喜按，月经量少，色淡质稀，头晕耳鸣，腰腿痠软，小便清长，面色晦黯，舌淡苔薄，脉沉细。

治法　补肾填精，养血止痛。

方剂　调肝汤加减。

调肝汤　巴戟天、山茱萸、当归、白芍、阿胶、山药、甘草

中成药　女金丹丸。

### （四）气血虚弱

证候表现　经期或经后小腹隐痛喜按，月经量少，色淡质稀，神疲乏力，头晕心悸，失眠多梦，面色苍白，舌淡，苔薄，脉细弱。

治法　补气养血，和中止痛。

方剂　圣愈汤去生地，加白芍、香附、延胡索。

圣愈汤　人参、黄芪、熟地、当归、川芎、白芍

中成药　妇康片。

## 六、健康指导

1. 普及月经生理常识，消除恐惧、焦虑心理；调节情绪，以免气机郁滞。
2. 经期注意保暖，忌冒雨涉水、游泳避免受寒。
3. 经期禁房事，避免发生子宫内膜异位症及盆腔感染。
4. 不宜食用寒冷、生冷、油腻之品，以免伤脾碍胃，寒湿内生。

# 任务四　经断前后诸证

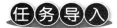

张某，女性，47 岁。2010 年 6 月 17 日初诊。患者近 3 月心慌、烦躁，烘热汗出，伴头晕乏力嗜睡。末次月经 6 月 1 日，经量较前明显减少，2 天即净，色红，无血块。现症见五心烦热，腰膝痠痛，口干便结，尿少色黄，舌红少苔，脉细数。

请您完成以下任务：

1. 此患者所患何病，属什么证候类型？
2. 如何确定治法和选择用药？

## 一、定义

妇女在绝经前后出现月经紊乱等与绝经有关的症状，如烘热面赤，进而汗出，精神倦怠，烦躁易怒，失眠健忘，头晕目眩，耳鸣心悸，手足心热，腰背痠痛，称"经断前后诸证"，亦称"经绝前后诸证"。这些症状常参差出现，发作时间和次数无规律性，病程长短不一，短者数月，长者可迁延数年以至十数年。

本病相当于西医学更年期综合征，双侧卵巢切除或放射治疗后双侧卵巢功能衰竭者，也可有此表现。

## 二、病因病机

**1. 肾阴虚**　素体阴虚血少，经断前后，天癸渐竭，精血不足，复加忧愁思虑，营阴暗损，或房事不节，耗伤精血，或失血大病，耗伤阴血，肾阴更虚，脏腑失养，而致经断前后诸证。因妇女一生，数伤于血，易处于"阳常有余，阴常不足"的状态，临床以此型多见。

**2. 肾阳虚**　素体虚弱，肾阳虚衰，经断前后，肾气更虚，复加房事不节，或大惊卒恐，肾气损伤，命门火衰，脏腑失煦，而致经断前后诸证。

**3. 肾阴阳两虚**　绝经前后，肾精不足，天癸渐竭，肾气亦不充，或肾阳损及肾阴，或肾阴损及肾阳，真阴真阳均不足，不能温煦、濡养脏腑，机体的生理活动失调，则出血阴阳俱虚诸证。

## 三、诊断要点

### （一）临床表现

发病年龄多在 45~55 岁，症状因人而异，轻重不一，最多出现的症状为月经紊乱、潮热汗出和情绪变化。

### （二）妇科检查

绝经后外生殖器开始萎缩，阴道黏膜变薄，子宫、卵巢、输卵管及乳腺等组织也逐渐萎缩。

### （三）辅助检查

可检查性激素以解卵巢功能。

## 四、鉴别诊断

**1. 经断前后诸证与妇科恶性肿瘤** 恶性肿瘤如宫颈癌、子宫内膜癌等好发于绝经期，恶性肿瘤中、晚期多有不规则阴道出血，易与绝经前后经期紊乱混淆。但肿瘤还有下腹疼痛，或五色带下，气味臭秽，或身体短时间内明显消瘦等症状。通过妇科检查、阴道镜和子宫内膜活体组织检查等，可助鉴别。

**2. 经断前后诸证与原发性高血压** 绝经前后亦是高血压等疾病的好发年龄，原发性高血压多与家族史有关，病程长，发病一般与绝经无关，一般不伴见月经异常现象等。

**3. 经断前后诸证与冠心病** 绝经前后诸证可出现心悸怔忡、气短胸闷等症状，同时绝经前后亦是冠心病的好发年龄，故应结合妇科检查，心电图检查，或彩超等检查，以排除冠心病等心血管系统的器质性病变。

## 五、辨证论治

### （一）肾阴虚

证候表现　经断前后，头晕耳鸣，腰痠腿软，烘热汗出，失眠多梦，五心烦热，口燥咽干，或皮肤瘙痒，月经周期紊乱，量少或多，经色鲜红，舌红苔少，脉细数。

治法　滋养肾阴，佐以潜阳。

方剂　左归饮加制首乌、龟板。

左归饮　熟地、山茱萸、枸杞、茯苓、山药、炙甘草

中成药　左归丸、六味地黄丸、知柏地黄丸。

### （二）肾阳虚

证候表现　经断前后，头晕耳鸣，腰痛如折，腹冷阴坠，形寒肢冷，小便频数或失禁，带下量多，月经不调，量多或少，色淡质稀，精神萎靡，面色晦黯，舌淡，苔白滑，脉沉细而迟。

治法　温肾壮阳，填精养血。

方剂　右归丸去当归、制附子，加仙茅、仙灵脾、覆盆子。

右归丸　熟地、山药、山茱萸、杜仲、枸杞、菟丝子、鹿角胶、肉桂、当归

中成药　右归丸、金匮肾气丸、更年舒片。

### （三）肾阴阳两虚

**证候表现**　绝经前后，月经紊乱，量或多或少，腰背冷痛，头晕耳鸣，健忘，乍寒乍热，烘热汗出，汗出恶风。舌淡、苔薄白，脉沉细。

**治法**　阴阳双补

**方剂**　二至丸合二仙汤加生龙骨、牡蛎

**二至丸**　旱莲草、女贞子

**二仙汤**　仙茅、仙灵脾、巴戟天、知母、黄柏、当归

**中成药**　更年灵胶囊。

## 六、健康指导

1. 做好宣传教育工作，了解有关生理现象和保健知识。

2. 定期进行体检、妇科检查及防癌检查，发现问题及早防治；绝经后及时取出宫内节育器。

3. 进行盆腔手术时，应尽量不损伤或保留无病变的卵巢组织。

4. 维持适度的性生活，以防心理早衰。

5. 适当进行体育锻炼，以增强体质；劳逸结合，避免过度劳累和紧张。

6. 饮食适当限制高糖、高脂类物质的摄入，补充钙、钾等矿物质。

# 任务五　带 下 病

## 任务导入

徐某，女性，36 岁。患者于 8 个月前无明显诱因出现带下增多，阴道口灼热、疼痛，曾间断服药，症状时轻时重。现症见：带下量多，色淡黄，质稀，阴痒，无腰痠腹痛，无阴道流血，面色㿠白，神疲乏力，纳少便溏，小便正常，舌淡胖，苔白，脉细滑。

请您完成以下任务：

1. 此患者所患何病，属什么证候类型？

2. 如何确定治法和选择用药？

## 一、定义

带下的量明显增多，色、质、气味发生异常，或伴全身、局部症状者，称为"带下病"。相当于西医学的阴道炎、盆腔炎、子宫颈炎、妇科肿瘤等疾病引起的带下增多。

## 二、病因病机

**1. 脾虚湿困**　饮食不节，劳倦过度，忧思气结，以致脾失健运，湿浊停聚，流注于下焦，伤及任带，任脉不固，带脉失约，而致带下病。

**2. 肾虚**　先天禀赋不足，年老体虚，早婚多产，房劳过度，久病伤肾，以致肾阳

亏虚，命门火衰，寒湿内生，带脉失约，任脉不固，而为带下病；或因肾气亏损，封藏失司，精液滑脱，以致带下过多；或素体肾阴偏虚，年老真阴渐亏，久病伤阴，相火偏旺，虚热内扰，复感湿邪，湿郁化热，伤及任带，任带约固失司，而为带下病。

**3. 湿热下注** 经行产后，胞脉空虚之时，摄生不洁，或淋雨涉水，或居处潮湿等，湿邪入侵，郁而化热；脾虚湿盛，郁久化热，情志不畅，肝郁化火，肝热脾湿，湿热流注下焦，任带损伤，约固无力，而成带下病。

**4. 湿毒蕴结** 经期产后，胞脉空虚，忽视卫生，或房室不禁，或手术损伤，以致感染湿毒，任带损伤，约固无力，而成带下病。

## 三、诊断要点

### （一）临床表现

带下量明显增多，伴有带下色、质、气味的异常，或伴阴部瘙痒、疼痛、灼热、坠胀，或兼有尿频、尿痛、小腹痛、腰骶痛等局部和全身症状。

### （二）妇科检查

可见各类阴道炎、宫颈炎症、盆腔炎性疾病等，也可发现肿瘤。

### （三）辅助检查

阴道分泌物涂片、宫颈刮片、B超等可有助于诊断。

## 四、鉴别诊断

### （一）带下呈赤色时，应与经间期出血、漏下鉴别

1. 经间期出血是两次月经之间出现周期性的阴道少量出血，一般持续2~3天能自行停止；赤带则绵绵不断而无周期性。

2. 漏下是经血非时而下，量少淋漓不断，无正常月经周期；而赤带表现为似血非血之黏液，月经周期正常。

### （二）带下呈赤白带或黄带淋漓时，应与阴疮鉴别

阴疮为阴户生疮，伴阴户红肿热痛，或积结成块，溃破时可有赤白样分泌物，重则创面坚硬肿痛、臭水淋漓等。带下浓浊似脓者，是由阴中分泌而由阴道而出的黏液，分泌物的分泌部位不相同，且无阴疮的局部症状。

### （三）带下呈白色时，与白浊鉴别

白浊是由尿窍流出的混浊如米泔样物的液体，多随小便排出，可伴有小便淋漓涩痛。而带下过多出自阴道。

## 五、辨证论治

### （一）脾阳虚

证候表现 带下量多，色白或淡黄，质稀薄，无臭味，绵绵不断，伴神疲倦怠，四肢不温，纳少便溏，面色㿠白，舌质淡，苔白腻，脉缓弱。

治法 健脾益气，升阳除湿。

方剂 完带汤加减。

完带汤　人参、山药、甘草、苍术、白术、柴胡、白芍、陈皮、车前子、黑芥穗

中成药　威喜丸、健脾丸、参苓白术丸、补中益气丸、六君子丸、妇科止带片。

### （二）肾虚

#### 1. 肾阳虚

证候表现　带下量多，色白清冷，清稀如水，淋漓不断，面色晦黯，头晕耳鸣，腰痛如折，小腹冷感，畏寒肢冷，小便频数，夜间尤甚，大便溏薄，舌淡润，苔薄白，脉沉细而迟。

治法　温肾助阳，涩精止带。

方剂　内补丸加减。

内补丸　鹿茸、肉苁蓉、菟丝子、潼蒺藜、桑螵蛸、附子、肉桂、黄芪、白蒺藜、紫菀茸

中成药　右归丸、金匮肾气丸、乌鸡白凤丸。

#### 2. 阴虚挟湿

证候表现　带下量不甚多，色黄或赤白相兼，质稠或有臭味，阴部干涩不适，或有灼热感，头晕耳鸣，颧赤唇红，五心烦热，失眠多梦，腰膝痠软，舌红，苔少或黄腻，脉细数。

治法　滋阴益肾，清热祛湿。

方剂　知柏地黄丸加芡实、金樱子。

知柏地黄丸　熟地、山药、山茱萸、泽泻、茯苓、丹皮、知母、黄柏

中成药　六味地黄丸、知柏地黄丸

### （三）湿热下注

证候表现　带下量多，色黄，黏稠，有臭味，或伴阴部瘙痒，口苦咽干，纳食较差，胸闷心烦，小腹或少腹作痛，小便短赤，舌红苔黄腻，脉濡数。

治法　清热利湿止带。

方剂　止带方加减。

止带方　茯苓、猪苓、车前子、泽泻、茵陈、栀子、黄柏、赤芍、丹皮、牛膝

中成药　白带丸、止带丸、四妙丸、愈带丸、龙胆泻肝丸。

### （四）湿毒蕴结

证候表现　带下量多，黄绿如脓，或赤白相兼，或五色杂下，状如米泔，臭秽难闻，小腹疼痛，腰骶痠痛，口苦咽干，小便短赤，舌红，苔黄腻，脉滑数。

治法　清热解毒除湿。

方剂　五味消毒饮加半枝莲、白花蛇舌草、土茯苓、薏苡仁、败酱草。

五味消毒饮　蒲公英、金银花、野菊花、紫花地丁、天葵子

中成药　妇科千金片、妇炎康片，可外用止带消糜栓。

## 六、健康指导

1. 注意卫生，保持外阴清洁干燥，勤换内裤；经期产后勿冒雨涉水或久居阴湿之地，避免湿邪入侵。

2. 不宜过食肥甘厚味或辛辣之品，以免滋生湿热。

3. 调畅情志，积极消除不良情志因素的刺激。

4. 避免房劳过多及多次人工流产等。

5. 定期妇科普查，发现病变及时治疗。

6. 反复发作者，须检查性伴侣有无感染，如有交叉感染，则应同时接受治疗。

# 目标检测

## 一、单项选择题

1. 下列哪项除外，均为肾虚月经先后无定期的主要证候（　　）

    A. 经行或先或后 　　　　　　　　B. 小腹冷痛拒按

    C. 舌质淡脉沉弱 　　　　　　　　D. 月经量少色淡

    E. 头晕腰痠如折

2. 下列哪项不是气虚型月经过多的主症（　　）

    A. 经来量多，色淡质稀

    B. 面色㿠白，气短懒言

    C. 小腹空坠无力

    D. 脉细涩

    E. 肢软无力

3. 痛经辨证时须询问（　　）

    A. 疼痛发生时间 　　B. 疼痛部位 　　C. 疼痛性质

    D. 疼痛程度 　　　　E. 以上都是

4. 下列除哪项外，均是痛经常见证型（　　）

    A. 气滞血瘀 　　　B. 气血虚弱 　　C. 痰饮阻滞

    D. 肝肾不足 　　　E. 寒凝胞中

5. 绝经前后诸证肾阳虚首选（　　）

    A. 左归丸 　　　　B. 右归丸 　　　C. 二至丸合二仙汤

    D. 六味地黄丸 　　E. 以上都不是

6. 下列选项中哪项不是脾虚带下的主要证候（　　）

    A. 带下量多，色白或淡黄 　　　　B. 带下质黏稠，有臭气

    C. 面色萎黄，精神疲惫 　　　　　D. 纳少便溏

    E. 舌淡苔白腻，脉缓弱

7~8题共用备选答案

    A. 量、色、质、味 　　　　　　　B. 期、量、色、味

    C. 期、量、色、质 　　　　　　　D. 期、色、味、质

    E. 期、量、味、质

7. 问诊应注意问月经的（　　）

8. 问诊应注意问带下的（　　）

**二、简答题**

1. 什么是月经先期，有哪几个分型？
2. 各型痛经的代表方是什么？
3. 绝经前后诸证发生的原因是什么？
4. 带下病各型的代表方是什么？

（张　虹　田　丹）

# 项目十三　儿科常见病选方指导

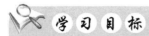

### 知识要求

1. 掌握临床常见儿科疾病的症状、分型、治法、选方、用药情况。
2. 熟悉临床常见病病因病机与鉴别诊断。
3. 了解临床常见病健康指导。

**技能要求**　能够初步运用所学知识对临床常见儿科病证进行指导用方。

## 任务一　儿科疾病诊治要点

### 任务导入

　　周某，男，1岁。患儿昨日饮食过多后洗浴着凉，今晨起发热，测体温为38.1℃，喜人怀抱，无汗，流清涕，偶有咳嗽，无痰，不喘。纳呆、腹胀、大便稍干。舌淡红，苔白厚，指纹淡红在风关。

　　请您完成以下任务：

　　如何应用四诊对患儿进行诊断？

## 一、诊断要点

### （一）四诊

　　儿科疾病的诊查，与其他各科一样，须望、闻、问、切四诊合参。但是，依据小儿的生理、病理特点，四诊应用有其特殊性。闻诊诊查范围有一定限制；婴幼儿不会叙说病情，较大儿童的主诉也不一定可靠；切脉按诊易因小儿叫闹啼哭而受到影响。因此儿科收集病史患儿资料时最为重视望诊；问诊着重问其父母或养育人的喂养情况以及疾病发生情况。

　　**1. 望诊**　望诊诊查的结果一般比较客观可靠。但是也要注意，儿科望诊时，要尽量使小儿安静，在光线充足的地方进行。

　　（1）望神　可以对小儿患病状况有一个初步的了解。若形体壮实，表情活泼，反应灵敏，活动睡眠如常，面色红润光泽，呼吸平顺调匀，语声啼哭清亮，是为有神，提示正气尚充，脏腑功能未衰，无病或病轻。若形体羸弱，精神萎靡不振，表情淡漠，反应迟钝，动作迟缓或不由自主，面色晦暗，呼吸浅弱或气促不匀，寡言声轻含糊或惊啼谵语，是为失神，提示正气不足，脏腑功能衰败，病重或病危。

（2）望色　主要望面部气色，中国小儿的常色为色微黄；透红润、显光泽。面色青，因气血不畅，经脉阻滞所致，可见于惊风、寒证、痛证、血瘀证；面色赤，因血液充盈面部皮肤络脉所致，多热证；面色黄而非常色者，常因脾虚失运，水谷、水湿不化所致，多虚证、湿证；面色白，是气血不荣，络脉空虚所致，多为虚证、寒证；面色黑，常因阳气虚衰，水湿不化，气血凝滞所致，主虚寒证、水饮证、血瘀证。

（3）望形态　形，是形体。小儿身高正常，胖瘦适中，肌肉壮实，筋骨强健，皮肤柔嫩，毛发黑泽，是先天禀赋充足，发育营养良好的表现；若形体矮小，肌肉瘠薄，筋骨不坚，毛发稀细萎黄，是先天禀赋不足，后天调养失宜，发育营养不良的表现。态，指动静姿态。动静姿态反映人体脏腑阴阳总体的平衡协调状态。多动少静为阴亏阳盛，多静少动为阴盛阳虚。

（4）辨斑疹　斑疹在儿科多见于外感时行疾病，如麻疹、风痧、奶麻、丹痧、水痘等，也可见于内伤疾病，如紫癜。疹有疱疹、丘疹，以疹内是否有液体而区分。疱疹内液色清，多见于水痘；疱疹内液混浊，多见于脓疱疮。丘疹细小暗红，先稀后密，面部尤多，常见于麻疹；疹点稀疏，色泽淡红，身热不甚，常见于风痧；疹细稠密，色如玫瑰，热退出疹，常见于奶麻，斑丘疹大小不一，如云出没，瘙痒难忍，常见于荨麻疹；肤红如锦，稠布疹点，身热舌绛，常见于丹痧。

（5）察二便　新生儿生后3~4天内，大便呈墨绿色黏稠糊状，无臭气，日行2~3次，称为胎粪。母乳喂养之小儿，大便呈卵黄色，偶带绿色，略有酸臭气，稠度均匀，日行3次左右。牛、羊乳喂养为主之小儿，大便色淡黄，有臭气，质较干硬，日行1~2次。当小儿饮食过渡到与成人相同时，大便亦与成人相似。

**2. 闻诊**

（1）啼哭声　小儿的啼哭，有属生理现象，有某种不适，也有是各种病态的表现。正常小儿哭声清亮而长，并有泪液，无其他症状表现，属于生理现象。婴幼儿若有不适时，也常以啼哭表示，如衣着过暖、温度过高或过低、饥饿或过饱、口渴、要抚抱、要睡觉、包扎过紧妨碍活动、尿布潮湿、受惊、虫咬等。不适引起的啼哭常哭闹不止，解除原因后自然停止。病理性啼哭，若声音洪亮有力者多为实证；细弱无力者多为虚证。哭声尖锐惊怖者多为剧烈腹痛、头痛等急重症。哭声尖锐，阵作阵缓，弯腰曲背，多为腹痛；哭而骤止，时作惊惕，须防惊风发作；啼哭声嘶，呼吸不利，谨防咽喉急症；吮乳进食时啼哭拒进，注意口疮；夜卧啼哭，睡卧不宁，为夜啼或积滞。

（2）咳嗽　咳声嘶哑如犬吠，须防喉风、白喉类疫毒攻喉之症；久咳声哑，为肺阴耗伤；久咳而发作时连咳难止，面红目赤，气急呛咳，涕泪皆出，咳毕回声、作吐，日轻夜重，是为顿咳；余参考四诊内容。

**3. 问诊**　儿科问诊通常以询问患儿亲属或养育者为主，年龄较大的患儿也可以作为问诊的对象，但对其所诉是否可靠要加以分析。儿科问诊除诊断问诊内容外，还须注重生产史、喂养史、生长发育史、预防接种史。

**（二）常用辨证方法**

儿科辨证方法应用八纲辨证、脏腑辨证、卫气营血辨证、六淫疫疬辨证、气血痰食辨证等，其中以前二种最为常用。

**1. 八纲辨证**  八纲辨证用于各类儿科病证之中，诸如各种外感热病和内伤杂病的辨证，都可以归纳于八纲范畴。治疗大法的选择，如解表治里、祛寒清热、调和阴阳、补虚泻实等，都是在八纲辨证的基础上确定。

**2. 脏腑辨证**  脏腑辨证主要用于内伤杂病辨证，也可用于外感病中作为辅助辨证方法。儿科常用脏腑辨证分类方法有肺与大肠病辨证，脾与胃病辨证，肝与胆病辨证，心与小肠病辨证，肾与膀胱病辨证等。现代对脑、髓、骨、脉等奇恒之腑辨证的应用也逐渐增多。

## 二、治疗要点

小儿疾病的治疗法则，与成人基本相同。但依据儿科疾病的特点，在治法选用、给药剂量、给药方法等许多方面，具有与成人不同的特点。

### （一）治法选用

儿科应用最多的治法是中药内服，其中汤剂因吸收迅速、生物利用度高、药物加减运用灵活等优势而最为常用；中成药，尤其是新型中成药制剂，贮存、运输方便，更便于小儿服用，研制和应用越来越受到重视。药物外治应用简便，易为患儿接受，用于辅治或主治部分病证有良好的效果。

### （二）治疗原则

小儿体属稚阴稚阳，发病容易，变化迅速，小儿一旦患病，必须做到及时诊断、正确治疗、用药适当、剂量准确，若失治、误治，极易造成轻病转重、重病转危。同时儿科用药，一定要注意到小儿的体质特点，祛邪而不伤正，扶正而不腻滞，勿留邪、不损正，固护胃气，维护生机。对大苦、大寒、大辛、大热，尤其是有毒之药物，一定要审慎应用，必须使用时也当中病即止。就是说，儿科治疗与成人相比，更要强调及时、正确和谨慎。

### （三）中药用法

儿科应用中药，要因人、因时、因病，选择内服汤剂、不同剂型中成药、药物外治法，可单用、也可合用，择优选用。如患儿发热，一般以汤剂疗效最好，若患儿呕吐而无法服药，可改为直肠给药，如需应急可用静脉给药，伴昏迷者可鼻饲给药等。

小儿汤剂的煎服方法，一般与成人相同，但小儿服药量需比成人小。汤剂处方用药总量，一般新生儿为成人量的1/6，乳婴儿为成人量的1/3~1/2，幼儿及幼童为成人量的2/3，学龄儿童用成人量。

煎煮汤剂前放水不要太多，一般以浸透后水能淹没药物为宜。煎出的药液总量，要依据年龄大小来掌握，一般婴儿60~100ml，幼儿及学龄前儿童150~200ml，学龄儿童200~250ml。依据患儿每次服药量和病情特点灵活掌握每日服药次数，可分3~5次不等。

小儿服药方法也要符合小儿特点与病情需要。服用汤药，对年龄较大的孩子尽量讲清道理，争取主动配合。对婴幼儿畏服苦味汤药者，可在汤药中加少量糖类矫味。若患儿拒服汤药，只能灌服，固定患儿头手，待小儿张口时，将药匙送入其舌根部，倾倒药液后，听到患儿咽下声再退出药匙。不可捏鼻强灌，以免呛入气管。服用丸剂、片剂，必须先研成细末，再加水或米汤调服。合剂、口服液可直接灌服。各种药物服入后，都可以再服几匙温开水或糖水，去除口中苦味。

# 任务二　厌　食

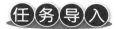

徐某，女，5岁。患儿于3个月前因受凉后出现高热，经口服解热镇痛药后，热势虽降，但出现不思饮食，精神不振，面色萎黄，大便不实，夹有不消化食物残渣，舌淡苔薄白，脉缓无力，指纹淡红。

请您完成以下任务：

1. 此患儿所患何病，属什么证候类型？

2. 如何确定治法和选择用药？

## 一、定义

厌食指小儿较长时期不思进食，厌恶摄食的一种脾胃病症。好发于1~6岁的小儿。发病率较高，尤在城市儿童中多见。

## 二、病因病机

**（一）喂养不当**　小儿时期脾常不足，加之饮食不知自调，偏食、挑食，好吃零食，饥饱不一，或家长缺少正确的喂养知识，导致婴儿期喂养不当，或乳食品种调配、变更失宜，或纵儿所好，杂食乱投，甚至滥进补品，均易于损伤脾胃，而发生厌食。

**（二）病后失调**　小儿体质稚阴稚阳，易发生疾病。若用药不当，或过于温燥损伤胃阴，或过于寒冷损伤脾阳；以及病后调理不当，均可使脾运胃纳失司而厌食。

**（三）先天不足**　先天禀赋脾胃薄弱，常在出生之初就可表现为食欲低下，不思吮乳。复加后天失养，则脾胃虚弱，乳食难于增进而致长期厌食。

**（四）情志失调**　小儿神气怯弱，易受惊吓。若猝受惊吓或打骂，或所愿不遂，或环境变更，均可情志抑郁，肝失疏泄，乘犯脾胃而成厌食。

## 三、诊断要点

**（一）临床表现**

长期不思进食，厌恶摄食，食量显著少于同龄正常儿童；伴有嗳气、泛恶、脘痞；大便不调等症，或伴面色少华、形体偏瘦、口干喜饮等症，但精神尚好，活动如常。

**（二）病史**

多见于1~6岁的小儿，起病较缓慢，病程较长，一般连续2个月以上；排除其他外感、内伤慢性疾病。

## （三）辅助检查

微量元素锌含量测定有助于诊断；肝功检查有助于排出肝脏疾病。

## 四、鉴别诊断

厌食与疰夏　疰夏除表现为食欲不振外，还可见精神倦怠，大便不调，或发热等症，具有明显的"春夏剧秋冬瘥"的特点，为季节性疾病。

## 五、辨证论治

### （一）脾运失健

证候表现　厌恶进食，饮食乏味，食量减少，或有胸脘痞闷、嗳气泛恶，偶尔多食后脘腹饱胀，精神如常，大便不调，舌苔薄白或白腻。

治法　调和脾胃，运脾开胃。

方剂　调脾散加味。

调脾散　苍术、陈皮、山楂、鸡内金、佩兰

中成药　曲麦枳术丸。

### （二）脾胃气虚

证候表现　不思进食，食不知味，食量减少，形体偏瘦，面色少华，精神欠振，或有大便溏薄，或夹不消化物，舌质淡，苔薄白。

治法　健脾益气，佐以助运。

方剂　参苓白术散加减。

参苓白术散　白扁豆、白术、茯苓、甘草、桔梗、莲子、人参、砂仁、山药、薏苡仁

中成药　儿康宁糖浆、醒脾养儿颗粒。

### （三）脾胃阴虚

证候表现　不思进食，食少饮多，口舌干燥，大便偏干，面黄少华，皮肤失润，小便色黄，舌红少津，苔少或花剥，脉细数。

治法　滋脾养胃，佐以助运。

方剂　养胃增液汤加减。

养胃增液汤　沙参、石斛、玉竹、乌梅、白芍、甘草、香橼皮、谷芽、麦芽

中成药　六味地黄丸。

考点提示：各型厌食的证候特点、治法及用药。

## 六、健康指导

1. 注意饮食调节，掌握正确的喂养方法，饮食起居按时有度。对先天不足，或后天病后脾弱失运的患儿，要加强饮食、药物调理，使之早日康复。

2. 纠正不良的饮食习惯，如贪吃零食、挑食、偏食、食不按时等，更不能滥服补品、补药等；食物不过于精细，鼓励患儿多吃粗粮及蔬菜。

# 任务三 食 积

## 任务导入

田某，男，6岁。患儿2个月前因饱食"麦当劳"后出现纳少，腹胀，时有呕吐与腹痛，呕吐物酸腐，大便臭秽，矢气频转，无发热，口微渴，烦躁，夜寐不安，手足心热，舌红，苔稍黄较厚，脉弦滑。

请您完成以下任务：

1. 此患儿所患何病，属什么证候类型？
2. 如何确定治法和选择用药？

## 一、定义

食积是因小儿喂养不当，内伤乳食，停积胃肠，脾运失司所引起的一种小儿常见的脾胃病证，以不思乳食，腹胀嗳腐，大便酸臭或便秘为主要表现，称积滞。与西医学消化不良相近。

### 知识拓展

食积与伤乳、疳证有密切关系，一般情况伤于乳食，经久不愈，病情增进，可转变为积，积久不消，迁延失治，日渐羸弱，则转化为疳。三者名虽异而病源则一，只是病情轻重深浅之不同。可以说食积是疳证的前奏，以实为主。疳证是食积发展的结果。故"积为疳之母"，"无积不成疳"。

## 二、病因病机

（一）**乳食内积**　小儿脾常不足。伤于乳者，多因乳哺不节，食乳过量或乳液变质，冷热不调，停积脾胃，壅而不化，成为乳积；伤于食者，多因饮食喂养不当，饱食无度，偏食嗜食，生冷不节；食物不化；或过食肥甘厚腻不易消化之物，停聚中焦而食积。

（二）**脾虚夹积**　小儿先天不足，脾胃虚弱；或病后失调，脾胃受损；或过服寒凉攻伐之品，以致脾胃虚寒，运化无力，乳食稍有不当，即可停积不化，形成积滞。

## 三、诊断要点

（一）**临床表现**

不思或少思乳食，脘腹胀痛，呕吐酸馊，大便溏泻，臭如败卵或便秘；伴烦躁不安，夜间哭闹，或有发热等症。

（二）**病史**

有伤乳、伤食史。

（三）**辅助检查**

大便检查，有不消化食物残渣或脂肪球。

## 四、鉴别诊断

食积与厌食　二者均为喂养不当，脾运失健所致。厌食除长期食欲不振，厌恶进食外，一般无嗳气酸腐，大便酸臭，脘腹胀痛之症。

**考点提示**：食积与厌食区别。

## 五、辨证论治

### （一）乳食内积

证候表现　食欲不振或拒食，脘腹胀满，疼痛拒按；或有嗳腐恶心，呕吐酸馊乳食，烦躁哭闹，夜卧不安，低热，肚腹热甚，大便秽臭，舌红苔腻。

治法　消乳消食，化积导滞。

方剂　消乳丸或保和丸加减。

消乳丸　神曲、麦芽、陈皮、香附、砂仁、甘草

保和丸　山楂、神曲、莱菔子、麦芽、陈皮、香附、砂仁、茯苓、半夏、连翘

中成药　保和丸、小儿化食丸、枳实导滞丸、四磨汤口服液。

### （二）脾虚夹积

证候表现　神倦乏力，面色萎黄，形体消瘦，夜寐不安，不思乳食，食则饱胀，腹满喜按，呕吐酸馊乳食，大便溏薄、夹有乳凝块或食物残渣，舌质淡红，苔白腻，脉沉细而滑。

治法　健脾助运，消补兼施。

方剂　健脾丸加减。

健脾丸　党参、白术、山楂、神曲、麦芽、枳实、陈皮

中成药　小儿健脾丸、小儿香橘丹。

**考点提示**：各型食积的证候特点、治法及用药。

## 六、健康指导

1. 提倡母乳喂养，不应过饥过饱。食品宜新鲜清洁，不应过食生冷、肥腻之物。

2. 随着年龄的增长，逐渐添加相适应的辅助食品，不应偏食、杂食，合理喂养，更不要乱服滋补品。

3. 平时应保持大便通畅，养成良好的排便习惯。

4. 呕吐者可暂禁食3~6小时，或给予数滴生姜汁，加少许糖水饮服；腹胀者揉摩腹部。

# 目标检测

## 一、单项选择题

1. 小儿厌食的主要病机是（　　　）

　　A. 脾胃不和　　　　B. 乳食积滞　　　　C. 脾虚夹积

D. 中阳不足　　　　E. 以上都不是

2. 治疗脾失健运型小儿厌食首选（　　　）

A. 香砂六君子汤　　B. 曲麦枳术丸　　　C. 木香大安丸

D. 健脾丸　　　　　E. 异功散

3. 治疗脾胃虚弱型小儿厌食首选（　　　）

A. 七味白术散　　　B. 补中益气汤　　　C. 参苓白术散

D. 四君子汤　　　　E. 健脾丸

4. 下列哪项不是脾失健运型厌食的主症（　　　）

A. 形体偏瘦　　　　B. 拒进饮食　　　　C. 精神萎靡

D. 食欲不振　　　　E. 面色少华

5. 下列哪项不是积滞的临床特征（　　　）

A. 不思饮食　　　　B. 腹部胀满　　　　C. 大便不调

D. 脾气急躁　　　　E. 食下不化

6. 积滞早期的治疗方法是（　　　）

A. 消食健脾　　　　B. 消食导滞　　　　C. 消食和胃

D. 和脾助运　　　　E. 消导益气

7. 治疗小儿乳食内积型食积首选（　　　）

A. 木香大安丸　　　B. 肥儿丸　　　　　C. 枳术丸

D. 枳实导滞丸　　　E. 保和丸

## 二、简答题

如何区别厌食与积滞？

（张　虹　田　丹）

# 项目十四 常见病证选方实训

【学习目标】

**知识要求**

1. 掌握常见内科病证的诊断与选方用药。
2. 熟悉药店工作中接诊的内容和注意事项。
3. 了解相似病证的鉴别。

**技能要求** 能够运用所学知识对常见内科、外科、妇科、儿科病证进行合理用方的推荐与指导。

## 任务一 内科常见病证选方实训

### 一、实训目的

1. 掌握常见内科病证的诊断与选方用药，能够对常见内科病证进行合理用药的推荐与指导。

2. 熟悉药店工作中接诊的内容和注意事项。

3. 了解相似病证的鉴别。

### 二、实训方法

#### （一）教师针对典型案例，引导学生进行分析、判断

示例：

孙某，男，24岁。

3天前突然出现恶寒发热，自测体温37.8℃，微恶风，汗出不畅，头胀痛，面红赤，口干欲饮，咳嗽，痰黄稠，流黄浊涕，舌苔微黄，舌边尖红，脉浮数。

第一步：归纳主诉、推测病因；由此诊断疾病病名

主诉：恶寒发热3天；病因为起居不慎，外感风热之邪；因此患者以恶寒发热、流涕、脉浮为主证，可诊断为感冒。

第二步：依据辨证的内容进行辨证。

本病例中患者以恶寒发热并见，脉浮，属表证；因症状以发热，微恶风，虽有汗出，但不畅，面红赤，痰黄稠，流黄涕，舌边尖红，脉浮数，可知本证性质属热；病位在肺；由此可判断属风热表证（风热袭肺证）。

第三步：依据辨证的结果确定治法。

本病在表，需发汗解表；性质属热，应热者寒之；故治法为辛凉解表，宣肺清热。

第四步：因法立方、选药。

具有辛凉解表，宣肺清热作用的代表方为银翘散。中成药可选银翘解毒片或感冒退热颗粒。

第五步：依据病情以及所选方药的特点，告知药物服用的剂量、时间、饮食禁忌等。

告知患者适当休息，多饮水，以素食流质为宜，慎食油腻难消化之品；卧室空气要流通，但不可直接吹风；可在服药后进热粥或覆被以促汗解表，汗后及时更换干燥洁净衣服，以免再次受邪。

**（二）典型案例分析**

1. 学生分组，以组为单位首先对典型案例进行分析，初步完成对疾病的病名诊断和辨证、治法、处方的构思。

2. 每组出两名同学将其分析疾病的全过程进行演示，最后作出诊断、治法和处方。

3. 带教教师随机检查、指导学生的诊察过程。

4. 教师总结

**（三）模拟合理推荐应用中成药。**

1. 两人一组，抽签决定扮演药师或购药者及咨询者。

2. 模拟过程中注意问题　问病的过程中的仪表仪态、礼貌用语、职业道德、问病技巧和逻辑性、信息的准确性、沟通能力、诊断、药品介绍和用药指导等方面综合评定。

3. 示例（模拟情景对话）

药师：您好！请问我能帮助您什么？

顾客：我想来买感冒药。

顾客：我有点发烧，头痛，还有点咳嗽。

药师：测体温了吗？

顾客：测了，体温 37.8℃。

药师：咳嗽的时候有痰吗？流鼻涕吗？

顾客：痰有些，不是很多。鼻涕也是。

药师：痰和鼻涕呈什么颜色？稀的还是稠的？

顾客：都有点黏，还有点黄。

药师：咽喉痛不痛？有没有口渴？

顾客：咽喉不痛，口稍渴。

药师：您在此之前没有受过凉？

顾客：嗯，有过，前几天，由于回宿舍晚了，没了热水，洗了个冷水澡，第二天起来就这样了。

药师：您除了有感冒症状外，还有没有其他什么不舒服的？

顾客：没有。

药师：您自己服用过什么药吗？

顾客：没有，本想挺一挺过去的，今天有点加重了。

药师：哦，您有没有什么药物过敏？

顾客：没有。

药师：您没有其他疾病？

顾客：也没有。

药师：从您的症状来看，您这是一个普通的感冒，属于风热感冒型，我给您介绍几种治疗风热感冒的中成药：您可以选用银翘解毒片或桑菊感冒颗粒，主要成分是桔梗、连翘、薄荷等，具有清热散风，解表退热作用，均可治疗风热感冒，缓解发热、头痛、咳嗽的现象；银翘解毒片偏于缓解发热头痛的症状，而桑菊感冒颗粒偏于止咳。所以建议您最好选择银翘解毒片，一次 3 片，一日吃 3 次，或者您在服用这药之前仔细阅读说明书；此外，在服药期间，您需要多喝白开水，出汗后注意防风。

4. 教师总结。

## 三、实训内容

典型案例分析与模拟合理用药指导。

1. 曹某，男，56 岁。患者咳嗽，反复发作 2 年，且每遇寒加重。此次发病已经 2 月余，咳嗽，痰多色白而清稀，纳少腹胀，精神不振，舌淡苔白腻，脉沉弦略迟。既往吸烟史 40 余年。

2. 郑某，女，44 岁。患者 1 年前因与人争吵后出现睡眠不佳，噩梦纷扰，头晕、头胀、终日惊悸不宁，心烦焦虑，口干苦，舌红少苔，脉弦数。

3. 薛某，男，45 岁，工人。患者上腹剑突下闷胀不舒，隐隐作痛 2 年余。每于饥饿时尤甚，得食则缓解，但食后闷胀难受，伴有神疲乏力，面色萎黄，四肢困重，恶心、纳呆、便溏，舌质淡，苔白腻，脉濡细。

4. 陈某，男，62 岁，干部。患者大便秘结 1 年，解时甚为困难，粪便并不干硬，努挣无力，甚时一次大便，要几次如厕，才能解出；每次大便，往往汗出淋漓，似得病一般；服通便泻下药后大便即随之泄泻，不能自控，而泻后又秘结。面色晦黄，舌体稍胖，边有齿痕，苔薄腻，脉细涩。平素常自胃寒，饮食喜温。

5. 王某，女，45 岁，干部。患者头痛反复发作 1 年多，以前额部痛甚，伴头部昏，晨起较重，时作时止，遇阴雨天气时发作频繁。近半月来因天气闷湿，头痛发作频繁，以昏痛为主，伴有胸脘满闷，时有恶心欲呕，纳呆，便溏。舌体胖大有齿痕，苔白腻，脉沉滑。患者形体肥胖，平素嗜食肥甘厚腻之品。

6. 郑某，女，32 岁。患者平素工作繁忙，思虑较多，睡眠渐差，表现为入睡困难，易醒，伴头晕目眩，心悸，每夜睡眠仅 4~5 小时。近 1 个月来失眠更甚，合眼即醒，心神不安，甚则彻夜不眠，或多梦易醒，醒后感觉疲倦，夜眠不足 3 小时，头晕、心悸日益加重，食欲不振，颜面微肿，二便正常，月经色淡质稀量少。舌淡苔薄白，脉虚大微数。

7. 曹某，女，27 岁。患者近半年来时常呕吐吞酸，嗳气频频，胃脘胀闷，胸胁胀痛，常因工作繁忙，情绪紧张时发作。1 周前因工作压力较大，呕吐频繁，呕吐物为黄色液体，吞酸、口苦、胃中嘈杂，且隐隐胃脘作胀疼痛，嗳气频频，纳差，面色黄，大便每日一行，无发热及泄泻，无呕吐咖啡样液体。舌质红，苔薄黄，脉弦滑。

8. 于某，女，62岁。患者反复腹泻2年，症情时好时差。近一月来腹泻次数增多，少则2~3次，多达4~5次，大便稀溏，饮食稍有不慎即泻，纳少，消瘦乏力，腰酸怕冷，时有腹胀腹痛，夜寐不安，平时多思多虑，精神较易紧张，无发热，无粘冻血便。舌淡，苔薄，脉沉细。

9. 郁某，女，51岁。患者有反复眩晕病史2年余，眩晕时作，头重如蒙，伴有耳鸣及轻微听力下降，胸闷作恶，呕吐痰涎，常因变换体位时诱发或加剧，休息后有所缓解。曾诊断为"梅尼埃病"。近2日患者早上起床时突发眩晕，继而感觉房屋旋转，站立不稳，身体向一侧倾倒，伴有耳鸣，胸闷作恶，呕吐痰涎。患者近来纳少，食后腹胀，多寐。舌质淡，苔白腻，脉滑。平素喜食肥腻食物。

10. 郭某，女，25岁。患者2天前值夜班时突发尿频、尿急、尿痛，伴烧灼感，小腹痛、腰痛，无肉眼血尿，翌晨发热伴恶寒，体温37.8℃，咽痛，自行服用"氟哌酸（常规剂量）"，无明显好转。舌质红，苔黄腻，脉滑数。

11. 陈某，男，46岁。左侧鼻腔出血半月余，每日出血2~3次，色鲜红，伴烦躁易怒，头胀痛，目赤，口苦，便干。舌质红，苔薄黄，脉弦数。

12. 周某，男，36岁。患者自述前年因工作需要，调往外地工作期间，因居处阴冷潮湿，加之工作劳累，致腰部双侧冷痛、沉重感已1年。今年入夏以来，腰痛加重，且痛处伴发热感。1周前适逢阴雨连绵，疼痛症状更为突出，小腹部亦牵引作痛，小便短少，口干而饮水不多。舌红，苔腻微黄，脉弦滑数。

13. 余某，女，38岁。患者病起于5余年前产后受风，后遇寒吹风则作关节痹痛，偶有关节轻度肿胀，不红不热。近半月天气忽冷忽热，又出现遍体大、小关节痠痛，游走不定，恶风出汗，自觉怕冷，咽痛咽干，面色萎黄，胃纳欠香，二便尚正常。苔薄腻，舌边尖红，脉细。

## 四、实训时间

4学时。

## 五、实训小结

根据交流过程所遇到的挫折和收获，写出自己的心得体会以及讨论的结果。

# 任务二　外科、妇科、儿科常见病证选方实训

## 一、实训目的

1. 掌握常见外科、妇科、儿科病证的诊断与选方用药，能够对常见外科、妇科、儿科病证进行合理用药的推荐与指导。

2. 熟悉药店工作中接诊的内容和注意事项。

3. 了解相似病证的鉴别。

## 二、实训方法

**（一）教师针对典型案例，引导学生进行分析、判断**

1. 外科疾病问诊和望诊中注意患处的局部的特殊表现。

2. 妇科月经疾病注意月经的期量色质的变化，以及伴随月经周期出现的不适表现；带下病注意带下的色量质味，以及伴随症状。

3. 儿科疾病注意患儿的表现及家长（或监护人）对疾病的叙述，用药剂量的斟酌。

**（二）典型案例分析**

1. 学生分组，以组为单位首先对典型案例进行分析，初步完成对疾病的病名诊断和辨证、治法、处方的构思。

2. 每组出两名同学将其分析疾病的全过程进行演示，最后作出诊断、治法和处方。

3. 带教教师随机检查、指导学生的诊察过程。

4. 教师总结

**（三）模拟合理推荐应用中成药**

1. 两人一组，抽签决定扮演药师或购药者及咨询者。

2. 模拟过程中注意问题　问病的过程中的仪表仪态、礼貌用语、职业道德、问病技巧和逻辑性、信息的准确性、沟通能力、诊断、药品介绍和用药指导等方面综合评定。

3. 教师总结。

## 三、实训内容

典型案例分析及模拟合理用药指导。

1. 许某，男，36 岁。患者自述双足水疱，糜烂，渗液 1 个月。每年夏季复发加重，已持续十余年。现症：双足底水疱、糜烂，第 3、4 趾间浸渍发白，味臭，剧烈瘙痒，伴有口苦，大便干，舌红苔薄黄，脉滑数。平素嗜食辛辣，吸烟史 11 年。

2. 李某，男，36 岁。患者 8 天前因食用海鲜而全身泛发丘疹水疱，搔抓渗液，伴有剧烈瘙痒，近 3 天症状加重。患者现全身泛发红斑、丘疱疹、糜烂、渗液、并散在脓疱，境界不清，伴有剧烈瘙痒，胸闷，纳呆，口苦，大便干、小便短赤，舌红苔薄黄，脉滑数。有食海鲜过敏史。

3. 赵某，男，47 岁。患者 6 天前因感冒头痛自行服用止痛药（具体药物不详）后，全身开始发痒，随即出现红色斑片、丘疹、风团，上半身为重，伴有发热畏寒，头痛鼻塞，纳差，夜寐不安，大便秘结，小便黄赤，舌质红，苔薄黄，脉浮数。既往有头孢类药物过敏史。

4. 谢某，女，42 岁。半年多来皮肤在遇热或寒凉时感发痒，如在太阳光下，或吹冷空气时即痒，以脸颈部多见，偶有红色风疹块。三个月来面部在接触化妆品时，局部即发痒、发热而肿，曾在当地医院诊断皮肤过敏，用可的松激素后，当时有效，过几天又复发。现症：食纳佳，口干喜饮，大便干燥，每天或隔天一次，小便正常，月经尚准。吸烟史 15 年，偶饮酒，脉细数，舌质正常无苔。

5. 周某，女，15 岁，学生。患者 14 岁月经初潮，1 年来，每至经前、经期小腹冷痛，得热则轻，遇寒则重，喜按，痛甚则呕吐，四肢冷，面色苍白需卧床 2～3 日。现为经期第 1 天，经量少色黯淡。舌淡胖，苔白润，脉沉。

6. 张某，女，46 岁，干部。患者自觉近两月心慌、烦躁，烘热汗出，伴见头晕乏力嗜睡。末次月经为半月前，经量较前明显减少，2 天即净，经色红，无血块。五心烦热，腰膝酸痛，口干便结，尿少色黄，舌红少苔，脉细数。

7. 钱某，女，35 岁。患者既往月经规律，1 年前因工作差错致精神抑郁，半年来出现月经周期延后达 20 天，甚至 1 月余，经色黯红，有血块，经行伴胸胁胀满，小腹胀痛，嗳气或矢气后有所减轻，常随情绪的变化而增减，舌红苔白，脉弦细。

8. 付某，女，33 岁。近 1 年来患者带下量多色白，质清稀，绵绵不断。伴纳呆脘闷，大便溏薄，面色萎黄，倦怠乏力。舌质淡，苔白腻，脉缓弱。

9. 许某，女，10 岁。患儿 3 天前出现发热，体温 39.2℃，两腮肿痛，张口和咀嚼时疼痛加重，拒按。检查见双侧腮部肿大，触痛明显，边界欠清，小便短赤，大便干结。舌质红，苔黄，脉弦数。时值当地流行性腮腺炎流行，同班小朋友有患此病。

10. 辛某，男，8 岁。患儿自幼尿床，近 2 月来，每晚尿床 2 次，偶尔尿床 1 次，小便清长，伴尿频，无尿急、尿痛、发热，纳呆，大便溏薄。平素患儿神疲乏力，面色少华，怕冷肢凉。舌淡，苔白滑，脉沉弱。

11. 刘某，男，3 岁。患儿于半年前因饮食不节而病呕吐，泄泻，历时 6 天，治疗后呕吐虽愈，但大便不调，常呈不消化样，食少，甚至拒食，进食后腹胀，神烦，夜卧不安。神疲，面色萎黄，形体消瘦，皮肤松弛而干燥，毛发无华，口唇色淡，脉弦细。

## 四、实训时间

4 学时。

## 五、实训小结

根据交流过程所遇到的挫折和收获，写出自己的心得体会以及讨论的结果。

（张　虹　田　丹）

# 方剂索引

## 二画

二至丸 ·············· 334
二陈汤 ·············· 339
二妙丸 ·············· 312
十全大补丸 ·········· 332
十滴水 ·············· 314
八珍丸 ·············· 331
八正合剂 ············ 347
人参养荣丸 ·········· 332
七厘散 ·············· 369
九味羌活丸 ·········· 299
九分散 ·············· 369

## 三画

三黄片 ·············· 310
三七伤药片 ·········· 327
三子养亲汤 ·········· 342
大黄牡丹汤 ·········· 365
大柴胡汤 ············ 303
大山楂丸 ············ 362
大补阴丸 ············ 333
川芎茶调散 ·········· 351
川贝枇杷糖浆 ········ 341
小青龙颗粒 ·········· 299
小蓟饮子 ············ 325
小儿感冒颗粒 ········ 301
小活络丸 ············ 352
小建中合剂 ·········· 317
马应龙麝香痔疮膏
·················· 369

## 四画

天王补心丸 ·········· 338

元胡止痛片 ·········· 327
云南白药 ············ 325
木香槟榔丸 ·········· 364
木香顺气丸 ·········· 323
五苓散 ·············· 347
五子衍宗丸 ·········· 336
止嗽散 ·············· 344
止嗽定喘口服液 ······ 344
牛黄抱龙丸 ·········· 355
牛黄上清丸 ·········· 306
牛黄解毒丸 ·········· 308
牛黄清心丸 ·········· 356
牛黄降压丸 ·········· 354
午时茶颗粒 ·········· 304
气滞胃痛颗粒 ········ 321
仁丹 ················ 315
片仔癀 ·············· 310
风湿骨痛胶囊 ········ 349
风油精 ·············· 371
乌鸡白凤丸 ·········· 331
六一散 ·············· 313
六味地黄丸 ·········· 333
六合定中丸 ·········· 314
六神丸 ·············· 312
心通口服液 ·········· 326
双黄连颗粒 ·········· 302

## 五画

玉屏风散 ············ 359
正天丸 ·············· 351
正骨水 ·············· 372
艾附暖宫丸 ·········· 319
左归丸 ·············· 334
左金丸 ·············· 312

右归丸 ·············· 335
龙牡壮骨冲剂 ········ 335
龙胆泻肝丸 ·········· 311
平胃丸 ·············· 346
归脾汤 ·············· 330
四物汤 ·············· 330
四逆汤 ·············· 318
四神丸 ·············· 359
四君子汤 ············ 328
生脉饮 ·············· 329
白虎汤 ·············· 306
半夏厚朴汤 ·········· 320
半夏白术天麻汤 ······ 342
半硫丸 ·············· 367
冯了性风湿跌打药酒
·················· 350

## 六画

地奥心血康胶囊 ······ 326
再造丸 ·············· 353
西瓜润喉片 ·········· 313
百合固金丸 ·········· 334
壮骨关节丸 ·········· 350
当归龙荟丸 ·········· 366
朱砂安神丸 ·········· 337
华佗再造丸 ·········· 353
血府逐瘀汤 ·········· 324
尪痹颗粒 ············ 350
安宫牛黄丸 ·········· 356
灯盏花素片 ·········· 326
如意金黄散 ·········· 368
妇科千金片 ·········· 350
防风通圣丸 ·········· 304

## 七画

苏蓉通便口服液 ······ 367
苏合香丸 ············ 358
苏冰滴丸 ············ 326
苏子降气汤 ·········· 322
抗病毒口服液 ········ 309
完带汤 ·············· 361
补中益气丸 ·········· 328
局方至宝散 ·········· 357

## 八画

青蒿鳖甲汤 ·········· 315
板蓝根颗粒 ·········· 309
刺五加片 ············ 330
肾气丸 ·············· 335
固经丸 ·············· 361
败毒散 ·············· 302
知柏地黄丸 ·········· 316
金锁固精丸 ·········· 360
参麦注射液 ·········· 329
参苓白术散 ·········· 328
参苏丸 ·············· 303
参附注射液 ·········· 318
京万红软膏 ·········· 370
定痫丸 ·············· 343

## 九画

茵陈蒿汤 ············ 346
枳实消痞丸 ·········· 363
枳实导滞丸 ·········· 363
柏子养心丸 ·········· 338
冠心苏合丸 ·········· 326
六砂六君丸 ·········· 363

## (第二列)

香砂养胃丸 ·········· 317
复方田七胃痛胶囊
　　········· 321
复方丹参片 ·········· 325
保和丸 ·············· 362
保济丸 ·············· 304
追风透骨丸 ·········· 349
独活寄生汤 ·········· 348
急支糖浆 ············ 340
养阴清肺丸 ·········· 342
济生肾气丸 ·········· 348

## 十画

桂枝汤 ·············· 298
桂龙咳喘宁胶囊 ······ 344
速效救心丸 ·········· 324
柴胡口服液 ·········· 303
逍遥丸 ·············· 321
健胃消食片 ·········· 363
健脾丸 ·············· 362
消风散 ·············· 352
消炎利胆片 ·········· 347
桑菊饮 ·············· 301
通宣理肺丸 ·········· 305

## 十一画

理中丸 ·············· 317
黄连上清丸 ·········· 312
黄连解毒汤 ·········· 308
黄氏响声丸 ·········· 341
梅花点舌丸 ·········· 372
排石颗粒 ············ 349
蛇胆川贝散 ·········· 340
银黄颗粒 ············ 302

## (第三列)

银翘散 ·············· 300
旋覆代赭汤 ·········· 322
麻黄汤 ·············· 298
麻子仁丸 ············ 366
清开灵注射液 ········ 357
清营汤 ·············· 307
清热消炎宁胶囊 ······ 311
清凉油 ·············· 372
断血流片 ············ 327

## 十二画

越鞠丸 ·············· 320
跌打万花油 ·········· 370
蛤蚧定喘丸 ·········· 343
锁阳固精丸 ·········· 360
舒筋活络酒 ·········· 350
舒心口服液 ·········· 326
湿毒清胶囊 ·········· 349
犀角地黄丸 ·········· 307
紫雪散 ·············· 310

## 十三画

槐角丸 ·············· 327
感冒清热颗粒 ········ 300
感冒退热颗粒 ········ 309

## 十四画以上

槟榔四消丸 ·········· 364
橘红丸 ·············· 340
藿香正气散 ·········· 345
醒脑静注射液 ········ 357
豨桐丸 ·············· 350
镇脑宁胶囊 ·········· 355
镇肝熄风汤 ·········· 354

# 参考文献

［1］李德新. 中医基础理论. 湖南：湖南科学技术出版社，2014.

［2］孙广仁. 中医基础理论. 北京：中国中医药出版社，2006.

［3］何晓晖. 中医基础理论. 北京：人民卫生出版社，2010.

［4］孙广仁. 中医基础理论. 北京：中国医药出版社，2002.

［5］廖福义. 中医诊断学. 北京：人民卫生出版社，2014.

［6］翟华强，王燕平. 中医药学概论. 北京：中国中医药出版社，2013.

［7］许兆亮. 中医药学概论. 北京：人民卫生出版社，2013.

［8］侯志英，张金莲. 中医药学概论. 西安：第四军医大学出版社，2011.

［9］郝丽莉，傅南琳. 中医药学概论. 北京：科学出版社，2009.

［10］刘德军. 中药方剂学. 北京：中国中医药出版社，2011.

［11］吴俊荣. 方剂与中成药. 北京：人民卫生出版社，2013.

［12］张冰，吴庆光，钱三旗. 应用中药学. 北京：科学出版社，2005.

［13］廖志涌. 中成药学. 北京：中国中医药出版社，1999.

［14］中华人民共和国药典. 北京：中国医药科技出版社，2015.

［15］肖振辉. 中医内科学. 北京：人民卫生出版社，2010.

［16］吴恒亚. 中医外科学. 北京：人民卫生出版社，2010.

［17］傅淑清. 中医妇科学. 北京：人民卫生出版社，2010.

［18］刘百祥. 中医儿科学. 北京：人民卫生出版社，2010.

［19］中药学综合知识与技能. 徐德生. 中国医药出版社，2014.

［20］杨丽. 中药学习题集. 北京：人民卫生出版社，2006.